Wilde Erdbeeren auf Wolke Neun

Bernhard Strauß
Swetlana Philipp (Hrsg.)

# Wilde Erdbeeren auf Wolke Neun

Ältere Menschen im Film

Mit 89 farbigen Abbildungen

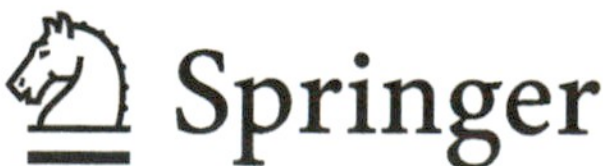

*Herausgeber*
**Bernhard Strauß**
Universitätsklinikum Jena
Institut für Psychosoziale Medizin
Jena, Germany

**Swetlana Philipp**
Universitätsklinikum Jena
Institut für Psychosoziale Medizin
Jena, Germany

ISBN 978-3-662-50487-1          978-3-662-50488-8 (eBook)
DOI 10.1007/978-3-662-50488-8

Die Deutsche Nationalbibliothek verzeichnet diese Publikation in der Deutschen Nationalbibliografie;
detaillierte bibliografische Daten sind im Internet über http://dnb.d-nb.de abrufbar.

Springer
© Springer-Verlag GmbH Deutschland 2017



Umschlaggestaltung: deblik Berlin

Gedruckt auf säurefreiem und chlorfrei gebleichtem Papier

Springer ist Teil von Springer Nature
Die eingetragene Gesellschaft ist Springer-Verlag GmbH Deutschland
Die Anschrift der Gesellschaft ist: Heidelberger Platz 3, 14197 Berlin, Germany

# Vorwort

- **Alter als zentrales gesellschaftliches Thema**

In vielen westlichen Industriegesellschaften beobachten Demographen eine stetig steigende Lebenserwartung (jedes zweite heute in Deutschland geborene Mädchen beispielsweise wird 100 Jahre alt werden), gleichzeitig auch eine seit langem sinkende Geburtenrate. Beides trägt bei zu einer deutlichen »Überalterung« der Gesellschaft. Der Altenquotient, d. h. der Anteil der über 65-Jährigen im Verhältnis zu den 20- bis 64-Jährigen wird sich nach demographischen Vorhersagen bis zum Jahr 2060 verdoppeln.

Anders als noch vor Jahrzehnten bedeutet hohes Alter aber keineswegs immer Krankheit und Gebrechlichkeit. In den Wissenschaften und in der Kunst hat das Thema geradezu einen Boom ausgelöst. Freilich gab es immer schon Filme zum Thema Alter, die Diskussion über die oben genannte demographische Lage mit all' ihren biopsychosozialen Begleiterscheinungen hat aber gerade in den letzten Jahren zu einer Flut kunstvoller Filme über das Alter(n) geführt.

Das Thema beschäftigt die politische Debatte, die Medien, den Alltagsdiskurs und alle Wissenschaften, wobei auf allen Ebenen so etwas wie eine gesellschaftliche Neuverhandlung des Alters und der Rolle der Alten stattfindet (Lessenich und Rothermund 2011; von Kondratowitz 1998). Lessenich und Rothermund (2011) konstatieren: »Malen die einen die Folgen der mit dem demographischen Wandel eintretenden ›Überalterung‹ der Gesellschaft in den düstersten Farben aus, entdecken die anderen ungeahnte ›Potenziale‹ des Alters und knüpfen daran intensive Bemühungen um die gesellschaftliche Verbreitung eines positiven Altersbildes«. Diese Pole verdeutlichen die Ambivalenz, die nach Lüscher und Haller (2016) tatsächlich einen Schlüsselbegriff in der Gerontologie ausmacht.

Die beiden Herausgeber sind aktiv in der vorklinischen und klinischen Lehre in der Medizin und in der psychotherapeutischen Aus- und Weiterbildung engagiert und in diesem Kontext mit dem Thema des Buches vielfältig konfrontiert. Besonders aus den Lehrerfahrungen entstand die Idee, einen Band der Buchreihe zu einem gesellschaftlich hoch relevanten Thema aus dem Blickwinkel der medizinischen Psychologie und Soziologie und der Psychotherapie zu gestalten. Eines unserer Ziele war, durch die Darstellung von Filmen die Rollenmodelle alter Menschen zu differenzieren und vielleicht die verbreitete Angst vor dem Alter etwas zu relativieren.

- **Facetten des Alters im Film**

Einige der bisher in dieser Reihe erschienen Bände befassten sich explizit mit der Darstellung psychischer Störungen im Spielfilm (Möller und Döring 2010; Doering und Möller 2008) oder mit psychoanalytischen Analysen von Zeitphänomenen (Laszig 2013), was diese besonders geeignet für die Anwendung im Studium der (klinischen) Psychologie oder in der Psychotherapieausbildung erscheinen lässt. Der vorliegende Band kann darüber hinaus für alle Personen und Berufsgruppen hilfreich und anregend sein, die mit dem Alter bzw. der Arbeit mit und über alte Menschen befasst sind. Insbesondere werden Lehrende in unterschiedlichen Bildungssektoren die Filme als didaktisches Material nutzen und vielfältiges Hintergrundwissen für ihre Arbeit finden können. Dazu gehören auch viele Filmbeispiele, die eine Differenzierung des subjektiven Alterserlebens (physisch, mental, sozial, psychisch) vornehmen und Alterstheorien aus unterschiedlichen Feldern, wie der Medizin und Biologie, der Psychologie und Soziologie und der Kulturtheorie veranschaulichen. Die insgesamt 29 Filme, die für dieses Buch ausgewählt wurden, haben wir vier großen Themen zugeordnet.

### ■ ■  1. Zonen des Übergangs – Lebensbilanz und Identitätsfindung im Alter

Filme über das Alter sind oft Filme über verpasste Möglichkeiten, über Trennung und Abschiede, aber auch über Neubeginn, Neuorientierungen und innere Umstrukturierungen. In der Gerontologie hat diesbezüglich das Konzept der Altersidentität große Bedeutung erlangt, das in der Entwicklungspsychologie – z. B. in der Theorie von Eriksson schon lange diskutiert wird. Das Motto »Zonen des Übergangs« ist einem interdisziplinären Forschungsprojekt entlehnt, das sich mit der Frage befasste, ob in den subjektiven Konstruktionen der Betroffenen statt klarer Altersgrenzen identifizierbare »Zonen des Übergangs« zwischen den Lebensaltern auszumachen seien. Dabei ist zu vermuten, dass altersbezogene Erwartungen auch persönliche Vorstellungen des eigenen Alters/ Alterns beeinflussen und diese wiederum auf das Selbstkonzept älterer Menschen, auf ihre altersbezogenen Einstellungen und Verhaltensweisen wirken (Kornadt und Rothermund 2011).

Die unter der Überschrift zusammengefassten Filme sind alle mit den Übergängen befasst und zeigen eindrückliche Beispiele von Menschen, die über die Bilanz ihres Lebens versuchen, ihre (Alters-) Identität zu finden oder zu erkennen.

### ■ ■  2. »There is always tomorrow« oder »Etwas Besseres als den Tod findest Du überall«

*There is always tomorrow* ist der Titel eines Films von Douglas Sirk aus dem Jahr 1956, der zwar nicht explizit mit dem Alter zu tun hat, aber einen Neuanfang nach einer Beziehungskrise darstellt, die durchaus mit den Krisen des Alterns vergleichbar ist.

Die fünf Filme, die wir dieser Überschrift zugeordnet haben, zeigen Beispiele alter Menschen, die sich (wie die Bremer Stadtmusikanten) mühen, etwas Besseres als den Tod für sich zu finden. Dies ist für viele alte Menschen eine Herausforderung, die mit der gesellschaftlichen Neuverhandlung des Alters in unterschiedlichen Erfahrungsdimensionen (hier z. B. Beziehungen, Musik, Sport) einhergeht. Wie Lessenich und Rothermund (2001) deutlich machen, dürfte dieser Prozess für Alte, »die tatsächlich gebrechlich und hilfsbedürftig sind, … die Situation nicht einfacher« machen. Die Filme bieten ein Modell für »active aging« bzw. eine aktive Bewältigung des Alters zumindest für diejenigen, die sich noch aktiv zeigen können.

### ■ ■  3. Liebe(n) im Alter – Liebe(n) hat kein Alter?

In einem Buch über Filme zum Alter(n) darf das Thema Liebe nicht fehlen, zumal dieses Thema (wie auch das Thema Alterssexualität) erst in einigen Filmen der jüngsten Zeit zunehmend enttabuisiert wurde. In den meisten der 8 Filme in diesem Abschnitt geht es um Paare; berühmte, wie Ginger und Fred oder Gustav und Alma Mahler und ganz »einfache« wie Trudi und Rudi in Doris Dörries Film *Kirschblüten* oder Inge und Karl (Geliebter)/Werner (Ehemann) in *Wolke 9*, jenem Film, der aufgrund seiner deutlichen Darstellung der Sexualität alter Menschen für Furore sorgte. Die zentrale Frage dieser Filme ist erwartungsgemäß, wie die Paradoxien und Ambivalenzen in der Liebe sich im Alter manifestieren (Riehl-Emde 2003).

Zwei der Filme, *Amour* (Liebe) und *Wolke 9*, wurden in einem früheren Band (Mon Amour trifft Pretty Woman; Döring und Möller 2014) bereits aus einer anderen Perspektive besprochen, was für einige Leser einen interessanten Vergleich bieten mag.

### ■ ■  4. »Alles was mal war im Leben …« – Krankheit, Demenz und Tod

»Getting old is not for sissies« soll Schauspielerin Bette Davis gesagt haben, während der Schriftsteller Philip Roth das Alter gar als »Massaker« bezeichnete. In derartigen Worten spiegelt sich der Verlustaspekt des Alters wider, der in vielen medizinischen und gesundheits-psychologischen Alterstheorien im Mittelpunkt steht (Wurm und Schütz 2015). Im höheren Lebensalter nehmen die Prävalenz von Krankheiten und die Multimorbidität zu (bei gleich-zeitigem Anstieg der Lebenserwartung), was eine intensive Auseinandersetzung mit Krank-heiten immer notwendiger macht. Zu diesen Krankheiten gehören aufgrund des Morbiditäts-anstiegs vermehrt auch verschiedene Formen der Demenz. Der Film als Medium eignet sich vorzüglich, die Auseinandersetzung mit Krankheit, Verlust an körperlicher Energie und Tod darzustellen und die verschiedenen Formen der Selbstregulation und Bewältigung mit dem Zusammenwirken von Ressourcen und Defiziten zu beschreiben.

Die Auswahl aller Filme erfolgte gemeinsam mit den Autoren: Ursprünglich wurde von uns eine Liste von Filmen generiert, die vornehmlich Filme enthielt, die das Alter(n) jenseits von Krankheit und Sterben und die Möglichkeit eines Altseins in Würde und Zufriedenheit zeigen. Die angefragten Autoren brachten dann immer neue Filme auf die Liste, teilweise auch mit einem anderen Schwerpunkt.

Wir hoffen, dass die endgültige Auswahl der Filme in diesem Band einen repräsentativen Querschnitt bildet, der die Facetten des Alter(n)s deutlich macht und anregt, sich persönlich oder professionell mit dem Thema unter Verwendung des Mediums Film auseinanderzuset-zen. Immerhin umfassen die Filme eine große Zeitspanne (*Der letzte Mann* von Fritz Murnau, 1924; *Wilde Erdbeeren* von Ingmar Bergman, 1957; *Harold & Maude* von Hal Ashby, 1971 bis hin zu Til Schweigers *Honig im Kopf*, 2014), was eine Reflektion der Altersfilme aus zeit- und kulturhistorischer Perspektive erlaubt.

Es war immer wieder erstaunlich, wie viele neue und verschiedene »Lesarten« durch die Filmanalysen der Autoren auf »bekannte« Filme angeregt wurden. Wir hoffen, dass Ihnen, liebe Leser, beim Sehen der Filme und Lesen der Kapitel ebenso interessante Perspektiven und Einsichten auf das Alter(n) eröffnet werden.

Wir danken allen Autoren des Bandes und unterstellen ihnen, dass das Abfassen der Beiträge neben allen Erkenntnissen auch viel Spaß bereitet haben mag. Wir danken dem Springer-Verlag, speziell Renate Scheddin und Natalie Brecht für die Aufnahme des Bandes in die be-währte Reihe, Manfred Bier für das sorgfältige Lektorat und der Herstellung für die gute Aufbereitung unseres Materials.

**Bernhard Strauß und Swetlana Philipp**
Jena, im Frühjahr 2017

## ■ Literatur

**Döring** S, Möller H (Hrsg.) (2008) Frankenstein und Belle de Jour. 30 Filmcharaktere und ihre psychischen Störungen. Springer, Berlin Heidelberg New York Tokio

**Kornadt** AE, Rothermund K (2011) Dimensionen und Deutungsmuster des Alterns. Z Gerontol Geriat 44: 291–298

**Laszig** P (Hrsg.) (2013) Blade Runner, Matrix und Avatare. Springer, Berlin Heidelberg New York Tokio

**Lessenich** St, Rothermund K (2011) Zonen des Übergangs. Z Gerontol Geriat 44: 289-290

**Lüscher** K, Haller M (2016) Ambivalenz – ein Schlüsselbegriff der Gerontologie? Z Gerontol Geriat 49: 3–9

**Möller** H, Döring S (Hrsg.) (2008) Batman und andere himmlische Kreaturen – Nochmal 30 Filmcharaktere und ihre psychischen Störungen. Springer, Berlin Heidelberg New York Tokio

**Möller** H, Döring S (Hrsg.) (2014) Mon Amour trifft Pretty Woman. Springer, Berlin Heidelberg New York Tokio

**Riehl-Emde** A (2003) Liebe im Fokus der Paartherapie. Kett-Cotta, Stuttgart

**Von Kondratowitz** HJ (1998) Vom gesellschaftlich regulierten über das unbestimmte zum disponiblen Alter. In: W Clemens, G, Bakces (hrsg). Altern und Gesellschaft. Westdeutscher Verlag, Opladen

**Wurm** S, Schütz B (2015) Psychological Theories on health and Aging. In: N.A. Pachana (ed). Encyclopedia of Geropsychology, DOI 10.1007/978-287-080-3_134_1

# Inhaltsverzeichnis

## »There is always tomorrow« oder »Etwas Besseres als den Tod findest Du überall«



## Liebe(n) im Alter – Liebe(n) hat kein Alter?

# Über die Autoren

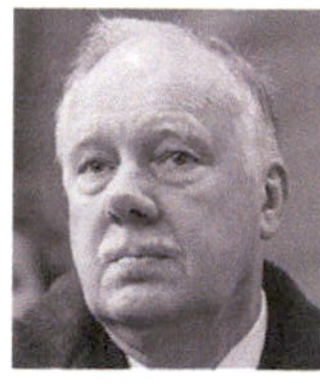

### Auchter, Thomas

Dipl.-Psych. Thomas Auchter, Studium der Psychologie in Freiburg. 1974–1980 Ausbildung zum Psychoanalytiker am Psychoanalytischen Seminar Freiburg. Seit 1982 in freier Praxis als Psychoanalytiker (DPV/IPA/DGPT) und Gruppenanalytiker in Aachen niedergelassen. Dozent und Lehranalytiker am Institut der Psychoanalytischen Arbeitsgemeinschaft Köln-Düsseldorf.
E-Mail: t.auchter@freenet.de

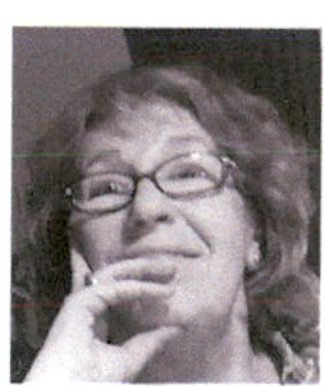

### Auclair, Ursula

Ursula Auclair, LCSW, MA, Magister in Soziologie, Psychologie, Pädagogik an der Albert-Ludwig-Universität in Freiburg. Masters in Social Work an der New York University und Ausbildung in Gestalt Therapie in New York. Seit 1995 in der Alzheimer-Forschung und psychotherapeutischen Behandlung von Patienten und ihren Angehörigen tätig.
E-Mail: usch@verizon.net

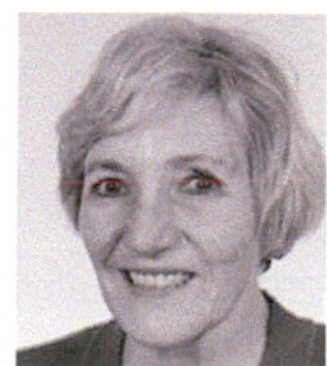

### Boothe, Brigitte

Prof. em. Dr. phil, Psychoanalytikerin und Psychotherapeutin (FSP), von 1990 bis 2013 Inhaberin des Lehrstuhls für Klinische Psychologie an der Universität Zürich. Forschungsschwerpunkte: Psychotherapeutische Einzelfall- und Prozessforschung, Narrativik und Traumanalyse, Psychoanalyse der Geschlechterdifferenz, die Rolle des psychoanalytischen Wunsch-Konzepts für Theorie und Praxis. Aktuell: Gemeinschaftspraxis Bellevue, Rämistrasse 5, CH-8001 Zürich Psychoanalytische Psychotherapie, Beratung, Coaching, Supervision. Zwei aktuellere Buchpublikationen: Brigitte Boothe (Hrsg.). (2013). *Wenn doch nur – ach hätt ich bloß. Die Anatomie des Wunsches.* Rüffer & Rub, Zürich. Boothe, B. & A. Riecher-Rössler (Hrsg.) (2013). *Frauen in Psychotherapie.* Grundlagen – Störungsbilder – Behandlungskonzepte. Schattauer, Stuttgart.
E-Mail: brigitte.boothe@uzh.ch

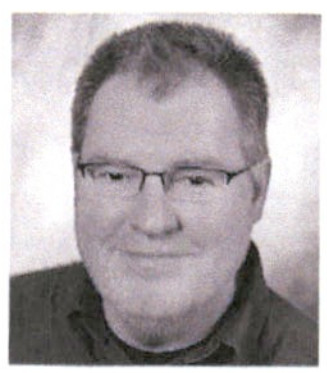

### Eder, Reinhard

Dr. rer. nat. Reinhard Eder, Dipl.-Psych., Studium der Psychologie an der TU Berlin und LMU München. Promotion zum Dr. rer. nat. an der Universität Osnabrück. Seit 1985 wissenschaftlicher Mitarbeiter als akademischer Oberrat am Institut für Medizinische Psychologie der Universität Lübeck und Klinik für Neurologie des Universitätsklinikums Schleswig-Holsteins (UKSH). Klinischer Neuropsychologe (GNP) und approbierter psychologischer Verhaltenspsychotherapeut (DGVT). Arbeitsschwerpunkt: Arzt – Patient – Beziehung und Kommunikation.
E-Mail: reinhard.eder@neuro.uni-luebeck.de

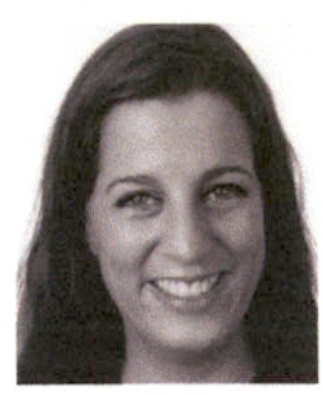

### Eichenberg, Christiane

Univ.-Prof. Dr. phil. habil. Christiane Eichenberg, Studium der Psychologie an der Universität zu Köln, 2006 Promotion zur Dr. phil. an der Universität zu Köln, 2011 Habilitation an der TU Ilmenau: venia legendi für das Fach Psychologie, seit 2013 Universitätsprofessorin für Klinische Psychologie, Psychotherapie und Medien an der Fakultät für Psychologie der Sigmund Freud Privatuniversität Wien; Psychologische Psychotherapeutin, Psychotraumatologin. Forschungsschwerpunkte: E-Mental Health, Psychotraumatologie, Psychotherapieforschung.
E-Mail: christiane@rz-online.de
www.christianeeichenberg.de

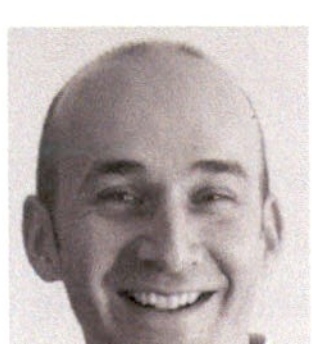

### Fabry, Götz

Dr. med. Götz Fabry, seit 2001 wissenschaftlicher Mitarbeiter an der Medizinischen Psychologie & Medizinischen Soziologie der Albert-Ludwigs-Universität Freiburg. Studium der Medizin in Freiburg und London, klinische Tätigkeit im Bereich der Inneren Medizin, Psychiatrie und Psychotherapie. Arbeits- und Forschungsschwerpunkte: Medizindidaktik, kommunikative und professionelle Kompetenzen in der ärztlichen Ausbildung, Personal- und Organisationsentwicklung in der medizinischen Lehre.
E-Mail: fabry@mps.uni-freiburg.de

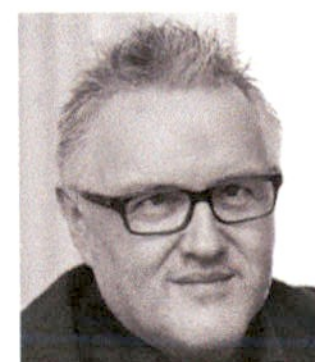

### Fäh, Markus

Markus Fäh, Dr. phil., Jg. 1958, Psychoanalytiker, Psychotherapeut, Coach und Organisationsberater mit eigener Praxis in Zürich, Mitglied der Internationalen Psychoanalytischen Vereinigung (IPV) und der Schweizer Gesellschaft für Psychoanalyse (SGPsa). Lehrbeauftragter an der Sigmund Freud Privatuniversität Wien, Lehranalytiker am Freud-Institut Zürich, am Psychoanalytischen Seminar Innsbruck und an psychoanalytischen Instituten in Moskau, St. Petersburg, Novosibirsk und Teheran. Mitbegründer des Zürcher Film- und Psychoanalyse-Projekts »Cinépassion«. Autor zahlreicher wissenschaftlicher Artikel, Buchbeiträge und Bücher. Anschrift: Theaterstrasse 4, CH-8001 Zürich.
E-Mail: info@markusfaeh.com
www.markusfaeh.com

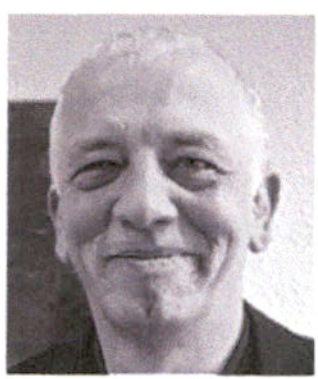

### Freyberger, Harald J.

Univ.-Prof. Dr. Harald J. Freyberger; Studium der Humanmedizin in Hamburg und Zürich, psychiatrische, psychoanalytische und verhaltenstherapeutische Ausbildung in Hamburg und Lübeck. Promotion 1986 im Bereich der Psychiatrieforschung, Habilitation 1995 zu diagnostischen Fragestellungen. 1996–1997 leitender Oberarzt an der Psychiatrischen Universitätsklinik in Bonn, seit Ende 1997 Professor für Psychiatrie, Psychosomatische Medizin und Psychotherapie an der Universitätsmedizin Greifswald. Interessen- und Arbeitsschwerpunkte: Diagnostik und Epidemiologie, Versorgungs- und Psychotherapieforschung, Dissoziation und Traumatisierung. Mitherausgeber der Zeitschriften *Psychotherapeut, Trauma & Gewalt, Psychodynamische Psychotherapie und Zeitschrift für Psychiatrie, Psychotherapie und Psychologie.*
E-Mail: Freyberg@uni-greifswald.de

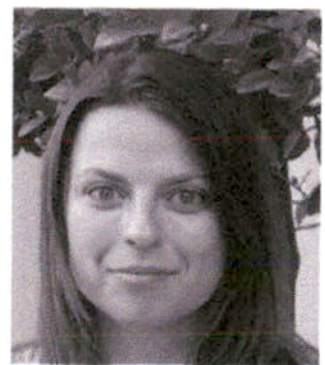

### Gawlytta, Romina

Romina Gawlytta, M.Sc. Psych., Studium der Psychologie an der Martin-Luther-Universität Halle-Wittenberg und der Friedrich-Schiller-Universität Jena, wissenschaftliche Mitarbeiterin am Institut für Psychosoziale Medizin und Psychotherapie am Universitätsklinikum Jena, Ausbildung zur Psychologischen Psychotherapeutin mit Schwerpunkt Verhaltenstherapie.
E-Mail: Romina.Gawlytta@med.uni-jena.de

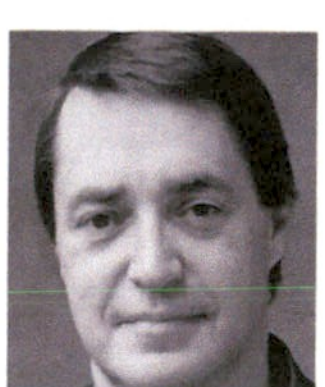

### Hamburger, Andreas

Prof. Dr. Andreas Hamburger, Jg. 1954, lehrt Psychologie an der International Psychoanalytic University, Berlin und arbeitet als Psychoanalytiker, Lehranalytiker und Supervisor in München. Forschungsschwerpunkte: Sprachentwicklung, Soziales Trauma, Hospitalisierte Holocaustüberlebende, Szenisch-narrative Mikroanalyse von Videointerviews, Literatur- und Filmpsychoanalyse, Supervisionsforschung. Aktuelle Buchveröffentlichungen zu Philosophie und Psychoanalyse (Kohlhammer), Frauen- und Männerbildern im Kino (Psychosozial, Karnac) und Supervision (Kohlhammer).
E-Mail: ahamburger@t-online.de

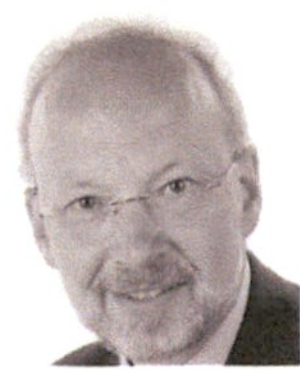

### Heuft, Gereon

Univ.-Prof. Dr. med. Dr. theol. Gereon Heuft, geb. 1954 in Burgbrohl, Rheinland-Pfalz, Facharzt für Psychosomatische Medizin und Psychotherapie, Facharzt für Neurologie und Psychiatrie – Psychoanalyse, Klinische Geriatrie-, Lehr- und Kontrollanalytiker der Deutschen Ges. für Psychoanalyse und Tiefenpsychologische Psychotherapie (DGPT). Wissenschaftlicher Werdegang: 1980 Approbation als Arzt und Promotion (Dr. med.) an der Albert-Ludwigs-Universität Freiburg. 1980–1983 Assistenzarzt an der Psychosomatischen Klinik Schömberg. 1983–1987 Assistenzarzt an der Psychiatrischen und Neurologischen Landesklinik Calw-Hirsau. 1987–1990 Akademischer Oberrat an der Psychosomatischen Universitätsklinik Heidelberg. 1990–1999 Ltd. Oberarzt an der Klinik für Psychotherapie und Psychosomatik des Universitätsklinikums Essen. Seit 1999 Lehrstuhl und Direktor der Klinik für Psychosomatik und Psychotherapie des Universitätsklinikums Münster. Diplom in Katholischer Theologie 2014. Promotion in Katholischer Theologie 2016 durch die Katholisch-Theologische Fakultät der Westfälischen Wilhelms-Universität Münster.
E-Mail: gereon.heuft@ukmuenster.de

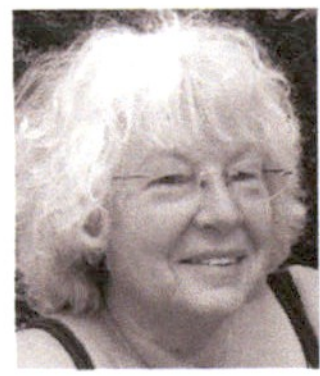

### Heuft, Helga

Helga Heuft; geb. 1949 in Westerland, Sylt, 1968–1973 Lehramtsstudium an der Pädagogischen Hochschule Karlsruhe, 1973–1987 Ergotherapeutin an der Landesklinik Nordschwarzwald, Calw-Hirsau sowie Kindererziehungszeiten. 1986–1991 Weiterbildung zur Gestaltungstherapeutin im Deutschen Arbeitskreis für Gestaltungstherapie (DAGTP). 1987–1990 Gestaltungs- und Ergotherapeutin an der Psychiatrischen Universitätsklinik Heidelberg. 1990–1999 Gestaltungs- und Ergotherapeutin an der Psychiatrischen Universitätsklinik Essen. 1999–2014 Gestaltungs- und Ergotherapeutin an der LWL-Klinik Münster.
E-Mail: Psychosomatik@mednet.uni-muenster.de

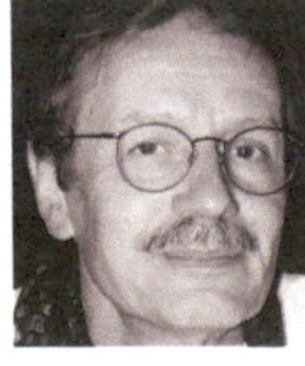

### Hirsch, Mathias

Jahrgang 1942, Dr. med., Facharzt für Psychiatrie und Facharzt für psychotherapeutische Medizin, Psychoanalytiker (DGPT, affiliiertes Mitglied DPV), Gruppenanalytiker. Ehrenmitglied des Psychoanalytischen Seminars Vorarlberg (Zweig des Psychoanalytischen Arbeitskreises Innsbruck), Lehrbeauftragter der Universität Hamburg, Institut für Psychotherapie. Ausklingende psychoanalytische Praxis in Düsseldorf; umfangreiche Seminartätigkeit und Supervision in Berlin und Moskau. Forschungsschwerpunkte und zahlreiche Veröffentlichungen: Sexueller Missbrauch in der Familie, psychoanalytische Traumatologie, Psychoanalyse des Körpers, kulturpsychologische Themen.
E-Mail: mathias.hirsch@t-online.de

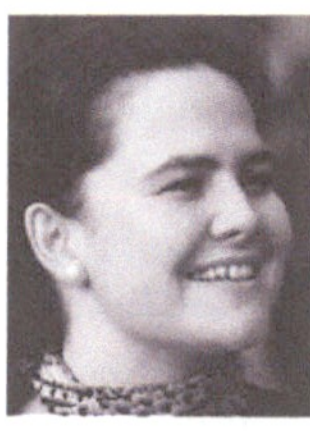

### Horn, Andrea

Studium der Psychologie in Mainz, Promotion 2005 bei Martin Hautzinger in Tübingen, dann wissenschaftliche Tätigkeit an den Universitäten Ulm und Fribourg (Schweiz). Seit 2010 an der Universität Zürich als Oberassistentin in der Abteilung Psychopathologie und Klinische Intervention. Parallel Tätigkeit als approbierte Psychologische Psychotherapeutin (Kognitive Verhaltenstherapie). Forschungsschwerpunkt ist intra- und interpersonelle Emotionsregulation und Gesundheit.

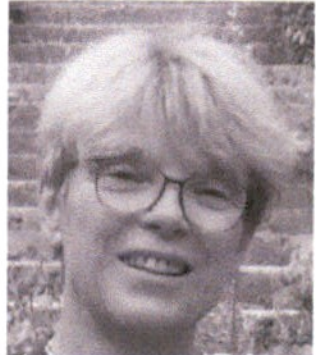

### Leppert, Karena

Dr. phil. Karena Leppert, Studium Philosophie und Soziologie an der Universität Leipzig. Von 1978 bis 1997 tätig als Psychotherapeutin an der Bezirksnervenklinik Karl-Marx-Stadt (Chemnitz) und am Universitätsklinikum Jena. Von 1997 bis 2013 tätig als wissenschaftliche Mitarbeiterin am Institut für Psychosoziale Medizin und Psychotherapie am Universitätsklinikum Jena.
E-Mail: karena.leppert@me.com

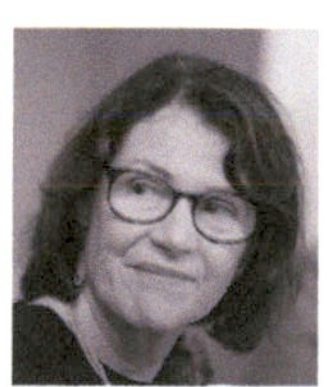

### Löwer-Hirsch, Marga

Dr. phil. Marga Löwer-Hirsch, in freier Praxis tätig als Psychologische Psychotherapeutin/Psychoanalyse, Supervisorin (DGSv) und Senior Coach (DBVC), Leiterin des Instituts für Analytische Supervision in Düsseldorf an der Akademie für Psychoanalyse und Psychosomatik, Lehrbeauftragte an der Internationalen Psychoanalytischen Universität Berlin.
E-Mail: info@loewer-hirsch.de

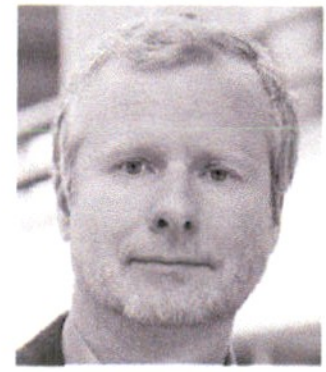

### Maercker, Andreas

Prof. Dr. phil. Dr. med. Andreas Maercker, Studium der Medizin und Psychologie in Halle/S. und Ost-Berlin. Psychologische Dissertation in der Psychologie der Lebensspanne. Nach Stationen an den Universitäten Dresden, Kalifornien-San Francisco und Trier seit 2005 Lehrstuhlinhaber für Psychopathologie und Klinische Intervention an der Universität Zürich. Arbeitsgebiete: Trauma- und Stressfolgestörungen, posttraumatische Reifung, Klinische Gerontopsychologie und Alterspsychotherapie, electronic Mental Health, Kulturpsychologie.
E-Mail: maercker@psychologie.uzh.ch

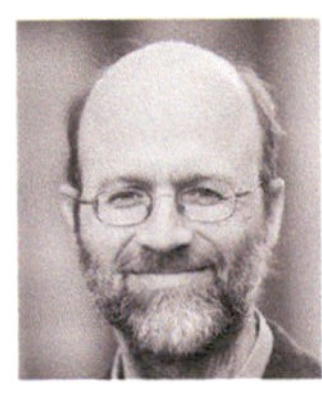

### Peng-Keller, Simon

Univ.-Prof. Dr. theol. Simon Peng-Keller, Studium der Theologie an den Universitäten Freiburg/Schweiz und Luzern. Promotion 2002, Habilitation 2010 in den Fächern Fundamentaltheologie und Theologie der Spiritualität. Seit 2004 Dozent für Theologie der Spiritualität an der Theologischen Hochschule Chur. 2009–2015 Koordination der SNF-Forschungsprojekte »Vertrauen verstehen«, »Hermeneutik des Vertrauens am Lebensende« und »Beten als verleiblichtes Verstehen«. Seit 2015 Professor für Spiritual Care an der Universität Zürich. Mitherausgeber der Zeitschrift Spiritual Care.
E-Mail: simon.peng-keller@theol.uzh.ch

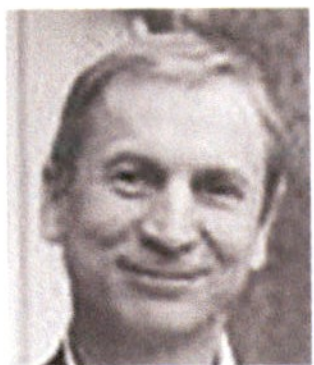

### Peters, Meinold

Peters, Meinolf, Prof. Dr. phil., geb. 1952, Diplom-Psychologe, psychologischer Psychotherapeut, Psychoanalytiker, Honorarprofessor an der Universität Marburg, Mitinhaber und Geschäftsführer des Instituts für Alternspsychotherapie und Angewandte Gerontologie, leitender Psychologe in der Abteilung Gerontopsychotherapie und -psychosomatik in der Klinik am Hainberg in Bad Hersfeld, niedergelassen in eigener Praxis.
E-Mail: info@alterspsychotherapie.de

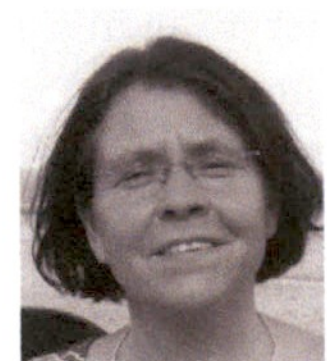

### Philipp, Swetlana

Dr. phil. Swetlana Philipp, Dipl.-Psych., Studium der Psychologie, Philosophie und Deutsch als Fremdsprache an der Friedrich-Schiller-Universität Jena und an der Universidad de Complutense in Madrid (Spanien), Promotion an der Universität Jena (2002), seit 2002 als Wissenschaftliche Mitarbeiterin und Lehrkoordinatorin am Institut für Psychosoziale Medizin und Psychotherapie am Universitätsklinikum Jena; Kommunikations- und Schauspielpatiententrainerin, Supervisorin.
E-Mail: Swetlana.Philipp@med.uni-jena.de

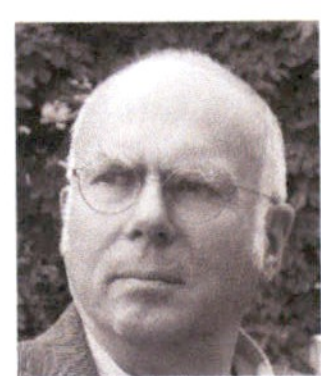

### Piegler, Theo

Dr. med. Theo Piegler, Niedergelassener Facharzt für Psychotherapeutische Medizin, Psychiatrie und Psychotherapie sowie Nervenheilkunde. Langjährig in leitender Funktion in der Psychiatrie tätig; Dozent, Supervisor und Lehrtherapeut am Hamburger psychotherapeutisch/psychoanalytischen Aus-, Fort- und Weiterbildungsinstitut APH. Vorträge und Publikationen zu Themen der psychodynamischen Psychiatrie, Psychotherapie sowie zu »Psychoanalyse und Film«.
E-Mail: praxis@dr.piegler.de

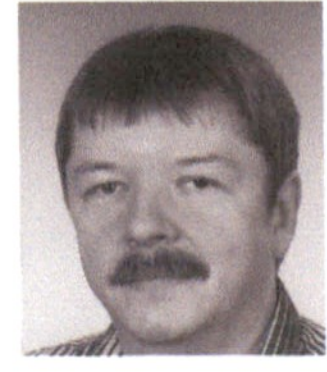

### Pinquart, Martin

Univ.-Prof. Dr. Martin Pinquart, Studium der Psychologie an der Friedrich-Schiller-Universität Jena und der Humboldt Universität Berlin, Promotion 1983, Habilitation 1996. Seit 2007 Professor für Entwicklungspsychologie an der Philipps-Universität Marburg.
E-Mail: pinquart@staff.uni-marburg.de

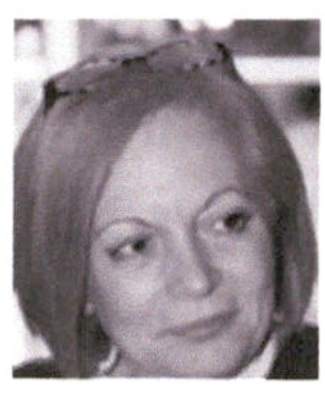

### Pramataroff-Hamburger, Vivian

Dr. med. Vivian Pramataroff-Hamburger, Frauenärztin, Psychotherapeutin, Sexualmedizinerin. Lehrtätigkeit an der LMU, München, Mitglied der Münchner Arbeitsgruppe »Film & Psychoanalyse« in Zusammenarbeit mit der Akademie für Psychoanalyse und Psychotherapie und dem Münchner Filmmuseum. Kuratorin des 1. International Bulgarian Festival Film and Psychoanalysis – Apollonia 2011, Sozopol, Bulgarien. www.pramataroff.de
E-Mail: frauenarztpraxis@pramataroff.de

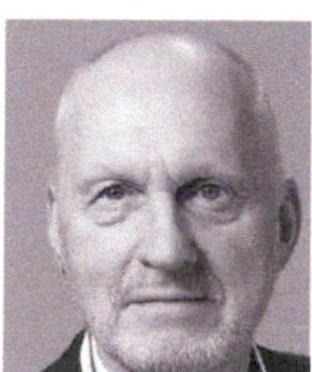

### Rauchfleisch, Udo

Prof. emer. Dr. rer. nat. Dipl.-Psych. Udo Rauchfleisch; Studium der Psychologie an den Universitäten Kiel (BRD) und Lubumbashi (Kongo). Promotion 1970. Psychoanalytiker DPG, DGPT. 1967–1970 Klinischer Psychologe im LKH Schleswig. 1970–1999 Klinischer Psychologe Psychiatrische Universitätspoliklinik Basel. 1978 Habilitation an der Universität Basel, Venia: Klinische Psychologie, 1978–2007. Seit 1999 psychotherapeutisch-psychoanalytische Tätigkeit in eigener Praxis. Nach Emeritierung 2007 weiterhin Lehrtätigkeit an verschiedenen Universitäten und Fachschulen im In- und Ausland.
E-Mail: info@udorauchfleisch.ch

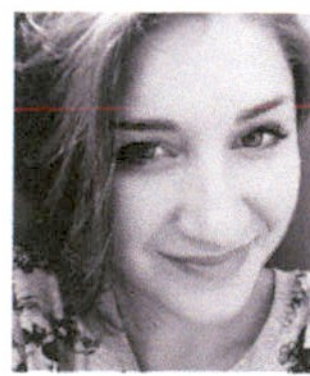

### Rehmann, Judith

Judith Rehmann (geb. 1993) studiert an der Philosophischen Fakultät der Universität Zürich Filmwissenschaft, Geschichte und Philosophie. Seit 2012 arbeitete sie als Regieassistentin und Produktionsleiterin u.a. am Theater Basel, Luzerner Theater, am Freien Theater Freiburg und am Theater der Künste in Zürich. Der praktische Ansatz der Inszenierung, kombiniert mit dem theoretisch reflexiven Studium, dem Rehmann seit 2013 nachgeht, stehen im Zentrum ihres Interessensfeldes Film- und Theaterdramaturgie.
E-Mail: rehmann@imgwf.uni-luebeck.de

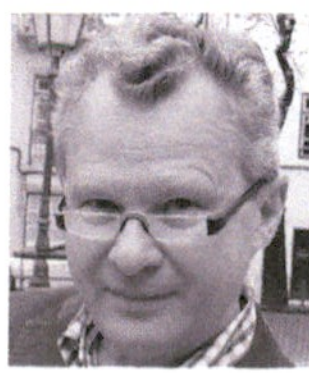

### Rehmann-Sutter, Christoph

Christoph Rehmann-Sutter (geb. 1959) studierte Molekularbiologie, Philosophie und Soziologie und spezialisierte sich in Bioethik. Speziell interessieren ihn philosophische und ethische Fragen der Genetik, der Stammzellmedizin und des Lebensendes. Seit 1996 baute er an der Universität Basel eine Arbeitsstelle für Bioethik auf. 2001–2009 war er Präsident der Schweizerischen Nationalen Ethikkommission im Bereich Humanmedizin. Gegenwärtig ist er Professor für Theorie und Ethik der Biowissenschaften an der Universität zu Lübeck. In seinen Arbeiten spielt die Auseinandersetzung mit Filmen als philosophischen Experimenten eine wichtige Rolle.
E-Mail: rehmann@imgwf.uni-luebeck.de

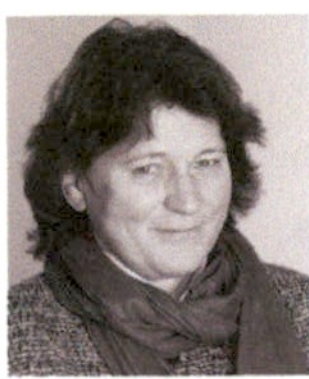

### Richter-Appelt, Hertha

Prof. Dr. Hertha Richter-Appelt, bis 2015 stellv. Direktorin des Instituts für Sexualforschung und Forensische Psychiatrie, Universitätsklinik Hamburg-Eppendorf. Psychologische Psychotherapeutin, Psychoanalytikerin (IPA). Studium der Psychologie und Statistik an der Universität Wien. Weiterbildung in Verhaltenstherapie am Middlessex Hospital, London. Tätig an den Universitäten Bern, Konstanz und Hamburg. Leiterin des Hamburger Forschungsprojekts zur Intersexualität. Mitinitiatorin eines internationalen Verbundprojektes zur Diagnostik von Transsexualität mit den Universitätskliniken Amsterdam, Gent und Oslo. Bis 2015 Gleichstellungsbeauftragte der Medizinischen Fakultät der Universität Hamburg.
E-Mail: hrichter@uke.uni-hamburg.de

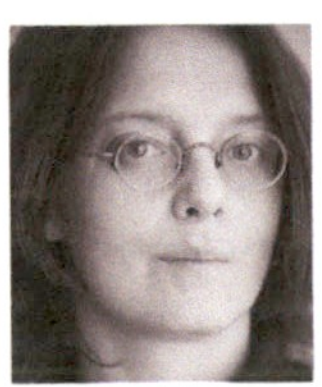

### Rockenbauch, Katrin

Dr. Katrin Rockenbauch, Studium der Psychologie in Jena und Leipzig. 2001–2002 in der Ausbildung Altenpfleger, Heilerziehungspfleger und Ergotherapie tätig, von 2002–10/2016 als wissenschaftliche Mitarbeitern und seit 2000 Lehrbeauftragte an der Abteilung für Medizinische Psychologie und Medizinische Soziologie am Universitätsklinikum Leipzig, ab 11/2016 in der Hochschuldidaktik der Universität Leipzig, Supervisorin (DGSv) und Trainerin für Kommunikation.
E-Mail: Katrin.Rockenbauch@uni-leipzig.de

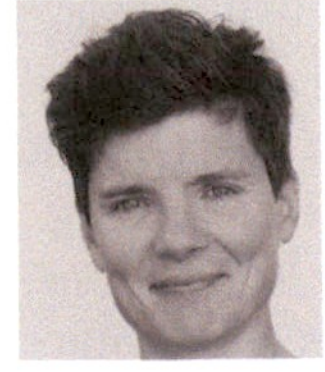

### Rosendahl, Jenny

PD Dr. phil. med. habil. Jenny Rosendahl, Studium der Psychologie an der Friedrich-Schiller-Universität Jena, 2003 Promotion, 2013 Habilitation für Medizinische Psychologie, wissenschaftliche Mitarbeiterin am Institut für Psychosoziale Medizin und Psychotherapie am Universitätsklinikum Jena.
E-Mail: Jenny.Rosendahl@med.uni-jena.de

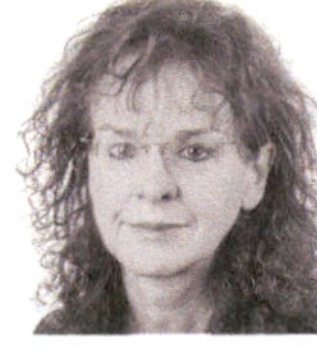

### Schneider, Gudrun

Prof. Dr. med. Gudrun Schneider, Fachärztin für Psychosomatische Medizin und Psychotherapie. Leitende Oberärztin der Klinik für Psychosomatik und Psychotherapie am Universitätsklinikum Münster. Forschungsgebiete: Gerontopsychosomatik und Alterspsychotherapie (dazu zahlreiche Publikationen und Wissenschaftspreise, z. B. Max-Bürger-Preis der Deutschen Gesellschaft für Gerontologie und Geriatrie; Förderpreis 2003 der Drs. Graute und Graute-Oppermann-Stiftung), Operationalisierte Psychodynamische Diagnostik (OPD), Psychosomatische Dermatologie (Mitarbeit bei der S2-Leitlinie »Chronischer Pruritus«). Psychotherapie somatoformer Störungen (Mitarbeit bei der S3-Leitlinie »Umgang mit Patienten mit nicht-spezifischen, funktionellen und somatoformen Körperbeschwerden«, speziell zum Altersbereich).
E-Mail: gudrun.schneider@ukmuenster.de

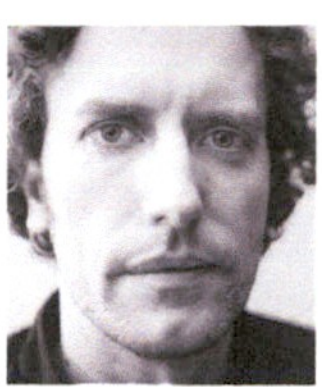

### Storck, Timo

Prof. Dr. phil. Timo Storck, Studium der Psychologie an der Univ. Bremen. Wissenschaftlicher Mitarbeiter an der Univ. Bremen (2006–2008), der Univ. Kassel (2009–2015) und der Medizinischen Univ. Wien (seit 2014). Promotion in Bremen mit einer Arbeit über künstlerische Arbeitsprozesse (2010), Habilitation in Kassel mit einer Arbeit über Verstehen und psychosomatische Erkrankungen (2016). Approbation als psychologischer Psychotherapeut (analytische und tiefenpsychologisch fundierte PT) 2015. Seit 2015 Professor für Klinische Psychologie und Psychotherapie an der Psychologischen Hochschule Berlin. Forschungsschwerpunkte: Methodologie der Psychoanalyse, psychosomatische Erkrankungen, stationäre Behandlungen, Psychologie der zeitgenössischen TV-Serie.
E-Mail: t.storck@psychologische-hochschule.de

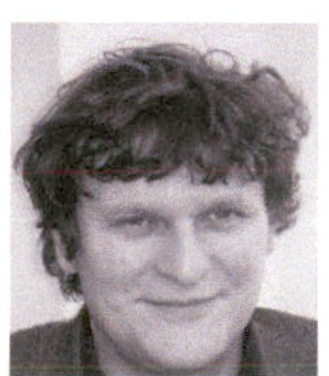

### Strauß, Bernhard

Prof. Dr. phil. Bernhard Strauß, Dipl. Psych., Studium der Psychologie an der Universität Konstanz, Promotion an der Universität Hamburg (1986), Habilitation in den Fächern Medizinische Psychologie und Psychotherapie an der Christian-Albrechts-Universität zu Kiel; seit 1996 Direktor des Instituts für Psychosoziale Medizin und Psychotherapie am Universitätsklinikum Jena; Fachvertreter für Medizinische Psychologie und Medizinische Soziologie, Psychosomatische Medizin und Psychotherapie; Past President des Deutschen Kollegiums für Psychosomatische Medizin (DKPM), der Deutschen Gesellschaft für Medizinische Psychologie (DGMP) und der Society for Psychotherapy Research (SPR).
E-Mail: bernhard.strauss@med.uni-jena.de

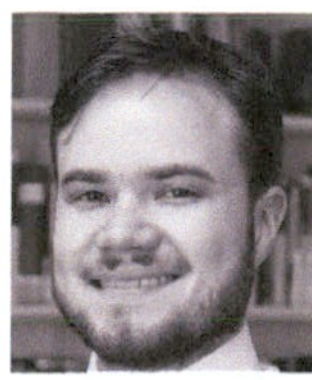

### Töpfer, Nils

M. Phil. M. Sc. Nils F. Töpfer, Studium der Psychologie an der Universität Jena und University of Cambridge, wissenschaftlicher Mitarbeiter an der Abteilung für Klinisch-Psychologische Intervention der Universität Jena, Lehrbeauftragter für Sozialpsychologie an der Medical School Berlin.
E-Mail: nils.toepfer@uni-jena.de

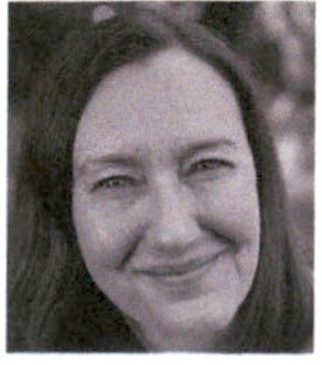

### Wilz, Gabriele

Univ.-Prof. Dr. Gabriele Wilz, Professorin für Klinisch-Psychologische Intervention an der FSU Jena, Studium der Psychologie an der Philipps-Universität Marburg, Promotion 1998, approbierte psychologische Psychotherapeutin (Kognitive Verhaltenstherapie), Supervisorin; Leitung der Hochschulambulanz und des Weiterbildungsprogramms Psychologische Psychotherapie an der Universität Jena. Forschungsschwerpunkte sind u.a. Psychotherapie im Alter, Interventionskonzepte für pflegende Angehörige, Ressourcenaktivierung in der Psychotherapie und therapeutisches Schreiben.
E-Mail: gabriele.wilz@uni-jena.de

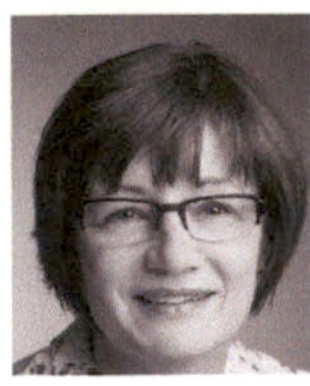

**Wollnik, Sabine**

Dr. med. Sabine Wollnik, Ärztin für Psychiatrie, Ärztin für Psycho-somatische Medizin und Psychotherapie, Gruppenanalytikerin und Psychoanalytikerin (DPV), niedergelassen in eigener Praxis in Köln. Herausgeberin von *Zwischenwelten* (2008), Mitherausgeberin von *Trauma im Film* und *Die Begegnung der Subjekte. Die intersubjektiv-relationale Perspektive in Psychoanalyse und Psychotherapie* (2014). Veröffentlichungen zu Film und Psychoanalyse.
E-Mail: Sabinewollnik@yahoo.de

# Autorenadressen

**Auchter, Thomas, Dipl.-Psych.**
Am Neuenhof 10, 52074 Aachen
t.auchter@freenet.de

**Auclair, Ursula, LCSW, MA**
280 9th Avenue, #16D
NY, NY 10001
USA
usch@verizon.net

**Boothe, Brigitte, Prof. Dr.**
Psychologisches Institut, Universität Zürich
Binzmühlestraße 14/1, CH-8050 Zürich
b.boothe@psychologie.uzh.ch

**Eder, Reinhard**
Klinik für Neurologie,
Lehrbereich Medizinische Psychologie,
Universitätsklinikum Schleswig-Holstein,
Campus Lübeck, Haus 73, III. OG/Ostflügel
Ratzeburger Allee 160, 23538 Lübeck
reinhard.eder@neuro.uni-luebeck.de

**Eichenberg, Christiane,
Univ.-Prof. Dr. phil. habil.**
Sigmund Freud Privatuniversität Wien,
Department Psychologie,
Professur für Klinische Psychologie,
Psychotherapie und Medien
Schnirchgasse 9a, A-1030 Wien
christiane@rz-online.de

**Fabry, Götz, Dr.**
Medizinische Psychologie
Rheinstraße 12, 79104 Freiburg
goetz.fabry@klinikum.uni-freiburg.de

**Fäh, Markus, Dr. phil., Psychoanalytiker IPA**
Theaterstraße 4, CH-8001 Zürich
info@markusfaeh.com

**Freyberger, Harald-J., Prof. Dr.**
Universitätsmedizin Greifswald,
Körperschaft des öffentlichen Rechts,
Klinik und Poliklinik für Psychiatrie
und Psychotherapie
Ellernholzstr. 1-2, 17475 Greifswald
freyberg@uni-greifswald.de

**Gawlytta, Romina, M. sc. Psych.**
Institut für Psychosoziale Medizin
und Psychotherapie
Stoystraße 3, 07743 Jena
Romina.Gawlytta@med.uni-jena.de

**Hamburger, Andreas, Prof. Dr.**
Nussbaumstr. 10
80336 München
andreas.hamburger@ipu-berlin.de

**Heuft, Gereon, Prof. Dr.**
Klinik für Psychosomatik und Psychotherapie
Domagkstraße 22, 48149 Münster
Psychosomatik@mednet.uni-muenster.de

**Heuft Helga**
Klinik für Psychosomatik und Psychotherapie
Domagkstraße 22, 48149 Münster
Psychosomatik@mednet.uni-muenster.de

**Hirsch, Mathias, Dr.**
Simrockstraße 22, 40235 Düsseldorf
mathias.hirsch@t-online.de

**Horn, Andrea**
Universität Zürich, Fachrichtung Psycho-
pathologie & Klinische Intervention
Binzmühlestr. 14, Box 17, CH-8050 Zürich

**Leppert, Karena, Dr.**
Institut für Psychosoziale Medizin
und Psychotherapie
Stoystraße 3, 07743 Jena
karena.leppert@me.com

**Löwer-Hirsch, Marga, Dr.**
Simrockstraße 22, 40235 Düsseldorf
info@loewer-hirsch.de

**Maercker, Andreas, Prof. Dr. Dr.**
Universität Zürich, Fachrichtung Psychopathologie & Klinische Intervention
Binzmühlestr. 14, Box 17, CH-8050 Zürich
maercker@psychologie.uzh.ch

**Peng-Keller, Simon, Univ.-Prof. Dr. theol.**
Universität Zürich, Institut für Hermeneutik
und Religionsphilosophie
Kirchgasse 9, CH-8001 Zürich
simon.peng-keller@theol.uzh.ch

**Peters, Meinold, Prof. Dr. phil.**
Schwanallee 48a, 35037 Marburg
info@alterspsychotherapie.de

**Philipp, Swetlana, Dr.**
Universitätsklinikum Jena
Institut für Psychosoziale Medizin
und Psychotherapie
Stoystraße 3, 07743 Jena
Swetlana.Philipp@med.uni-jena.de

**Piegler, Theo, Dr. med.**
Praxis für Psychotherapeutische Medizin,
BKB, Haus C, 1. OG
Glindersweg 80, 21029 Hamburg

**Pinquart, Martin, Univ.-Prof., Dr. phil.**
Pädagogische und Entwicklungspsychologie
Gutenbergstraße 18, 35032 Marburg
pinquart@staff.uni-marburg.de

**Pramataroff-Hamburger, Vivian, Dr. med.**
Gynäkologie-Psychotherapie-Sexualmedizin
Nussbaumstr. 10, 80336 München
frauenarztpraxis@pramataroff.de

**Rauchfleisch, Udo, Prof. Dr.**
Delsbergerallee 65, CH-4053 Basel
info@udorauchfleisch.ch

**Rehmann-Sutter, Christoph**
Institut für Medizingeschichte
und Wissenschaftsforschung
Königstraße 42, 23552 Lübeck
rehmann@imgwf.uni-luebeck.de

**Rehmann, Judith**
Institut für Medizingeschichte
und Wissenschaftsforschung
Königstraße 42, 23552 Lübeck

**Richter-Appelt, Hertha, Prof. Dr. phil.**
Institut für Sexualforschung
und Forensische Psychiatrie
Martinistraße 52, 20246 Hamburg
hrichter@uke.uni-hamburg.de

**Rockenbauch, Katrin, Dr.**
Lehrpraxis im Transfer plus
– Projekt des Prorektors für Bildung
und Internationales –
Ritterstraße 12, 04109 Leipzig
katrin.rockenbauch@uni-leipzig.de

**Rosendahl, Jenny, PD Dr.**
Universitätsklinikum Jena
Institut für Psychosoziale Medizin
und Psychotherapie
Stoystraße 3, 07743 Jena
Jenny.Rosendahl@med.uni-jena.de

**Schneider, Gudrun, Prof. Dr. med.**
Universitätsklinikum Münster
Zentralklinikum,
Albert-Schweitzer-Campus 1, Gebäude: A1
48149 Münster
gudrun.schneider@mednet.uni-muenster.de

**Storck, Timo, Prof. Dr.**
Psychologische Hochschule Berlin
Am Köllnischen Park 2, 10179 Berlin

**Strauß, Bernhard, Prof. Dr.**
Universitätsklinikum Jena
Institut für Psychosoziale Medizin
und Psychotherapie
Stoystraße 3, 07743 Jena
bernhard.strauss@med.uni-jena.de

**Töpfer, Nils, M. Phil., M. sc.**
Friedrich Schiller-Universität Jena
Institut für Psychologie
Humboldtstraße 11, 07743 Jena
nils.toepfer@uni-jena.de

**Wilz, Gabriele, Prof. Dr.**
Friedrich Schiller-Universität Jena
Institut für Psychologie
Humboldtstraße 11, 07743 Jena
gabriele.wilz@uni-jena.de

**Wollnik, Sabine, Dr. med.**
Franzstr. 21, 50931 Köln
Wollnik-Krusche@t-online.de

*Bernhard Strauß*

# Eine psychoanalytische Reise in die Vergangenheit



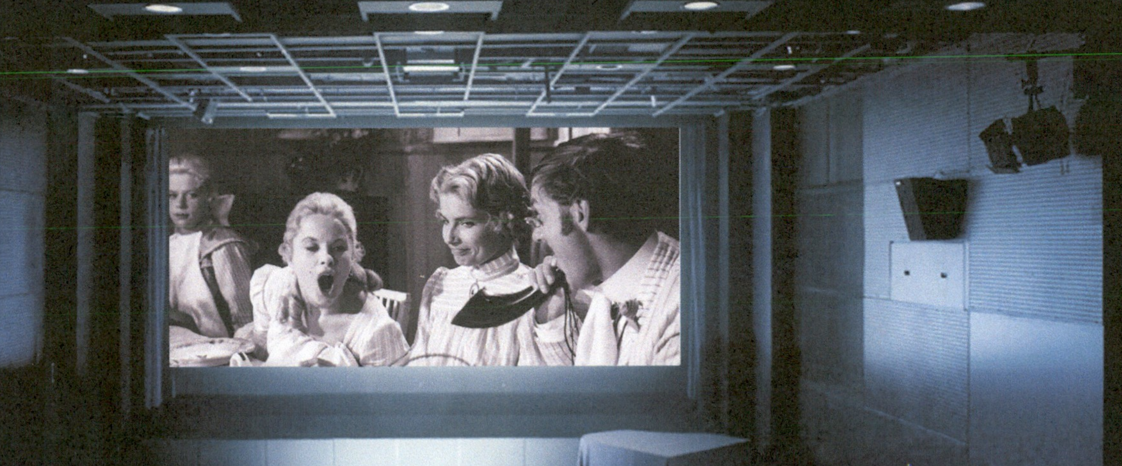

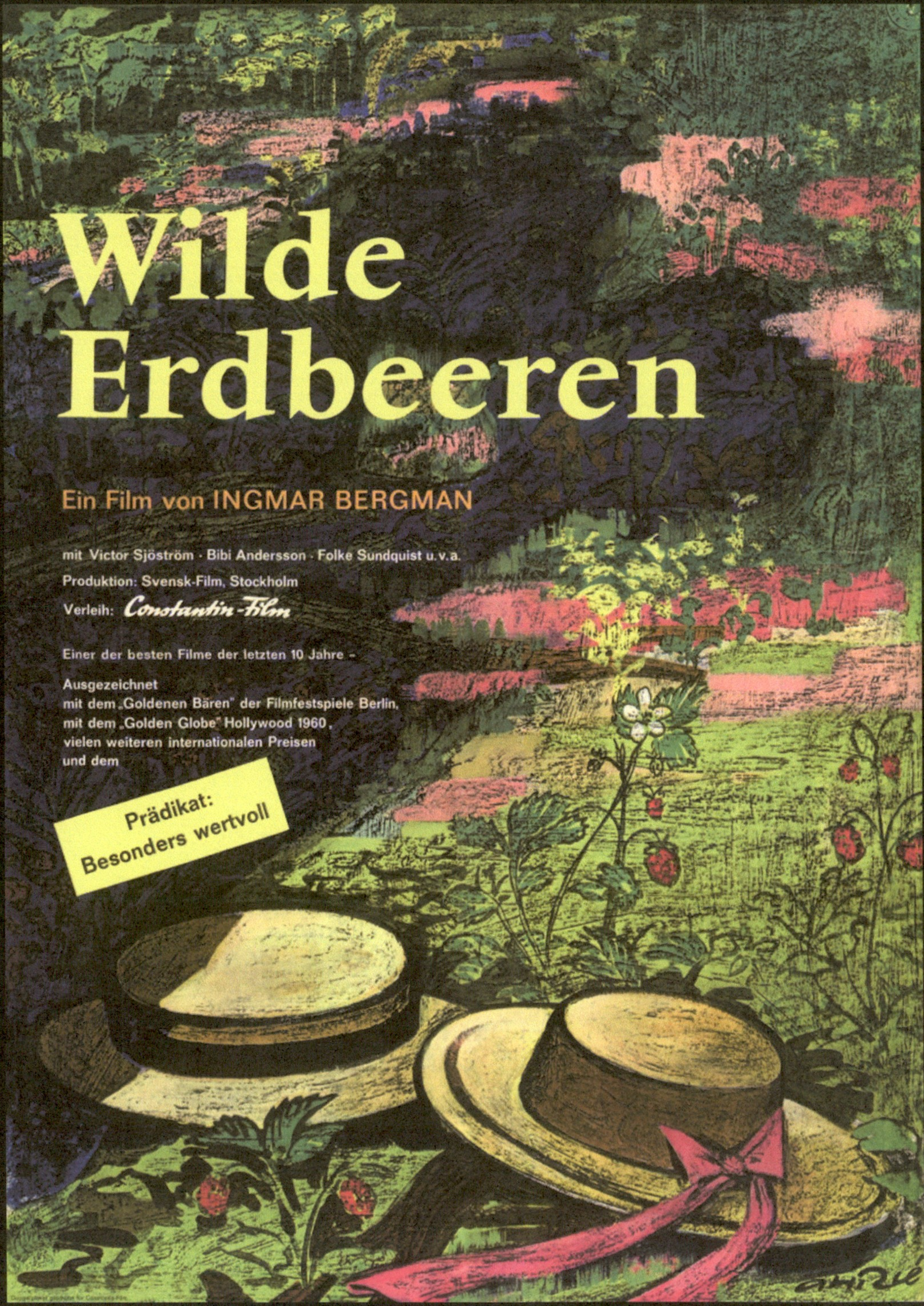

Filmplakat *Wilde Erdbeeren*.
(Filmbild Fundus/© Constantin Film)

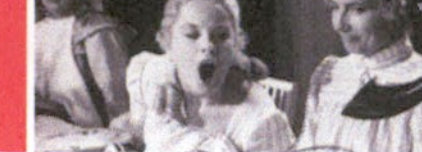

# Wilde Erdbeeren

»Unser ganzes Leben mit unseren Mitmenschen ist doch eigentlich nur, dass wir über sie reden, bestenfalls regt man sich über sie auf. Auf dieses Miteinanderleben habe ich gern und freiwillig verzichtet. Mein Leben ist Arbeit gewesen.« (Isak Borg)

## Hintergrund

Der Film entstand 1957 und wurde auf Deutsch ursprünglich unter dem Titel *Am Ende des Tages* gezeigt (◘ Abb. 1.1).

Ingmar Bergman war zum damaligen Zeitpunkt am Stadttheater Malmö tätig und hatte gerade eine schmerzhafte Trennung von Harriet Andersson hinter sich. Lange-Fuchs (1988) berichtet, dass Bergman das Drehbuch zu dem Film im Anschluss an eine Reise nach Uppsala geschrieben hätte, die eigene Jugenderinnerungen ausgelöst haben soll:

> »An einem frühen Morgen wollte ich nach Dalarna reisen, nahm das Auto und fuhr von Stockholm los.…bis nach Uppsala.…eine charmante alte Stadt.…Großmutter wohnte Nedre Slottsgatan 14 in einem unheimlich alten Haus mit einer riesigen Wohnung. Da war ein plüschbezogenes Klo in einem langen Flur, große Zimmer mit tickenden Uhren, gewaltigen Teppichen und großen Möbeln…da lebte ich als kleiner Junge und meine Eindrücke aus dieser Welt waren stark. Als ich an jenem Morgen nach Uppsala kam, hatte ich plötzlich eine Idee: Ich fuhr nach Slottsgatan 14. Es war Herbst, die Sonne schien etwas auf die Domkirche, und die Uhr schlug gerade fünf. Ich ging in den kleinen Hof hinein, der mit Kopfsteinen gepflastert war. Dann ging ich ins Haus und griff nach dem Türriegel der Küchentür, die immer noch dieses bunte Glasmuster hatte und dabei durchfuhr mich ein Schauer, das Gefühl, wenn ich nun öffne und die alte Lala, die alte Köchin also steht da mit ihrer großen Küchenschürze und dem Frühstücksbrei, wie sie es oft gemacht hatte, als ich klein war: dass ich also plötzlich wieder einfach in meine Kindheit eintreten könnte…wenn man einen Film hieraus machte, nämlich, dass man ganz real eine Tür öffnet und dann plötzlich sich in seiner Kindheit wiederfindet, dann öffnet man eine andere Tür und kommt wieder in die Wirklichkeit hinein, und dann geht man um eine Straßenecke und kommt an eine andere Periode seines Lebens, und alles ist real, lebt. Das war tatsächlich die Anregung für *Wilde Erdbeeren*.« (Lange-Fuchs 1988, S. 130/131)

Dieses Zitat kann als Programm für den Film gesehen werden, zu dem Bergman das Drehbuch selbst schrieb und in dem er offensichtlich viele autobiographische Elemente unterbrachte (Der Protagonist Isak Borg hat die gleichen Initialen wie Ingmar Bergman!). Spätere Rezeptionen des Films weisen darauf hin, dass sich Bergman einerseits durch einen frühen Film seines Hauptdarstellers Viktor Sjöström, in dem ein Hauptthema (auch) unbewusste Schuldgefühle sind, mit dem Titel *Der Fuhrmann des Todes* inspirieren ließ, ebenso durch Stücke August Strindbergs, allen voran »Ein Traumspiel« (Lange-Fuchs 1988; Günther 2006).

Die verschiedenen Ebenen des Films, die eng ineinander verwoben sind, sind letztendlich Träume, die dem Protagonisten im Schlaf zuteilwerden, aber auch Wachträume und – wie Graul (2010) ausführt – Filmträume. Die Schlafträume sind im Wesentlichen die zwei Alpträume, in denen sich der Protagonist lebendig tot sieht bzw. in dem er seinen Eltern wieder begegnet. Die Wachträume richten sich auch auf Kindheitserinnerungen und den Platz, an dem er als Kind die wilden Erdbeeren finden konnte, in denen aber auch der Verlust seiner Kindheitsgeliebten an den Bruder sichtbar wird. Der Film selbst ist dann gewissermaßen traumartig, wenn er sehr widersprüchliche Szenen zeigt, wie z. B. ein »paradiesisches Mittagessen«, dem ein fast tödlicher Unfall folgt.

# Handlung

Die Handlung von *Wilde Erdbeeren* spielt an einem einzigen Tag (Lange-Fuchs 1988): Isak Borg, ein 78-jähriger Professor, soll von der Universität Lund anlässlich seines 50. Promotionsjubiläums geehrt werden und will deshalb von Stockholm nach Lund reisen. Nach einer Selbstvorstellung, die Borg von hinten an seinem pedantisch aufgeräumten Schreibtisch zeigt, umgeben von diversen Familienbildern und in Begleitung seiner Hündin, beginnt der Film mit einer berühmten Traumvision: Ein alter Mann erscheint in einer menschenleeren Straße, die Fenster sind alle verhängt, vernagelt, geschlossen, die Eingänge in die Häuser sind pechschwarz. Der Traum ist voller Symbole (z. B. zwei Augen als Symbol für die Innensicht, Uhren ohne Zeiger als Symbol für die abgelaufene Zeit, aber auch als Anspielung an die zeigerlose Uhr des Vaters, die später beim Besuch bei Borgs Mutter gezeigt wird). Borg begegnet einer Person, die sich bei Berührung auflöst und beobachtet wie eine führerlose Kutsche in die Szene kommt. Die Kutsche bleibt an einer Laterne hängen und befreit sich von einem Rad (nach grellen, einem Babyschreien ähnlichen Geräuschen) und setzt den Weg fort, verliert dabei aber seine Fracht, einen Sarg. Der Sarg öffnet sich und Borg begegnet darin sich selbst (als lebender Toter). Bevor der Zuseher erfährt, ob der Borg aus dem Sarg den anderen zu sich zu ziehen vermag, wacht der Professor erschreckt auf und teilt seiner (beleidigt reagierenden: »Ältere Männer, die nur an sich selbst denken«) Haushälterin Agda mit, statt mit dem Flugzeug mit dem Auto nach Lund reisen zu wollen.

Seine Schwiegertochter Marianne, gespielt von Ingrid Thulin, soll mit ihm nach Lund fahren (◼ Abb. 1.2). Sie ist gerade bei Borg zu Besuch, da sie aus einer ehelichen Krise mit ihrem Mann Evald (Gunnar Björnstrand) geflohen ist. Sie – dies erfahren wir erst später – ist schwanger, ihr Mann möchte aber keine Kinder, was u. a. den Konflikt bedingt. Sie mag ihren alten Schwiegervater offensichtlich, während sein Sohn ihm seinen Egoismus vorwirft.

Die Fahrt nach Lund wird zu einer Lebensbilanz. Unterwegs besucht er das Sommerhaus seiner Jugend, wo er als Kind wilde Erdbeeren gesucht hat. Er sieht sich in Gedanken bzw. einem Tagtraum in den Kreis seiner Spielgefährten und Geschwister zurückversetzt. Hier begegnen wir Sara, Borgs Jugendliebe, die auf der Suche nach wilden Erdbeeren[1] für einen Onkel, von Isaks Bruder Sigfried »verführt« wird. Borg beobachtet die Szene und wie Sara später über ihn als einen »so feinen Menschen« spricht. In einer späten Traumszene des Films sehen wir Sara, die ihr Kind beruhigt und eine scheinbar glückliche Beziehung mit Sigfried führt.

Sara taucht in der Filmwirklichkeit in der nächsten Episode auf, in der Borg drei junge Anhalter mit nach Lund nimmt (Sara, Anders und Viktor). Das Mädchen Sara (gespielt von Bibi Andersson) erinnert ihn an seine Jugendliebe. Nach einem Beinahezusammenstoß nimmt der Professor ein zänkisches Paar (Alman und seine Frau) in seinem Wagen mit. Nachdem die beiden ihre konflikthafte Beziehung, insbesondere ausgelöst durch Herrn Alsmans Provokationen vor Augen führt, wirft Marianne die beiden aus dem Wagen. Dieser Alman sucht Borg später in einem Traum heim, in dem er sich (erfolglos) einer Prüfung unterziehen muss. Nach einem Aufenthalt an einer Tankstelle, bei dem Borg bezüglich seiner früheren Verdienste als Arzt gelobt und gepriesen wird und einer Rast in guter Stimmung nahe Jönköping, beschließt Borg (zusammen mit Marianne) seine greise Mutter zu besuchen (in dem Moment beginnt ein Gewitter). Wir erleben die verbitterte Frau, die als Mutter von 10 Kindern nun

---

1    Der schwedische Originaltitel »Smultronstället« bezeichnet eigentlich den im Wald versteckten Ort, an dem wilde Erdbeeren gefunden werden können. Diesen Ort verrät man normalerweise nicht (ebenso wenig wie Plätze, an denen seltene Pilze wachsen), da die Früchte schwer zu finden und kostbar sind. (Thomas Steinfeld, SZ, zitiert aus der Arthaus Edition Ingmar Bergman 2002).

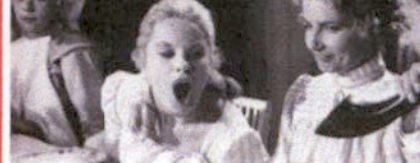

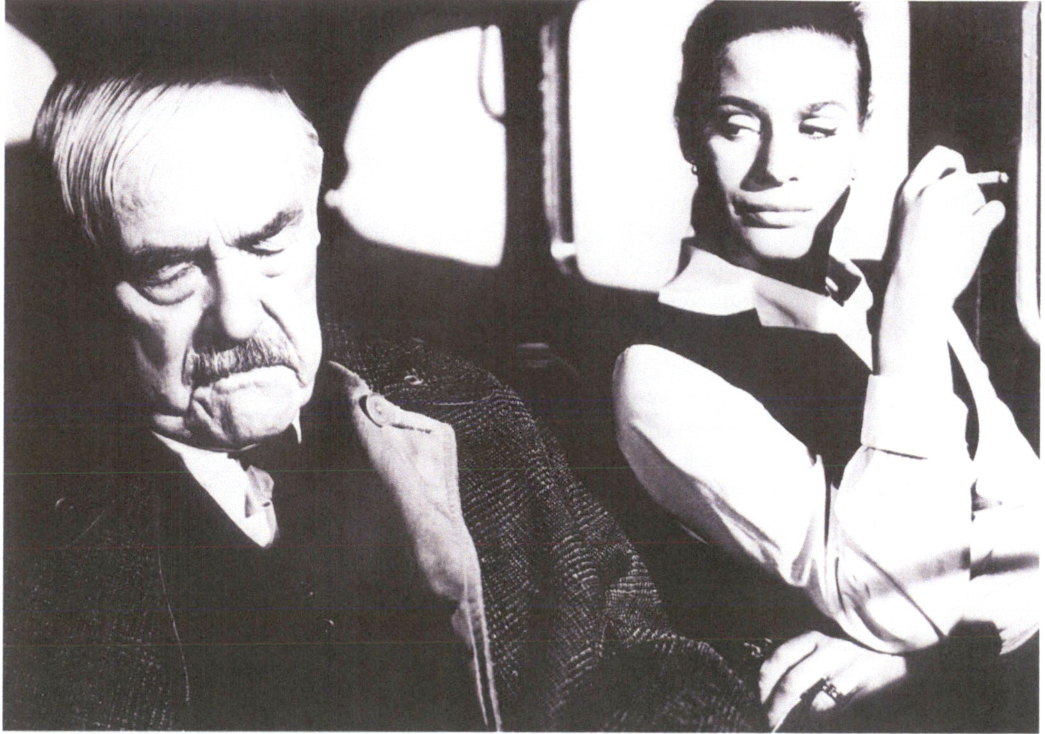



sehr einsam ist. Während der weiteren Reise fällt Borg wieder in einen kurzen Schlaf und wird wiederum von Alpträumen über seine Jugend, seine unglückliche Ehe und seine ungenügenden Leistungen in schulischen Prüfungen heimgesucht (hier ist die Parallele zu Strindberg besonders deutlich). »Mangelhaft« wird er von einem Prüfer bewertet. Er wird der »Gefühlskälte, Selbstsucht und Selbstherrlichkeit« angeklagt und mit Einsamkeit bestraft. Nun wirft ihm auch Marianne vor, egoistisch und selbstherrlich zu sein. Diese Kritik trägt dazu bei, dass Borg einsieht, dass er sich den Menschen entfremdet und sich selbst um sein Glück betrogen hat.

In Lund angekommen, lässt er letztlich die Ehrung an der Universität Lund über sich ergehen, zieht ein Resümee seines Lebens und kommt zu dem Schluss, dass er das Steuer herumwerfen muss und aus der Kälte herauskommen möchte. Am Abend versucht er, sich seinem Sohn und Marianne gegenüber zu öffnen und deren Ehe und Lebensglück zu retten. Um seine Hilfsbereitschaft zu dokumentieren, scheint er seinem Sohn die Schulden erlassen zu wollen. Am Ende hat Borg einen glücklichen Traum: Seine Jugendliebe Sara nimmt ihn bei der Hand und führt ihn an den Fluss, wo er seine Eltern sehen kann: Diese sind nun jung und glücklich.

## Autobiographischer Kontext

Ingmar Bergman, der seine Biographie in dem Buch »Mein Leben« (Laterna Magica) ausführlich beschrieben hat, ist als Person für Psychotherapeuten und Psychoanalytiker von hohem Interesse und es ist davon auszugehen, dass die meisten seiner grandiosen Filme direkte Bezüge zu seiner eigenen Lebensgeschichte, Persönlichkeit und Psychodynamik aufweisen. Bekanntlich – dies beschreibt er auch autobiographisch sehr eindrücklich – hatte er eine äußerst problematische Kindheit (die zum Teil

»zitiert« wird in dem preisgekrönten Film »Fanny und Alexander«) mit einem offensichtlich sehr abwesenden, schweigsamen und aggressiven Vater, dessen Verhalten zu permanenten Auseinandersetzungen in der Elternehe geführt hatte. Es wird beschrieben, dass Bergman in jenem Jahr, als er sich mit dem Drehbuch für *Wilde Erdbeeren* befasste, beschloss, den Kontakt zu seinem Vater über lange Zeit abzubrechen.

Mehrere Autoren haben darauf hingewiesen, dass trotz aller Gefahren einer »pathographischen Deutung der Hintergründe von Filmen« im Falle Bergmans Bezüge zu seiner eigenen Geschichte durchaus berechtigt sind. Sowohl in seiner Autobiographie als auch in zahlreichen Interviews – z. B. mit Jörn Donner (Über Leben und Arbeit, Interview mit Ingmar Bergman, Arthaus) – gibt es Hinweise dafür, dass speziell *Wilde Erdbeeren* derartige Bezüge aufweist. Die Rede ist in Bergmans Biographie häufig davon, dass er durch seine problematische Elternbeziehung Schaden genommen hat, was er selbst auch unverblümt konstatierte: »Ich merkte auch, dass die Schäden meine Arbeit beeinflussten. So habe ich eine unendlich lange Zeit meines Lebens der Aufarbeitung meiner Erziehung gewidmet, um das zu bewahren, was gut war« (Interview mit Donner). An anderer Stelle sagt er:

---

»Ich bildete mich selbst unablässig in Gestalt meines Vaters ab. Und suchte nach Erklärungen für die bitteren Streitereien mit meiner Mutter … ich suchte nach meinem Vater und meiner Mutter, doch ich konnte sie nicht finden.« (Donner 1975)

---

»Die Schlussszene in ›Wilde Erdbeeren‹ ist somit stark geladen mit Sehnsüchten und Wünschen: Die Geschichte wird von einem einzigen, vielfältig beleuchteten Motiv durchzogen: Zukurzkommen, Armut, Leere, keine Begnadigung. Ich weiß es heute nicht und wusste es damals nicht, wie ich mit ›Wilde Erdbeeren‹ an meine Eltern appellierte: Hegt mich, versteht mich und – falls das möglich ist – verzeiht mir.« (Regensburger 2003)

---

In seiner Autobiographie »Mein Leben (Laterna Magica)« ist relativ wenig die Rede vom Inhalt des Films. Zum Kontext lässt sich dem Buch entnehmen, dass Bergman in den Jahren vor der Realisierung von *Wilde Erdbeeren* sehr stark unter dem Konflikt mit Harriet litt und massiv erkrankte (er soll 2 Jahre im Krankenhaus gewesen sein). Er spricht von einem »chronischen Magenkatharr, … Darmkatharr, Magengeschwüren und Darmgeschwüren, übergab mich oft und litt unter beschwerlichen Magenkrämpfen, denen Durchfall folgte« (Bergmann 1987, S. 212). Ein ihn behandelnder Arzt habe seine Beschwerden als »psychosomatisch« beschrieben und erzählt: »Man habe dieses kaum erhellte Gebiet gerade erst zu erforschen begonnen. Dieses Grenzland zwischen Körper und Seele«.

Des Weiteren beschreibt Bergman in seiner Autobiographie die offensichtlich sehr unglückliche Zusammenarbeit mit dem Hauptdarsteller Victor Sjöström (»Wir hatten vorher schon in meinem Film ›An die Freude‹ zusammengearbeitet, ohne ein unbezwingliches Bedürfnis nach weiterer Zusammenarbeit zu empfinden«). Der Schauspieler wird als erschöpft und kränkelnd und extrem schwierig beschrieben, u. a. musste Bergman ihm versprechen, dass er »jeden Tag pünktlich um halb fünf zu seinem gewohnten Whisky-Soda zu Hause sein konnte.« (ebd., S. 213)

Da sich Bergman zum Zeitpunkt der Verfilmung von *Wilde Erdbeeren* gerade von seinem Vater distanziert hatte, liegt es natürlich nahe, in der schwierigen Beziehung zu Sjöström auch eine Vaterübertragung auszumachen. Auch hier deutet sich die Versöhnungsthematik an:

---

»Als alles fertig war, kam er herangetrottet, auf den Regieassistenten gestützt, erschöpft von schlechter Laune. Die Kamera lief und die Klappe fiel. Plötzlich öffnete sich sein Gesicht, seine Züge wurden weicher, er wurde still und sanft. Ein Augenblick der Gnade. Und die Kamera war da. Und sie lief.« (ebd., S. 215)

---

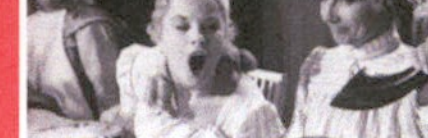

# Interpretationen des Films

Es gibt vermutlich kaum einen Film der 1950er-Jahre, der so intensiv von psychotherapeutisch tätigen Autoren und insbesondere Psychoanalytikern rezipiert und interpretiert wurde, wie *Wilde Erdbeeren* von Ingmar Bergmann (Piegler 2008; Schneider und Schneider-Witt 2003; Valentine 2008). Man könnte vermuten, dass fast alles über diesen Film bereits gesagt ist, dennoch soll er in diesem Buch einen ihm gebührenden Platz haben, da er sicherlich als einer der prototypischen Filme zu gelten hat, die sich mit dem Alter aus unterschiedlicher Perspektive beschäftigen. Harvey R. Greenberg (1970), der sich auch ausführlich mit dem Film »Wilde Erdbeeren« befasste, bringt ihn in eine Reihe mit Tolstois »Tod des Ivan Iljitsch« und Thomas Manns »Tod in Venedig« als »meisterhafte Studie des alternden Mannes und der Krisen im Senium«.

Die Betrachtungen von *Wilde Erdbeeren* beziehen sich auf ganz unterschiedliche Aspekte: Die Persönlichkeit des Protagonisten Isak Borg, seine Familiendynamik, seine Konfliktstruktur und die Verarbeitung seiner Biographie im Verlauf des Films durch die Auseinandersetzung mit sich selbst und die Begegnungen, die Isak Borg erfährt.

Als psychoanalytisches Kernkonfliktthema des Films *Wilde Erdbeeren* sehen viele Autoren das Narzissmus-Thema im Vordergrund. Die narzisstische Kränkung und die mangelnde Spiegelung als Ursache für die Isolation und Einsamkeit Borgs, über der sich durchaus auch ein ödipaler Konflikt ausmachen lässt, der sich z. B. in der Unerreichbarkeit seiner Mutter und in dem wiederholten Ausschluss aus einer Beziehung widerspiegele.

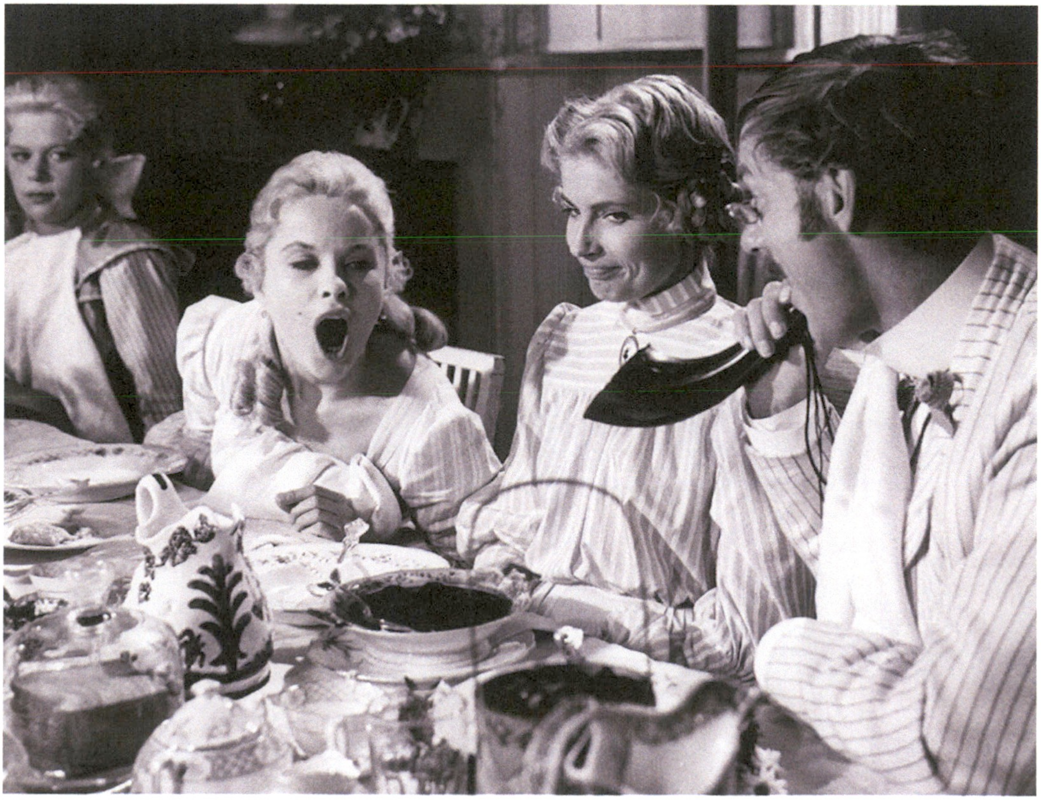

**◾ Abb. 1.3** Die Vergangenheit (der Geburtstag des Onkels) wird im Tagtraum lebendig. (© Richter/Cinetext)

Ein wesentliches Thema, das in dem Film dargestellt wird, ist die ödipale Triangulierung, wobei in diesem Film auffällt, dass der Vater weitgehend abwesend ist, sowohl in der Vorstellung der Familienmitglieder als auch – dies zeigen Schneider und Witt-Schneider (2003) in der Wahl der Personennamen, die allesamt biblisch sind (es fehlt der Name des Vaters Abraham).

Björn Donner (zit. nach Lange-Fuchs 1988) sieht in *Wilde Erdbeeren* eine »Reise ins Zentrum des Ichs«, die den Ausdruck einer »Unsicherheit der Welt« widerspiegele. Borg hat Angst vor dem Tod und Angst davor, endgültig zu »vertrocknen« und negativ beurteilt zu werden. Er lebt in seiner eigenen Welt eingeschlossen und hat alle wichtigen Menschen (fast) verloren. Der Film befasst sich mit der Frage, wie man sich aus dieser Situation befreien kann und versucht diese Frage über drei Analysen zu beantworten, die Selbstanalyse Borgs, die Analyse des Protagonisten durch den Regisseur und schließlich beider durch das Publikum bzw. den Betrachter (◘ Abb. 1.3).

Donner weist in seiner Analyse des Films insbesondere auf den spezifischen Umgang mit der Zeit in diesem Film hin und zieht Parallelen zu Kurosawas Film *Ikuru*, in dem ebenfalls die äußere Handlung fast unlogisch erscheint, der Film »von der Abhängigkeit von der physischen Welt« befreit wird. Stattdessen reflektiert der Film einen inneren Monolog, in dem surreale Themen, Träume, Gedankenassoziationen und Dissoziationen eine große Rolle spielen (Donner 1975).

## »Borg's Life« – Die Theorie des Lebenszyklus von Erik H. Erikson

Wie etliche andere Filme zum Thema Altern, eignet sich auch *Wilde Erdbeeren* zur Illustration einer spezifischen Entwicklungstheorie, nämlich der Theorie der Entwicklungsaufgaben nach Erikson (1953, ◘ Tab. 1.1). Erikson selbst war geradezu enthusiastisch über die Art, wie »Dr. Borg's Leben« seine Theorie darstellt (an incomparable representation of the wholeness of the human life cycle – stage by stage and generation by generation« (ebd., S. 3). Erikson weist z. B. darauf hin, dass das (mit 7 Personen) volle Auto eine vollständige Repräsentation der ganzen Unsicherheit des Erwachsenenalters re-

◘ **Tab. 1.1** Entwicklungsaufgaben nach Erikson (1953; in Anlehnung an Lindenberger und Brandstädter 2007; Maerker 2013)

| Phase | Alter | Entwicklungsaufgabe |
|---|---|---|
| 1 | Säuglingsalter (1. Lebensjahr) | Vertrauen vs. Misstrauen |
| 2 | Frühe Kindheit (2.–3. Lebensjahr) | Autonomie vs. Scham und Zweifel |
| 3 | Kindheit: Spielalter (4.-–5. Lebensjahr) | Initiative vs. Schuldgefühl |
| 4 | Späte Kindheit: Schulalter (6.–11./12. Lebensjahr) | Werksinn vs. Minderwertigkeitsgefühl Beginn des Identitätsaufbaus |
| 5 | Adoleszenz (11./12.-17./19. Lebensjahr) | Kohärente Identität vs. Rollenkonfusion Intensive Identitätsausbildung |
| 6 | Junges Erwachsenenalter | Intimität und Distanzierung vs. Selbstbezogenheit Lebensstil herausbilden |
| 7 | Mittleres Erwachsenenalter | Generativität vs. Stagnation (Selbstabsorption) Lebensstil anpassen (Problemlösung, Ziele überprüfen) |
| 8 | Spätes Erwachsenenalter | Integrität vs. Verzweiflung Verlust-Gewinn-Bilanzierung |

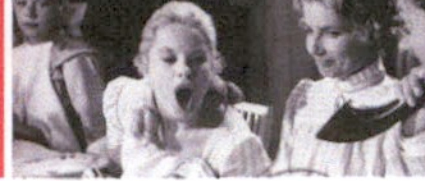

präsentiert: die jungen Menschen auf dem Rücksitz, auf dem Weg in das Land, in dem sie ihre Identität zu finden hoffen, das Paar, das sich gerade verloren hat und der alte Mann und seine Schwiegertochter, die sich gerade aufmachen, miteinander in Kontakt zu kommen.

Kettell (2001) fasst Eriksons Betrachtungen zusammen und konstatiert, dass der Film viele wesentliche Ereignisse im Leben des Protagonisten Dr. Borg darstellt und andere Themen aus dem Modell Eriksons über andere Charaktere des Films inszeniert (z. B. die Identitätskrise der Adoleszenz anhand der drei jungen Menschen Sara, Anders und Viktor, die sich kurzzeitig mit Borg und Marianne auf die Reise begeben, die in Italien enden soll. Das Erwachsenenalter ist sowohl durch Borg selbst dargestellt (z. B. die Generativität des mittleren Erwachsenenalters in der Tankstellenszene, in der er für seine Fürsorge gelobt wird) als auch durch Marianne und das Ehepaar Alman, die die konflikthafte und negative Seite eines Paares im mittleren Erwachsenenalter (ein Spiegel für die ebenso problematische Ehe Borgs) aufzeigen.

Kern des Films ist die Frage bzw. die Suche nach der Integrität im höheren Lebensalter, nach der Borg während seiner Reise sucht und die er in der abschließenden Begegnung mit den Eltern zu finden scheint:

---

»Borg has arrived at the beginning: his first childhood. We could now, as usual in our work, reconstruct and not it is possible to reconstruct the stages of life from the first hope up the whole intact ladder of developmental strength which old Borg, as any old person, has lived by – or has leaned to mourn« (Erikson 1976, S. 17).

---

Kettell (2001), die Eriksons Filmanalyse ausführlich rezipiert, nutzt sein Modell und den Film als Grundlage zur Beschreibung eines Lebensrückblicks und die heilsame Wirkung damit verbundener Erinnerungen für die Psychotherapie, mittlerweile eine etablierte und evaluierte klinische Technik (▶ Abschn. »Lebensrückblicke als spezifische Technik in Beratung und Therapie«).

## Eine »psychoanalytische Lebensreise«

---

Von Schneider und Witt-Schneider (2003) stammt eine ausführliche Interpretation des Films *Wilde Erdbeeren* im Sinne einer »psychoanalytischen Lebensreise mit den Mitteln des Films«. Insbesondere, da »in diesem Film sowohl Bewusstwerdungs- wie auch innere Veränderungsprozesse dargestellt werden, die dazu führen, dass Borg, der Protagonist, innerlich lebendiger wird, indem er sich zunächst als lebendig-tot erleben muss«. Schneider und Witt-Schneider (2003) sehen in dem Film die Darstellung eines seelischen Entwicklungsprozesses, in dem vor allem die Themen »im Leben tot sein«, »Schuld« und »Wiederfinden des Objektes« die zentrale Rolle spielen.

Die Autoren, deren Sicht in diesem Abschnitt kondensiert dargestellt wird, sehen die Eigenheit des Filmes in zwei zentralen formalen Merkmalen, nämlich der Reflexivität und der Stationenreise, beides Aspekte, die einen psychoanalytischen Prozess nahelegen.

Im Wesentlichen weisen die Autoren neun Episoden bzw. damit verbundene Kernthemen aus: In dem initialen Traum wird die zentrale Frage des Films thematisiert: »Kann der lebendig Tote, der psychisch versteinerte Borg, zum Lebendigsein (zurück)finden?« (ebd., S. 752). Dieser Traum initiiert sozusagen den Entschluss, sich mit der Schwiegertochter und damit auch mit dem eigenen Sohn auseinanderzusetzen, was Borg eine erste Kränkung einbringt, nachdem ihm Marianne seine Gefühllosigkeit, Selbstbezogenheit mitteilt und die Tatsache, dass der Sohn ihn hasse.

Dies führt zu der Frage, warum Borg so geworden ist und diese Frage wird mit der Begegnung mit der eigenen Kindheit im Sommerhaus und dem Ort, an dem die wilden Erdbeeren wachsen, zu beantworten versucht. Wilde Erdbeeren – dies ist für das Verständnis des Films natürlich wichtig – symbolisieren in Schweden den Frühling und die »Wiedergeburt des Lebens«. In dem Tagtraum, der im Ort seiner Kindheit auftaucht, wird deutlich, wie Sara, die Jugendliebe, ihm von seinem Bruder Sigfried abspenstig gemacht wird. Schneider und Witt-Schneider weisen darauf hin, dass sich hier bereits eine erste Wandlung vollzieht, indem Borg sich selbst nicht als das schuldlose, verlassene Opfer erlebt, sondern – inspiriert durch einen Dialog Saras mit der Cousine Charlotta – als selbst verantwortlich dafür, dass Sara ihn verließ, da er so gefühlsarm und übermoralisch gewesen ist. Die Wiederaufnahme Saras in sein psychisches Leben wird symbolisiert durch die Aufnahme des Anhaltertrios, dem ein junges Mädchen angehört, das exakt durch die selbe Schauspielerin (Bibi Anderson) verkörpert wird, wie die Jugendliebe, während die Männer Victor und Andres möglicherweise unterschiedliche Teile von Borg selbst darstellen.

Eine weitere Episode ist die Begegnung mit dem Ehepaar Alman, eine Reminiszenz an die destruktiven ehelichen Auseinandersetzungen in der eigenen Ehe. Das Ehepaar Alman taucht plötzlich auf, Borg übergibt das Steuer seiner Schwiegertochter, die dieses schwierige Paar nach kurzer Zeit aus dem Wagen wirft, um die jungen Anhalter vor ihnen zu schützen. In einer Tankstopp-Szene, in der sich die Reisenden ausruhen, wird eine Wandlung bei Borg sichtbar, in der er erstmalig »auftaut« und sich emotional mit Marianne und den jungen Menschen verbündet über die Rezitation eines schwedischen Gedichtes, das Schneider und Witt-Schneider als einen »auf Gott und die Natur verschobenen Wunsch nach dem Kontakt zum Vater« interpretieren: »Wo ist der Freund, den überall ich suche … dort eine Spur, wo seine Kraft sich zeigt, wo Blumen duften, eine Ähre sich neigt …«

Es folgt die Begegnung Borgs mit seiner 96jährigen Mutter, in der wiederum die Abwesenheit des Vaters eine Rolle spielt und die emotionale Distanz zu diesem Vater. Durch vielfältige Symbole entsteht allerdings dennoch eine Verbindung zwischen Sohn, Vater und Mutter bzw. dem Sohn und dem Elternpaar, was Schneider und Witt-Schneider wiederum als Struktur der Urszene werten, die durch die Begegnung als »unbewusstes Thema« Borgs eingeführt und vorbereitet wird.

In der Folge erlebt Borg während der Autofahrt einen zweiten Traum, in dem extrem verdichtet eine Vielzahl von Themen zum Ausdruck gebracht wird. Diese stellen möglicherweise dar, was Borg in seinem Leben versäumt hat, nämlich eine liebevoll zärtliche Beziehung. Stattdessen herrschen hier Themen wie Masochismus (über eine Handverletzung), die gnadenlose Strenge von Borgs Über-Ich, repräsentiert durch Herrn Alman, der ihn zahlloser Prüfungen unterzieht, die Borg nicht besteht. Er ist nicht in der Lage, Lebendiges von Totem zu unterscheiden. Schließlich rekapituliert Borg in dem Traum die Tragik seiner eigenen Ehe und die Tatsache, von seiner Frau verlassen worden zu sein. In dem Prüfungstraum kennt Borg das erste ärztliche Gebot nicht, nämlich um Verzeihung zu bitten. Es geht in diesem Traum sehr stark um die Frage der Schuld und die Fähigkeit, die Schuld anderer und die eigene fühlen zu können (Schneider und Witt-Schneider 2002).

Die Folge dieses Traums ist ein Gespräch mit Marianne, in dem er sich selbst tatsächlich als »im Leben tot« bezeichnet (Dialog nächster Abschnitt), andererseits ist er erstmalig in der Lage, sich emotional zu beteiligen und empathisch zu werden und die Tragik der Ehe seines Sohnes mit Marianne zu erkennen.

Der letzte Teil symbolisiert die »Wiedergeburt« und spielt in Lund. Wir werden Zeuge der ritualisierten Jubiläumsdoktorfeier, in der Borg allerdings subtil die starre Ordnung durchbricht und vielmehr mit den Ereignissen des Tages und mit Sara als mit der Zeremonie selbst beschäftigt ist. Der Tag endet mit einer versöhnlichen Stimmung zwischen dem Sohn Ewald und seiner Frau. Es wird auch gezeigt, dass Borg ein anderer geworden ist, was Schneider und Witt-Schneider auf die Tatsache zurückführen, dass Borg seine Eltern als liebendes Paar wiedergefunden hat, wie es sich tatsächlich im letzten Bild des Filmes manifestiert.

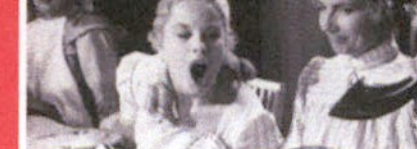

»Es ist eine Stärke von Wilde Erdbeeren, dass das Filmende die Entwicklung Borgs nicht idealisierend darstellt. Denn trotz der versöhnenden und hoffnungsvollen Schlussszenen, denen die formale Geschlossenheit und die wunderbare Darstellung Victor Sjöströms, also das ästhetische Gelingen des Films als Kunstwerk entsprechen, bleiben offene Fragen und Unsicherheiten, so dass keine abgeklärte Zufriedenheit entsteht, die unwahr wäre. Kann man denn wirklich sicher sein, dass die räumlich doch deutlich getrennt gezeigten, in eigene Tätigkeiten versunkenen Eltern tatsächlich für ihn ein aufeinander bezogenes Paar sind? Auch liegt eine melancholische Traurigkeit über dem Ganzen: Sara sagt Isaak in seinem Tagtraum, dass es hier keine wilden Erdbeeren mehr gebe, und dem entspricht, dass Isaak seine mögliche Entwicklung hin zum Leben erst in seinem letzten Lebensabschnitt, vielleicht sogar am Vorabend seines Todes hat machen können.« (Schneider und Schneider-Witt 2003)

## Gibt es einen Weg aus der narzisstischen Selbstbezogenheit?

Insbesondere Piegler (2008) interpretiert den Film mit Blick auf den Narzissmus der zentralen Figur Isak Borg. Hinter der scheinbar heilen Fassade, die sich in einem äußerst sauber aufgeräumten Schreibtisch in der Eingangsszene zeigt, verbirgt sich (siehe das Eingangszitat) eine ausgeprägte Kühle und Distanz den Menschen gegenüber, die Isak Borgs Selbstbezogenheit ausmacht. Auch der berühmte Traum deutet darauf hin, dass Isak Borg eigentlich ein lebendiger Toter ist, was auch in einem der Dialoge zur Sprache kommt:

 Isak: »Es ist, als ob ich mir etwas sagen wollte, was ich nicht höre, wenn ich wach bin.«
Marianne: »Und was ist das?«
Isak: »Dass ich ein Toter bin, obwohl ich lebe.«

Pieglers Analyse zufolge dreht sich der Film um die Frage, wie Isak Borg so erstarren konnte und ob es »auf seine alten Tage noch einen Weg aus seiner narzisstischen Selbstbezogenheit« geben kann, nachdem diese ihn doch so lang stabilisiert hat (Piegler 2008, S. 60). Die Frage nach den Hintergründen seiner Erstarrung versucht der Film in den diversen Tagträumen und Rückblicken zu klären.

Den »Blick in den narzisstischen Spiegel« sieht Piegler in der initialen Traumszene, die von Erikson (1976) so interpretiert wurde: »Er (Borg) muss sein ermordetes Selbst entdecken, um sein lebendiges, wahres Selbst finden zu können.« Später wird Borg (durch die nicht reale Sara) erneut ein Spiegel vorgehalten, mit dem ihm – vermutlich kränkend -sein Alter vor Augen geführt wird.

Auf der regressiven Reise nach Lund mit dem Abstecher in die eigene Kindheit wird Borg insbesondere durch Marianne, seine Schwiegertochter und Beifahrerin, auf das Heftigste mit seiner Gefühllosigkeit und seiner Selbstbezogenheit konfrontiert, was seine Abwehr erschüttert. Piegler geht sogar so weit, dass er die Tatsache, dass Borg zunächst seinen Koffer selbst packen will (was für ihn unüblich ist) und sich selbst an das Steuer seines Autos setzt als Versuch, sein Leben nun selbst in die Hand zu nehmen und zu steuern. Borg geht neue Wege: Er entscheidet sich für das Auto, nimmt Marianne mit und biegt schließlich auch von der Hauptstraße ab, um das Sommerhaus der Familie zu besuchen. Die Reise in die Vergangenheit reinszeniert gewissermaßen diese wichtigen Entwicklungsphasen, die in Eriksons Modell eine große Rolle spielen. Die für Borg sicher prägende Szene ist hier jene, in der sein Bruder die von ihm verehrte Sara verführt und nun rückblickend erfährt, dass er von Sara hauptsächlich verlassen wurde, weil er selbst so gefühlsarm und übermoralisch gewesen sei (konsequenterweise heiratet Sara später den Bruder Sigfried).

Die äußerst destruktiven und demütigenden Auseinandersetzungen der Almans, die Marianne dann damit beendet, dass sie die beiden aus dem Wagen wirft, konfrontieren Borg mit seiner eigenen (problematischen) Ehegeschichte. Immerhin hat die Begegnung mit den Almans zur Folge, dass Borg das Steuer an Marianne abgibt, also die Kontrolle lockert, die ihn bis dahin ausgezeichnet hat. Vielleicht wird er dafür belohnt durch die ebenfalls viel diskutierte Tankstoppszene, in der Borg vom Tankwart in extremer Weise gelobt und verherrlicht wird bis zu der Tatsache, dass ihm die Tankgebühr erlassen wird. Wie erwähnt, führt diese Szene zu einer fröhlichen Situation im Freien, in der Borg gemeinsam mit Marianne und den jungen Menschen ein naturbezogenes Gedicht rezitiert.

In der Begegnung mit der 96jährigen Mutter wird der Hintergrund von Borgs Kälte und Selbstbezogenheit nachvollziehbar: Die Mutter ist eine kalte Frau, der Vater ist abwesend. Auch ist kein Bezug zwischen der Mutter und dem längst verstorbenen Vater erkennbar. Piegler (2008) sowie Schneider und Schneider-Witt (2003) befassen sich intensiv mit dieser Szene, in der den Autoren zufolge das Dreieck Vater-Mutter-Sohn sehr schnell präsent wird, wobei der Vater symbolisch durch eine alte Spielzeuglokomotive in die Szene kommt, die Isak gedankenverloren in die Hand nimmt. Marianne, die der Szene beiwohnt, fungiert gewissermaßen als Spiegel für die leblose Starre, die in der familiären Konstellation ihres Schwiegervaters herrscht.

In einem Tagtraum erscheint Sara wieder, mit den wilden Erdbeeren in der Hand, die im schwedischen Kulturkreis eine breite Bedeutung haben und sowohl als ein libidinöses wie auch ein sehr lebensbezogenes Objekt gedeutet werden können. Diese Sara nimmt ihn, Borg, bei der Hand und zeigt ihm am gegenüberliegenden Ufer eines Flusses die in weiß gekleideten Eltern, die friedlich und einander zugewandt zu beobachten sind, als wären sie mittlerweile versöhnt und würden mit dieser Versöhnung auch Borgs Aussöhnung mit dem Elternpaar ermöglichen. Darauf nimmt Greenberg (1970) intensiv Bezug, da er in dieser Szene zu erkennen glaubt, dass jeglicher Neid und jegliche Bitterkeit den Eltern gegenüber nun verschwunden seien und ganz im Sinne der Auflösung eines ödipalen Konfliktes, es Borg nun möglich wird, die Warmherzigkeit der Frauen anzuerkennen, seinen Wert als Kind und als Mann zu schätzen und sich mit dem Vater zu identifizieren, was nach Piegler wiederum dazu führt, dass er nun die Intimität seiner Eltern ertragen kann, ohne von ödipalem Neid geplagt zu werden.

Die wesentliche, eigentlich sehr narzisstisch aufgeladene Zielszene des Films, die Verleihung des Jubiläums-Doktorhuts, zeigt letztlich dann die Abkehr vom Selbstbezug, dadurch, dass sich Borg nicht mehr auf die eigentliche Zeremonie konzentriert, sondern Kontakt aufnimmt zu seiner Mitfahrerin Sara, die für wichtige emotionale Erlebnisse steht und die die Welt der Beziehungen repräsentiert.

Freilich ist es tragisch, dass diese Erkenntnisse Borg erst ermöglicht sind, nachdem er fast 80 Jahre in seiner narzisstischen Selbstbezogenheit verbrachte, andererseits denkt Piegler, dass es wie ein »kleines Wunder« erscheine, dass es diesem so stark eingeschränkten und zwanghaft narzisstischen und abweisenden Mann überhaupt möglich war, solch eine Veränderung zu vollziehen. Somit kommt der Film zu einem hoffnungsvollen Ende und zu der Aussage, dass es in jedem Lebensalter – damit wären wir wieder bei Eriksons Konzeption – Entwicklungsmöglichkeiten gibt.

## Bindungstheoretische Perspektiven

In den Sequenzen, in denen Borg einerseits vom nicht bestandenen Examen träumt (im Mikroskop sieht er nur den Reflex des eigenen Auges = Selbstbespiegelung) und indem er von der Nebenbeziehung seiner Frau träumt, werden nach Piegler (2008) die Hintergründe der Erstarrung Borgs noch einmal ganz deutlich. Insbesondere im Zusammenhang mit der gescheiterten Ehe und der Begegnung seiner Frau mit ihrem Liebhaber, die allerdings ganz ohne Zärtlichkeit und Liebe abläuft, glaubt Piegler die Reflexion der kalten Beziehung zur Mutter zu sehen, um die sich Borg möglicherweise intensivst be-

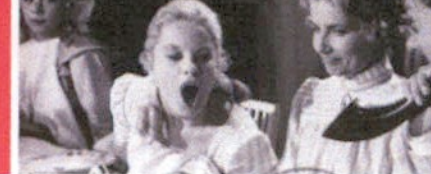

mühte, zu der er aber – auch deshalb, weil sie insgesamt 10 Kinder hatte! – keinerlei Kontakt fand. Die fehlende emotionale Zuwendung in der Kindheit – dies ist naheliegend – führt dazu, dass Borg die Strategie wählt, sich nur auf sich selbst zu verlassen und sich von anderen Menschen unabhängig zu machen (mit einer »Atrophie der Emotionalität«, Günther 2006).

Bindungstheoretisch würde man Borg wahrscheinlich als einen extrem abweisend gebundenen Menschen klassifizieren (Strauß 2015). Die von Bowlby (1975) konzipierte Bindungstheorie beschreibt die Bedeutung früher Beziehungserfahrungen für die Entwicklung innerer Modelle des Selbst und des Anderen in Form von affektiv-motivational-kognitiven Schemata. Aktuelle Ansätze schließen auch bedeutsame Beziehungen in der späteren Entwicklung ein. Bereits bei Kleinkindern können z. B. mit der Technik der »fremden Situation« sichere Bindungsmuster von vermeidenden, ambivalenten abgegrenzt werden. Reagiert eine Bindungsfigur (in diesem Fall vermutlich beide Eltern Isak Borgs) zwar vorhersagbar, aber abweisend und unsensibel auf Belastungen und Ängste des Kindes, wird sich beim Kind zwar ein kausales Verständnis seiner Welt herstellen, es wird aber keine Vorstellung von der Bedeutung eigener Gefühle entwickeln. Solche Kinder werden vor allem den Ausdruck negativer Affekte verlernen bzw. – im späteren Leben – negative Gefühle mit falschen positiven Gefühlen überdecken. Personen mit dieser Erfahrung tendieren dazu, ihre Gefühle zu verbergen oder sie gar nicht mehr wahrzunehmen und Situationen stattdessen ausschließlich kognitiv zu bewerten, Bindungserfahrungen zu entwerten und sich in Leistungen zu flüchten (Strauß und Herpertz 2017).

Die entwicklungspsychologisch/bindungstheoretische Einordnung Borgs als abweisend Gebundenen ist vielleicht eine Reflexion normaler Entwicklungen innerhalb der Psychoanalyse und der »intersubjektiven Wende« in diesem Bereich, die in vorliegenden Abhandlungen über den Film *Wilde Erdbeeren* noch wenig berücksichtigt wurde. Dazu gehört auch das transgenerationale Moment, das in den Schilderungen Mariannes über den Sohn von Isak Borg deutlich wird: Hier erfahren wir, dass Evald, der Sohn, die Ehe seiner Eltern »als Hölle« erlebte und sich nolens volens mit der Kälte und Leblosigkeit seines Vaters identifizierte (Piegler 2008). Diese übernommene Haltung mag auch erklären, dass Ewald selbst keine Kinder haben möchte und über dieses Thema die Ehe mit Marianne in einen erheblichen Konflikt gerät.

Marianne: »Als ich dich mit deiner Mutter sah, da ist es über mich gekommen. Ich hatte grenzenlose Angst.«
Isak: »Das verstehe ich nicht.«
Marianne: »Ich habe gedacht: Das ist seine Mutter. Diese uralte Frau ist seine Mutter. Nie ist mir so viel Kälte begegnet. Es war für mich erschreckender als der Tod selbst. Daneben ihr Sohn. Diese beiden Menschen sind Lichtjahre voneinander entfernt. Er sagt selbst, dass er ein lebendiger Toter ist. Und Ewald, er wird genauso einsam, kalt und tot sein. Ich habe an das Kind unter meinem Herzen gedacht. Wohin ich auch sehe, ich finde nur Kälte, Tot und Einsamkeit auf diesem Weg. Einmal muss diese Leere doch aufhören!«

## Lebensrückblicke als spezifische Technik in Beratung und Therapie

Aus heutiger Sicht lässt sich *Wilde Erdbeeren* als filmische Inszenierung eines Lebensrückblicks verstehen. Innerhalb der Klinischen Psychologie und Psychotherapie ist der (standardisierte) Lebensrückblick mittlerweile zu einer spezifischen Technik in der Beratung und Psychotherapie avanciert (Maercker und Forstmeier 2013). Es gibt mittlerweile eine vielfältige wissenschaftliche Literatur zum Lebensrückblick in unterschiedlichen Settings und zu unterschiedlichen Problemstellungen. In dem von Maercker und Forstmeier herausgegebenem Buch z. B. werden Lebensrückblicke ganz allgemein als Mittel zur Wohlbefindenssteigerung aufgefasst, als Hilfe bei Anpassungsproblemen oder Lebenskrisen, bei Depressionen und Traumafolgestörungen, aber auch bei Menschen mit Demenz. Insbesondere bei älteren Menschen scheint die Technik des Lebensrückblicks hilfreich, um so etwas wie Sinnsuche zu fördern (Pot und Asch 2013). Pinquart und Fortmeier (2013) haben gleichzeitig nachgewiesen, dass es tatsächlich auch Hinweise dafür gibt, dass Lebensrückblicksmethoden zu positiven Effekten führen, die sich metaanalytisch nachweisen lassen.

In der einführenden Darstellung des o.g. Buches gehen Maercker und Horn auf die Frage ein, welche besonderen Funktionen Lebensrückblicke bei älteren Menschen haben und nehmen dabei auch Bezug auf Eriksons Theorie der Entwicklungsaufgaben (◘ Tab. 1.1).

In dem Kapitel heißt es: »Die Integration der Erinnerungen oder Erinnerung als Integration wird in vielen Zusammenhängen als ein wünschbares Ziel angesehen.« Erik H. Erikson hatte den verwandten Begriff der Integrität beschrieben als »Akzeptanz des eigenen, einzigartigen Lebenszyklus und der Menschen, die darin von Bedeutung sind, als etwas, das unweigerlich sein musste und nicht austauschbar ist« (Erikson 1968, S. 139).

Speziell bei älteren Menschen dient der Lebensrückblick der Gedächtniselaboration (bei Dr. Borg hilft hier das Traumgeschehen), dem Bilanzieren und der Sinngebung. Alle drei Funktionen des Lebensrückblickes lassen sich in Bergmans genialem Film wiederfinden, insofern kommt ihm eine ganz wichtige Bedeutung in den Diskursen zur Verbesserung der Lebensqualität selbst im höchsten Lebensalter zu, für die es – so könnte man mit Borg sprechen – nie zu spät ist.

## Literatur

**Arthaus** Edition (2202): Ingmar Bergman – Wilde Erdbeeren. Leipzig. Kinowelt

**Bergman** I (1987) Mein Leben (Laterna Magica). Hoffmann und Campe, Hamburg

**Bowlby** J (1975) Bindung. Fischer, Frankfurt a.M.

**Donner** J (1975) Tre scener med Ingmar Bergman. Filminterview. Stockholm, Svenska Filminstitutet

**Erikson** E H (1968) Identity, youth, and crisis. Norton, New York

**Erikson** E H (1976) Reflections on Dr. Borg's Life Cycle. Daedalus 105 (2):1–28

**Graul** S (2010) Zur Interdependenz von Psychoanalyse und Film. Grin-Verlag, Norderstedt

**Greenberg** H R (1970) The rags of time: Ingmar Bergman's Wild Strawberries. American Imago 27:66–82

**Günther** W (2006) Ein Traumspiel – Ingmar Bergmans Film Smullstronstället (1957). Filmessay, Arthaus, 2006

**Kettell** M (2001) Reminiscence and the late life search for ego integrity: Ingmar Bergman's Wild Strawberries. E.-Journal of Geriatric Psychiatry, 34(1):9–41

**Maercker** A, Forstmeier S (2013) Der Lebensrückblick in Therapie und Beratung. Springer, Heidelberg

**Maercker** A, Horn A B (2013) Sicherinnern und Lebensrückblick: Psychologische Grundlagen. In: Maercker A, Forstmeier S (Hrsg.) Der Lebensrückblick in Therapie und Beratung (S 3–21). Springer, Heidelberg

**Lange-Fuchs** H (1988) Ingmar Bergman und seine Filme. Heyne, Berlin

**Piegler** Th (2008) Wilde Erdbeeren. In: Piegler Th (Hrsg). Mit Freud im Kino – Psychoanalytische Filminterpretationen. Psychosozial Verlag (S 57–72), Gießen

**Pinquart** M, Forstmeier S (2013) Wirksamkeitsforschung. In: Maercker A, Forstmeier S (Hrsg.). Der Lebensrückblick in Therapie und Beratung (S 47–62). Springer, Heidelberg

**Pot** A M, Asch I (2013) Lebensrückblick für ältere Erwachsene. In: Maercker A, Forstmeier S (Hrsg.). Der Lebensrückblick in Therapie und Beratung (S 171–185). Springer, Heidelberg

**Regensburger** D. (2003) Träume, Ängste und Verwandlungen – Traumstrukturen bei Ingmar Bergman. Marburg: Schüren

**Schneider** G, Schneider-Witt G (2003). Wilde Erdbeeren (Ingmar Bergman, 1957). Psyche 57:751–756

**Strauß** B (2015) Bindung. Gießen: Psychosozial

**Strauß** B, Herpertz S (2017) Bindung, Empathiefähigkeit, Intersubjektivität. In: Caspar F, Herpertz S, Lieb K (Hrsg). Psychotherapie. Elsevier, München

**Valentine** M (2000) »Wild Strawberries (directed by Ingmar Bergman, 1959; available on Tartan Video).« British Journal of Psychotherapy 16, 522–524

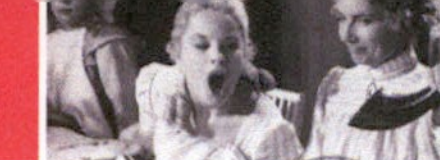

| Originaltitel | Smultronstället |
| --- | --- |
| Deutscher Titel | Am Ende des Tages/ Wilde Erdbeeren |
| Erscheinungsjahr | 1957 (dt. 1961) |
| Länge (dt. Version) | 91 Minuten |
| Land | Schweden |
| Genre | Spielfilm |
| Buch und Regie | Ingmar Bergman |
| Hauptdarsteller | Viktor Sjöström (Professor Isak Borg), Bibi Anderson (Sara), Ingrid Thulin (Marianne), Gunnar Björnstrand (Evald), Naima Wifstrand (Isaks Mutter), Gunnar Sjöberg (Alman), Folke Sundquist (Anders), Björn Bjelvenstam (Viktor) u. a. |
| Verfügbarkeit | DVD in deutscher Sprache erhältlich |

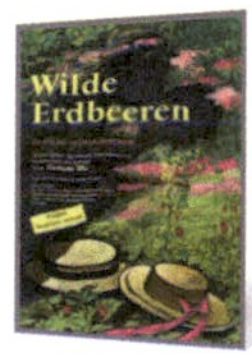

*Marga Löwer-Hirsch*

# Eine wahre Geschichte – The Straight Story



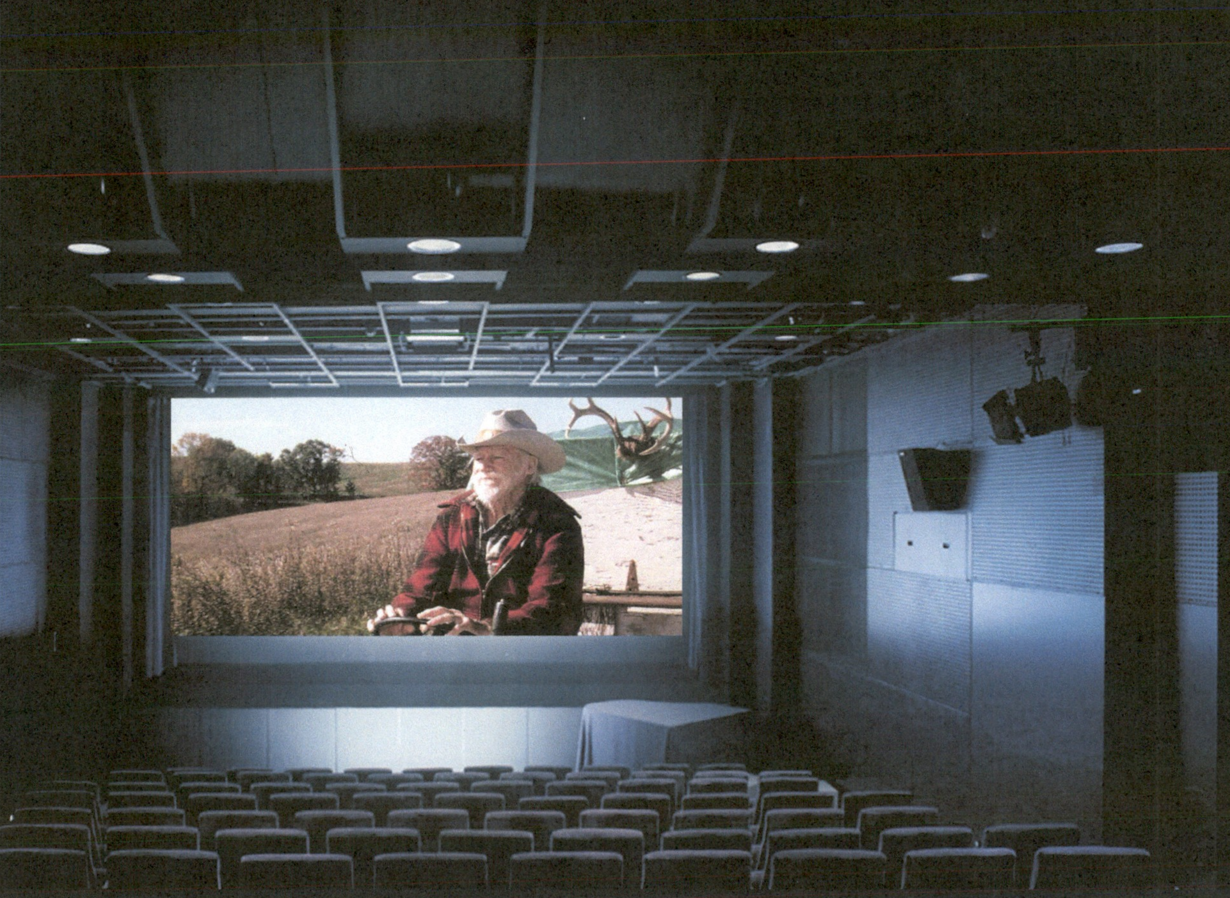


B. Strauß, S. Philipp (Hrsg.), *Wilde Erdbeeren auf Wolke Neun*,
DOI 10.1007/978-3-662-50488-8_2, © Springer-Verlag GmbH Deutschland 2017

Filmplakat *The Straight Story*.
(Filmbild Fundus/© Senator Film)

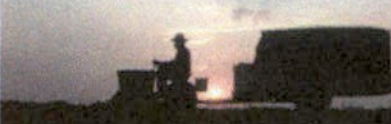

# The Straight Story



## Hintergründe

*The Straight Story* basiert auf einer wahren Begebenheit. Alvin Ray Straight (geb. 17. Oktober 1920; verst. 9. November 1996) war ein Einwohner der ebenfalls real existierenden Stadt Laurens im US-Bundestaat Iowa und erlangte Berühmtheit, als er im Sommer 1994 eine Strecke von rund 400 km nach Blue River, Wisconsin, zurücklegte, um seinen Bruder zu besuchen, nachdem dieser einen Schlaganfall erlitten hatte. Da er aufgrund seines Alters von 73 Jahren eine Sehschwäche hatte und deshalb keinen Führerschein mehr besaß, legte er die Distanz mit Hilfe eines Rasenmähers zurück, an dem er einen Anhänger befestigte, in dem sich Benzin, Campingausrüstung, Bekleidung und Nahrungsmittel befanden. Das Gespann entwickelte eine Höchstgeschwindigkeit von 8 km/h. Nachdem er seinen Bruder Henry Straight nach abenteuerlicher Fahrt erreicht hatte, erholte sich dieser von seiner Erkrankung und zog wieder nach Iowa, um näher bei seiner Familie zu sein.

Richard Farnsworth, der Hauptdarsteller, beging kurz nach Ende der Dreharbeiten im Alter von 80 Jahren wegen einer unheilbaren Krebserkrankung Suizid. The Straight Story wurde auch zum letzten Film des Kameramanns Freddie Francis, der bald darauf verstarb. So ist diese letzte große Reise nicht nur ein Vermächtnis des realen Alvin Straight, sondern auch des Schauspielers und Kameramanns auf der letzten Strecke ihres Wirkens. (https://de.wikipedia.org/wiki/Eine_wahre_Geschichte – The_Straight_Story)

Es ist Erntezeit. Diesen Satz sagt der Held des Films, Alvin, als er mit seiner Tochter am Abend im Garten sitzt und sie dem Rauschen der Getreidesilos lauschen. »Es ist Erntezeit« mag als Motto für den Film gelten, in dem ein Held zu seiner letzten großen Reise aufbricht und sein Leben während des Reisens an ihm vorüberzieht. Alt- oder Älterwerden bedeutet, in den Herbst des Lebens einzutreten, zu ernten, was im Leben gesät wurde, im Guten wie im Schlechten. Im besten Fall werden die Früchte unseres Wirkens geerntet und fallen uns zu. Manchmal muss noch etwas erledigt werden, bevor wir Frieden schließen können, damit der Kreis sich schließen kann. Alvin tritt seine letzte große Reise an, um sich mit dem Bruder zu versöhnen, gegen den Widerstand der Tochter, seiner Nachbarin, seinem Arzt und seinen Freunden, die ihm aufgrund seines Gesundheitszustands davon abraten; vor allem auch von der Art des Reisens, die er wählt.

Gewöhnlich ziehen in Märchen und Mythen die Protagonisten als junge Menschen zu ihrer »Nachtmeerfahrt« und zur »Überquerung der großen Wasser« aus. Die Trennung vom Elternhaus und die vorübergehende Trennung aus dem Familienverband ist die Aufgabe, die es zu meistern gilt, um sich ein erwachsenes Leben zu erobern. Nach bestandenen Abenteuern erfolgt dann eine Rückkehr im eigenen Recht. Es sind die uralten Muster von Aufbruch, Initiation und Rückkehr als ein Anderer. In *The Straight Story* findet der Aufbruch des Helden am Abend seines Lebens statt, es ist eine Reise aus der Gegenwart in die Vergangenheit. Ein todkranker alter Mann, bricht zu seinem ebenfalls kranken Bruder auf, um sich mit ihm zu versöhnen. Aber auch im Alter bedeutet diese wahrscheinlich letzte große Reise einen Aufbruch zu neuen Ufern – ins Unbekannte, denn es erfordert Mut, sich der Begegnung mit dem Bruder zu stellen. Sie haben sich zerstritten, seit 10 Jahren nicht mehr gesehen, und ob eine Versöhnung möglich sein wird, ist nicht voraussehbar. Auch der *alternde* Held geht ein Risiko ein. Indem er sich der Vergangenheit stellt, formt auch er die Zukunft.

Es ist ein Film, der im weitesten Sinne dem Genre des »Road Movie« entspricht, unterlegt mit der Erkenntnis: Der Weg ist das Ziel. Es gibt andere Filme wie *Broken Flowers* von Jim Jarmusch und *About Schmidt* von Alexander Payne, die alternde Männer zu einer großen Reise aufbrechen lassen, einer Heldenreise mit den Fortbewegungsmitteln Camping Van, Flugzeug und Auto, mit hohen Geschwindigkeiten über große Distanzen. *Broken Flowers* und *About Schmidt* erzählen von verpassten Chancen und einem bis zum Aufbruch emotional ungelebten Leben. *The Straight Story* dagegen handelt von einem gelebten Leben. Es ist ein zu Herzen gehendes Road Movie, das vor allem von seinen Landschafts- und Naturbildern und seiner langsamen Geschwindigkeit lebt. So real und fast einfach die Geschichte von Alvin Straight zu sein scheint, so surreal und traumhaft entrückt wirkt sie im Film.

Die Reise als Motiv für das Leben, das Leben als eine Lebensreise, gehört zu den archetypischen Bildern der Menschheitsgeschichte. Joseph Campbell drückt die Lebensreise folgendermaßen aus:

---

»Wir gehen den vollen Kreis, indem wir vom Grab des Schoßes zum Schoß des Grabes kommen, durch eine vieldeutige und rätselhafte Einkehr in eine Welt fester Materie, die bald wieder von uns schmelzen soll wie der Stoff eines Traums.« (Campbell 2015, S. 26)

---

Alvin sagt auf die Frage der jungen Frau, wie lange er schon unterwegs sei:

    »Mein ganzes Leben lang«

Heinrich Heine hat in seinem Gedicht »Lebensgruß« das Leben als Reise so ausgedrückt:

---

»Eine große Landstraß ist unsere Erd,
wir Menschen sind Passagiere;
man rennet und jaget zu Fuß und zu Pferd,
wie Läufer oder Kuriere.

Man fährt sich vorüber, man nicket, man grüßt
Mit dem Taschentuch aus der Karosse;
Man hätte sich gerne geherzt und geküsst,
Doch jagen von hinnen die Rosse.

Kaum trafen wir uns auf derselben Station,
Herzliebster Prinz Alexander,
Da bläst schon zur Abfahrt der Postillion,
Und bläst uns schon auseinander.« (Heine 1827)

---

Die Landschaft des mittleren Westens mit weitem Horizont fließt während der Reise auf dem Highway an uns vorüber und erinnert an einen Satz von Arthur Schnitzler, dass die Seele ein weites Land sei (Schnitzler 1911). Die Seele mit einem weiten Land zu vergleichen, kann auf Symbolebene bedeuten, dass unsere inneren Empfindungen sich gleichsam ausdehnen und sich im Außen spiegeln, sowie das Außen aber auch die inneren Empfindungen repräsentiert. So fließt nicht nur – metaphorisch gesprochen – Alvins Seele beim Reisen an uns vorüber, sondern wir Zuschauende werden ebenso in eine Art coenästhetisch fließenden Seelenzustand versetzt. Es wiederholen sich Bilder vom nächtlichen Sternenhimmel, Sonnenauf- und -untergängen, Ackerland. Das Außen steht für das Innen und umgekehrt. Die Reise im Außen ist wie eine Traumreise zu dem, was im Leben innen wirklich von Wert ist. Die Bilder des Films sprechen eine symbolische Sprache, in der sich auf manifester Ebene Zeit und Raum mit den auf latenter Ebene dominierenden Kategorien von Intensität und Assoziation verbinden. Das soll heißen, dass wir im manifesten Film – analog zum manifesten Trauminhalt – Alvin durch Raum und Zeit in langsamem Tempo eine Distanz von über 400 km in vielen Wochen mit seinem Rasenmäher samt Anhängeraufbau unter Fährnissen überwinden sehen, um seinem konkreten Ziel näher zu kommen. Latent stehen die Naturbilder und die Stationen der Reise jedoch wie die Bilder in unseren Träumen für seelische Bewegungen. Wir bringen im Traum (und hier Alvin auf seiner Filmreise) unsere inneren Erfahrungen so zum Ausdruck, als ob es sich dabei um Sinneswahrnehmungen handelt, um etwas, was uns in der Welt der Dinge widerfährt (Fromm 1951). Im Film wird die Außenwelt zum Symbol der Innenwelt. Beim Zuschauen können wir direkt erleben, wie wir in einen träumerischen, emotionalen Zustand von hoher Intensität geraten, der durch die Bilder evoziert wird. Es ist überhaupt ein Kennzeichen des Alters, dass sich die Zukunftsperspektive verkürzt und die Erinnerung an Vergangenes zunimmt. Das Zunehmen der Erinnerung kann wiederum als Zunahme des tagträumerischen Anteils des Wachlebens verstanden werden. Dass Alvin weder Bus noch Zug nimmt, oder sich von Freunden im Auto fahren lässt, bedeutet auch, dass er sich nicht *trotz* seines Alters und Gesundheitszustands mit einem ungewöhnlichen und sehr langsamen Gefährt auf den Weg macht, sondern *wegen* seines Alters sich die Freiheit dieser Art des Reisens nimmt.

Die Musik tut ihr Übriges dazu. Sie wurde von Angelo Badolamenti komponiert, der der Lieblings-Filmkomponist von David Lynch ist. Die Soloinstrumente Gitarre, Bratsche und Cello dominieren, sie versetzen uns in einen träumerischen Zustand und unterstreichen wiederholt das wirkmächtige Bild des Sternenhimmels.

Der Sternenhimmel bildet eine Art Rahmen zur Filmerzählung und variiert die beiden Pole »Ich bin der Welt abhanden gekommen« und » Ich bin zu Hause unterm Sternenzelt«. Die Brüder haben sich in ihrer Kindheit in den Sommernächten im Hof der Farm im Freien zum Schlafen gelegt, den Sternenhimmel betrachtet und miteinander geredet. Die Verbindung war eng und das Reden half ihnen, erwachsen zu werden, wie Alvin sagt. Fast so wie die Psychoanalyse von der ersten von Freud analysierten Patientin als »Redekur« bezeichnet wurde, eine Redekur, die im weitesten Sinne zum Ziel hat bei sich anzukommen.

Es ist ein ganz untypischer David Lynch Film. Die Filmerzählung fließt wie Traumsequenzen, die aufeinander aufbauen. Keine unverbundenen Traumstücke in schnellen Sequenzen und erzählerischen Versatzstücken, wie wir es aus seinen meisten anderen Filmen kennen. Er setzt die Reise von Alvin Straight ins Bild, deren Titel wir doppelt verstehen können. Straight ist der wahre Nachname des Helden, bedeutet aber auch, in der Übersetzung aus dem Englischen, geradlinig.

## Stationen der Reise

Im Folgenden möchte ich die Erzählhandlung in Reisestationen untergliedern mit den Themen:
- Aufbruch des Helden,
- erneuter Aufbruch nach erstem Scheitern,
- Begegnung mit der Jugend,
- erste Geisterstunde – die Hirsch-Episode,
- zweite Geisterstunde (Erinnern und Erzählen der Kriegstraumata),
- dritte Geisterstunde (der Bruderkampf und die Versöhnung als Rückkehr und erneute Anbindung

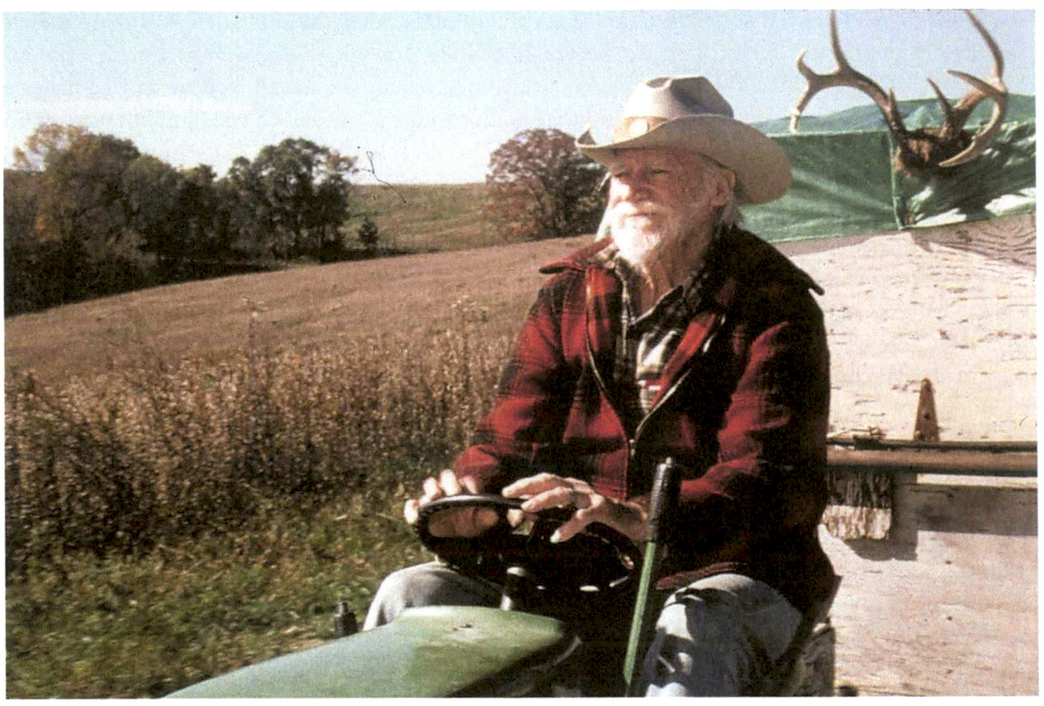



## Aufbruch des Helden

Zwar als alter Mann, aber dennoch kindlich frohgemut wie »Hänschen klein«, bricht Alvin auf.

---

»Hänschen klein, ging allein, in die weite Welt hinein.
Stock und Hut, steh`n ihm gut, ist gar wohlgemut.
Aber Mama weinet sehr, hat ja nun kein Hänschen mehr.
Da besinnt sich das Kind, läuft nach Haus geschwind.«

---

Er erlebt einen ersten Höhenflug und Glücksgefühle wie ein Kind, das laufen lernt und in omnipotentem Strahlen – die Welt gehört ihm – seine ersten Schritte tut, bis es hinfällt. Der Hut weht Alvin vom Kopf, als der Fortschritt der Zivilisation in Gestalt eines riesigen Trucks ihm diesen durch einen Windstoß fortreißt. Das kann er noch reparieren, indem er auf seine zwei Stöcke gestützt den Hut aufliest, denn ohne Stöcke kann er sich kaum noch fortbewegen. Aber die Reise findet ein schnelles Ende, als sein kleiner alter Rasenmäher unter den Anhängerlasten zusammenbricht. Er muss nach Hause zurückkehren, ausgerechnet mit einem hochmodernen Reisebus namens »Sun Ray Tours«, in dem ihn eine fröhliche Seniorentruppe freudig aufnimmt und über die Rasenmäher der amerikanischen Männer witzelt. Der »lawn-mower« als wohl etwas degeneriertes US-amerikanisches Symbol für Freiheit und Herr zu sein auf seinem eigenen Land. Wieder zu Hause angekommen, beschießt er mit seinem Gewehr voller Wut sein altes Gefährt, so dass es in Flammen aufgeht. Er hat eine »Feuerbestattung« vorgenommen, gibt aber nicht auf ( Abb. 2.2).

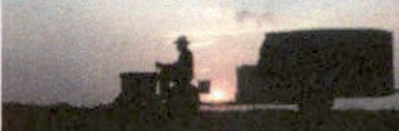

## Erneuter Aufbruch

Er hat einen seinen Finanzen entsprechenden Oldtimer Rasenmäher der Marke John Deere gekauft, der solider und größer scheint als sein alter. Aus Erfahrung wird man klug, könnte man als Überschrift für den erneuten Aufbruch wählen. Er lässt sich diesmal seinen Hut nicht vom Windstoß eines vorüber fahrenden Trucks vom Kopf reißen. Als ein Gewitter aufzieht, findet er rechtzeitig einen Unterstand in der Zwischeneinfahrt einer Scheune und ist sichtlich zufrieden mit sich. Es entwickelt sich ein wunderbares Symbol- und Wortspiel im Film rund um das Markenzeichen Deere, das ja übersetzt Hirsch heißt. Der Rasenmäher »John Deere«, der Alvin von nun an treu dient wie ein Gefährte (Gefährt), wird zu seinem Alter Ego, steht für ihn selbst. Wenn wir am Ende des Films bangen, ob ihn denn sein Gefährt wirklich bis zum Bruder tragen wird, und Alvin sagt:

 »Dieses Ding ist einfach müde«

wird klar, dass er das auch von sich selbst sagt.

## Begegnung mit der Jugend

Er winkt einer jungen Frau, die am Landstraßenrand steht, freundlich zu. Sie erwidert seinen Gruß nicht, und es scheint ihr auch nicht geheuer, was sie da in langsamem Tempo an sich vorbeirollen sieht. Am späten Abend sitzt Alvin an seinem Lagerfeuer, als die junge Frau aus dem Dunkeln auftaucht mit den Worten:

 »Es hat keiner gehalten.«

Als er sie einlädt, sich ein Würstchen zu braten, setzt sie sich sehr muffig ans Feuer. Er vermutet, dass sie schwanger ist und deshalb weggelaufen ist. Während sie am Würstchen kaut, deutet sie auf sein Gefährt mit Anhänger und sagt:

 » Was ist denn das für ein Schrott.«

woraufhin er antwortet:

 »Iss dein Würstchen, Fräulein.«

In der Begegnung mit der jungen Frau wird klar, dass Alvin auf ein gelebtes Leben mit Kindern und Familie zurückgreifen kann. Er weiß ganz genau, wie alt und kauzig er wirkt und dass ihre Kratzbürstigkeit aus Abwehr und Kummer geboren ist. Ihre Familie und auch ihr Freund wissen nichts von der Schwangerschaft, und sie vermutet, dass sie nicht gemocht und gelitten ist. Er erzählt ihr von einem Spiel, das er mit seinen Kindern gespielt hat. Jeder bekam einen Stock, den er durchbrechen sollte, was leicht ging. Dann forderte er sie auf, die Stöcke zu einem Bündel zusammenzubinden und dann das Bündel durchzubrechen, was natürlich nicht ging. Dann sagte er ihnen, dass dieses Bündel die Familie ist. Zur guten Nacht hilft sie Alvin unaufgefordert dabei, vom Lagerfeuer aufzustehen. Sein Angebot, im Anhänger zu schlafen, lehnt sie ab mit der Begründung, dass sie gern unterm Sternenhimmel schläft. Das ist das, was Alvin und sein Bruder Lyle in den Sommernächten ihrer Kindheit machten. So hat er die Geschichte mit den Stöcken, die zu einem Bündel zusammengeschnürt wurden, nicht nur der jungen Frau erzählt, sondern auch sich selbst auf der Fahrt zur Versöhnung. Am anderen Morgen ist die junge Frau schon aufgebrochen zu ihrem Zuhause, denn sie hinterlässt an der Asche Stöcke, die sie zu einem Bündel zusammengeschnürt hat.

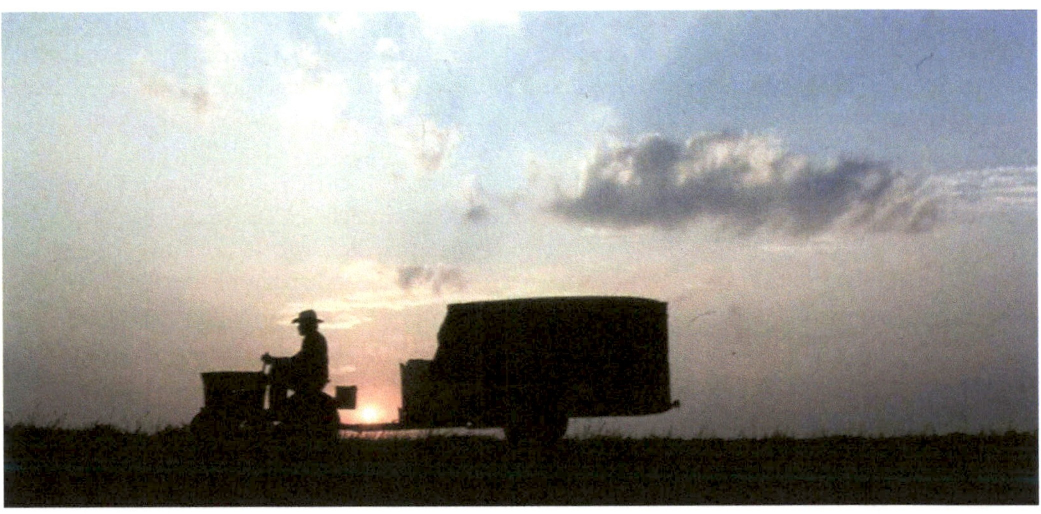

 Filmszene 2 *The Straight Story*. (© IFTN/United Archives/picture alliance)

## Erste Geisterstunde – die Hirsch-Episode

Warum Geisterstunden? Es gibt böse und gute Geister, solche, die uns verfolgen und solche, die schon besänftigt sind oder uns gar helfen. Symbolgestalten im Außen für das, was in unserer Seele als Erinnerung und Erfahrung rumort und, wenn unausgesprochen, uns – psychoanalytisch ausgedrückt – als traumatische Introjekte verfolgen und zerstören können. Die drei Stationen im Film, die die Orte der Geisterstunden darstellen, stehen ganz im Gegensatz zu den albtraumhaften Szenen eines Landlebens wie z. B. in *Blue Velvet* von David Lynch, denn es tauchen gute oder schon besänftigte, zur Ruhe gekommene Geister auf. Der Entschluss des Helden, mit sich ins Reine kommen zu wollen, sein Versöhnungswunsch mit dem Bruder, lassen die Geisterstunden in mildem Licht erscheinen.

Spätestens die Szene mit dem überfahrenen Hirsch lässt erkennen, dass es doch ein Film von David Lynch ist – eine der schönsten und surrealistischsten Szenen des Films. Alvin stoppt sein Gefährt. Eine Frau hat mit ihrem Straßenkreuzer einen Hirsch totgefahren. Aus ihrem Auto ausgestiegen, bekommt sie einen hysterischen Anfall. Sie jammert und schreit und rauft sich die Haare, dass es nun der dreizehnte Hirsch in sieben Wochen sei, den sie auf dem Weg zur Arbeit totgefahren habe. Wo die nur immer herkämen, und warum ausgerechnet sie? Nachdem sie sich beruhigt und das tote Tier kurz gestreichelt hat, fährt sie mit ramponierter Kühlerhaube weiter, ohne Kontakt zu Alvin aufgenommen zu haben. Sie lässt das Tier einfach auf der Straße liegen. Das Tier fällt der Zivilisation beziehungslos zum Opfer. Aber Alvin hat sich um das Tier wie ein Waidmann gekümmert und seinen Körper verwertet. Es ist wohl eine Hirschkeule, die er abends über seinem Lagerfeuer brät, und er befestigt das Geweih wie ein Symbol der Gemeinsamkeit zwischen sich und dem Hirsch an seinem Anhänger. Der Hirsch ist ein Unikat, so wie Alvin ein Unikat ist. Beide haben ihre Würde. Und am nächtlichen Lagerfeuer versammeln sich die Geister der Brüder und Schwestern des Hirsches zum Mahl um Alvin (Abb. 2.3).

## Zweite Geisterstunde – Kriegstraumata

Bei Alvins Rasenmäher versagen an einem steilen Wegstück die Bremsen. Es geht in rasender Fahrt den Berg hinunter an einem brennenden Haus vorbei. Erst sehen wir das brennende Haus und stellen dann mit Verwunderung fest, dass es sich nur um eine, allerdings sehr realistisch inszenierte, Feuerwehrübung handelt. So wie in der zweiten Lebenshälfte die Zeit zunehmend zu rasen scheint, so kommt auch hier der Film einbruchartig aus seiner langsamen Geschwindigkeit heraus, und wir begreifen symbolisch und real: Jederzeit geht es um Leben und Tod, und wir nehmen wieder einmal erschreckt wahr, dass das Leben letztlich tödlich endet. Psychologisch folgerichtig leben auf dieser Station der Reise, die vorerst zum Stillstand gekommen ist, vergangene Kriegstraumata auf. Er muss die Reise unterbrechen und den Mäher reparieren lassen. Ersatzteile müssen bestellt werden, es ist eine Pause von mehreren Tagen erforderlich. Hier lernt er einen Mann seines Alters kennen, und die beiden Kriegskameraden »erkennen« sich als solche ohne Worte und berichten/beichten sich gegenseitig ihre Kriegserfahrungen und Geschichten. Wir erfahren, dass die unverarbeiteten Erlebnisse im Krieg fast das Leben Alvins zerstört hätten, der die Geister eigener Schuld, Gewalterfahrungen und Todesangst mit Hilfe von Alkohol versucht hatte zu bannen. Und wieder wird deutlich, dass Sprechen helfen kann. Freuds berühmter Dreischritt scheint auf: »Erinnern, Wiederholen, Durcharbeiten« als ein Weg, »Geister« zu bannen.

Die eher harmlos verrückten Streitereien der zwei Brüder (Zwillinge), die sein Gefährt reparieren, und das Handeln um eine realistische Rechnung meistert Alvin souverän und mit Humor. Die Szene weist schon auf die dritte Geisterstunde hin, Alvins Kampf mit seinem eigenen Bruder.

## Dritte Geisterstunde – Bruderkampf

Auf dem letzten Stück der Reise findet nun die große Flussüberquerung statt. Wir könnten ganz rational feststellen, dass man auf so einer Reise wohl einige Flüsse überqueren muss und zufällig vielleicht auf dem letzten Teil des Weges der größte Fluss liegt. Im Film kommt dieser Überquerung wie im Traum und überhaupt im Seelenleben aber eine symbolische Bedeutung zu. Nicht zufällig endet die Überquerung des großen Wassers, die in Mythen, Märchen und Träumen für den Eingang in die Unterwelt, in das Unbewusste steht, hier auf einem Friedhof. Es handelt sich bei der Überquerung der Wasser in der Nachtmeerfahrt der Helden um ein Wiedergeburtsmotiv. Das Wasser, das Tag und Nacht, bewusst und unbewusst, Oberwelt und Unterwelt scheidet, wird überquert. In der griechischen Mythologie ist es der Fluss Styx mit seinem Fährmann Charon, der die Seelen oder die Hinabgestiegenen begleitet. Am anderen Ufer findet die Verwandlung statt, indem der Hinübergefahrene sich den Schrecken und den Nachtgestalten und Geistern stellt und hoffnungsvoll als ein Verwandelter wieder aufsteigt. Der Friedhof liegt also in der Filmerzählung seelisch konsequent am anderen Ufer des Flusses, wo Alvin seine Lagerstatt aufbaut. Das müssen Drehbuchautor und Regisseur gar nicht bewusst intendiert haben im Gesamtkunstwerk Film. Aber es hat natürlich auch den ganz realen Hintergrund, dass es wohl Alvins letzte große Reise ist und der Friedhof unweigerlich das Ende seines Lebens markiert.

Der Pfarrer klärt ihn auf: »Es ist der älteste Friedhof im mittleren Westen«. Ähnlich wie beim letzten Aufenthalt, als sein Gefährt repariert werden musste, möchte ein Helfer ihm materielle Hilfe anbieten. Aber über diese Art von Bedürftigkeit ist Alvin längst hinaus. Er hat schon gegessen. Es ist der menschliche Austausch, das Sprechen, die »Redekur«, die hilft. Im Gespräch mit dem Pfarrer stellt er sich seinem Schatten, wie C.G. Jung es ausdrücken würde, dem bis zur Nachricht der eigenen Krankheit und der Krankheit seines Bruders verdrängten Anteil am Zerwürfnis mit ihm. Es ist die alte Geschichte von Kain und Abel, sagt er. Da geht es um Hochmut und Eifersucht. Beim Bruder angelangt, muss gar nicht gesprochen werden. Sie sitzen auf der Veranda des etwas heruntergekommenen Holzhauses, und über beiden leuchtet wieder der – sehr poetische – Sternenhimmel der Kindheit.

Mit einem Gedicht von Marie Luise von Kaschnitz möchte ich abschließen, das diesen Geschwisterkampf, dem sich Alvin im Versöhnungswunsch im Alter stellte, so wunderbar zusammenfasst.

Geschwister

Was anders heißt Geschwistersein
Als Abels Furcht und Zorn des Kain,
als Streit um Liebe, Ding und Raum,
als Knöchlein am Machandelbaum.

Und dennoch, Bruder, heißt es auch
Die kleine Bank am Haselstrauch,
den Klageton vom Schaukelbrett,
das Flüstern nachts von Bett zu Bett …

Geschwister werden später fremd,
vom eignen Schicksal eingedämmt,
doch niemals stirbt die wilde Kraft
der alten Nebenbuhlerschaft,
und keine andere vermag
so bittres Wort, so harten Schlag.

Und doch, so oft man sich erkennt
Und bei den alten Namen nennt,
auf wächst der Heckenrosenkreis,
Du warst von je dabei, Du weißt. (Kaschnitz 1981–1989)

## Literatur

**Campbell** J (1949): Der Heros in tausend Gestalten. Insel Verlag, Berlin (2015)
**Fromm** E (¹1951, 1980): Märchen, Mythen, Träume. Deutsche Verlagsanstalt, Stuttgart
**Heine** H (1827): Buch der Lieder. Romanzen XIX. Reclam (1998)
**Kaschnitz** ML (1981-1989): Ges. Werke in sieben Bänden. Suhrkamp, Frankfurt a.M.
**Riedel** I (2009): Die innere Freiheit des Alters. Patmos, Düsseldorf
**Schnitzler** A (1911): Das weite Land. Reclam, Stuttgart

| Originaltitel: | The Straight Story |
| --- | --- |
| Erscheinungsjahr: | 1999 |
| Land: | USA |
| Buch: | John Roach, Mary Sweeney |
| Regie: | David Lynch |
| Hauptdarsteller: | Richard Farnsworth, Sissy Spacek, Harry Dean Stanton |
| Verfügbarkeit: | DVD in deutscher Sprache erhältlich |

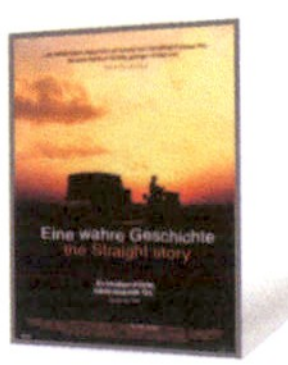

*Martin Pinquart*

# Ein Film über einen ungewöhnlichen letzten Lebensabschnitt



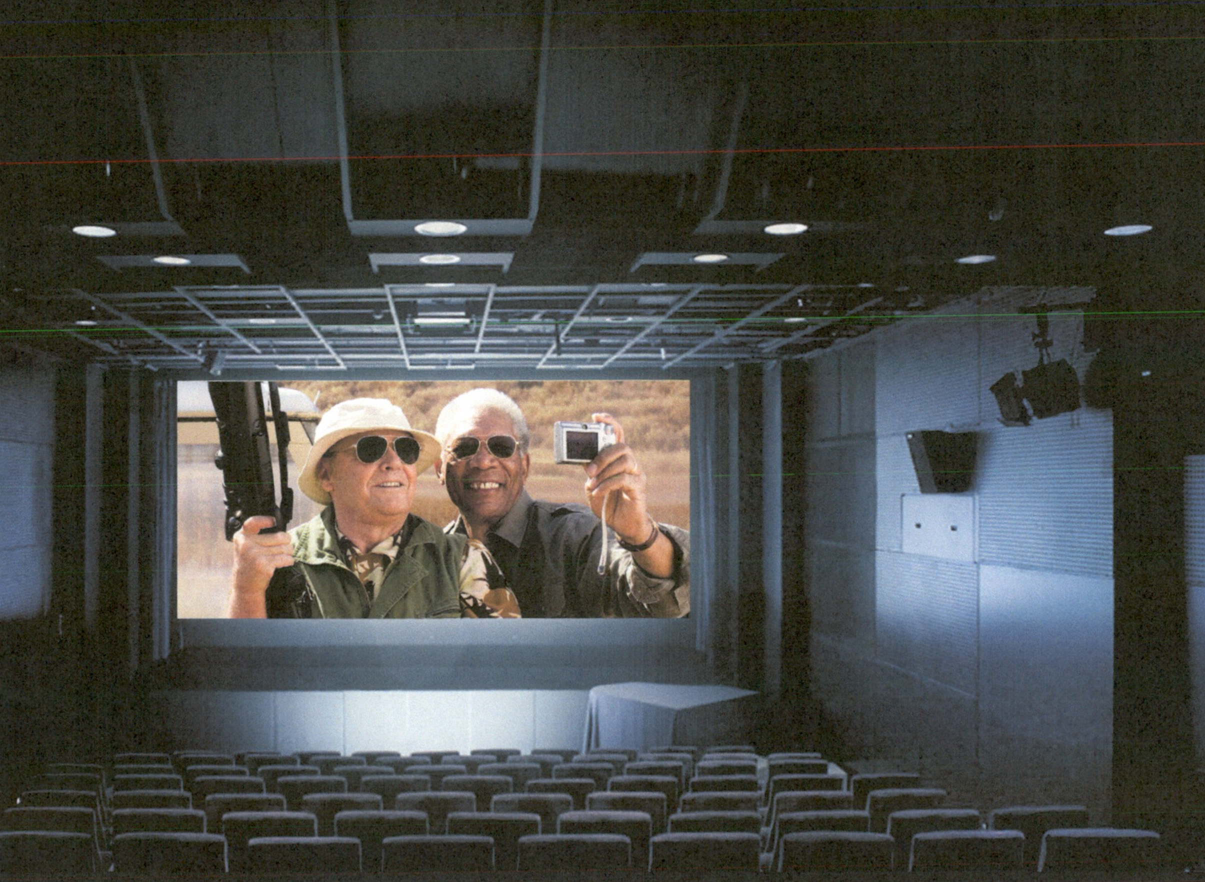


B. Strauß, S. Philipp (Hrsg.), *Wilde Erdbeeren auf Wolke Neun*,
DOI 10.1007/978-3-662-50488-8_3, © Springer-Verlag GmbH Deutschland 2017

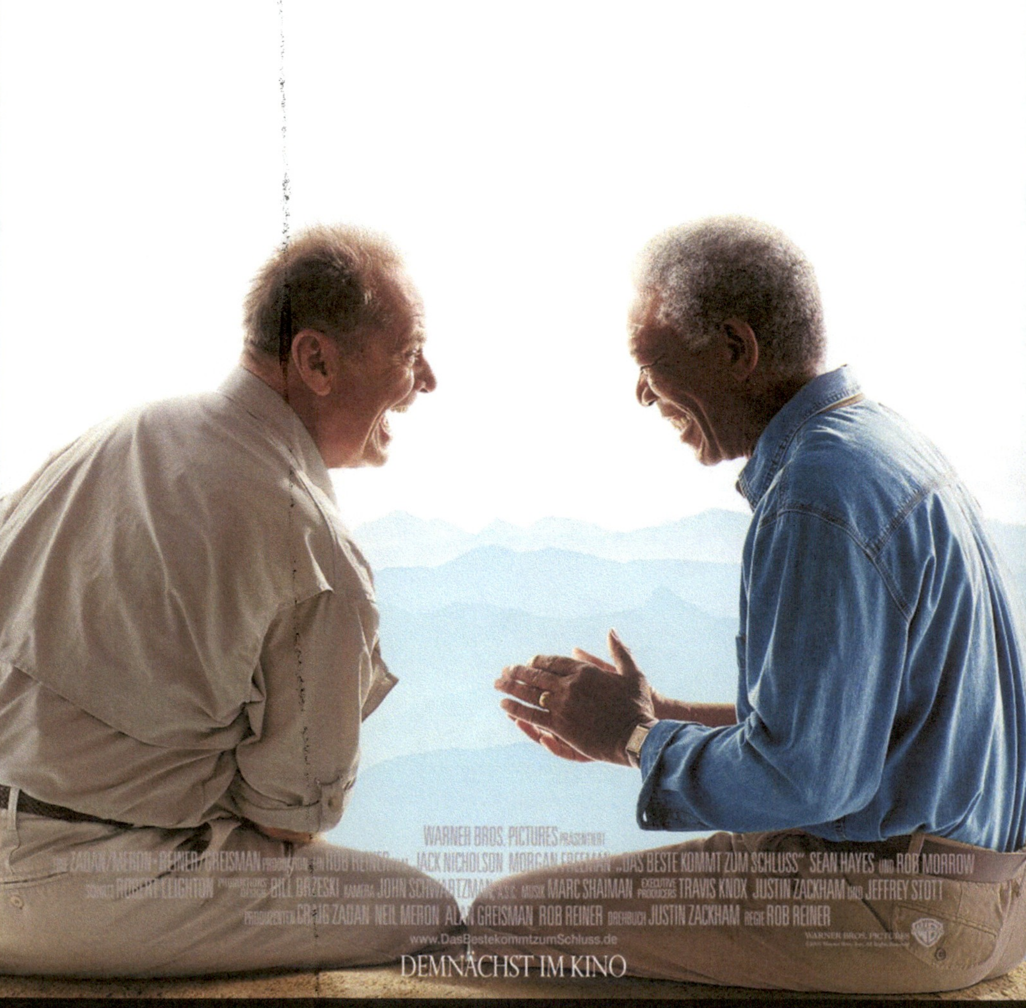


Filmplakat *Das Beste kommt zum Schluss*.
(Filmbild Fundus/© Warner Bros.)

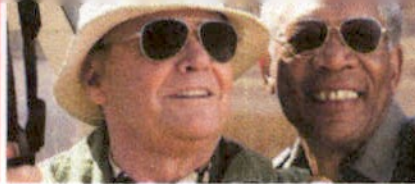

# Das Beste kommt zum Schluss

## Hintergrund

Die im Jahr 2007 veröffentlichte Tragikomödie heißt im Original »The Bucket List«. Damit ist die Liste der offenen Wünsche gemeint, die man sich Punkt für Punkt erfüllen will, bevor man stirbt und »den Löffel abgibt« (»to kick the bucket«). Mit einem Einspielergebnis von 19,4 Mio. US-Dollar am Startwochenende erreichte der Film Platz 1 der US-Kinocharts. Der Komponist John Mayer gewann mit dem für den Film geschriebenen Song »Say« einen Preis in der Kategorie »*Beste männliche Gesangsdarbietung – Pop*« bei den Grammy Awards 2009.

## Handlung

Zwei ältere Männer mit fortgeschrittener Krebserkrankung begegnen sich in einer Klinik. Der weiße Milliardär Edward Cole (gespielt von Oscar-Preisträger Jack Nicholson) ist zynisch und selbstzentriert. Er hasst die meisten Menschen und wird von diesen gehasst. Cole war viermal verheiratet und hat eine Tochter, zu der allerdings kein Kontakt mehr besteht. Er habe die einzig erfolgreiche Ehe mit seiner Arbeit hinbekommen. Cole begann mit 16 Jahren Geld zu verdienen und hat seitdem nicht mehr damit aufgehört. Der hochgebildete farbige Automechaniker Carter Chambers (gespielt von Oscar-Preisträger Morgan Freeman) wollte in seiner Jugend Geschichtsprofessor werden und hatte zwei Monate an einer Universität studiert, als seine spätere Ehefrau schwanger wurde. Die finanziellen Umstände aufgrund der plötzlichen Schwangerschaft ließen ihn die erstbeste feste Berufstätigkeit annehmen, die sich bot. Er wollte später zur Universität zurückkehren, was sich jedoch nicht ergab. Chambers hat drei erwachsene Kinder und mehrere Enkel. Man erfährt am Anfang des Films nichts über das Alter von Chambers und Cole. Beide Schauspieler waren beim Dreh des Films etwa 70 Jahre alt.

Die beiden Männer liegen im selben Zimmer eines Krankenhauses, das Cole gehört. Cole ließ in seinen PR-Kampagnen immer wieder verlautbaren, dass er Krankenhäuser besitzt und keine Kurbäder und alle Zimmer im Krankenhaus ohne Ausnahme zwei Betten haben sollen. Folglich bekam er aus Imagegründen auch in seiner eigenen Klinik kein Einzelzimmer, als er mit der Diagnose Krebs eingeliefert wurde.

Beide Patienten müssen sich in der Klinik verschiedenen Krebsbehandlungen unterziehen – wie Operationen und Chemotherapie – und sie sind von diversen Nebenwirkungen betroffen. Sie freunden sich trotz ihrer Gegensätze an. Dann erfahren beide, dass sie nur noch wenige Monate zu leben haben.

Carter Chambers beginnt eine Liste der Aktivitäten zu erstellen, die er in seinem Leben noch tun will, bevor er »den Löffel abgibt«. Die Idee dazu stammt aus der Zeit seines Studiums, als er diese Aufgabe im vorausschauenden Denken von seinem Professor als Übung aufgetragen bekam. Er notiert einige Punkte, wie etwas Majestätisches zu erleben, einem Fremden etwas Gutes zu tun und zu lachen bis man weint. Dann verlässt ihn der Mut, diese Punkte in die Tat umzusetzen, sodass er die Liste zerknüllt und auf den Boden wirft. Cole findet Chambers‹ Liste und macht sich ein wenig über ihn lustig, weil er dessen Punkte als zu harmlos und wenig materiell empfindet. Er freundet sich aber grundsätzlich mit der Idee an. Cole beginnt der Liste eigene Punkte hinzuzufügen wie abzutreten wie ein Mann, Fallschirmspringen, das schönste Mädchen auf der Welt zu küssen und ein Tattoo stechen zu lassen. Die beiden nehmen gemeinsam weitere Punkte in die Liste auf, wie die Pyramiden von Gizeh und das Taj Mahal zu sehen und auf Großwildjagd zu gehen. Cole überzeugt Chambers davon, die Liste in die

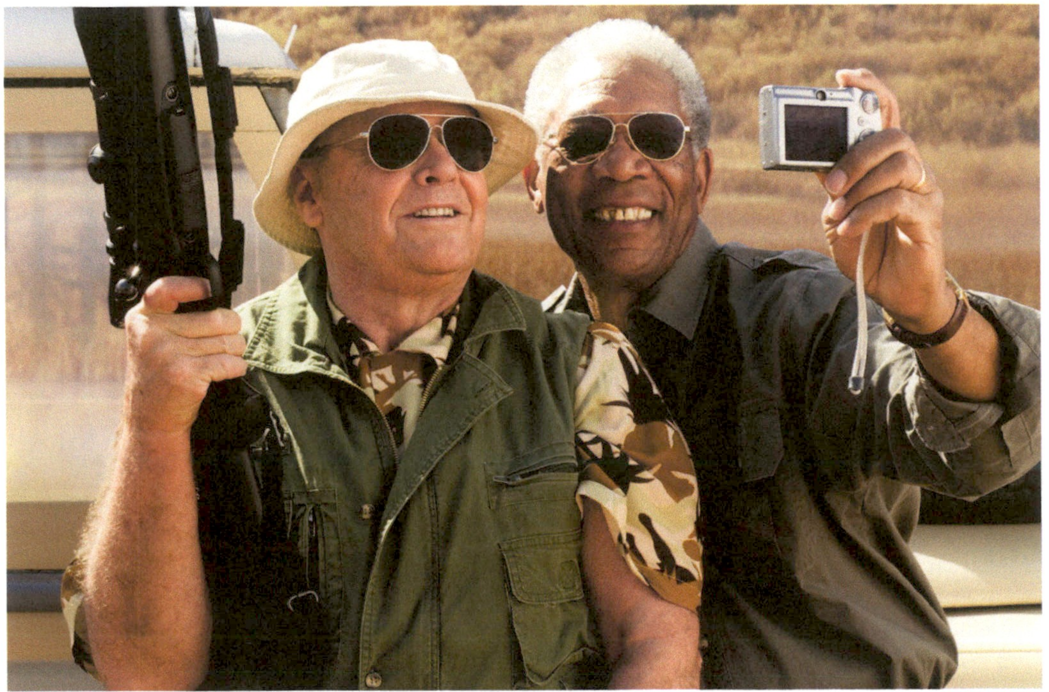



Tat umzusetzen, da er über das notwendige Geld verfügt. Cole sieht ihre Situation – nicht mehr viel Lebenszeit vor sich zu haben, jedoch derzeit keine einschränkenden Krankheitssymptome zu verspüren – als einmalige Gelegenheit, im Leben Entgangenes nachzuholen. Er will von dieser Welt »wie ein Mann abtreten mit Kanonendonner und Ramba Zamba« und nicht die letzten Lebensmonate im Krankenhaus zubringen und auf ein medizinisches Wunder hoffen.

Als Chambers seine Frau über die Reisepläne informiert, stößt er auf Unverständnis, denn sie möchte stattdessen eine zweite therapeutische Meinung einholen und sie will, dass alles therapeutisch Mögliche getan wird. Obwohl es zwischen Chambers und seiner Frau zum Streit kommt, verlassen Chambers und Cole das Krankenhaus und ihr bisheriges Leben und gehen auf eine gemeinsame Reise. In Coles Privatjet fliegen sie zusammen mit Coles Assistenten um die Welt und »arbeiten« die einzelnen Punkte der Liste ab. Jeden vollendeten Punkt streichen die beiden aus der Liste. Dabei kommt es auch zu kleinen Anpassungen der Liste, da z. B. die Jagd auf Großkatzen in Tansania durch das gemeinsame Beobachten der Wildtiere ersetzt wird und durch das Ausprobieren eines Gewehrs, ohne dabei Tiere zu töten.

Während der gemeinsamen Reise lernen sich Carter und Cole näher kennen. So erfährt Chambers, dass sich Cole mit seiner Tochter zerstritten hat. Cole erzählt ihm von den Misshandlungen, die der Ehemann seiner Tochter angetan hat und dass er den Ehemann dazu brachte, seine Tochter zu verlassen (er spielt auf angeheuerte Schläger an). Seine Tochter hat Cole jedoch diesen Vorfall nie verziehen, was ihn sichtlich belastet. Carter setzt daraufhin »sich wieder mit der Tochter zu versöhnen« auf die »Löffel-Liste«.

Cole erfährt über Chambers, dass dieser nie mit einer anderen Frau als seiner Ehefrau geschlafen hat und dass die Liebe zu seiner Frau erloschen scheint. Daraufhin schickt Cole Chambers in Hongkong eine junge farbige Prostituierte, um ihn zu verführen. Doch Chambers lehnt das Angebot ab. Er erkennt, dass er seine Frau noch liebt, und bricht die Reise ab. Chambers versucht nach der Rückkehr in die Vereinigten Staaten, Cole mit seiner Tochter zusammenzubringen, woraufhin sich beide zerstreiten und Cole die Liste zerreißt.

Wie unterschiedlich die beiden Männer sind, zeigt sich auch nach Ende ihrer Reise: Während Chambers in den Kreis seiner Familie zurückkehrt und ein großes Wiedersehensfest feiert, kommt Cole in sein luxuriöses aber steriles Haus zurück, wo niemand auf ihn wartet. Er nimmt seine Tätigkeit im Unternehmensvorstand wieder auf, kann sich aber angesichts seiner Erkrankung nicht mehr voll auf den Beruf konzentrieren. So fragt er die Teilnehmer einer geschäftlichen Beratung, ob diese Dante Aligheris »Göttliche Komödie« gelesen hätten – die eine Reise in die Hölle schildert.

Nach dem Wiedersehensfest wollen Chambers und seine Frau eine Nacht miteinander verbringen, um ihre wiederentdeckte Liebe zu feiern. Jedoch bricht Chambers zusammen. Im Krankenhaus stellt sich heraus, dass sich in seinem Gehirn Metastasen gebildet haben.

Cole besucht ihn am Krankenbett und die beiden versöhnen sich. Chambers hat für Cole einen Artikel mitgebracht, der die Herstellung einer besonderen Kaffeesorte (Kopi Luwak Kaffee) beschreibt, die Cole liebt. Da Cole nicht wusste, dass dies von einer Schleichkatze gefressene und später wieder ausgeschiedene Kaffeebohnen sind, müssen beide lachen, bis sie weinen – und streichen damit einen weiteren Punkt von ihrer Liste. Chambers fordert Cole auf, die letzten Punkte der Liste allein abzuarbeiten.

Carter hatte einen Brief geschrieben, der eigentlich erst nach seinem Tod Cole übergeben werden sollte. Carters Frau hatte diesen jedoch bereits beim Besuch am Krankenbett ausgehändigt. Im Brief bittet er Cole, die Freude in seinem Leben zu finden. Cole sucht seine Tochter auf, die ihn liebevoll aufnimmt. Er lernt seine Enkeltochter kennen, die er küsst. Somit kann er einen weiteren Punkt von der Liste streichen – das schönste Mädchen auf der Welt zu küssen.

Chambers überlebt die erneute Krebsoperation nicht. Bei Chambers' Beerdigung hält Cole eine anrührende Rede und erwähnt, dass Chambers für ihn noch vor drei Monaten ein völlig Fremder war, woraufhin er den Punkt »einem Fremden etwas Gutes tun« von der Liste streicht. Er beschreibt die letzten drei Monate als die besten seines Lebens. Am Ende haben beide die Liebe anderer Menschen und die Nähe zur eigenen Familie wieder gefunden.

Der Film endet mit dem Bericht, dass Cole mit 81 Jahren verstorben ist, »die Augen geschlossen, aber das Herz geöffnet.« Sein Assistent erfüllt Coles letzten Wunsch und trägt dessen Asche in einer Kaffee-Dose auf einen Gipfel des Himalaya-Gebirges, wo schon die Asche von Chambers in einer Kaffee-Dose ruht, da dieser sein Leben lang Instant-Kaffee mochte. Es war ein Wunsch der beiden Männer, einen Gipfel des Himalayas zu besteigen und etwas Majestätisches zu erleben. Aufgrund der schlechten Witterung auf ihrer Reise hatten sie dies allerdings selbst nicht mehr erleben können. Schließlich streicht Coles Assistent auch diesen letzten Punkt von der Liste und legt die Liste zu den Dosen mit der Asche von Cole und Chambers.

## Diskussion / Interpretationsmöglichkeiten

Die Thematik des baldigen Todes in eine lebensbejahende Komödie umzusetzen führte wohl dazu, dass sich auch viele jener Menschen den Film ansahen und sich mit diesem Thema konfrontierten, die einen sehr ernsten Film über Sterben und Tod vermieden hätten. Dafür wird in Kauf genommen, dass in manchen Szenen im Mittelteil des Films schöne Bilder von exotischen Orten das Auslaufen der Lebenszeit in den Hintergrund treten lassen. Trotzdem bietet der Film die Gelegenheit, sich mit einigen Aspekten der Gestaltung des Lebens im Allgemeinen und der letzten Lebensphase im Besonderen auseinanderzusetzen, auf die ich im Folgenden eingehen möchte: das Verhältnis von Gewinnen und Verlusten im Lebenslauf, Veränderungen der Lebensziele angesichts einer lebensverkürzenden Erkrankung, die Bilanzierung des bisherigen Lebens sowie die Auseinandersetzung mit dem näher rückenden

Lebensende. Ich möchte hierbei diskutieren, wie gut die Inhalte des Films zu den wissenschaftlichen Theorien und Erkenntnissen zum jeweiligen Thema passen.

## Entwicklung als Gewinn und Verlust

Die menschliche Entwicklung umfasst Gewinne und Verluste. Hierbei überwiegen in Kindheit und Jugend die Gewinne (wie der Zuwachs vieler Fähigkeiten), während mit fortschreitendem Alter Verluste häufiger werden und schließlich dominieren. Allerdings sind bis in das hohe Alter hinein Gewinne möglich (Baltes 1990).

Dass Verluste und Gewinne oft eng beisammen liegen, wird im Film deutlich sichtbar. Der Verlust an Gesundheit und verbleibender Lebenszeit durch die Krebsdiagnose wird von Chambers und Cole als Chance erlebt, in ihrem bisherigen Leben Entgangenes nachzuholen. Für Chambers ist dies erst durch die materiellen Ressourcen Coles möglich, der sein Privatflugzeug zur Verfügung stellt, dessen Assistent die Organisation der Reise übernimmt und dessen Geld zur Erfüllung der meisten Wünsche eingesetzt wird. Cole hätte eigentlich die Ressourcen gehabt, sich seine materiellen Wünsche bereits früher zu erfüllen. Allerdings schien er vor seiner Erkrankung die Zeit vom allem mit Geldverdienen zugebracht zu haben und er musste erst aus diesem Alltag ausbrechen, um die im Film gezeigten neuen und schönen Erfahrungen zu machen. So werden für Cole die mit Chambers verbrachten Monate zu den besten seines Lebens.

Der Gewinn an Zeit für das Erfüllen von Wünschen ergibt sich üblicherweise bei vielen älteren Menschen als Folge der Pensionierung. Die Alterszusammensetzung bei vielen höherpreislichen Reiseanbietern zeigt, dass ein Teil der (finanziell gut gestellten) Senioren tatsächlich die mit der Pensionierung gewonnene Freizeit nutzt, um sich jene Reisewünsche zu erfüllen, für die während der Berufstätigkeit keine Zeit blieb. Dass das Beste in den letzten Lebensmonaten kommt – wie der deutsche Filmtitel suggerieren mag – ist aber wohl eher untypisch.

## Auswahl von Lebenszielen

Paul Baltes und seine Mitarbeiter stellten eine Theorie über die erfolgreiche Entwicklung im Erwachsenenalter auf. Anhand der sogenannten Theorie der selektiven Optimierung mit Kompensation müssen Menschen Ziele auswählen (Selektion), Zeit und Energie in die Erreichung der Ziele investieren (Optimierung) und bei der Zielverfolgung auftretende Schwierigkeiten bewältigen, indem sie zum Beispiel die Hilfe anderer Menschen suchen, wenn sie nicht allein zum Ziel kommen (Kompensation; z. B. Baltes 2007). Zudem werden zwei Arten der Zielauswahl unterschieden, die elektive Selektion – wenn nicht alle möglichen Ziele zugleich verfolgt werden können – und die verlustbasierte Selektion, wenn man sich angesichts abnehmender Ressourcen (z. B. aufgrund einer lebensverkürzenden Erkrankung) auf die wichtigsten noch erreichbaren Ziele konzentrieren und andere Ziele aufgeben muss.

Wie in dem Film mit der Diagnose einer Krebserkrankung und dem Verbleiben von höchstens sechs bis zwölf Lebensmonaten konfrontiert zu werden, macht eigentlich eine verlustbasierte Selektion notwendig. Diese Situation ist aber nicht ganz so eindeutig für Carter Chambers, der erst durch den Kontakt zu Cole den Zugang zu Ressourcen gewinnt, um sich beliebige materielle Wünsche zu erfüllen und nun aus der Vielzahl von neuen Möglichkeiten eine Auswahl treffen muss.

Sind einen Gipfel des Himalayas zu besteigen, das erste Mal im Leben einen Fallschirmsprung zu wagen oder ein Autorennen zu absolvieren typische Lebensziele von älteren Menschen, die mit einer Krebsdiagnose konfrontiert werden? Natürlich nicht. Um hier einen Bezug zu wissenschaftlichen Befunden herzustellen, ist es erst einmal nötig, die Zielinhalte zu kategorisieren. Fast alle Ziele von Chambers und Cole lassen sich als freizeitbezogene Ziele klassifizieren, denn es geht darum, etwas zu erleben, das Freude macht. Davon zu unterscheiden sind Leistungsziele (etwa mehr Geld zu verdienen), gesundheitsbezogene Ziele (z. B. wieder gesund zu werden), soziale Ziele (wozu man im Film »einem Fremden etwas Gutes zu tun« zählen kann) und psychologische Ziele (wie etwa mehr Selbsteinsicht zu gewinnen).

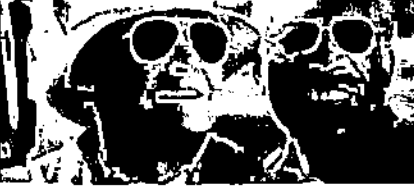

Eine Krebsdiagnose geht üblicherweise damit einher, dass freizeitbezogene Ziele wie auch leistungsbezogene Ziele im Mittel *weniger* werden und dieser Unterschied besteht fort im Krankheitsverlauf. Gesundheitsbezogene Ziele gewinnen dagegen im Krankheitsverlauf an Bedeutung (Pinquart et al. 2008). Die Abnahme freizeit- und leistungsbezogener Ziele wird dadurch erklärt, dass man viele solcher Ziele aufgrund gesundheitlicher Einschränkung nicht mehr erreichen kann. Solche Zielanpassungen erhöhen also die Erfolgsaussicht und fördern das subjektive Wohlbefinden (von Blanckenburg et al. 2014).

Während beide Protagonisten im Film vor ihrer Krebsdiagnose noch berufstätig waren und Cole vor dem Auftreten erster Krankheitsanzeichen gerade wieder das Steigern seiner Konzerngewinne anstrebte, sind leistungsbezogene Ziele nicht mehr auf ihrer »Löffel-Liste« zu finden. Dies war also aus psychologischer Sicht zu erwarten. Der im Film gezeigte starke Zuwachs an freizeitbezogenen Zielen ist dagegen untypisch für Krebspatienten und wäre im Fall stärkerer Krankheitssymptome und begrenzterer materieller Ressourcen auch bei Chambers und Cole nicht in dem gezeigten Ausmaß zu erwarten gewesen.

Neben Veränderungen in den Inhalten von Lebenszielen findet man bei Krebspatienten auch eine Veränderung der Zeitperspektive: Patienten setzen sich eher kurzfristige Ziele, da die Erreichung langfristiger Ziele unsicher oder angesichts der Krankheitsprognose oft unrealistisch ist (Pinquart et al. 2008). Dies wird auch im Film deutlich, in dem Chambers und Cole ihre Pläne auf ein kurzes Zeitintervall zusammendrängen und am liebsten jeden Tag ein Ziel von ihrer Liste erreichen wollen. Denn Verschlechterungen der Gesundheit sind jederzeit möglich, die das Erreichen der übrigen Ziele gefährden oder gar verhindern könnten. Die an einer Stelle im Film geäußerte Aufforderung an Coles Assistenten, keine grünen Bananen zu kaufen, unterstreicht diese Zukunftsunsicherheit.

Ein Spezialfall der Selektionsprozesse ist die Auswahl von Kontaktpartnern. Hierzu hat Laura Carstensen die Theorie der sozioemotionalen Selektivität aufgestellt (z. B. Carstensen et al. 1999). Nach dieser Theorie verändern sich Kontaktpräferenzen in Abhängigkeit von der verfügbaren Lebenszeit: Wenn nur noch wenig Zeit verbleibt, dann sollten Menschen solche Kontakte suchen, die ihnen eine unmittelbare emotionale Befriedigung liefern. Dies sind in den meisten Fällen Kontakte zu nahen Angehörigen. Steht stattdessen viel Lebenszeit zur Verfügung, dann suchen die Menschen eher Kontaktpartner, durch die sie Neues erfahren können. An Krebs zu erkranken, sollte also zu einer stärkeren Bevorzugung des Kontakts zu nahen Angehörigen führen. Tatsächlich zeigt sich dies aber vor allem bei Patienten im jungen und mittleren Erwachsenenalter. Ältere Menschen bevorzugen auch ohne lebensbedrohlich erkrankt zu sein die nahen Angehörigen, so dass eine Krebsdiagnose kaum weitere Veränderungen der Kontaktwünsche bewirkt. Ein günstiger Krankheitsverlauf lässt zudem bei Jung und Alt Kontakte zu Angehörigen etwas weniger wichtig werden und verstärkt das Interesse nach neuen Kontaktpartnern (Pinquart und Silbereisen 2006).

Kurze Zeit nach einer Krebsdiagnose mit einer vor kurzen noch unbekannten Person auf Weltreise zu gehen, passt nicht so recht zur Theorie der sozioemotionalen Selektivität und den zugehörigen Befunden. Cole sieht anfangs allerdings keine Möglichkeit, die Nähe zu seiner Tochter zu suchen, denn diese brach den Kontakt schon vor Jahren ab. Für ihn sind damit sein Assistent und Carter Chambers die am meisten nahestehenden *verfügbaren* Personen und dies ändert sich erst, als er sich später mit seiner Tochter versöhnt. Zudem hatten die Ärzte Cole bei seiner Gehirnoperation am Anfang des Films nur eine fünfprozentige Überlebenschance eingeräumt. Sich von dieser Operation zu erholen und weitere sechs bis zwölf Lebensmonate zu haben, bedeutet für ihn eine Ausweitung der Zukunftsperspektive und sollte damit auch das Bedürfnis nach Kontakt zu emotional nahestehenden Menschen etwas verringern.

Deutlich weniger zur Theorie der sozioemotionalen Selektivität passt aber das anfängliche Verhalten von Chambers, für den seine Ehefrau und die erwachsenen Kinder im Alltag verfügbar sind. Im Verlaufe des Films erfährt man, dass von der anfänglichen Liebe zu seiner Frau nicht mehr viel übrig war. Dies kann vielleicht sein Verhalten zum Teil erklären. Möglicherweise gilt die Theorie der sozioemotionalen Selektivität nur so lange, wie keine hochattraktiven außerfamiliären Umwelten kurzfristig starke positive Emotionen versprechen, die intensiver sind als die Gefühle beim alltäglichen Kontakt zu den nahen Angehörigen.

Die letzten Sequenzen des Films passen deutlich besser zu den Vorhersagen der Theorie der sozioemotionalen Selektivität. Chambers bricht die Reise mit Cole ab, um zu seiner Frau zurückzukehren und genießt das Zusammensein mit seinen Angehörigen. Cole versöhnt sich mit seiner Tochter und fühlt sich sehr wohl beim Kontakt zur Enkelin, die für ihn das schönste Mädchen auf der Welt ist. Wenn man den deutschen Filmtitel *Das Beste kommt zum Schluss* speziell auf diese Filmsequenz anwendet, könnte man schlussfolgern, dass für Cole und Chambers nicht Fallschirmspringen, Autorennen, Luxus oder der Besuch ferner Länder das Beste in ihrem Leben ist, sondern die Liebe und Geborgenheit im Kreise der Angehörigen. Allerdings nehmen im Film die Abenteuer von Cole und Chambers deutlich mehr Zeit ein als die familiäre Geborgenheit. Sich mit seiner Tochter zu versöhnen (Cole) und zu seiner Familie zurückzukehren (Chambers) waren zudem kein Ziel auf der ursprünglichen Liste der Dinge, die beide vor ihrem Tod erlebt haben wollten. Somit bleibt der Eindruck bestehen, dass sich der Film nicht optimal zur Illustrierung der Theorie der sozioemotionalen Selektivität eignet.

## Lebensbilanz

Am Anfang und am Schluss des Filmes wird die Frage aufgeworfen, woran man den Wert eines Menschen beurteilt – an denen, die man zurücklässt, am Glauben, an der Liebe, ob man selbst Freude empfunden hat und ob man anderen Menschen Freude bereitet hat. Während der Trauerrede nach dem Tod von Chambers kann Cole sagen, dass er die letzten beiden Kriterien erfüllt, auch wenn sich dies erst auf Erfahrungen nach seiner Krebsdiagnose bezieht.

In einer der bekanntesten psychologischen Entwicklungstheorien nahm Erikson (1950) an, dass die zentrale Aufgabe des höheren Erwachsenenalter sei, Bilanz über sein Leben zu ziehen, um zu einer akzeptierenden Haltung zum Leben mit all seinen Erfolgen und Misserfolgen zu finden (zur so genannten Ich-Integrität). Da man die meisten getroffenen Lebensentscheidungen im Alter nicht mehr revidieren kann und nicht genug Zeit bleibt, um gänzlich neue Lebenswege einzuschlagen, führt eine fehlende Akzeptanz des Lebens zu Verzweiflung und Verbitterung über vertane Chancen. Unter diesen Umständen sei der Tod nur schwer zu akzeptieren. Hat man jedoch seine positiven und negativen Lebenserfahrungen zu akzeptieren gelernt, dann wird nach Erikson der Tod nicht mehr als bedrohlich wahrgenommen, sondern als natürlicher Bestandteil jedes Lebens.

Eine Bilanz über das vergangene Leben zu ziehen, steht nicht im Mittelpunkt des Films, denn es geht beim Abarbeiten der »Löffel-Liste« vordergründig erst einmal darum, in der Gegenwart Schönes und Aufregendes zu erleben. Allerdings gelingt eine Akzeptanz des eigenen Lebens und der Endlichkeit des Lebens umso mehr, wenn man viele wichtige Lebensziele erreicht hat. Das Abarbeiten der »Löffel-Liste« dient genau dazu.

Bilanzierungsprozesse werden zudem im Film an mehreren Stellen direkt angesprochen. Sowohl Chambers als auch Cole äußern sich über Verhaltensweisen, die sie im Nachhinein bereuen, wie etwa dass der erste Versuch von Chambers, Cole mit seiner Tochter zusammenzubringen, zum Zerwürfnis mit Cole führte. »Ich bereue es, würde es aber wieder tun«. Die hinter seinem Verhalten stehende Absicht wird nach wie vor positiv bewertet, selbst wenn es zu unbeabsichtigten Folgen kam. Auch Cole sagt im Film, dass er nicht auf alle seine Taten stolz sei, aber alles noch mal machen würde.

Obwohl – wie schon Erikson betonte – die meisten Lebensentscheidungen im Alter nicht mehr korrigiert werden können, kann es auf dem Weg zur Ich-Integrität auch im höheren Alter die Möglichkeit geben, biografische Konflikte zu lösen. Die Versöhnung Coles mit seiner Tochter macht zwar das einige Jahre anhaltende Zerwürfnis zwischen beiden nicht ungeschehen. Sie hilft aber, das Zerwürfnis zu relativieren und seine aktuelle Lebenssituation besser zu akzeptieren.

## Umgang mit dem Lebensende

In einer Szene des Films nehmen Chambers und Cole auf das Phasenmodell des Sterbens Bezug, welches von Kübler-Ross (1971) in der Arbeit mit Krebspatienten entwickelt wurde. Dieses Modell nimmt an, dass Menschen vor dem Tod fünf Phasen durchlaufen würden: Nicht Wahrhaben-Wollen gefolgt von Zorn, Verhandeln, Depression bis hin zur Akzeptanz des Sterbens. Im Krankenhaus noch vor Beginn der gemeinsame Reise meint Cole, dass sie beide sich in Phase 1 (Nicht-wahrhaben-Wollen) befinden würden. Was taten die beiden Patienten als Erstes, nachdem sie von ihrer kurzen verbleibenden Lebensdauer erfuhren? Als Cole diese Information bekam, fuhr er damit fort ein Baseballspiel im Fernsehen anzuschauen. Nachdem Chambers über seine Prognose informiert worden war, forderte er Cole zu einem gemeinsamen Kartenspiel auf. Diese Betätigungen repräsentieren die Sorglosigkeit, an die sie sich klammerten. Hier zeigt sich deutlich der psychische Schutzmechanismus des Nicht-wahrhaben-Wollens. Allerdings hatte dieser Schutzmechanismus nur sehr kurzen Bestand. Chambers lehnt z. B. den Vorschlag seiner Frau ab, von einem Spezialisten einer anderen Klinik eine zweite Meinung einzuholen, die vielleicht eine bessere Prognose ergeben könnte.

Der gemäß der zweiten Stufe des Modells zu erwartende Zorn lässt sich dagegen nicht klar im Film ausmachen. Cole verhielt sich schon vor seiner Diagnose herablassend gegenüber seinen Mitmenschen und Chambers bleibt auch nach der Diagnose gütig. Das gemeinsame Eventhopping, um vor dem Tod das Leben zu finden, könnte am ehesten der dritten Phase des Modells zugeordnet werden – man ist bereit für das Lebensende, wenn man zuvor noch viele schöne und aufregende Dinge erleben darf. Die letzten beiden Phasen des Modells spielen im Film keine Rolle.

Dass der Film nicht dem Modell von Kübler-Ross folgt, ist nicht verwunderlich, denn das Modell hat in wissenschaftlichen Untersuchungen keine empirische Bestätigung gefunden. Die fünf Phasen stellen mögliche Reaktionsweisen dar, die in verschiedenen Kombinationen und Abfolgen auftreten können. Menschen unterscheiden sich deutlich im Umgang mit dem Sterben und es gibt im Modell von Kübler-Ross nicht vorkommende weitere Reaktionsweisen, wie aus der verbleibenden Lebenszeit das Beste zu machen oder gegen den Tod anzukämpfen (Greer 1985). Die verbleibende Lebenszeit möglichst gut zu nutzen, ist das Motto von Edward Cole und Carter Chambers. Eine solche Reaktionsweise ist bei Krebspatienten nicht selten anzutreffen (Kruse 1995), auch wenn deren Aktivitäten in der Regel viel bescheidener wirken als die Inhalte der »Löffel-Liste«.

## Abschließende Bemerkungen – Was Filme bewirken könnten

Erfolgreiche Hollywoodfilme sollen ein großes Publikum ansprechen und gut unterhalten. Das tut *Das Beste kommt zum Schluss* mit zwei spielfreudigen Hauptdarstellern, zum Teil humorvollen Dialogen und schönen Bildern. Ein lebensbejahender Film zum Thema Sterben, der die Zuschauer auffordert, das Leben zu genießen solange dies irgendwie möglich ist.

Führt ein Film wie *Das Beste kommt zum Schluss* beim Zuschauer aber auch zur Veränderung der Einstellung zu Leben und Tod, zu einer gezielteren Lebensplanung oder zur Veränderung des Umgangs mit Krankheit und Sterben? Ob überhaupt und wenn ja, für wen und unter welchen Umständen es solche Wirkungen von Filmen gibt, wurde bisher nicht systematisch erforscht (Niemec und Schulenberg 2011). Allerdings beschrieb die Fallstudie von Burke und Sabiston (2012) eine Krebspatientin, die nach dem Besuch dieses Films begann, sich neue Ziele zu setzen wie den Kilimanjaro zu besteigen, Ski zu laufen, einen Pilotenschein zu machen und vieles andere. Sie erlebte, durch diese Aktivitäten Kontrolle über ihr Leben zurück zu gewinnen, die sie nach ihrer Diagnose verloren hatte. Morgan Freeman, einer der beiden Hauptdarsteller des Films, ließ sich – noch vor Fertigstellung des Films – für viel Geld einen Flug in der ersten Raumfähre reservieren, die ein Milliardär für Touristen bauen lässt (Spiegel Online, 2005). Dieses im Film fehlende Abenteuer konnte Freeman aber bis heute – aufgrund von Pannen bei der Entwicklung der Raumfähre – nicht in die Tat umsetzen. Bei diesen Beispielen fällt auf, dass es – wie im Film – um eher ungewöhnliche und für die meisten Menschen schwer zu erreichende Ziele geht. Hier könnte man vermuten, dass der Film am stärksten jene Menschen anspricht, die selbst zu exotischen Lebenszielen neigen, und er zu weit entfernt ist von der Lebenswirklichkeit der meisten Menschen.

Der Film kann auf jeden Fall zum Nachdenken anregen, was wichtig im Leben ist und welche Ziele man im Leben erreichen möchte. Die »Löffel-Liste« ist dafür ein nützliches Instrument. Die Ziele müssen und sollten dabei in der Regel nicht so exotisch sein wie viele der Punkte auf der im Film gezeigten »Löffel-Liste«, denn es kommt ja gerade darauf an, dass diese auch erreichbar sind. Zudem ist kritisch zu hinterfragen, ob der Film eine gute Antwort auf die Frage liefert, wann man diese Ziele in Angriff nehmen sollte. *Das Beste kommt zum Schluss* könnte so missverstanden werden, dass man mit dem Erreichen wichtiger Lebensziele und dem Erleben vieler schöner Dinge bis zu den letzten Lebensmonaten warten kann. Hier sollten Zuschauer daran zweifeln, dann rechtzeitig einen freigiebigen Milliardär kennenzulernen und gesundheitlich noch in der Lage zu sein, manche anspruchsvollen Ziele in Angriff zu nehmen. Deshalb würde ich wünschen, dass sich die Zuschauer nicht nur überlegen, was ihre wichtigen Lebensziele sind, sondern schon in früheren Jahren damit beginnen, diese zu erreichen.

## Literatur


**Baltes** PB (1990) Entwicklungspsychologie der Lebensspanne: Theoretische Leitsätze. Psychologische Rundschau 41:1–24

**Baltes** PB (1997) On the incomplete architecture of human ontogeny: Selection, optimization, and compensation as foundation of developmental theory [Über die inkomplette Architektur des menschlichen Lebenlaufs: Selektion, Optimierung und Kompensation als Grundlagen einer Entwicklungstheorie]. Am Psychol 52:366–380

**Blanckenburg** P von, Seifart U, Conrad N, Exner C, Rief W, Nestoriuc Y (2014) Quality of life in cancer patients during rehabilitation: The role of life goal adjustment [Lebensqualität von Krebspatienten während der Rehabilitation: Die Rolle von Zielanpassungen]. Psychooncology 23: 1149–1156

**Burke** SM, Sabiston CM (2012) Fostering growth in the survivorship experience: Investigating breast cancer survivors' lived experiences scaling Mt. Kilimanjaro from a posttraumatic growth perspective [Förderung von Wachstum beim Überleben: Untersuchung der Erfahrungen einer Überlebenden mit Brustkrebs aus der Perspektive posttraumatischen Wachstums]. The Qualitative Report 17(32):1–19

**Carstensen** LL, Isaacowitz DM, Charles ST (1999) Taking time seriously. A theory of socioemotional selectivity [Zeit ernsthaft betrachten: Eine Theorie der sozioemotionalen Selektivität]. Am Psychol 54:165–181

**Erikson** EH (1950) Identity and the life cycle [Identität und der Lebenszyklus]. International Universities Press. New York

**Greer** S (1991) Psychological response to cancer and survival [Psychische Reaktionen auf Krebs und Überleben]. Psychol Med 21:43–49

**Kruse** A (1995) Menschen im Terminalstadium und ihre betreuenden Angehörigen als »Dyade.« Z Gerontol Geriatr 28:264–272

**Kübler-Ross** E (1971) Interviews mit Sterbenden. Kreuz, Stuttgart

**Niemiec** RM, Schulenberg SE (2011) Understanding death attitudes: The integration of movies, positive psychology, and meaning management [Einstellungen zum Tod verstehen: Die Integration von Filmen, positiver Psychologie und Sinnfindung]. Death Studies 35:387–407

**Pinquart** M, Fröhlich C, Silbereisen RK (2008) Testing models of change in life goals after cancer diagnosis [Testung von Modellen der Veränderung von Lebensplänen nach einer Krebsdiagnose]. J Loss Trauma 13:330–351

**Pinquart** M, Silbereisen RK (2006) Socioemotional selectivity in cancer patients [Sozioemotionale Selektivität bei Krebspatienten]. Psychol Aging 21:419–423

**Spiegel** Online (13.12.2005) Ab ins All: In New Mexico wird ein Weltraumbahnhof gebaut. (http://www.spiegel.de/wirtschaft/ab-ins-all-in-new-mexico-wird-ein-weltraumbahnhof-gebaut-a-390196.html, Zugriff am 13.12.15)

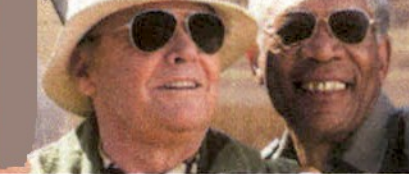

| Originaltitel | The Bucket List |
|---|---|
| Premiere | 16. Dezember 2007 in Hollywood |
| Deutscher Start | Januar 2008 |
| Erscheinungsjahr DVD | Mai 2008 |
| Land | USA |
| Genre | Tragikomödie |
| Drehbuch | Justin Zackham |
| Regie | Rob Reiner |
| Darsteller | Jack Nicholson, Morgan Freeman, Anton Berry Jr., Verda Bridges, Destiny Brownridge, Brian Copeland, Ian Anthony Dale, Jennifer Defrancisco, Alfonso Freeman, Angela Garner, Noel Gugliemi, Sean Hayes, Rowena King, Robb Morrow, Beverly Todd |
| Verfügbarkeit | DVD in deutscher Sprache erhältlich |

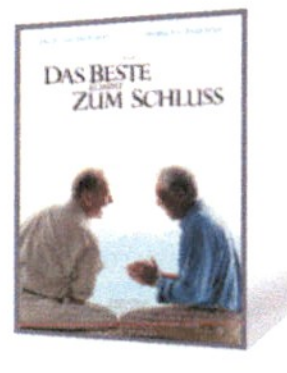

*Gudrun Schneider*

# Jugendwahn schützt (Mann) nicht vor dem Älterwerden



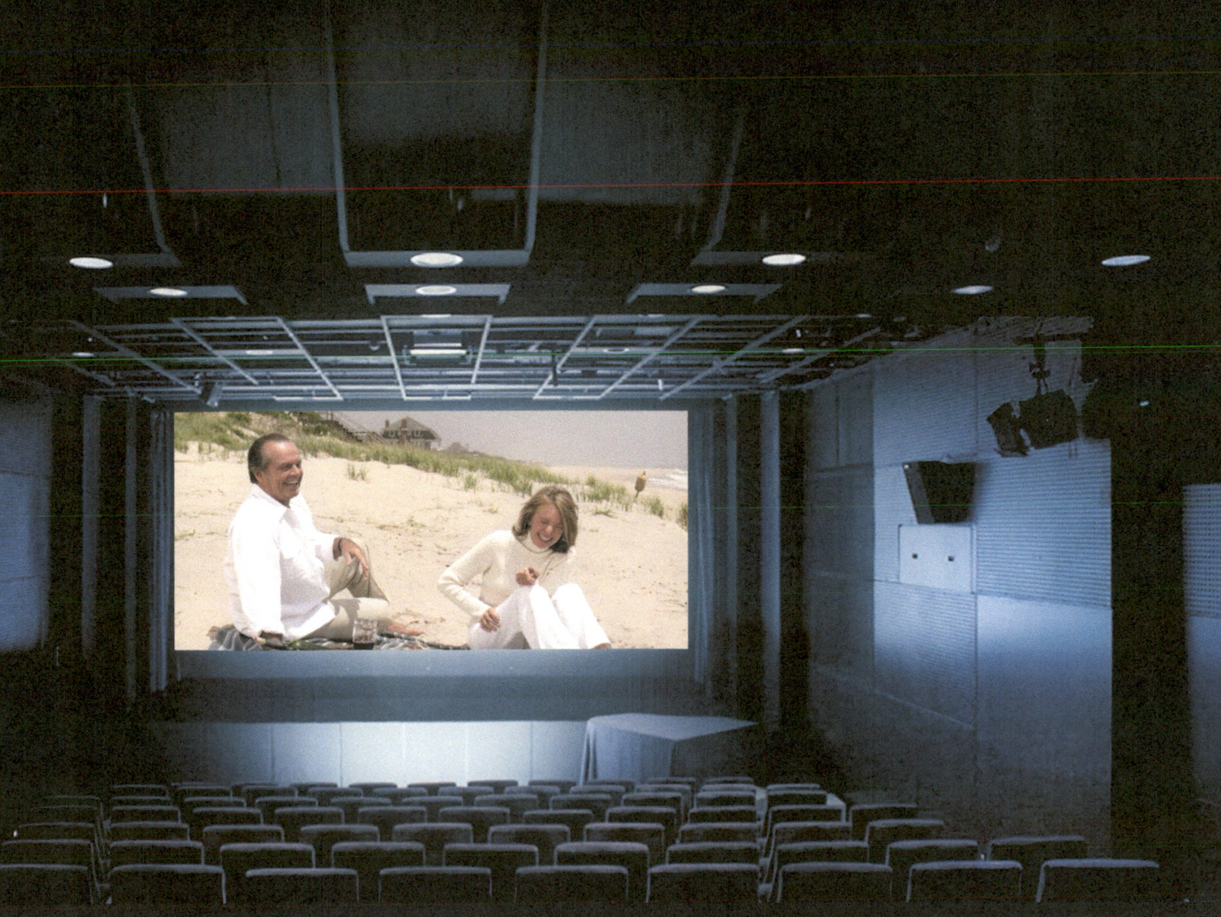


B. Strauß, S. Philipp (Hrsg.), *Wilde Erdbeeren auf Wolke Neun*,
DOI 10.1007/978-3-662-50488-8_4, © Springer-Verlag GmbH Deutschland 2017

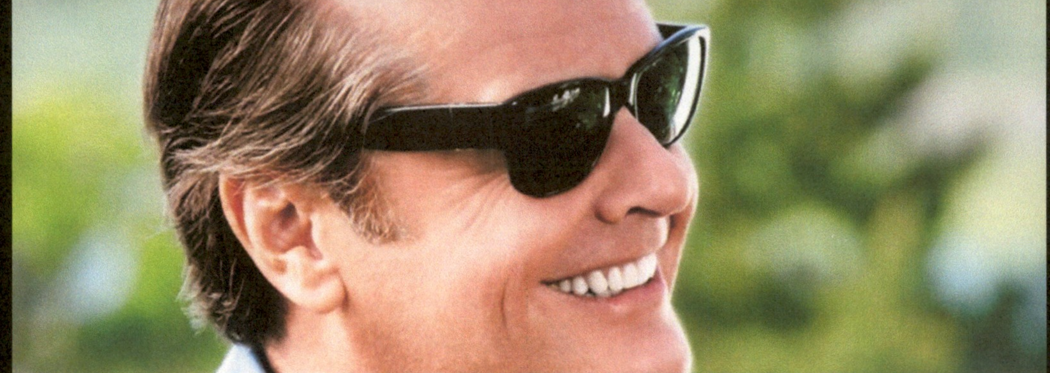


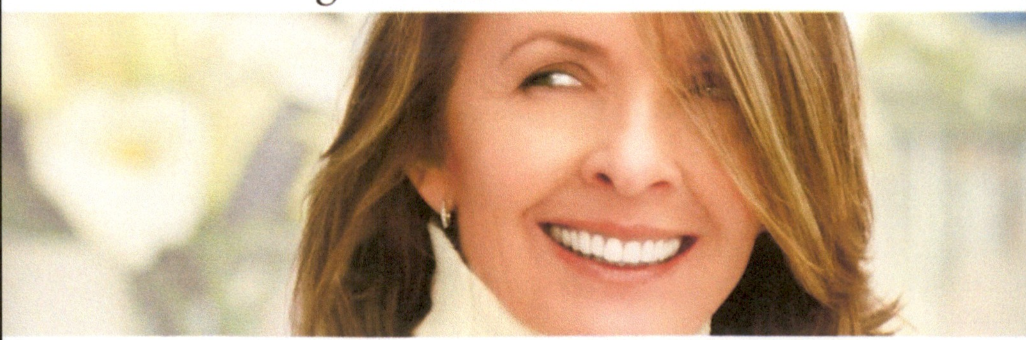


Filmplakat *Was das Herz begehrt – Something's Gotta Give.*
(Filmbild Fundus/© Warner Bros.)

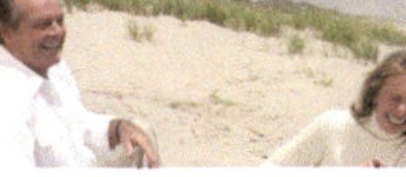

# Was das Herz begehrt – Something's Gotta Give

## Hintergrund

Der englische Originaltitel lautet *Something's Gotta Give*. Das ist umgangssprachlich für »something has to give« und heißt eigentlich: etwas muss sich ändern, so kann es nicht weitergehen, es muss zum Zusammenbruch kommen (www.phrasen.com). Dieser Titel trifft den Inhalt und die Botschaft des Films eigentlich viel besser als der deutsche Titel *Was das Herz begehrt*.

Es handelt sich um eine US-amerikanische romantische Komödie von Drehbuchautorin und Regisseurin Nancy Myers mit hochkarätiger Besetzung: Jack Nicholson spielt Harry Sanborn, Diane Keaton spielt Erica Barry und Keanu Reeves deren jugendlichen Liebhaber Julian Mercer. Diane Keaton erhielt für ihre Leistung in diesem Film den Golden Globe Award als beste Schauspielerin in einer Komödie und wurde für den Oscar für die beste weibliche Hauptrolle nominiert. Jack Nicholson wurde für den Golden Globe Award nominiert (Quelle: Wikipedia).

Der Film ist eine klassische Beziehungskomödie, die mit zunächst klischeehaften, stereotypen und gegensätzlichen Figuren spielt, und nach dem bekannten Schema: »Sie be-kriegen sich, sie kriegen sich, sie kriegen sich nicht, sie kriegen sich doch noch« funktioniert. Innovativ, interessant und komisch wird der Film erst dadurch, dass die beiden Hauptpersonen nicht mehr jung sind.

## Inhalt

Harry Sanborn ist ein alternder Playboy, Musikproduzent, der lebenslang nur kurzfristige Beziehungen und immer nur zu jungen Frauen hatte. Mit seinem neuesten Flirt, Marin, ist er unterwegs in das Strandhaus der Mutter der jungen Frau in den Hamptons (wo nur sehr wohlhabende bis reiche Amerikaner sich ein Wochenendhaus leisten können), wo sie ihr erstes gemeinsames Wochenende verbringen wollen. Die Atmosphäre zwischen den beiden ist eindeutig flirtend und sexuell aufgeladen, schon in der Einfahrt beginnt Marin sich verführerisch auszuziehen.

Für beide überraschend taucht Erica Barry, Marins Mutter, eine erfolgreiche Schriftstellerin zusammen mit ihrer Schwester Zoe auf und hält Harry zunächst für einen Einbrecher. Erica ist geschieden und lebt alleine. Nachdem sich klärt, dass Harry der Freund ihrer Tochter ist, will zunächst er wieder abreisen, dann Erica, aber auf Zoes Vorschlag beschließen sie, alle dazubleiben: Erica will schreiben, Zoe Arbeiten korrigieren und Harry und Marin ihr »Ding machen, was immer das sein mag«.

Erica und Harry prallen von Anfang an mit ihren unterschiedlichen Lebensstilen und Überzeugungen immer wieder aufeinander, was sie jedoch höflich zu überspielen versuchen. Harry kränkt Erica immer wieder mit Hinweisen auf ihr Alter, und dadurch, dass er Frauen nur nach ihrem Aussehen und ihrer Jugend bewertet, sie eckt bei ihm mit ihren festgefahrenen Überzeugungen an.

Harry erleidet während des Vorspiels mit Marin einen Herzinfarkt und wird ins Krankenhaus eingeliefert. Dort behandelt ihn Dr. Julian Mercer, ein 36-jähriger attraktiver Arzt, der ein großer Fan von Erica Barrys Theaterstücken ist und sehr beeindruckt ist, sie kennenzulernen. Bei der Entlassung erleidet Harry erneut einen Schwächeanfall, weigert sich aber, zurück ins Krankenhaus zu gehen. Da er noch nicht nach New York transportfähig ist, schlägt Dr. Mercer vor, dass er vorerst bei Erica wohnen bleibt und Dr. Mercer ihn medizinisch weiterbetreut. Erica stimmt widerwillig zu. Das Wochenende ist vorbei, alle anderen reisen ab, Erica und Harry bleiben alleine in Ericas Haus zurück.

Erica versucht zu arbeiten, hört dabei Chansons, wird ständig vom Telefon unterbrochen – die Anrufe gelten Harry. Er hört laut Hip-Hop-Musik, raucht im Haus verbotenerweise seine Zigarren,

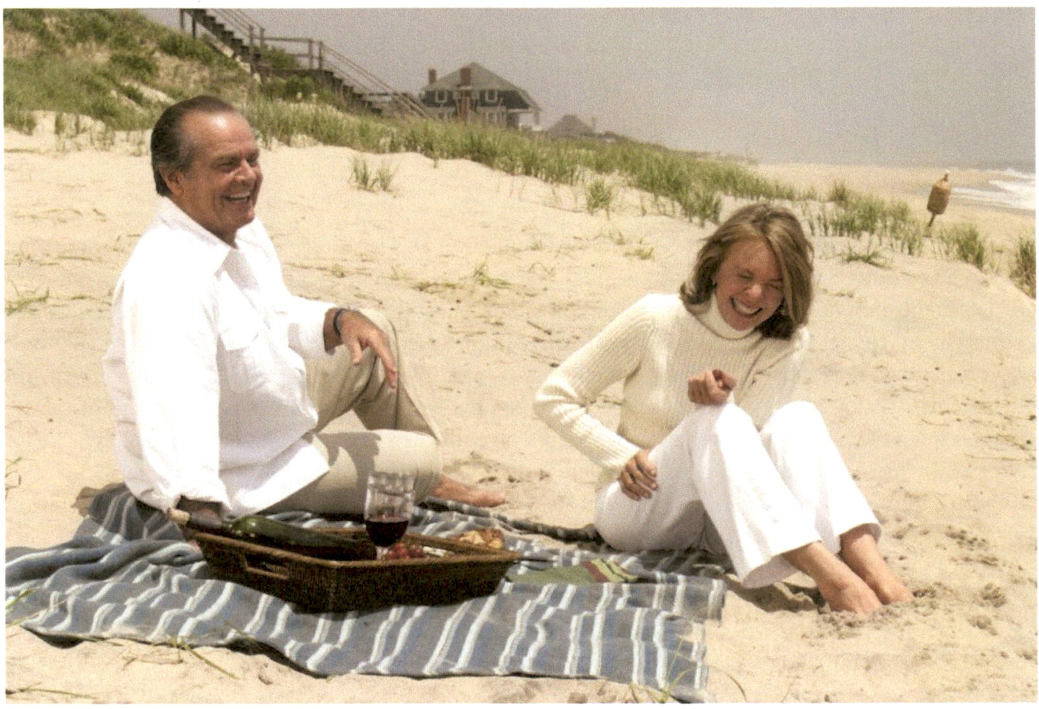



schickt die vom Krankenhaus entsandte Krankenschwester gleich wieder weg, so dass es immer wieder zu Reibereien zwischen ihnen kommt. Allerdings werden auch Gemeinsamkeiten deutlich, die mit dem ähnlichen Alter der beiden zu tun haben: beide schlafen nur vier Stunden pro Nacht, beide sind altersweitsichtig und brauchen eine Lesebrille.

Dr. Mercer ist von Erica hingerissen, flirtet mit ihr und sie verabreden sich. Als er sie abholt, wird aus Harrys Blicken deutlich, dass er zum ersten Mal Erica als attraktive Frau wahrnimmt. Als Erica und Julian ausgegangen sind, versucht Harry Marin und danach eine andere junge Frau anzurufen, allerdings erfolglos. Er erreicht nur die Anrufbeantworter. Als Erica wiederkommt, treffen sich die beiden in der Küche zur »Pyjamaparty« und nähern sich an, bis Ericas Tochter Marin hereinplatzt, weil Harry auf ihrem Anrufbeantworter eine traurige Nachricht hinterlassen hat. Diesmal wirkt es so, als ob sie der Eindringling ist und als ob Harry es bedauert, dass Erica sich zurückzieht. Marin bemerkt es und will die Beziehung mit Harry beenden, aber er kommt ihr zuvor. Ihr macht das aber nichts aus, da er durch seinen Herzinfarkt und die Erlebnisse im Krankenhaus seine Attraktivität für sie schon verloren hat (■ Abb. 4.2).

Harry und Erica verlieben sich, sie verbringen einen wunderbaren Tag am Strand und einen leidenschaftlichen verregneten Nachmittag im Bett und verstehen sich blendend. Harry bezeichnet Erica sogar als »lustigste Frau, mit der ich je geschlafen habe« und »Seelenverwandte«. Offenbar macht ihm diese Annäherung aber auch Angst: Schon während der Zeit zusammen im Bett, stellt Harry wieder Distanz her: «Du weißt, dass ich für Monogamie nicht geschaffen bin…«. Als Erica von gemeinsamen Feiern ihrer Geburtstage in Paris spricht, zögert er und geht zum Schlafen zunächst wie gewohnt in sein Bett. Harry ist aber hin- und hergerissen und kehrt doch in Ericas Bett zurück. Sie wachen engumschlungen nach für beide völlig untypischen acht Stunden Schlaf auf. Harrys Kommentar: »Erica, eine Frau wie Dich kann man lieben…«.

Harry reist ab. Erica vergisst ihr Date mit Dr. Mercer und unterstützt auf deren Bitte ihre Tochter beim gemeinsamen Abendessen mit ihrem Ex-Mann und dessen neuer Verlobter, die nur zwei Jahre älter als Marin ist. Da kommt Harry mit einer jungen Frau ins Lokal. Erica läuft weinend hinaus. Als Harry ihr folgt, gesteht sie ihm ihre Liebe. Er möchte in sein altes Leben zurückfinden, sie auf keinen Fall. Sie fährt weinend mit einem Taxi davon, er erleidet erneut einen Herzanfall und wird in die Notaufnahme gebracht. Dort stellt sich heraus, dass mit seinem Herzen alles in Ordnung ist und er wohl nur einen Hyperventilationsanfall hatte. Danach schlurft er wie ein alter Mann die Treppe zu seiner Wohnung hoch. Jetzt ruft er Erica an, erreicht nur den Anrufbeantworter, hinterlässt aber keine Nachricht.

Erica verarbeitet ihre Trauer, Enttäuschung und Wut in einem neuen Stück, das sehr nahe an ihren Erlebnissen ist: »A woman to love«. Zwischenzeitlich taucht Dr. Julian  Mercer wieder auf, und wirbt weiter um Erica. Sie lässt sich auf eine Beziehung mit ihm ein. Als Harry erfährt, dass das Stück teils wörtlich die gemeinsamen Erlebnisse zitiert und er in dem Stück als »Henry« wahrscheinlich stirbt, erleidet er erneut einen Herzanfall, der sich im Krankenhaus jedoch erneut als Panikattacke herausstellt, worauf die junge Ärztin ihm zum »Stressabbau« rät.

6 Monate später wird das Stück aufgeführt. Harry taucht nach einer Auszeit wieder auf und besucht Marin, Ericas Tochter. Diese ist inzwischen verheiratet und im 3. Monat schwanger. Er erkundigt sich nach Erica und erfährt, dass diese gerade in Paris ist und dort ihren Geburtstag feiert. Harry reist ihr hinterher und überrascht Erica an ihrem Geburtstag in dem Restaurant, das sie zu Beginn ihrer Bekanntschaft erwähnt hatte.

Er erzählt ihr, dass er seine Firmen verkauft hat und in die Karibik aufgebrochen ist, wo er aber nach wenigen Stunden festgestellt habe, dass für ihn eine andere Reise anstand. Er habe seine zahlreichen früheren Freundinnen aufgesucht, von denen ihm viele die Tür vor der Nase zugeschlagen hätten, einige aber doch bereit gewesen wären, mit ihm zu sprechen, wodurch er viel über sich erfahren habe. Während seines Berichtes betritt – für Harry überraschend – Julian Mercer das Restaurant, der Erica auf ihrer Parisreise begleitet. Julian zieht eine Geschenkpackung – offensichtlich einen Ring – aus der Tasche. Harry will sich daraufhin verabschieden, die beiden überreden ihn aber zu bleiben.

Während des Essens wird die Verbundenheit zwischen Erica und Harry und die Gemeinsamkeiten der beiden deutlich z.B. darin, dass sie die während ihrer Affäre vertauschten Lesebrillen behalten haben und immer noch benutzen. Julian wird immer nachdenklicher. Nachdem Julian und Erica mit dem Taxi weggefahren sind, geht Harry alleine durch das regnerische Paris. Er weint. Plötzlich steht Erica vor ihm.

»Wo ist Julian?« »Der wollte zurück ins Hotel. Er sagte, als er mich mit Dir gesehen hat, da hat er gewusst, dass ich Dich noch liebe. Was sagst Du dazu?« »Wenn das so ist, dann bin ich der glücklichste Mensch auf Erden« »Warum bist Du gekommen, Harry?« »Den Herzinfarkt habe ich verkraftet, das war nicht schwer. Du warst der viel härtere Brocken. Endlich habe ich kapiert, worum die Welt sich dreht. Ich bin jetzt 63 Jahre alt und ich habe mich verliebt. Zum ersten Mal in meinem Leben. Um Dir das zu sagen, bin ich gekommen.« Sie küssen sich.

Letzte Szene: Harry, Erica, Marin und deren Mann besuchen ein Restaurant. Harry trägt stolz das Baby der beiden, spielt mit ihm und wirkt sehr glücklich, ebenso Erica. Abschlußlied »You got to learn to fall before you learn to fly« von Paul Simon.

# Die Hauptfiguren und ihre Entwicklung

**Harry Sanborn**, 63 Jahre alt, ist ein prototypischer ewiger Junggeselle und Playboy. Er ist ein typischer »Macho« mit junger Frau, Cabrio, Zigarre, Geld, der das eigene Älterwerden durch die Beziehungen zu den jungen Frauen und dadurch, dass er für die Jugendkultur Hiphop und Rap produziert, verleugnet und abwehrt.

In Harrys jugendlicher Fassade zeigen sich jedoch schon von Beginn des Films an erste Risse: als er bei der Ankunft im Wochenendhaus noch während des Flirts mit Marin das Gesicht verzieht und verstohlen die linke Brustseite reibt. Ähnliche Begebenheiten häufen sich und der Gegensatz zwischen der krampfhaft von ihm nach außen aufrechterhaltenen Fassade und den immer deutlicheren Einbrüchen machen einen Teil der Komik des Films aus: Als er den Herzinfarkt erleidet, verneint er im Krankenhaus zunächst Dr. Mercers Frage nach Viagra (zumal die drei Frauen Zoe, Erica und Marin mithören), als er aber erfährt, dass die Kombination mit der Nitro-Infusion gefährlich sein könnte, reißt er sich den i. v.-Zugang aus dem Arm; als er in einen Verwirrtheitszustand gerät, in dem er jedes Schamgefühl verliert, vor den drei Frauen (darunter seine potenzielle Geliebte Marin) im Krankenhaus-Flügelhemdchen mit nacktem Hinterteil auftaucht, auf dem Krankenhausflur ankündigt »ich muss pullern« und von zwei Schwestern zurück ins Zimmer geschleift wird. Harry verliert dadurch seine Attraktivität für Marin, die ihn zum Abschied nur auf die Wange küsst. Er versucht zunächst weiter die Herzinfarkt-Folgen zu verleugnen, interessiert sich nur dafür, wann er wieder Sex haben kann, kommt aber noch keine Treppe ohne Schwindelanfall hoch.

Erste Hinweise darauf, dass seine Abwehr doch bröckelt und er dieses jugendliche und potente Selbstbild auch vor sich selbst nicht mehr aufrechterhalten kann, ergeben sich, als Erica und Dr. Mercer auf ihrem Date sind, und Harry keine seiner jungen Freundinnen erreichen kann und er es vor sich selbst laut ausspricht und klagt: »Niemand zu Haus, bis auf den alten Harry. Der alte, alte, alte, alte Harry…«. Außerdem fühlt er sich sogar zu Erica hingezogen, die gar nicht seinem bisherigen »Beuteschema« entspricht. Schließlich ist sie nicht sein »Typ«, da schon über 30 Jahre alt. Aber auch für ihn werden die alterstypischen Gemeinsamkeiten deutlich: Beide schlafen wenig, sind altersweitsichtig und können ohne Lesebrille nicht lesen.

Sein Selbstbild ist erschüttert. Er muss wiederholt vor Rührung weinen, nach dem Sex mit Erica und als er sich von seinem Arzt verabschiedet. Dadurch, und dass er plötzlich Erica sehr mag, ist er völlig verunsichert und versucht seine Abwehr wieder aufzubauen: »Ich werde doch hoffentlich wieder der alte«. Das versucht er in der nächsten Zeit, indem er sich bei Erica nicht meldet, sein altes Leben wiederaufnimmt, indem er sich mit jungen Frauen verabredet, was aber nur oberflächlich funktioniert. Erica fehlt ihm und nach der zufälligen Konfrontation mit ihr im Restaurant, bei dem sie ihm ihre Liebe gesteht, bekommt er erneut eine Herzattacke, die sich jedoch als psychosomatisch (Panikattacke/ Hyperventilation) herausstellt. Die junge Ärztin wäscht ihm den Kopf: «Wenn Sie mein Vater wären…» und macht ihm so wieder sein Alter bewusst.

Er gibt eine Party mit ausschließlich jungen Gästen, die sich wunderbar amüsieren - nur er nicht. Er geht nach draußen und schaut sein Haus mit den Partygästen an, wodurch ihm wieder deutlich wird, dass sein altes Leben nicht mehr passt. Erst als Harry seine Abwehr aufgibt, sich mit seinem bisherigen Leben auseinandersetzt und altersentsprechende Lebensweisen akzeptiert und annimmt (in den Ruhestand geht, indem er seine Firmen verkauft; die Beziehung zu einer ungefähr gleichaltrigen und ihm ebenbürtigen Partnerin akzeptiert, ebenso wie seine Rolle als angeheirateter Großvater, findet er in ein erfülltes und glückliches Leben zurück und seine Panikattacken verschwinden.

**Erica Barry**, irgendwo zwischen 50 und 60 Jahre alt ist zwar eine erfolgreiche Autorin von Bühnenstücken, privat aber weniger erfolgreich. Sie ist geschieden, lebt zurückgezogen, in die Arbeit geflüchtet, von Partnerschaften enttäuscht, ohne Hoffnung auf neue Beziehung, mit festgefügten Meinungen und Vorurteilen: Als sie hört, dass Harry ein Hip-Hop-Label hat, sagt sie: »Oh, verstehe, Rap…Offen ge-

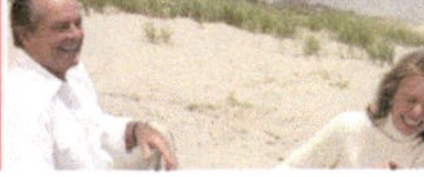

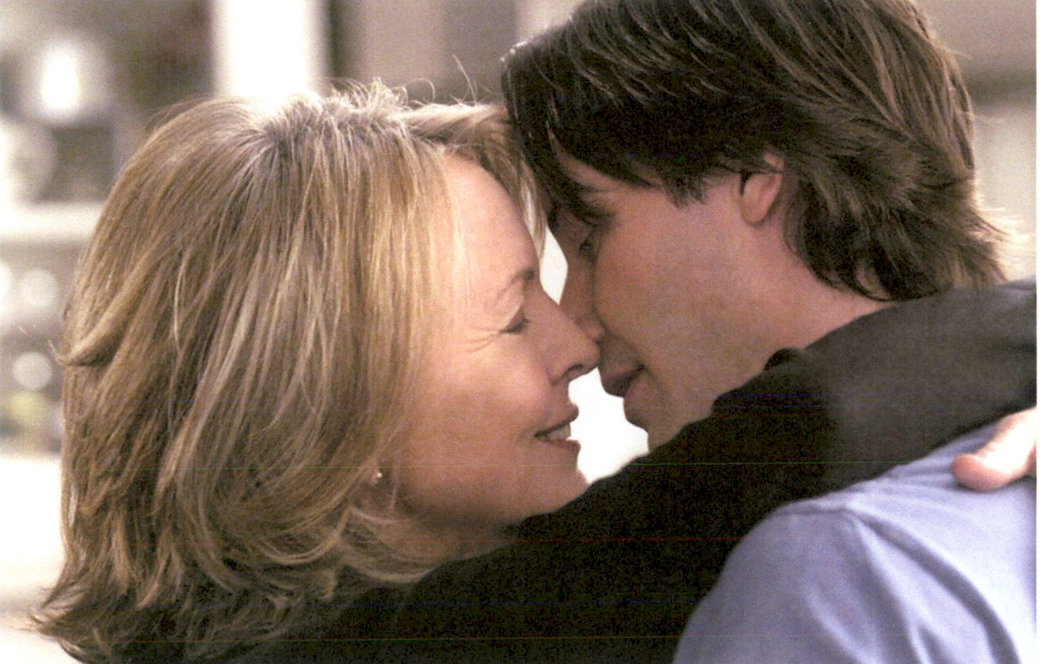



standen Harry, ich hasse Rap-Musik. Ich finde sie schrecklich. Sie ist ordinär und brutal und abgesehen davon auch einen Tick frauenfeindlich.« Harry reagiert pikiert: »Hey, es gibt Leute, die finden Rap sogar poetisch« und leise zu Marin «Ich hätte gehen sollen…«.

Sie wird zunächst als reichlich prüde bis verklemmte Frau dargestellt, selbst im Hochsommer trägt sie Rollkragenpullover. Als Harry in Boxershorts vor ihr steht, fragt sie ihre Tochter: »Hat dein Freund einen Morgenmantel?«. Als Harry sich irrtümlich in ihr Schlafzimmer verirrt und sie nackt sieht, gibt es beiderseits ein großes Geschrei und am nächsten Tag taucht Erica, nun völlig verhüllt, mit Mantel und Sonnenbrille auf.

Erica wird in einer der ersten Szenen gefragt, woran sie schreibt: Es geht »um eine geschiedene Frau, Schriftstellerin. Eine hochneurotische, überspannte Frau, die immer alles besser weiß.« Die Blicke von Zoe, Marin und Harry zeigen deutlich, dass sie darin Erica wiedererkennen.

Sie selbst sieht sich schon lange nicht mehr als attraktive, begehrenswerte Frau. So kann sie es zunächst gar nicht glauben, dass der mindestens 15 Jahre jüngere Julian Mercer sie attraktiv findet. Bei ihrem ersten Date sagt er: »Ich habe gewusst, dass Sie gut riechen« »Das ist nur Seife«. »Erica, Sie sind unglaublich sexy.« »Oh nein, ich schwöre bei Gott: das bin ich nicht.«

Doch dann macht Erica eine erstaunliche Verwandlung durch: sie lässt sich auf die Affäre mit Harry ein, kann offensichtlich den Sex mit ihm genießen, bekommt gar nicht genug davon. Sie traut sich sogar, verletzlich zu werden und sich verletzbar zu zeigen, indem sie ihm ihre Liebe gesteht. Dadurch wirkt sie plötzlich viel lebendiger. Als sie von ihm enttäuscht wird, zeigt sie heftige Gefühle von Wut, Kränkung, Enttäuschung und Trauer, die sie in einem neuen Stück verarbeitet. Als Julian nach einiger Zeit wieder auftaucht und um sie wirbt, traut sie sich auch, sich auf ihn einzulassen. Wir erleben plötzlich eine sehr lebendige Erica, deren Leben mit dem Inszenieren ihres neuen Stücks und der Beziehung zu Julian sehr erfüllt erscheint. Letztlich kann sie sich sogar wieder ohne Nachtragen und Bitterkeit erneut auf Harry einlassen, als dieser in Paris auftaucht (■ Abb. 4.3).

# Diskussion / Interpretationsmöglichkeiten

## Jugendwahn vs. Altern in unserer Gesellschaft

Der Film startet mit Bildern wie aus Werbung oder einer Modenschau: Junge, schöne, schlanke, langbeinige und langhaarige Frauen stöckeln über die Leinwand, verführerisch die Haare werfend, die Hüften schwingend, flirtend, tanzend, in hochhackigen Schuhen und figurbetonten Kleidern. Dazu das Lied «Butterfly» von Crazytown:

> »Come, my lady.
> Come, come, my lady.
> You're my butterfly,
> Sugar baby.
> Come, my lady.
> You're my pretty baby.
> I'll make your legs shake.
> You make me go crazy.«

Dann die Stimme von Harry Sanborn (den wir so kennenlernen) aus dem Off:

»Aaahh… Diese süße unkomplizierte Befriedigung, die eine junge Frau geben kann. Die wenigen Jahre in denen einfach alles passt… Ein magisches Alter und es macht jeden Mann, überall auf der Welt, vollkommen hilflos. Es heißt, ich sei Experte, wenn es um junge Frauen geht. Wahrscheinlich weil ich seit 40 Jahren mit ihnen ausgehe.«

Die Bloßstellung des Widerspruchs zwischen dem Ideal der Jugend, der alleine in Medien, Werbung usw. Attraktivität zugesprochen wird, und dem alle nachstreben und der Realität des Älterwerdens, die aber verleugnet wird (Viagra, Lesebrille, junge Geliebte), ist einer der Aspekte, die den Film so komisch machen.

## Unterschiedliche Bewertung alternder Männer und Frauen in unserer Gesellschaft

Der Film stellt auch dar, dass es für Männer, die nicht so sehr über ihr Aussehen definiert und bewertet werden, in unserer Gesellschaft deutlich länger möglich ist, als sexuell potenter, attraktiver Mann aufzutreten (Geld, Cabrio etc.) und dass sie dadurch auch noch für junge Frauen attraktiv sein können und sich auch häufig jüngeren Frauen zuwenden, um das eigene Älterwerden abzuwehren: Beispiele dafür ziehen sich durch den ganzen Film: Das erste Beispiel dafür ist Harry mit Marin. Als nächstes folgt eine Szene im Supermarkt: Dort beobachtet Erica, wie Harry ihrer Tochter lüstern hinterhersieht. Ein anderer älterer Mann küsst eine junge Frau, offenbar seine Freundin. Erica: «Das ist ja eine Epidemie…». Ältere Frauen hingegen sieht man in dieser Szene im Supermarkt nur mit anderen älteren Frauen, ebenso wie Erica und Zoe… Später verlobt sich Ericas Ex-Ehemann mit einer jungen Frau, die nur zwei Jahre älter als die gemeinsame Tochter ist.

Zoe, Ericas Schwester, unterrichtet feministische Studien an der Columbia Universität. Sie bringt es sehr lustig auf den Punkt:

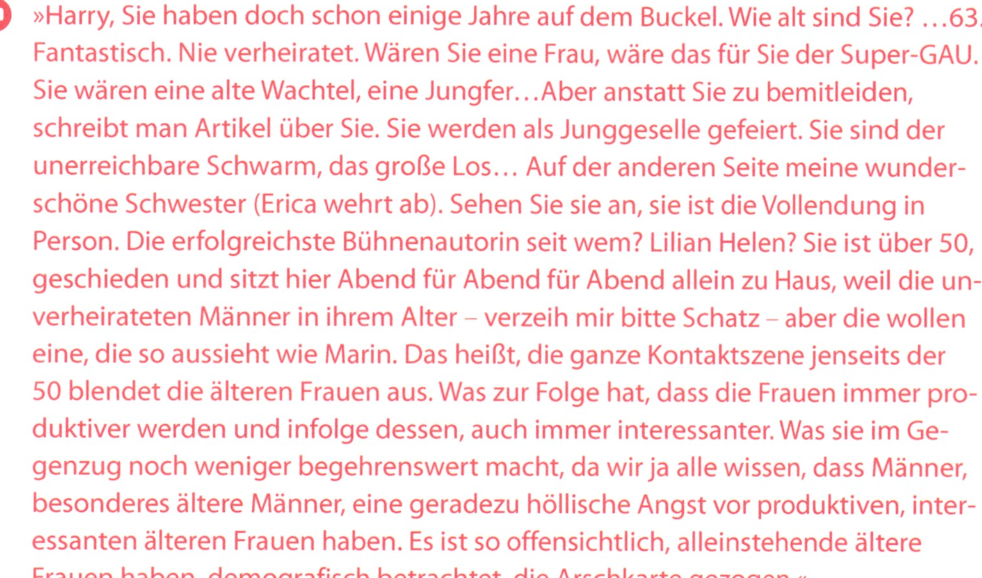



Ein Teller geht klirrend zu Bruch.

Obwohl Erica ebenfalls reich ist, ein Wochenendhaus in den Hamptons hat und beruflich erfolgreich ist, macht sie das für die meisten Männer nicht attraktiver. Erst als sich Julian Mercer, der junge attraktive Arzt, der Harry anlässlich seines Herzinfarkts behandelt, für Erica interessiert, beginnt auch Harry sie mit anderen Augen zu sehen.

## Psychische Entwicklung im Alter

Der englische Originaltitel benennt die Notwendigkeit, ja Unausweichlichkeit von Veränderung. Aus psychologischer Sicht hat Havighurst das Konzept von »Entwicklungsaufgaben« geprägt, das besagt, dass Menschen im Verlauf ihres Lebens aufgrund biologischer, psychischer und sozialer Gegebenheiten bzw. Veränderungen immer wieder unterschiedlichsten Anforderungen und Problemen gegenüberstehen, die es zu bewältigen gilt, um Lebenszufriedenheit und psychische Gesundheit aufrechtzuerhalten. Diese sind in den jeweiligen Lebensabschnitten unterschiedlich und dafür spezifisch. Die Entwicklungsaufgaben umfassen die Bewältigung biologischer Veränderungen, gesellschaftlicher Anforderungen und Veränderungen im sozialen Umfeld sowie die Orientierung an eigenen individuellen Zielen und Wertvorstellungen (Schneider und Lindenberger 2012).

Aus psychoanalytischer Sicht hat Heuft (1994) auf der Basis biographiezentrierter Untersuchungen postuliert, dass die Entwicklung über den gesamten Lebenslauf einem sich differenzierenden »Konfliktdruck« folgt, dem das Individuum sich nicht entziehen kann. In einer vereinfachenden Modellbildung bezeichnet er den im jeweiligen Lebensabschnitt die Entwicklung vorantreibenden Aspekt als »Organisator« (in Anlehnung an R. Spitz). Diesem Konzept zufolge sind im Erwachsenenalter vor allem die sich verändernden Objektbeziehungen und im hohen Erwachsenenalter der sich verändernde Körper die Organisatoren psychischer Entwicklung.

Entsprechend wird die Handlung des Films durch die psychische Entwicklung der Hauptpersonen und deren Bewältigung der Entwicklungsaufgaben beim Übergang vom mittleren zum höheren (wenn auch noch nicht höchsten) Lebensalter vorangetrieben: »Something´s gotta give.«

Ericas Entwicklung vollzieht sich vor allem in Bezug auf ihre Objektbeziehungen und besteht darin, dass sie sich trotz vorangegangener Enttäuschungen wieder Liebesbeziehungen öffnet, und sich auch trotz der neuen Verletzungen durch Harry nicht gekränkt und enttäuscht in ihr Schneckenhaus zurückzieht, selbst auf die Gefahr hin, wieder verletzt und verlassen zu werden. Aber auch im körperlichen Bereich lernt sie, ihren Körper, den sie zu Beginn des Films mit langärmeligen Rollkragenpullovern und langen Hosen maximal verhüllt, trotz des Verlustes dessen Jugendlichkeit wieder als weiblich und attraktiv wahrzunehmen und auch Sexualität wieder zu genießen.

Harrys Entwicklung wird primär durch den körperlichen Alternsprozess vorangetrieben, als seine Verleugnung und Abwehr des Älterwerdens plötzlich durch einen Herzinfarkt durchbrochen wird. Harry hat aber auch noch Entwicklungsaufgaben im Bereich der Objektbeziehungen nachzuholen. Ein objektaler Aspekt seiner psychischen Entwicklung zeigt sich darin, dass er sich erstmalig in eine etwa gleichaltrige Frau verliebt und mit ihr Sex hat. Für ihn steht allerdings auch noch die Aufgabe an, eine reife und dauerhafte Paarbeziehung einzugehen.

Zunächst versucht er sich jedoch wieder der Entwicklungsaufgaben zu entziehen, wieder der alte zu sein, verleugnet seine Rekonvaleszenz, geht zu Erica auf Distanz und geht wieder mit jungen Frauen aus. Dass es sich bei der für ihn anstehenden Entwicklungsaufgabe jedoch um eine Entwicklungsnotwendigkeit handelt, wird dadurch deutlich, dass die Rückkehr zum alten nicht funktioniert: »Something's gotta give«. Er entwickelt herzbezogene psychosomatische Symptome und fühlt sich auf seiner eigenen Party fremd und »außen vor« – im Film geht er nach draußen und beobachtet von dort seine eigene Party.

Im amerikanischen Sprachraum ist durch Butler »Life review« oder »Reminiscence« als psychotherapeutisches Verfahren entwickelt worden. Dabei kommt dem bewussten Sich-Erinnern, dem Rückblick auf das eigene Leben und die Bewertung der eigenen Erfahrungen eine stabilisierende und integrierende Funktion dadurch zu, dass zurückliegende Lebenserfahrungen im Hinblick auf die aktuellen Entwicklungsaufgaben bewertet werden (Heuft et al. 2006). Die Wirksamkeit wurde für depressive Störungen in Metaanalysen belegt (Pinquart et al. 2007). Interessanterweise führt Harry eine eigene »Life review«-Therapie ohne Therapeut durch, indem er in die eigene Beziehungsvergangenheit reist und seine früheren Freundinnen aufsucht und deren Sicht auf die gemeinsamen Lebensabschnitte erfragt.

Dieser ihn ernüchternde und teils schmerzhafte Prozess führt dazu, dass er sich selbst und die eigene Vergangenheit nun anders bewerten und wahrnehmen kann. Er macht eine narzisstische Desillusionierung durch, die ihm jedoch Reintegration und Konzentration auf die aktuell sich bietenden Möglichkeiten und die Entscheidung für Erica ermöglicht. Dadurch verschwinden auch die psychosomatischen Symptome.

## Abschließende Bemerkungen

Darin macht der Film deutlich, dass psychische Entwicklung auch im Alter möglich und angesichts sich neu stellender Entwicklungsaufgaben (hier sich verändernder Körperlichkeit, Gesundheits- und Funktionseinbußen und sich verändernder Beziehungen und Rollen) auch notwendig ist, um psychische Gesundheit und Lebensfreude / Lebensqualität aufrechtzuerhalten bzw. zu erreichen. Abwehr und Verleugnung der anstehenden Entwicklungsaufgaben führen zu Einsamkeit und Unbeweglichkeit (Erica zu Beginn des Films) oder sogar zu psychosomatischen Erkrankungen und bei Harry ebenfalls zu Einsamkeit. Die Hauptpersonen wachsen daran, dass sie sich mit den sich verändernden, teils eingeschränkten, teils aber auch neuen Möglichkeiten des Älterwerdens auseinandersetzen, diese akzeptieren und sogar positiv besetzen (Harrys Stolz und Freude über das »angeheiratete« Enkelkind in der letzten Szene). Insofern macht der Film Mut zu Offenheit und Entwicklung.

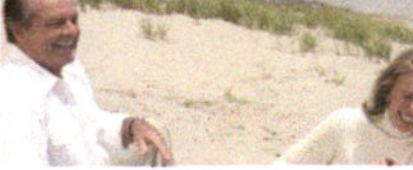

# Literatur

**Heuft** G (1994). Persönlichkeitsentwicklung im Alter – ein psychoanalytisches Entwicklungsparadigma. Z. Gerontol. 27: 116–121
**Heuft** G, Kruse A., Radebold H (2006). Lehrbuch der Gerontopsychosomatik und Alterspsychotherapie. 2. Aufl., Reinhardt, München, Basel
**Pinquart** M, Duberstein PR, Lynesss JM (2007). Effects of psychotherapy and other behavioral interventions on clinically depressed older adults: A meta-analysis
**Schneider** W, Lindenberger U (Hrsg.) (2012). Entwicklungspsychologie. 7. vollst. überarb. Aufl., Beltz, Weinheim, Basel

## Internetquellen:

**http://**www.phrasen.com
https://de.wikipedia.org/wiki/Was_das_Herz_begehrt

| Originaltitel | Something's Gotta Give |
| --- | --- |
| Premiere | 2003 |
| Deutscher Start | 2004 |
| Erscheinungsjahr | 2003 |
| Land | USA |
| Genre | Komödie |
| Drehbuch | Nancy Myers |
| Regie | Nancy Myers |
| Darsteller | Jack Nicholson, Diane Keaton, Keanu Reeves, Amanda Peet, Frances McDormand, Paul Michael Glaser |
| Verfügbarkeit | DVD in deutscher Sprache, auch mit deutschen Untertiteln für Hörgeschädigte erhältlich |

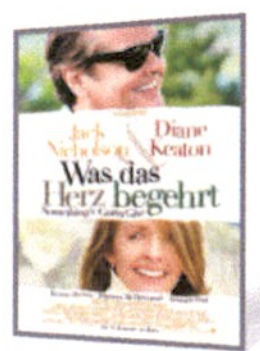

*Christiane Eichenberg und Stefan Hampl*

# Altern auf dem Egotrip



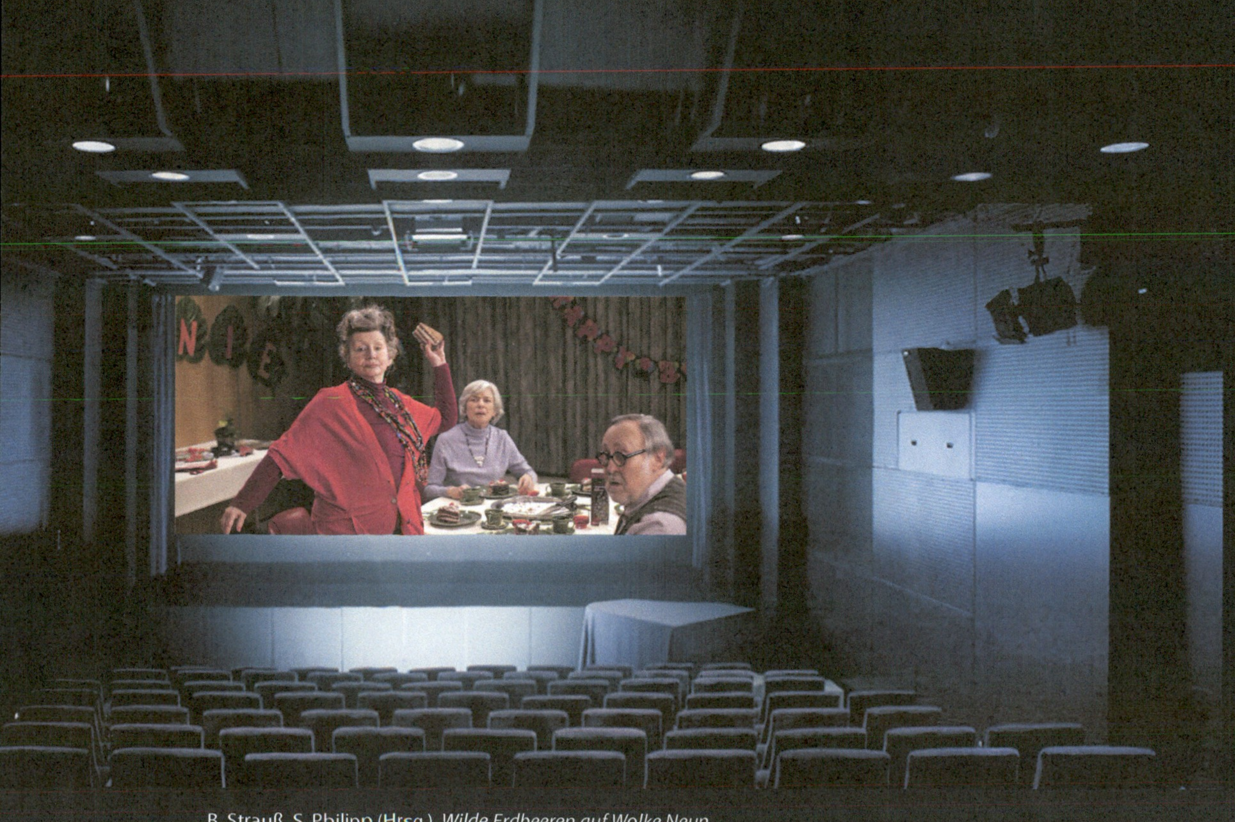

B. Strauß, S. Philipp (Hrsg.), *Wilde Erdbeeren auf Wolke Neun*,
DOI 10.1007/978-3-662-50488-8_5, © Springer-Verlag GmbH Deutschland 2017

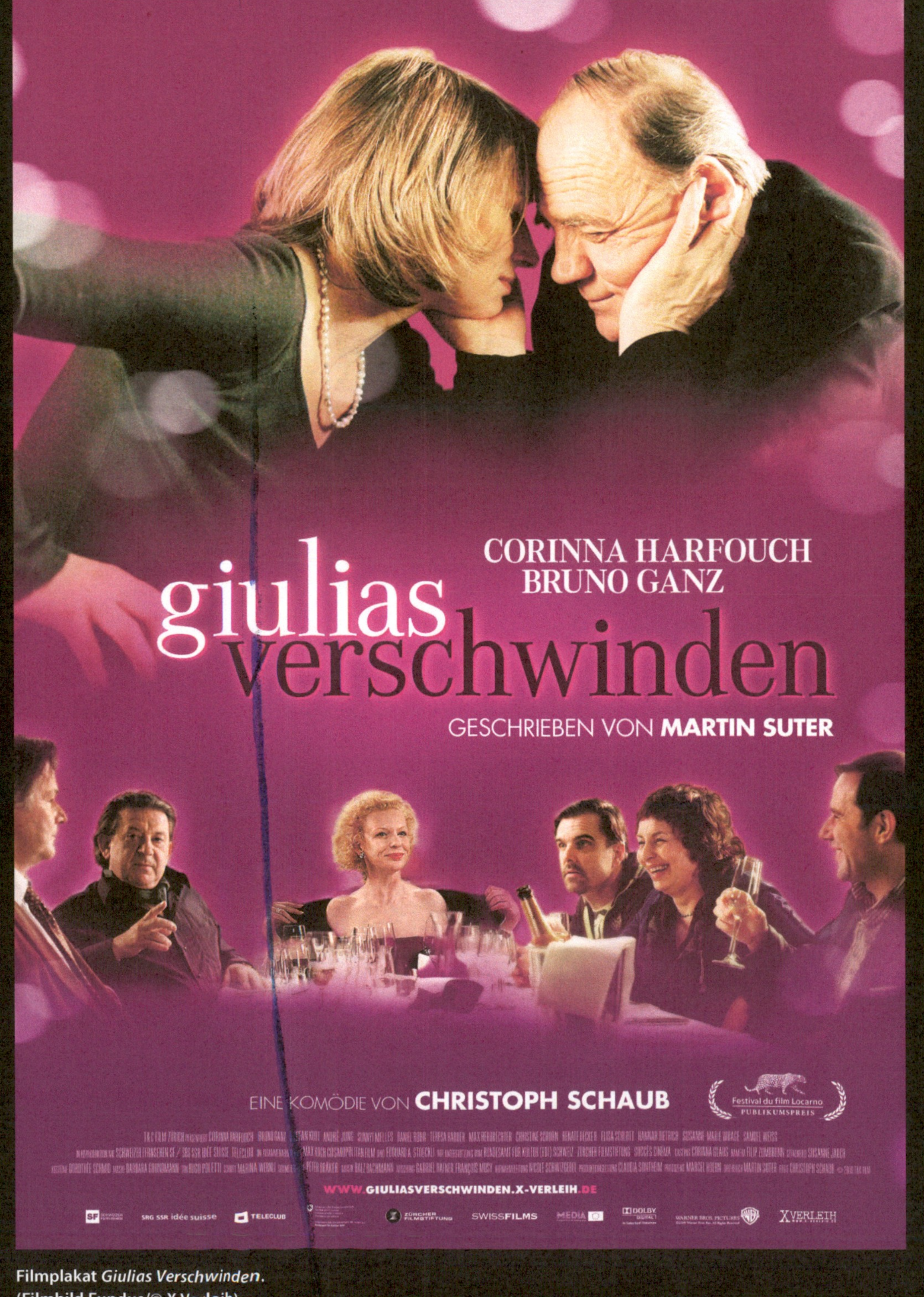


Filmplakat *Giulias Verschwinden*.
(Filmbild Fundus/© X Verleih)

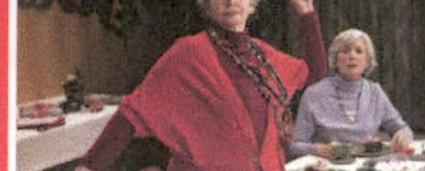

# Giulias Verschwinden[1]

## Hintergrund

### Kurzbeschreibung der Handlung

Eine Gruppe Mittfünfziger wartet in einem Restaurant auf Giulia, um zusammen ihren 50. Geburtstag zu feiern. Die Freundesgruppe überbrückt das Warten auf die Jubilarin mit Gesprächen über das Altern und die Altersleiden (◘ Abb. 5.1 unten). Das Geburtstagskind (Giulia, gespielt von Corinna Harfouch) verspätet sich. Ausgerechnet an ihrem Geburtstag, auf dem Weg zum Restaurant, erhält sie im Bus einen ernüchternden Hinweis einer älteren Dame, die um einen Platz neben ihr bittet.

> Giulia: »Entschuldigen Sie, ich habe Sie nicht gesehen«. Die Dame (Lili): »Ich weiß, uns sieht man nicht mehr.« »Uns?« -»Uns Alte, wir sind unsichtbar.«

Als Giulia aussteigen will, stellt sie fest, dass ihr niemand Platz macht: sie ist offenbar aus der Wahrnehmung der anderen verschwunden. Auf ihrer spontanen Frustshoppingtour trifft Giulia auf einen Fremden namens John (gespielt von Bruno Ganz), der sie umgarnt. Jessica und Fatima, zwei jugendliche Mädchen, shoppen auch, jedoch aus anderen Motiven. Die beiden Teenager stehlen für ihren Schwarm Turnschuhe, allerdings werden sie dabei erwischt. Auf dem Polizeipräsidium wird Jessica von ihren geschiedenen Eltern abgeholt. Die Eltern führen dabei das typisch vorwurfsvolle Verhalten streitender Ex-Partner vor. Derweil sabotiert Leonie die Feier zu ihrem 80. Geburtstag in einem Altersheim. So unterbricht sie das für sie gesungene Geburtstagsständchen angewidert (◘ Abb. 5.2).

### Einführung der Charaktere und ihre Altersgebrechen

Im Restaurant treffen sich die Freunde von Giulia, die sich schon lange zu kennen scheinen: man spricht sehr unverblümt miteinander, Höflichkeiten werden nicht ausgetauscht. Zu der Clique gehören Stefan, Lorenz, Lena und Valentin, Thomas und Alessia.

*Stefan* und *Lorenz* sind ein – sichtlich voneinander genervtes – Paar, Lorenz ein Hypochonder, der sich (und vor allem Stefan) fragt, ob bestimmte Leberflecken bei ihm schon immer da gewesen seien (oder etwa Altersflecken?). Stefan, gestresst von seinen Ängsten, betont, er müsse sich nicht über die Flecken, aber vielmehr über sein nachlassendes Gedächtnis Sorgen machen.

Das Paar *Lena* und *Valentin* hat ein aktives Sexleben, das jedoch jäh in schmerzhaften Verrenkungen endet anstatt in Orgasmen. Valentin bemerkt in illustren Tischgesprächen vor den Freunden mit wohlwollendem Blick auf seine Partnerin: »Das Gute ist, dass sich im Alter die ästhetischen Maßstäbe verschieben – heute finde ich Frauen schön, die ich früher nur alt fand.« Lena tröstet sich damit, dass man mit 50 keine Unterleibskrämpfe mehr habe.

*Thomas*, Single mit gelegentlichen Affären zu wesentlich jüngeren Frauen, verlegt regelmäßig seine Sachen und hat dadurch Schwierigkeiten in seiner Alltagsbewältigung. Als »Arschloch« bezeichnet zu werden, nimmt er gelassen hin, aber »altes Arschloch« kränkt ihn.

*Alessia*, eine alte Bekannte, setzt sich – obwohl wenig gelitten – zu der Runde. Empathisch mit Giulia (»Sie wird nicht kommen, keine Frau feiert ihren 50. Geburtstag«) leugnet Alessia ihr Alter sarkastisch

---

1  http://www.giulias-verschwinden.com.

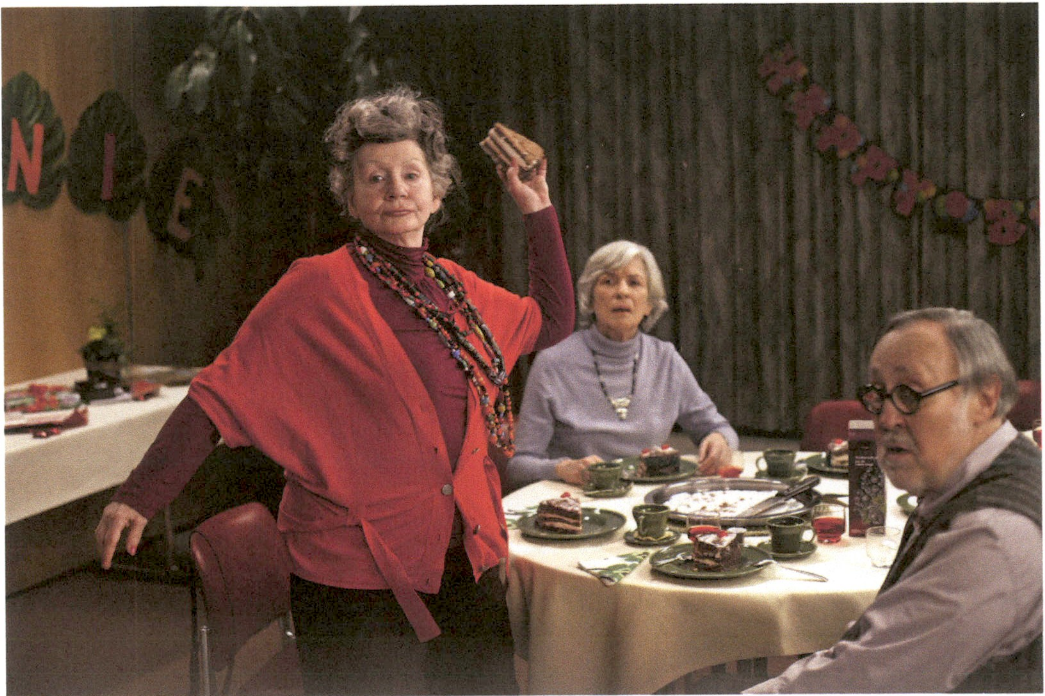

**Abb. 5.2** Am Abstellgleis: Leonie protestiert zu ihrem 80er im Altersheim. (© DB Film Festival Locarno/dpa/picture-alliance)

und mithilfe von Schönheits-OPs (»Mich würde es nicht wundern, wenn es auch Altersakne gibt, dem Alter traue ich alles zu.«).

## Drei Parallelhandlungen

Die Tischgespräche der Freunde werden in drei Parallelhandlungen eingebunden.

Erstens »*die zwei jugendliche Mädchen*« *(Jessica und Fatima),* denen Giulia immer wieder begegnet, zuerst direkt auf der Busfahrt zum Restaurant. Die beiden sprechen dort über die Jugend in dem Sinne, dass 18 ein erstrebenswertes Alter wäre, 20 auch noch ginge, aber 30 nicht mehr. »So alt werde ich eh nicht«, eher würde man sich umbringen, so wie James Dean.

Zweitens: »*Leonie an ihrem 80. Geburtstag*« in ihrem Altersheim. Genussvoll lehnt sie sich gegen das Altsein auf und stellt die Regeln des Heims und auch jene ihrer Tochter Helen auf den Kopf: sie beschimpft in jugendlichem Jargon andere Bewohner, wirft mit ihrer Geburtstagstorte um sich und betrinkt sich dann lieber im engsten Kreis. Als Gast ist ebenso die ältere Dame aus dem Bus anwesend.

Drittens: »*Giulia und John*«, die gemeinsam den Abend in einer Bar verbringen, anstatt dass Giulia zu ihrer eigenen Geburtstagsfeier geht. Die Anrufe ihrer Freunde ignoriert sie. Auch hier ist das Alter ein Thema. Diesem wird das Glück des Augenblicks entgegengesetzt: John: »Wir haben uns nie jünger gekannt. Und werden uns auch nie älter kennen. Wir sind ohne Alter.« Giulia: »Wenn man sich weder von früher kennt, noch später wiedersehen will, braucht man keine Geheimnisse voreinander zu haben.«

## Abschlussszene

Die Handlungsstränge verknüpfen sich in der Abschlussszene im Restaurant, in dem dann auch die Eltern mit Jessica versöhnlich speisen und Leonie ebenso dort ihren Geburtstag so feiert, wie sie es sich wünscht. Angetrunken unterhält sich der Freundeskreis über die Anzeichen des Alter(n)s. Auch Giulia erscheint, schneidet ihre Geburtstagstorte an, und bemerkt auf Nachfrage, wo sie gewesen sei, dass sie in Gedanken die ganze Zeit anwesend war. Sie spendiert Jessica ein Stück der Torte und spricht mit ihr über die Wahl des Geschenks für ihren Schwarm, ebenso gratuliert sie Leonie mit ihren übrig gebliebenen Gästen, wozu die Dame aus dem Bus gehört. Ihre Freunde, welche die ganze Zeit auf sie gewartet haben, lässt Giulia links liegen. Anschließend verlässt sie das Restaurant und steigt mit John ins Taxi.

## Empirische Auswertung

Im Rahmen der Filminterpretation nach der dokumentarischen Methode kommt den Aspekten der formalen Gestaltung, insbesondere der Montage und der Bildkomposition, zentrale Bedeutung zu (Hampl, 2017). Ziel der empirischen Rekonstruktion ist zuerst das Herausarbeiten der filmischen »Welt«, der sogenannten Diegese (Souriau, 1997), innerhalb derer sich die filmische Handlung vollzieht. In Hinblick auf die Diegese ist die Eingangssequenz eines Films von besonderer Relevanz (Bohnsack, 2011). In ihr muss für die Zuschauer das Orientierungssystem entfaltet werden, das es erlaubt den Rest des Films überhaupt als kohärente Geschichte zu erleben. Die wesentliche Funktionalität der Eingangssequenz besteht demnach darin, in fokussierter Form jenes in sich geschlossene »Universum« aufzufalten, das schließlich den kontextuellen Rahmen des gesamten Filmes bildet. Dabei geht es nicht nur um die Einführung konkreter Themen, Problemstellungen und Situationen, sondern insbesondere um die Vermittlung von Selbstverständlichkeiten. Dazu zählen sowohl die spezifischen Verhältnisse der vorgestellten Menschen und Dinge zueinander als auch scheinbare Nebensächlichkeiten, wie etwa die Kleidung der Personen, die Einrichtung von Räumlichkeiten oder sogar die Tages- oder Jahreszeit der Handlung[2]. Zum Einstieg in die empirische Analyse erscheint daher die Bestandsaufnahme und Interpretation der Eingangssequenz geboten. In der Folge findet sich ein kurzer Abriss der Eingangssequenz von Giulias Verschwinden, der zuerst im Sinne einer formulierenden Interpretation (Was wird im Film gezeigt bzw. gesagt?) paraphrasiert wird. Im Anschluss daran wird im Rahmen der sogenannten reflektierenden Interpretation (Wie wird etwas im Film gezeigt bzw. gesagt?) Schritt für Schritt den Verweisungszusammenhängen des Inhalts nachgegangen. Die jeweiligen Zwischenergebnisse werden dabei – im Sinne eines theoretischen Samplings – jeweils zur Auswahl der nächsten Vergleichssequenzen genutzt, bis der Gesamtsinn des Films durchdringend rekonstruiert und verstanden wurde.

## Allein im Bus

Die Hauptfunktion der Eingangssequenz ist es, den filmischen Raum und die Protagonistin vorzustellen. Der filmische Raum ist sogleich in Bewegung. Ein Bus der öffentlichen Verkehrsbetriebe biegt um die Ecke und fährt auf die Kamera zu. Durch einen harten Schnitt landen wir im Innenraum des Busses, in dem sich die erste Schlüsselszene des Films ereignet. Wie deutlich erkennbar, ist der Bus gestopft voll mit Menschen. Ein Kaugummi kauender Jugendlicher kämpft sich durchs Gedränge, schnappt sich einen Sitzplatz und zückt sein Smartphone. Danach schwenkt die Kamera auf zwei herumalbernde Mädchen (Jessica und Fatima). Eine typische Nachtbusszene am Wochenende,

---

2    So spielt der Film *Giulias Verschwinden* etwa an einem dunklen, kalten Herbstabend. Sowohl der »Lebensabend« als auch der »Herbst des Lebens« sind Metaphern für das fortgeschrittene Lebensalter. Die dicke Kleidung der Menschen im Film schützt nicht nur vor den kühlen Temperaturen, sondern macht auch deutlich, dass man sich im Alter »warm anziehen« muss.

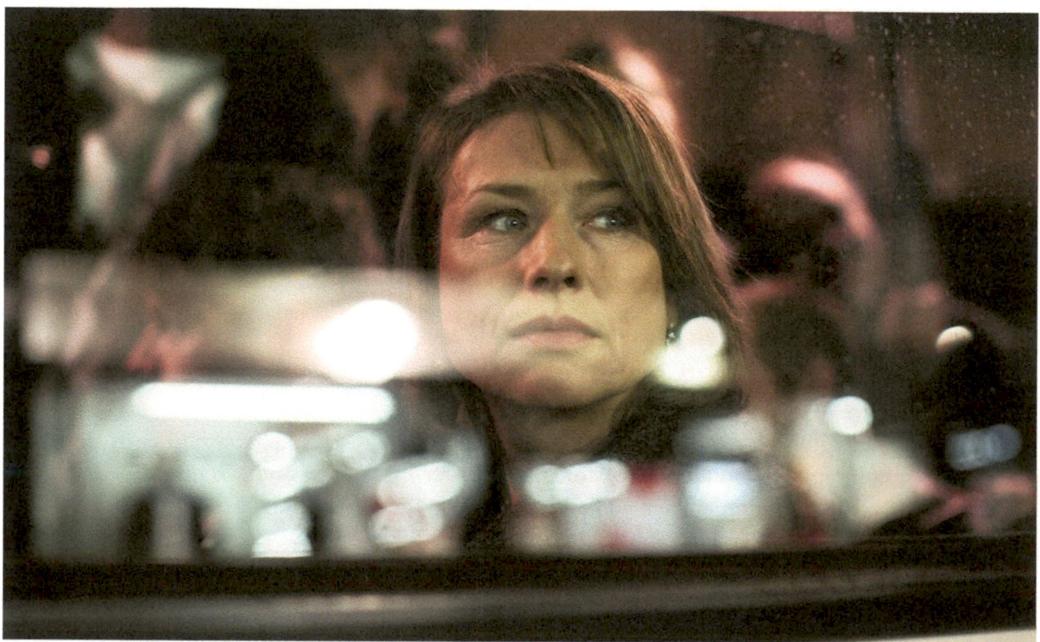



könnte man meinen: Jugendliche auf dem Heimweg nach der Party. Dieser Eindruck bleibt zumindest solange bestehen, bis auch ältere Businsassen im Bild gezeigt werden. Die zusätzliche Anwesenheit von geschäftsmäßig gekleideten Erwachsenen im Bus verdeutlicht, dass sich die Handlung eher after work am Abend abspielt. Ein Mann sitzt Zeitung lesend in Anzug und Krawatte da, eine ebenso Zeitung lesende Frau bedient hastig ihr Mobiltelefon. Auffallend ist, dass sich das präsentierte Soziotop des Busses ausschließlich aus Erwachsenen und Jugendlichen zusammensetzt. Kinder oder Familien sind keine zu sehen. In dieser scheinbar beiläufigen Auslassung dokumentiert sich ein wichtiges Grundmuster des Films, das uns in weiterer Folge noch beschäftigen wird.

Die Protagonistin Giulia wird ex negativo durch Kontrastierung mit den anderen Fahrgästen eingeführt und charakterisiert, die sich im Bus in ihrem nächsten Umfeld befinden. Am deutlichsten unterscheidet sie sich rein äußerlich von den zuvor gezeigten Teenagerinnen, deren Gespräch Giulia aus der Nähe mitverfolgen kann. Verglichen mit ihnen ist Giulia, abgesehen vom roten Lippenstift, eine eher »farblose« Erscheinung. Sie trägt einen dunkelgrünen Wollmantel mit breitem Revers; Ton in Ton mit dem Hintergrund (■ Abb. 5.3). Dass es sich dabei um ein bewusst zurückhaltendes Äußeres und nicht ein Zeichen von finanziellem Mangel handeln dürfte, wird durch den direkten Vergleich mit der Frau hinter ihr im Bild deutlich. Während diese sich aufgrund ihres auffallenden Burberry-Schals[3] und der ins Haar gesteckten Sonnenbrille als bessergestellte, aber gewöhnliche Konsumentin von Markenprodukten outet, sprechen die subtilen Accessoires von Giulia (Perlenkette und -ohrringe) eher für Geschmack und die Betonung natürlicher Schönheit. Jede Perle ist schließlich einzigartig und handverlesenes Ergebnis eines Selektionsprozesses. Ähnlich wie Giulia entwickeln auch Perlen außerdem ihren vielschichtigen Glanz erst dann, wenn sie ein gewisses Alter bzw. eine bestimmte Reife erreicht haben.

---

3    Für die rekonstruktive Analyse von Burberry-Werbung siehe Bohnsack (2011).

Die positive Rahmung der Protagonistin als reife erwachsene Frau erfährt durch das Hinzutreten der Pensionistin Lili eine unerwartete Irritation. Lili will sich niedersetzen und fordert die verdutzte Giulia unvermittelt auf, den Platz neben sich freizumachen.

Lili repräsentiert das Greisenalter, das sich nun (wie auch in ◼ Abb. 5.2 illustriert) in Giulias Sphäre schiebt. Farblich ist das Alter vor allem durch den Kontrast von Grün (Giulia) und Grau (Lili) dargestellt. Fast erscheint es, als würde Giulia in Lili ihr eigenes älteres Ich im Spiegel erkennen. Die äußerliche Ähnlichkeit von Lili und Giulia und die Position der beiden Frauen zueinander legen diese Auffassung jedenfalls nahe. Auf der Ebene des Dialogs wird der Gedanke einer generationalen Verbindung auch explizit von Lili gegenüber Giulia ausgesprochen: »Wir (Alten) sind unsichtbar«.

An dieser Stelle kann man sich fragen, was im Film mit »Unsichtbar werden« gemeint sein könnte. Der Haupteffekt des Unsichtbarwerdens scheint darin zu bestehen, dass man im Alter von anderen Menschen nicht mehr wahrgenommen wird. Giulia macht in der Folge nun etwa die Erfahrung, dass sie im Bus angerempelt oder in der Modeboutique nicht mehr bedient wird. Unsichtbar werden bedeutet damit offensichtlich auch, als Kundin nicht mehr ernst genommen zu werden. Jemand, der infolge seines Alters »unsichtbar« wird, dürfte folglich zumindest bei alltäglichen Begegnungen mit Unbekannten an sozialem Einfluss und persönlicher Bedeutung verlieren.

Zusammenfassend lässt sich das Altern in der Eingangssequenz durch einen positiven und einen negativen Abgrenzungshorizont charakterisieren. Positiv ist das Altern im Sinne persönlicher Reife, negativ im Sinne des Verschwindens in der Bedeutungslosigkeit definiert. Die Konfrontation mit dem eigenen Älterwerden scheint dabei für Giulia eine Art selbsterfüllende Prophezeiung in Gang zu setzen. Sie wird nicht nur passiv unsichtbar, sondern nimmt sich auch aktiv aus dem Spiel ihrer eigenen Geburtstagsfeier, der sie vorerst fernbleibt. Aktiv sucht sie auch Orte des Massenkonsums auf, d. h. Geschäfte und Kaufhäuser, wo sich gerade ihre Erfahrung der eigenen »Unsichtbarkeit« verfestigt.

## Freundeskreis

Während Giulia beim Shopping existentiell mit sich selbst beschäftigt ist, bereiten ihre Freunde für sie in einem gehobenen Restaurant ein gemeinsames Geburtstagsessen vor. Der Tisch wird reich geschmückt und gedeckt, die einzelnen Freunde treffen nach und nach ein. Giulia selbst wird jedoch bis kurz vor Ende des Films nicht erscheinen. Die Wartenden unterhalten sich währenddessen (wie könnte es anders sein) über das Altern.

In der Tischszene wird nun explizit, was sich schon in der Busszene angekündigt hatte. Kinder und Familien kommen im Film, wenn dann nur nebenbei und in negativer Rahmung vor (z. B. Jessicas unversöhnlich geschiedene Eltern). Auch zu Giulias 50. Geburtstag stellen sich keine Familienangehörigen ein. Es handelt sich um eine reine Feier im Freundeskreis. Wie sich aus den Gesprächen ergibt, kann man diesen Freundeskreis als eine Art Wahl- oder Ersatzfamilie verstehen. Die Freunde sprechen miteinander in vertrautem Ton, provozieren einander mehr oder weniger liebevoll, verletzen immer wieder gegenseitig ihre Gefühle. Von ihrem Inhalt her drehen sich die meisten Gespräche um den körperlichen Verfall, der mit dem Alter einhergeht (bzw. dem Tod) sowie den Austausch von individuell entwickelten Copingstrategien damit. Dabei werden schließlich auch Unterschiede deutlich, die Giulias Freundeskreises gegenüber einer traditionellen Familie aufweist. Das wohl zentralste Merkmal ist, dass dieser ausschließlich aus annähernd Gleichaltrigen besteht. Die anwesenden Freunde sind Peers bzw. Altersgenossen, unabhängig davon, ob sie in gleich- bzw. gegengeschlechtlichen Paarbeziehungen leben oder Singles sind. Demgegenüber gibt es in Familien, die auf Abstammung beruhen, in der Regel immer jemanden, der älter oder jünger ist und damit den Erfahrungsraum einer anderen Generation einbringen kann. Die Gruppe der Freunde hingegen verfügt im Sinne Mannheims (1964) nicht nur über dieselbe Generationslagerung (d. h. die Beteiligten sind ungefähr zur selben Zeit geboren), sondern bilden auch einen Generationszusammenhang, d. h. eine relativ homogene Erfahrungsgemeinschaft. Wie sich diesbezüglich anhand der Tischgespräche zeigt, verfügen alle Beteiligten außerdem über ein relativ hohes Bildungsniveau sowie offensichtlich ausreichend finanzielle Mittel, um sich einen Abend in einem Zürcher Innenstadtrestaurant zu leisten. Zusammengenommen ist es der hohen Homogenität der Gruppe geschuldet, dass sich die intellektuellen Gespräche am Geburtstagstisch letztlich im Kreis drehen. Unabhängig von individuellen Meinungsunterschieden und Handlungsentwürfen, validieren sich die Freunde im Wesentlichen wechselseitig in der einen Sicht, dass ihr Leben stagniert. Ein gewisses momentanes Gleichgewicht erreichen sie nur zum Preis steter Rastlosigkeit, die aus den Zugzwängen bewusster Ernährung, regelmäßiger sportlicher Betätigung oder wiederholter Schönheitsoperationen erwächst.

Giulia scheint die mangelnde Lösungskompetenz ihrer Wahlverwandtschaften den ganzen Film hindurch intuitiv zu spüren. Die Freunde sind sich zu ähnlich. Keiner von ihnen hat ein Rezept für die Herausforderungen des hohen Alters anzubieten, weil noch keiner von ihnen die Erfahrung gemacht hat, wirklich alt zu sein. An dieser Stelle kommt John ins Spiel, ein eloquenter und gepflegter Mann Mitte sechzig, der die ver(w)irrte Julia in einem Brillengeschäft anspricht.

## Giulia und John

Nachdem Giulias psychologische Unsichtbarkeit durch die Konfrontation mit der Pensionistin Lili im Bus hergestellt worden ist und in der Parallelhandlung am Geburtstagstisch ihre physische Unsichtbarkeit (sprich: Abwesenheit) offenkundig gefestigt wird, tritt mit John der Mann in Giulias Welt, der sie (nicht ganz uneigennützig) wieder »sichtbar« machen wird.

Die Anbahnung des Gesprächs erfolgt durch Johns unverfängliche Bitte, Giulia möge eine Brille für seine Tochter anprobieren. Rasch zeigt sich jedoch, dass John eigentlich Giulias Verführung im Sinn hat. Selbstsicher und gewitzt wickelt er die Verunsicherte um den Finger, macht ihr geschwind eine andere Sonnenbrille zum Geschenk, die sie sich selbst ausgesucht hat. Frei nach Marcel Mauss (1990) steht Giulia nun situativ unter psychologischem Druck, das erhaltene Geschenk des Fremden zu erwidern. John nennt seinen Preis: »Haben Sie Zeit für einen Drink?« Julias Zweifel, verspätet zur eigenen Geburtstagsfeier zu kommen, zerstreut John wie ein Gentleman alter Schule: »Es gibt keinen Anlass, bei dem eine Frau wie Sie nicht zu spät kommen dürfte.«

In dieser Schlüsselszene des Films wird das Lösungsangebot des Films vorgestellt: Zur Rettung einer 50-jährigen Frau bedarf es der Verführung durch einen ca. 15 Jahre älteren, kultivierten Weisen. Johns unmoralisches Angebot besteht darin, dass er Giulia eine Entscheidung abverlangt: Entweder ich oder Deine Freunde!

Johns Alleinstellungsmerkmal im Film ist seine Seniorität und Lebenserfahrung, kombiniert mit einer aufrechten Berufstätigkeit und damit gepaarter Finanzkraft. Für die auf Giulia wartenden Freunde im Restaurant wäre er die personifizierte Antwort auf alle ihre Sorgen. Endlich einer, der es geschafft hat, dem Alter von Angesicht zu Angesicht gegenüber zu treten und ihm den Schrecken zu nehmen. Zwar gäbe es durchaus noch andere Personen im Film, die diese Kompetenz mitbrächten, aber diese sind entweder pensioniert oder im Altersheim. Wie sich im Film anhand des Protagonisten John dokumentiert, hat gesellschaftliche Autorität offensichtlich nur, wer noch zumindest mit einem Fuß im Arbeitsleben steht und einigermaßen vermögend ist. Auf Basis seiner zugeschriebenen Autorität vertraut John Giulia beim Tete-à-Tete in der Bar sein vermeintliches Erfolgsgeheimnis an: »Keine alten Freundschaften, keine langjährigen Kundenbeziehungen, immer wieder neue Orte, immer wieder neue Begegnungen.« Dies sei der Weg, um »ohne Alter« durchs Leben zu gehen.

# Exkurs: Eriksons Stufenmodell der psychosozialen Entwicklung

Es existieren verschiedene Modelle »erfolgreichen Alterns«. Während frühere Ansätze vor allem auf allgemeine, für alle Menschen hilfreiche Prozesse (z. B. Aktivität oder Disengagement, z. B. Havighurst et al., 1968) fokussierten, betonen nachfolgende Konzepte stärker interindividuelle Unterschiede. In diesen Modellen wurde angenommen, dass bei divergierenden Lebensstilen unterschiedliche Verhaltensweisen zu erfolgreichem Altern führen (z. B. Thomae, 1983). In diesem Kontext wird sich zum einen an der Verfügbarkeit von Ressourcen orientiert oder zum anderen bestimmte kognitive-behaviorale Prozesse betont (ausführlich Jopp, 2010). Solche Prozessmodelle beziehen sich vor allem auf die Entwicklungsdynamik über die Lebensspanne. So stellt z. B. Brandstätter (1999) als übergreifendes Ziel der menschlichen Entwicklung das Erreichen und Aufrechterhalten einer positiven Identität heraus. Während er sich hierbei insbesondere mit den Prozessen, die zu dieser Zielerreichung dienlich sind, beschäftigt, benennen Entwicklungstheorien der Lebensspanne konkrete Aufgaben und Herausforderungen im Alter und beschreiben, welche Entwicklungsaufgaben für Wachstum am Ende der Lebensspanne bewältigt werden müssen. Ein in diesem Rahmen klassisches Modell ist das Stufenmodell der psychosozialen Entwicklung nach dem Psychoanalytiker Erikson (z. B. 1959, 2005). Es ist hilfreich im Verständnis dafür, warum bzw. an welchen Herausforderungen konkret die Protagnisten im Film scheitern, um »erfolgreich ihr Altern« zu bewältigen, d. h. nicht nur anzunehmen, sondern auch diese Lebensphase positiv zu besetzen und in ihr Identitätskonzept zu integrieren bzw. dieses entsprechend zu modifizieren (vgl. zur Bedeutung von Akkomodations- und Assimilationsprozesse bei Regulation und Anpassung an altersbezogene Veränderungen, Brandtstädter und Renner, 1990).

Nach Eriksons Stufenmodell entwickelt sich Identität aus einer Abfolge von psychosozialen Krisen. Für jedes Stadium der Identitätsentwicklung gibt es einen Konflikt, dessen Überwindung zu einer Weiterentwicklung führt (z. B. Erikson, 1973). Anders als Freud stellt Erikson neben der psychosexuellen Dimension soziale Faktoren stärker in den Mittelpunkt, d. h. er verfolgt in seiner Entwicklungstheorie die Grundannahme, dass libidinöse Objektbeziehungen soziale Interaktionen beinhalten, die in der jeweiligen Entwicklungsphase besondere Herausforderungen darstellen und damit für die psychische Entwicklung eine zentrale Rolle einnehmen. In jedem der von Erikson formulierten 8 Stadien ist somit eine spezifische psychosoziale Krise zu bewältigen:

1. Urvertrauen versus Urmisstrauen als psychosoziale Krise in der oralen Phase (1. Lebensjahr)
2. Autonomie versus Scham und Zweifel in der analen Phase (2.–3. Lebensjahr)
3. Initiative versus Schuldgefühle in der genitalen Phase (4.–6. Lebensjahr)
4. Fleiß versus Minderwertigkeit in der Latenzphase (6. Lebensjahr bis Pubertät)
5. Identität versus Rollendiffusion im Jugendalter
6. Intimität versus Isolation im frühen Erwachsenenalter
7. Generativität versus Stagnation im mittleren Erwachsenenalter
8. Ich-Integrität versus Verzweiflung des älteren Menschen

Diese Stufenfolge ist für Erikson unumkehrbar. Die erfolgreiche Bewältigung einer Entwicklungsstufe ist für die Bewältigung der nächsten Phase zwar nicht unbedingt erforderlich, aber hilfreich. Die vorangegangenen Phasen bilden somit das Fundament für die kommenden Phasen. Die gesammelten Erfahrungen werden genutzt, um die Krisen der höheren Lebensalter zu verarbeiten. Die Entwicklungsaufgaben, die sich für die Protagonisten in *Giulias Verschwinden* stellen, betreffen Stadium 7 und 8.

Stadium 7 – Generativität versus Stagnation und Selbstabsorption – auch umschrieben in der Ich-Kenntnis »Ich bin, was ich bereit bin zu geben«, zentriert sich im Alter zwischen ca. 45 und 65 Jahren um die zentrale Entwicklungsaufgabe der Generativität, d. h. als Folge der Intimität (Stadium 6) kommt es zu Familiengründungen. Dazu gehört das Bedürfnis, Werte für die nächsten Generationen zu schaffen und weiterzugeben. Für Erikson bedeutet dies nicht nur, eigene Kinder zu zeugen und groß zu ziehen, sondern er inkludiert unter Generativität das Erziehen der nächsten Generation ganz generell (z. B. im Unterrichten oder durch soziales Engagement). Das Gegenteil davon wird als Stagnation oder Selbstabsorption bezeichnet: zwischenmenschliche Beziehungen werden kaum gepflegt mit der Folge von Vereinsamung. Gleichzeitig bedeutet eine zu starke Zentrierung auf den Pol der Generativität eine Tendenz zur Selbstvernachlässigung. Eine erfolgreiche Bewältigung dieses Stadiums resultiert in der Fähigkeit zur Fürsorge, die die Selbstfürsorge miteinschließt. Nicht-Bewältigung kann sich in folgenden Fixierungen manifestieren: Langeweile, Leere, Einsamkeit oder – am anderen Ende des Pols – übermäßige Bemutterung.

Stadium 8 – Ich-Integrität versus Verzweiflung – (oder auch: »Ich bin, was ich mir angeeignet habe«) stellt als reifes Erwachsenenalter den letzten Lebensabschnitt (ab ca. 65 Jahre bis zum Tode) dar und den Menschen vor die Aufgabe, sein Leben in seiner Biografie und in den Beziehungen zu bedeutsamen Anderen zu reflektieren, mit seinen positiven und negativen Erlebnissen und Ereignissen und die Endlichkeit des Lebens zu akzeptieren. Zufriedenheit mit dem eigenen Leben führt zu Integrität. Wird diese nicht erreicht, droht Verzweiflung in dem Sinne von Trauer darüber, was man im Leben verabsäumt hat mit der Folge von Selbstvorwürfen und Angst vor dem Tod bzw. Verachtung und Abscheu dem Leben insgesamt gegenüber.

Nach Eriksons Analyse befinden sich Giulia und ihre Freunde noch nicht im Stadium 8 des reifen Erwachsenenalters, sondern im Stadium 7, das den Beginn der Auseinandersetzung mit dem Altern markiert. Dabei dokumentiert sich im Film eine Überfokussierung des Pols »Stagnation und Selbstabsorption«. Der Pol »Generativität« (der prinzipiell einen positiven Wachstumshorizont einnehmen könnte) wird im Film fast vollständig ausgeblendet. Damit wird nicht nur ein sehr einseitiges Bild des Älterwerdens präsentiert, sondern durch die Nicht-Bewältigung dieses Stadiums im Sinne der Umsetzung irgendeiner Form des Lebens von »Generativität« wird das Älterwerden erst eigentlich zum Problem. Aufgabe der Protagonisten wäre, ein positives Identitätskonzept zu entwickeln (auch wenn Erikson selbst davon ausging, dass die Identität etwas ist, das sich einmal im Leben – in der Phase des Jugendalters – festlegt und dann unverändert bleibt; zur ausführlichen Kritik siehe z. B. Barkhaus, 1999), das durch die Fürsorge für andere psychisches Wachstum im Sinne der Akzeptanz des Älterwerdens inkludiert. Im Gegensatz dazu wehren sie ihr Altern durch verschiedene unreife Abwehrmechanismen ab.

## Bewertung des Films aus psychoedukativer Sicht

Der Film *Giulias Verschwinden* hat zahlreiche Auszeichnungen erhalten, u.a. den Publikumspreis des Internationalen Filmfestivals von Locarno. Die Art und Weise wie der Film Altern thematisiert und einen Umgang damit zeigt, scheint folglich aus cineastischer Sicht und für die Besucher von Filmfestivals relevant zu sein. Doch wie steht es um die Bewertung des Films aus psychoedukativer Sicht? Nun ist es nicht zwangsläufig Aufgabe eines Spielfilms psychoedukativ zu sein. Aber wenn man davon ausgeht, dass *Giulias Verschwinden* als einer der erfolgreichsten Schweizer Filme breite Gesellschaftsschichten erreicht und mit der erhaltenen Filmförderung in der Regel ein öffentlich-rechtlicher Bildungsauftrag verbunden ist, dann stellt sich die berechtigte Frage, inwieweit der Film (neben der lobenswerten Thematisierung eines gesellschaftlich relevanten Themas) den Zuschauern auch Lösungskompetenzen im Umgang mit dem Altern vermittelt.

Diesbezüglich hinterlässt der Film einen zwiespältigen Eindruck. Positiv hervorzuheben ist mit Sicherheit, wie selbstverständlich im Film mit dem Thema Gleichbehandlung umgegangen wird. Männer und Frauen, Alte und Junge, Homo- und Heterosexuelle, Paare und Singles, Verheiratete und Geschiedene etc. – alle sitzen im selben Boot, wenn es um die Angst vor dem Altern geht. Von der ersten

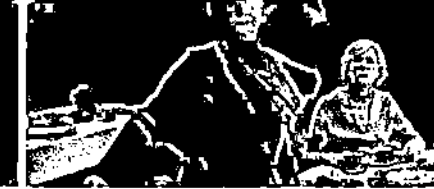

Szene an steht die Betonung des Verbindenden über alle Geschlechter- und Generationengrenzen hinweg im Vordergrund.

Die entworfene Eutopie wird jedoch an unerwarteten Stellen brüchig. So muss man sich bei aller Freude über die generationen- und genderübergreifende Weltordnung fragen, wie eine solche Welt dauerhaft von Bestand sein kann, wenn sie von vornherein auf Angst gebaut ist. Insbesondere dann, wenn die einzig angebotene Copingstrategie für den Umgang mit der Angst vor dem Altern so gar nicht alltagstauglich ist: »Ohne Alter« sein, indem man täglich das Band zur Vergangenheit zerschneidet? Das geht schon einmal nicht, wenn man Familie hat, d. h. zumindest Eltern oder eigene Kinder. Dieser Gedanke mag erklären, warum im gesamten Film kaum familiäre Konstellationen (die es heutzutage in einer großen Spannbreite gibt) vorkommen, sondern der zentrale Fokus auf Paaren und Freundeskreisen liegt. Die einzig dargestellten Familien sind zerrüttet (z. B. Eltern von Jessica, Leoni im Altenheim mit Besuch von Tochter Helen). Giulia triumphiert am Ende, weil es ihr gelingt, selbst ihren Freundeskreis hinter sich zu lassen (nachdem sie die Familie schon überwunden hat) und mit dem faszinierenden Unbekannten John auszureißen. Doch ist es tatsächlich ein Ausdruck weiblicher Selbstbestimmung, wenn man der Verführung eines älteren Galans erliegt; noch dazu einem, der den Film hindurch intellektuell überlegen ist? Im Sinne von Eriksons Stufenlehre könnte dieses Verhalten jedenfalls als Regression auf das Stadium 6 »Intimität versus Isolation im frühen Erwachsenenalter« gewertet werden. Giulia bekämpft schließlich ihre Angst vor dem Altern, indem sie Zuflucht in der Intimität einer Paarbeziehung sucht (in der Bar werden sich John und sie ja einig, dass sie keine Geheimnisse vor einander haben). Giulias Triumph stellt sich somit eigentlich als Rückfall in traditionelle Geschlechtsvorstellungen heraus. Dieser Befund erhält noch eine zusätzliche Zuspitzung unter der Berücksichtigung, dass John im Film als ihr »reifer Lehrer« fungiert. In *Giulias Verschwinden* dokumentieren sich somit hinter der Fassade weiblicher Selbstbestimmung Lolita- bzw. Schulmädchen-Motive, mit dem einzigen Unterschied, dass »altersgemäß« sexuelle durch intellektuelle Fantasien ersetzt worden sind.

Gerade hier verschenkt der Film sein größtes psychoedukatives Potential, weil er die Emanzipierung Giulias von ihrem Alter und ihrem Freundeskreis so zentral in den Mittelpunkt der Handlung stellt. Wiederum mit Erikson gesprochen ist John ja eigentlich derjenige, der tatsächlich das 7. Stadium »Generativität versus Stagnation im mittleren Erwachsenenalter« erreicht hat. Er ist geradezu der Inbegriff an Generativität, da es ihm gelingt, seine Lebenserfahrung und Weisheit an andere weiterzugeben. Giulias »Wiedersichtbarwerdung« am Ende des Films ist der beste Beweis für die Wirksamkeit dieses Konzepts. Auch wenn John schon 64 Jahre alt ist, hat er einem anderen Menschen etwas mitgegeben und sich damit unsterblich gemacht. Auch das 8. Stadium der »Ich-Integrität« nach Erikson hat John schon erreicht. Einen Mann »ohne Alter« kann schließlich nicht einmal der Tod mehr schrecken. Dass John darum bemüht ist, seine große Gelassenheit und Lebenszufriedenheit als »intellektuelles Erbe« weiterzugeben, hätte im Drehbuch stärker zu einem geschlechterübergreifenden *role model* entwickelt werden können.

Zusammenfassend ist es dem Film *Giulias Verschwinden* gelungen, ein gesellschaftlich höchst relevantes Thema zu identifizieren und in zeitgemäßer Weise zu bearbeiten. Für zukünftige Filmprojekte wäre es jedoch – falls intendiert wird, in diese Richtung wirksam zu werden – anzuregen, psychoedukative Aspekte, wie etwa die Bedeutsamkeit von *role models*, welche den Menschen die Ängste vor dem Altern nehmen, stärker in den Vordergrund zu stellen. Gerade im Hinblick auf das Altern scheint es in der Gesellschaft einen großen Mangel an alltagspraktischen Handlungsangeboten zu geben, in denen (im Sinne Eriksons) die generative Chance des mittleren Erwachsenenalters stärker betont und elaboriert würde.

# Abschließende Gedanken zur Diskussion

Im Folgenden sollen die zentralen Ergebnisse unserer Analyse unter psychoanalytischen Aspekten sowie unter Eriksons Entwicklungsmodell zusammengefasst werden.

## Familie vs. Freunde

Nach Erikson besteht erfolgreiches Altern in generativen Aspekten, worunter ein Modell ist, eine eigene Familie zu gründen und Kinder zu erzeugen. Deutlich ins Auge fällt, dass von keinem der Protagonisten Generativität gelebt wird, weder im Speziellen (Familiengründung), noch ganz allgemein, indem Werte an jüngere Generationen weitergegeben werden. Familie wird hier weder als haltgebend noch als erstrebenswerte soziale Gemeinschaft angesehen, sondern impliziert vielmehr Zerrüttung (Jessicas Eltern) oder bestenfalls Streitereien (Leonie mit Tochter Helen). Insofern ist es konsequent, dass Giulia ihren 50. Geburtstag ausschließlich im Kreise ihrer Freunde feiert. Im Film hat sich daher auch der Freundeskreis als vollständiger Familienersatz etabliert. Dies ist mit offensichtlichen Nachteilen verbunden: Die Gleichaltrigen schmoren in ihrem eigenen Sud und können sich gegenseitig nicht die Angst vor dem Alter nehmen, sondern forcieren sie sogar noch, indem jede/r für sich genommen versucht den »schwarzen Peter« des Alters den anderen zuzuschieben. Zugleich kommt niemand in dem Kreis auf die Idee generativ zu sein. Hier fehlt gerade jemand, der älter und weiser wäre (eine Art Opa oder Oma) bzw. schon das 8. Stadium der Psychosozialen Entwicklung nach Erikson gemeistert hätte (»Ich-Integrität«). Giulia scheint dies intuitiv zu spüren, indem sie sich (gerade an ihrem 50. Geburtstag) John, einer älteren und weiseren Alternative zu ihren Freunden, zuwendet.

## Generativität: Lehrer-Schülerin-Verhältnis

John vertritt als einziger im Film das Prinzip »Generativität«, indem er als Lehrer Giulia etwas über das Leben beibringt. Für Giulia bedeutet dies jedoch eine regressive Infantilisierung, sollte sie doch nach Erikson in Stadium 7 eigentlich selbst Werte entwickelt und an jüngere Generationen weitergeben. Stattdessen wird sie als eine nach Orientierung suchende Frau dargestellt, die damit in die Rolle der Schülerin kommt. Im Sinne einer Art von Lolita-Motiv (das mehr intellektuell als sexuell aufgeladen ist) flüchtet sich Giulia in die ungleiche Paarbeziehung, wobei diese Romanze in mehrfachem Sinne als Regression anstelle einer Progression bzgl. der erfolgreichen Bewältigung des Alterns zu verstehen ist. Denn erstens dient die Paarbeziehung hier nicht nur als Flucht vor dem Alter im Sinne eines Jungbrunnens oder als Absicherung gegen das Alleinsein im Alter, sondern auch als Realisierung eben jenes Lehrer-Schülerin-Verhältnisses. Johns Botschaft bzw. Ausweg aus der Angst vor dem Alter ist einerseits die (intellektuelle) Liebesbeziehung, andererseits das Motiv des steten Wandels, des In-Bewegung-Bleibens, des in jedem Moment sich Neu-Erfindens, um dadurch *ohne Alter* zu sein. Damit werden auch hier nicht Paarbeziehungen (und im weiteren Sinne Familienbeziehungen) als Setting »gelingenden Altwerdens« beschrieben, denn laut John ist der vorgeschlagene Deal: Ohne Alter kann man nur sein, wenn man sich nicht wiedersieht.

»Ein kleines Opfer muss es uns schon wert sein, kein Alter zu haben.« »Keine alten Freundschaften, keine langjährigen Kundenbeziehungen, immer wieder neue Orte, immer wieder neue Begegnungen.«

## Abwehrmechanismen und Konsequenzen

Dass die Protagonisten das eigene Altern ablehnen, ist evident, doch wie wehren sie es ab? Aus der psychoanalytischen Lehre wissen wir, dass Abwehrmechanismen zwar funktional sind, um innerpsychische Konflikte und Spannungen zu lösen, jedoch immer um den Preis, dass die Realität mehr oder weniger verstellt wird und es dadurch auch zu keiner echten Lösung oder gar Weiterentwicklung im Sinne transformativer Prozesse kommen kann. Wie eine selbstbestimmte Lösung im Konflikt- und Problemfeld »erfolgreichen Alterns« aussehen und gefunden werden kann und damit den Gegenentwurf zu dem Verhalten und Erleben der Protagonisten im Film darstellt, haben wir skizziert. Die Figuren können zu keiner produktiven Lösung kommen, da sie stets damit befasst sind, das Altern abzuwehren, sich eben genau damit nicht abzufinden. Darin liegt schließlich die blockierende Paradoxie: *Im Nichtabfinden* mit dem Altern perpetuiert sich die Qual des Alterns. So wird z. B. das gesamte Thema Generativität kollektiv verleugnet und damit die Bedeutung der Familie als Wert (oder auch hierarchische Institution) verneint. Individuelle Abwehr zeigt sich z. B. durch *Rationalisierungen* (»50 ist das neue 40«; Lenas angeführter Vorteil der Menopause, nun keine Unterleibschmerzen mehr zu haben), *Reaktionsbildungen* (Probleme und Frust beim Sex werden als erheiternde und lustige Begebenheiten beschrieben; oder Lenas Mitleid gegenüber den Jungen) oder *Verneinung*. So blendet z. B. Thomas das Thema des Älterwerdens – trotz eindeutiger gar pathologischer Altersphänomene (beginnende Demenz wird im Film angedeutet) – aus. Vielmehr schmückt ein übergroßes Porträt von sich (in jüngeren Jahren) eine Wand seiner Wohnung, unterstützt durch Affären mit jungen Frauen (anstatt einer altersgemäßen Beziehung) sowie jugendlicher Sport (Boxen) und Teenie-Kleidung. Gleichzeitig fällt eine *Affektualisierung* auf, indem er z. B. einen singulären Ausspruch (»altes Arschloch«) dramatisiert. Noch primitivere Abwehrmechanismen zeigen z. B. das schwule Paar und Giulia in ihrem Beziehungsverhalten. Ersteres lebt eher eine regressive Abhängigkeit anstatt eine reife, mit emotionaler Intelligenz geführte Beziehung auf Augenhöhe. Giulia versucht eine Lösung ihres (Alters-)Problems durch Flucht in die Intimität einer neuen Paarbeziehung mit John, was als Regression auf das frühere Entwicklungsstadium 6 nach Erikson verstanden werden kann (*Regression anstatt Progression*). Alessias Altersabwehr besticht durch den Versuch des *Ungeschehenmachens* (Schönheits-OPs), während Stefan, der sich angestrengt »jung halten« will, seine Angst vor dem Älterwerden auf seinen Partner Lorenz projiziert, den er ständig auf seine Alterserscheinungen und -defizite hinweist (gepaart mit dem Abwehrmechanismus der *Entwertung*). Auch wird die Alterns-Problematik auf Giulia projiziert, weil angenommen wird, sie käme nicht zur Feier, weil sie nicht ertrüge (ein Jahr) älter zu werden. In diesem Sinne gehen die Protagonisten kollektiv wie individuell eskapistisch mit der Entwicklungsaufgabe der bewussten Auseinandersetzung mit dem Älter- und Altwerden um, symbolisiert durch die zugespitzte Markierung an Geburtstagsfesten, die entweder nicht stattfinden (Giulia) oder in der Randale enden (Leoni im Altenheim).

## Literatur

**Barkhaus** A (1999). Theorie der Identität: Begriff und klassische theoretische Ansätze. In H. Dohrenbusch & J. Blickenstorfer (Hrsg), Allgemeine Heilpädagogik. Eine interdisziplinäre Einführung (S. 55-69).: Edition SZH/SPC, Luzern

**Bohnsack** R (2011). Qualitative Bild- und Videointerpretation: Die dokumentarische Methode (2. durchges. u. aktual. Aufl.). Stuttgart: UTB

**Brandtstädter** J (1999). The self in action and development: Cultural, biosocial, and ontogenetic bases of intentional self-development. In J. Brandtstädter & R.M. Lerner (Hrsg.), Action and self-development: Theory and research throughout the life span (pp. 37–65). Thousand Oaks, CA: Sage

**Brandtstädter,** J. & **Renner,** G. (1990). Tenacious goal pursuit and flexible goal adjustment: Explication and age-related analysis of assimilative and accommodative strategies of coping. *Psychology and Aging, 5,* 58–67

**Erikson** E H (1959). Identity and the life cycle. Psychological Issues, 1, 165–174

**Erikson** E H (1973). Identität und Lebenszyklus. Suhrkamp, Frankfurt

**Erikson** E H (2005). Kindheit und Gesellschaft. (M. von Eckardt-Jaffé, Übers.) (14. Aufl.). Klett-Cotta, Stuttgart

**Havighurst** R J, **Neugarten B L & Tobin** S S (1968). Disengagement and patterns of aging. In B.L. Neugarten (Hrsg.), Middle age and aging (pp. 161–172). University of Chicago Press, Chicago

**Hampl** S (2017). *Videoanalysen von Fernsehshows und Musikvideos. Ausgewählte Fallbeispiele zur dokumentarischen Methode.* Leverkusen, Berlin, Toronto: Verlag Barbara Budrich

**Jopp** D (2010). Erfolgreiches Altern: Zum funktionalen Zusammenspiel von personalen Ressourcen und adaptiven Strategien des Lebensmanagements. Dissertation an der Freien Universität Berlin. (Online) http://www.diss.fu-berlin.de/diss/servlets/MCRFileNodeServlet/FUDISS_derivate_000000000904 (01.08.2015)

**Mannheim** K (1964). Das Problem der Generationen. In K. H. Wolff (Hrsg.), Wissenssoziologie (Bd. 28, S. 509–565). Hermann Luchterhand, Berlin und Neuwied

**Mauss** M (1990). Die Gabe: Form und Funktion des Austauschs in archaischen Gesellschaften. (E. Moldenhauer, Übers.) (10. Aufl.). Suhrkamp, Frankfurt

**Souriau** E (1997). Die Struktur des filmischen Universums und das Vokabular der Filmologie [frz. 1951]. *Montage AV, 6* (2), 140–157

**Thomae** H (1983). Alternsstile und Alternsschicksale. Huber, Bern

| Originaltitel | Giulias Verschwinden |
| --- | --- |
| Premiere | 8. August 2009 |
| Deutscher Start | 2009 |
| Erscheinungsjahr DVD | 2013 |
| Land | Schweiz |
| Genre | Komödie |
| Drehbuch | Martin Suter |
| Regie | Christoph Schaub |
| Darsteller | Corinna Harfouch: Julia<br>Bruno Ganz: John<br>u.a. |
| Verfügbarkeit | DVD und Blu-ray |

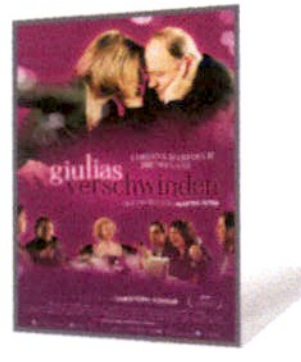

Brigitte Boothe

# Ein Leben als Portier: Stolz und Misere



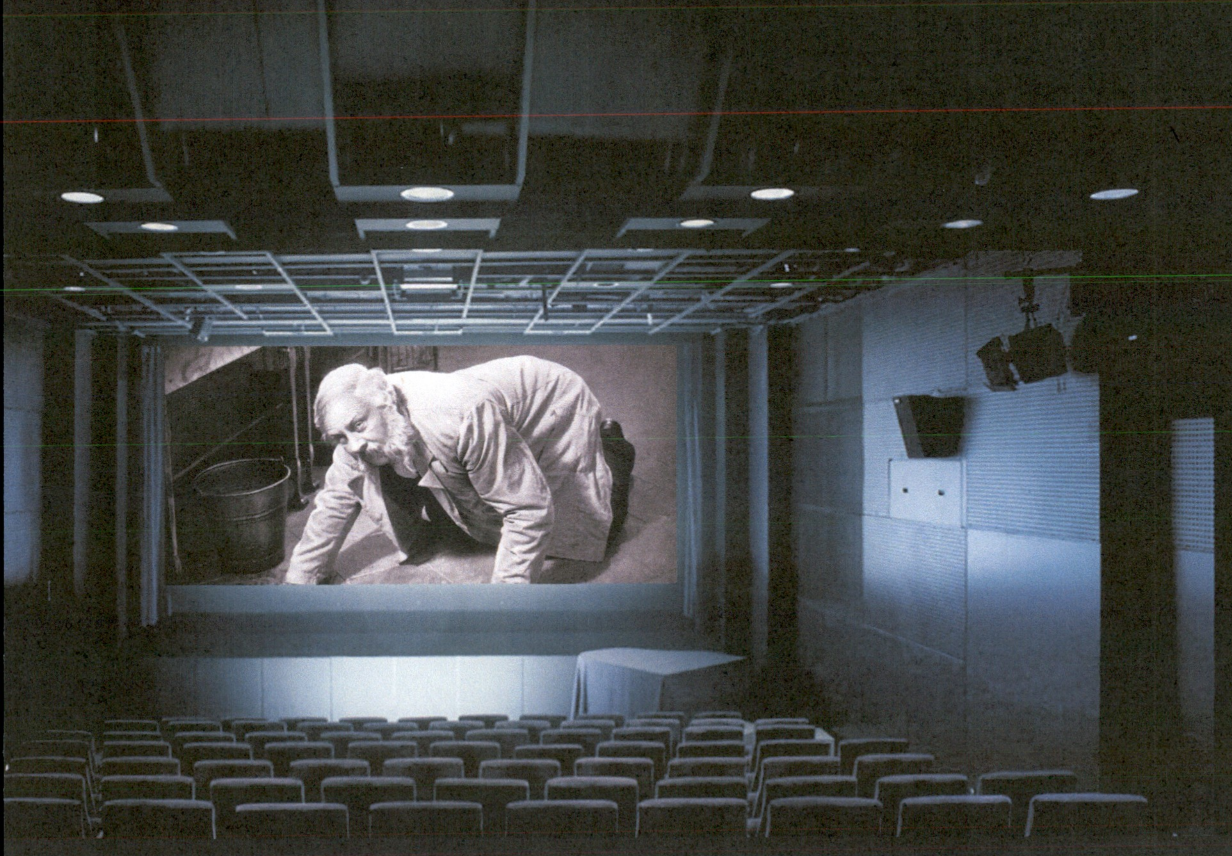

B. Strauß, S. Philipp (Hrsg.), *Wilde Erdbeeren auf Wolke Neun*,
DOI 10.1007/978-3-662-50488-8_6, © Springer-Verlag GmbH Deutschland 2017

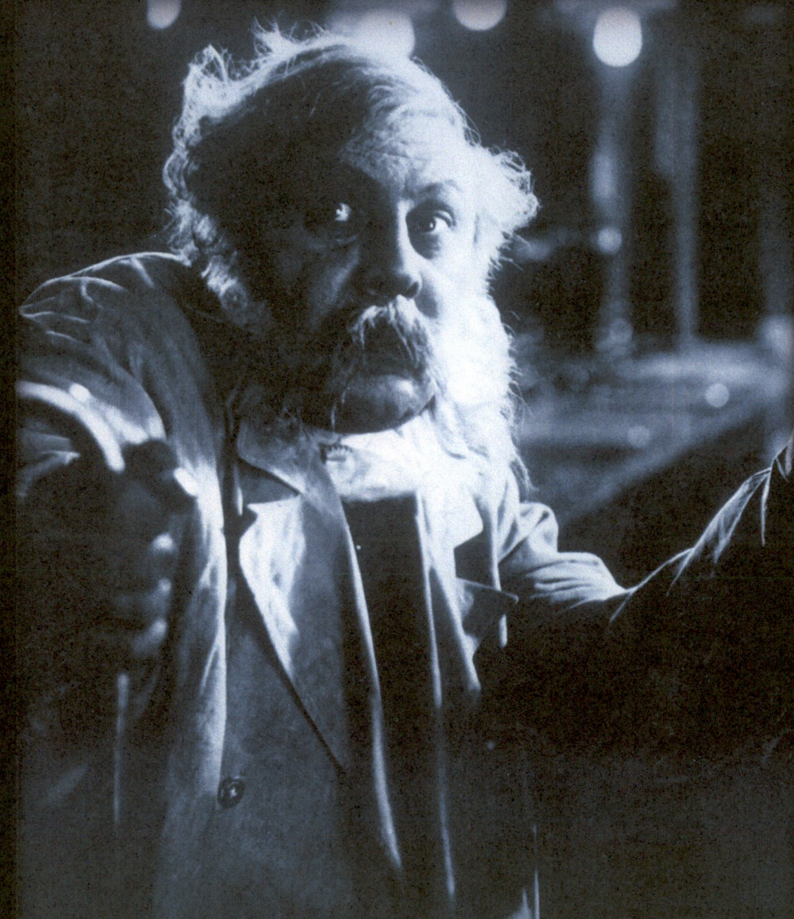



Filmplakat *Der letzte Mann*.
(Filmbild Fundus/© Universum Film)

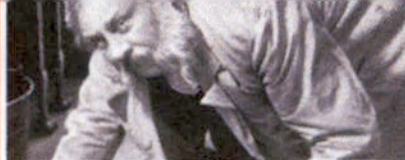

# Der letzte Mann

## Hintergrund

*Der letzte Mann* ist ein deutscher Spielfilm von Friedrich Wilhelm Murnau. Er hatte am 23. Dezember 1924 im Berliner Ufa-Palast am Zoo Premiere. Die vom prominenten Murnau-Kenner Luciano Berriatúa aus den ursprünglichen drei Fassungen besorgte Rekonstruktion von Der letzte Mann wurde am 8. Februar 2003 im Rahmen der Murnau-Retrospektive bei der Berlinale uraufgeführt. Die unvollständige Originalmusik von Giuseppe Becce wurde hierbei vom deutschen Komponisten Detlev Glanert ergänzt und instrumentiert. ARTE zeigt den Stummfilm in der filmisch und musikalisch restaurierten und ergänzten Fassung aus dem Jahr 2002. Die Restaurierung erfolgte in originaler Schnittfolge und optimaler Bildqualität, weil zum Teil Originalnegative wie auch einige Kopien der ersten Generation zur Verfügung standen. Ursprünglich gab es drei Originalnegative, die Mitte der 1920er-Jahre für Deutschland, für den allgemeinen Export und für die USA hergestellt worden waren. Im Zusammenhang mit der Aufarbeitung des Films fand auch der Filmkomponist Giuseppe Becce neue Aufmerksamkeit; er hatte 1924 die Filmmusik für Der letzte Mann komponiert. 1955 entstand unter der Regie von Harald Braun eine gleichnamige Verfilmung, ebenfalls im Hotelmilieu, jetzt aber als sentimental humorige Komödie der deutschen Wirtschaftswunder-Ära; mit Hans Albers, Camilla Spira, Joachim Fuchsberger und Romy Schneider. Ein neues filmisches Werk des Regisseurs Haroun Un homme qui crie (Ruggle 2010) ist ebenfalls das Drama der Degradierung eines angesehenen Angestellten in einem großen Hotel westlicher Provenienz in einer afrikanischen Großstadt. In diesem Film wird das Hotel nach der Übernahme durch chinesische Investoren umstrukturiert und der ältere Mitarbeiter degradiert. Haroun erweitert die Thematik der beruflichen Marginalisierung im Alter durch einen Vater-Sohn-Konflikt (◘ Abb. 6.1).

Der letzte Mann gehört in manchen Aspekten zur kurzen fruchtbaren Tradition des filmischen Expressionismus, die sich als radikale Darstellungskunst des Emotionalen und der Subjektivität versteht (Gasperi 2010). Murnau hatte 1922 mit Nosferatu einen exemplarischen Beitrag geleistet, was Theatralität der Mimik und Gestik, wuchtige Dramatik, Licht- und Schattenregie sowie kontrastreiche Bildlichkeit angeht. Dort machte sich die expressionistische Programmatik auch in surrealistischer und symbolistischer Figuren-, Handlungs- und Kulissenausstattung geltend (Kurzt 1926). Als künstlerisch innovativ gilt in Der letzte Mann die bewegliche – als »entfesselt« bezeichnete – Kameraführung, die frei der Bewegung im Filmgeschehen folgt und selbst Bewegung erzeugt. Die bewegliche Kamera wird hier erstmals eingesetzt, um die persönliche Perspektive der Hauptfigur und ihre jeweilige Gemütsverfassung darzustellen (Bozza und Herrmann 2009). Die neue Kameraführung hatte große internationale Wirkung auf das künftige, unter anderem amerikanische Filmschaffen, öffnete Murnau und seinem Team den Weg nach Hollywood und verhalf ihnen zu internationalem Ruhm.

Eine amerikanische Filmfassung trägt den Titel »The last laugh« und verweist auf das triumphale Happy End, das der Hauptfigur überraschend beschert ist: Wer zuletzt lacht, lacht am besten. Die deutsche Fassung spielt mit dem »letzten Mann« auf das Neue Testament an: »Aber viele, die da sind die Ersten, werden die Letzten, und die Letzten werden die Ersten sein« (Matthäus 19, 30). Und in der Tat, der Erniedrigte wird im Happy End aus seinem Elend befreit. Das Happy End im Film ist eine besondere Angelegenheit. Es schaltet sich nämlich am Tiefpunkt des Geschehens der Autor als Kommentator im Film ein, um mit einem Zwischentitel das Schicksal des Helden zu wenden: »Hier ist die Geschichte eigentlich zu Ende, aber es nimmt sich des von allen Verlassenen – der Autor an, indem er ihm ein Nachspiel schenkt, worin es ungefähr so zugeht, wie es im Leben – leider – nicht zuzugehen

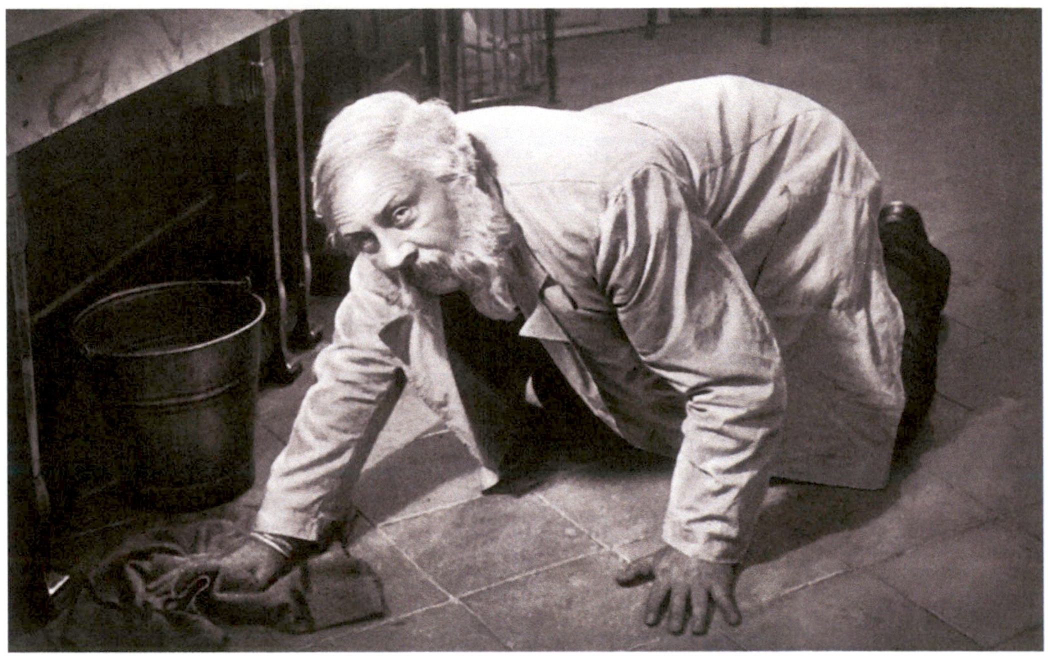

Abb. 6.2 Filmszene 1 *Der letzte Mann*. (© 90061/kpa/picture alliance)

pflegt.«. Diese Einschaltung bringt mit spielerischer Ironie den Autor als Meister der Dramaturgie ins Spiel und thematisiert zugleich die »naive Moral« (Jolles 1930), die das Glück des Sympathieträgers in Film und Erzählung will – ein Imperativ der Handlungsentwicklung zum glücklichen Ende, dem die Unterhaltungsindustrie sich willig beugt. In ähnlicher Weise inszeniert Dürrenmatt die Autor-Instanz in seiner komödiantischen Erzählung »Grieche sucht Griechin« (1952), wenn er dem unrühmlichen Ende der ramponierten Hauptfigur ein zweites glückliches nachstellt: das »Ende für Leihbüchereien« (ebd., S. 142; ◻ Abb. 6.2).

Murnaus Film beginnt mit einer Frage, die das seit dem christlichen Mittelalter bekannte Vanitas-Motiv aufgreift, also an Vergänglichkeit, Flüchtigkeit und Zukunftsungewissheit erinnert. Dies ist das Originalzitat: »Heute bist du der Erste, geachtet von Allen, ein Minister, ein General, vielleicht sogar ein Fürst – Weißt du, was du morgen bist?«

## Handlung

Der Film zeigt eingangs die von vornehmen Gästen und livrierten Angestellten belebte Halle des stattlichen Hotels »Atlantic«, sodann fokussiert die Kamera die von einem Pagen in kontinuierlicher Kreisbewegung gehaltene Drehtür; draußen, im Regen, wendet der Portier (Emil Jannings), geschützt durch ein Cape, seine ganze Aufmerksamkeit den im Auto ankommenden Gästen zu; der Betrachter des Films folgt dem Blick des wachsamen Portiers und sieht, dass ein mächtiger Schrankkoffer noch nicht vom Dach des Autos herunter befördert und ins Hotel gebracht worden ist. Mit der Trillerpfeife versucht der Portier, einen Träger herbeizuholen, doch als niemand kommt, nimmt er sich selbst des Koffers an, der ein massives Gewicht hat, denn der Chauffeur, jünger als der Portier, hat bereits Mühe, ihn vom Autodach zu nehmen. Doch der Portier schafft den Koffer zur Rezeption, dann aber muss er sich setzen, ein junger Page bringt ihm Wasser. Das vermerkt der Geschäftsführer des Hotels (Hans Unterkircher) in

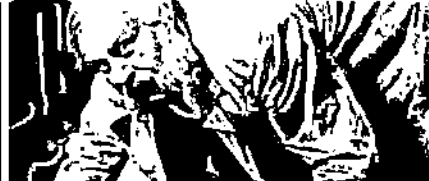

seinem Notizbuch. Dass dies die Entlassung des bejahrten Portiers, langjähriger Mitarbeiter im Hotel, und seine Ersetzung durch eine jüngeren Mann schon am folgenden Tag bedeuten wird, ahnt der Betroffene noch nicht. Vielmehr sehen wir ihn nach der kurzen Ruhepause froh seines Amtes walten, beispielsweise geleitet er zwei junge Damen mit seinem Schirm zum Auto und lässt sich ihr neckisches Schäkern gern gefallen. Überhaupt zeigt er in Mimik und Gestik heiteren Stolz auf seine stattliche Livree, der schmucken Mütze und dem kunstvoll gezwirbelten Schnurrbart, den er mit Wohlgefallen im Taschenspiegel überprüft. Dass er als Wächter der Herberge vor der großen Drehtür postiert ist, erlaubt ihm die markante Selbstprofilierung als wichtige Persönlichkeit, die Eingang und Ausgang unter ihrer Kontrolle hat.

Der Arbeitstag ist zu Ende. Nun verlässt der Protagonist die mondäne Welt, um in sein proletarisches Quartier zu gelangen. Wie ein Oberst oder General, Hand zum Gruß an der Mütze, geht er die Straße entlang, von Nachbarinnen und Nachbarn mit geradezu eifriger Ehrerbietung gegrüßt, die sich dezent mischt mit belustigtem Wohlwollen, so, als sei der allabendliche – und wohl auch allmorgendliche – Gang ein eingespieltes vertrautes Ritual für alle Beteiligten. Die zarte Belustigung passt zum würdevollen, doch auch etwas unbeholfenen Gehen des allseits Geehrten. Sein Körper ist massig und groß, doch nicht kraftvoll und geschmeidig. Es ist die steife Uniform, die ihn hält. Dass er langsam am Treppengeländer zur Wohnung steigt, verweist ebenfalls auf nachlassende Kräfte. Die Kamera zeigt das Fenster, man blickt hinunter auf einen dunklen leeren Hinterhof, noch verbunden mit einer leeren dunklen Straße, eine Frau aus dem Quartier löscht die Laternen. Lange bleibt das Bild dunkel. Sodann zeigt die Kamera das zunehmende Morgenlicht im Blick auf die Straße vor dem Fenster. Die kleinen Balkone beleben sich mit meist älteren Arbeiterfrauen, die geschäftig das Bettzeug ausschütteln. Die junge Nichte des Portiers (Maly Delschaft) klopft liebevoll die Uniform aus. Dann sieht man sie freudig am Backofen, ein großer Kuchen kommt zum Vorschein und erhält den cremesüßen Schriftzug »Den Hochzeitsgästen«. Die Nichte schmiegt sich lächelnd an den Onkel, der schaut ernst, weich und traurig und betastet behutsam den bereitgelegten Brautschleier. Sein Gang zum Hotel wird wiederum mit Ehrerbietung der Nachbarn begleitet. Er sieht ein kleines Mädchen, drangsaliert von spott- und angriffslustigen Buben, er verscheucht die Buben und tröstet die Kleine. Derweil finden im Haus der Verwandten die Hochzeitsvorbereitungen statt.

Nichtsahnend gelangt der Protagonist zur Drehtür des »Atlantic« und sieht dort seinen Nachfolger postiert, in der gleichen Uniform, stattlich, dynamisch, federnd aufrecht. Nun beginnt ein in allen Belangen deutlich sichtbares Geschehen des Verfalls und des sozialen Sterbens. Gebeugt, die Mütze in der Hand, wankt er zum Büro des Geschäftsführers (Hans Unterkircher), wird dort mit einem Schreiben abgefertigt und achtlos stehen gelassen. Er liest unter anderem: »Grund der Maßnahme ist Ihre Altersschwäche«. Lange blickt er fassungslos, wie betäubt, vor sich hin und wagt sich dann von hinten scheu herankommend zum Stuhl des Vorgesetzten, der sich jedoch gleich abwendet. Verzweifelt greift er nach einem Schrankkoffer, sucht ihn zu stemmen, es gelingt ihm nicht. Die Kamera schwenkt nach draußen, vor die Drehtür. Starke Männer stemmen Koffer, auch der neue Portier. Noch im Büro zieht der Chef ihm ungehalten und ungeduldig die Livree aus, die Hüterin der Kleiderkammer schließt sie weg.

Szenenwechsel: Man sieht das Hochzeitspaar in fröhlicher Festgesellschaft durch die Quartierstraße gehen. Sodann schwenkt die Kamera wieder zur Drehtür des Hotels, kraftvoll waltet der neue Portier, mit Trillerpfeife Regie führend, seines Amtes. Der entlassene Portier aber wird von der Meisterin der Kleiderkammer unfreundlich mit Kittel und Handtüchern bestückt, auf dass er seine Arbeit in der Toilettenanlage beginne. Zurück zu den Hochzeitern. Zeit ist vergangen, die Nichte hält Ausschau nach ihrem Onkel. Heimlich holt er die Livree, vorbei an schlafenden Pagen im Nachtdienst, taumelt die Treppe hoch zur Festgesellschaft und wird dort mit Applaus empfangen, fast wird er zum Zentrum des Festes. Reichlicher und ausgiebiger Alkoholgenuss führt zu illusionärer Seligkeit. Zu früher Stunde bleibt er, nachdem alle Gäste gegangen sind, allein mit dem letzten Glas. Unten im Hof bringen die angeheiterten beiden Musiker ein Ständchen, der ehemalige Portier dreht sich im Takt, ahmt dann die höflichen und beflissenen Gesten nach, die zu seinem Berufsrepertoire gehörten, benutzt laut die Trillerpfeife, die eintretende Mutter der Braut lacht, hält sich die Ohren zu. Dann schläft er ein und träumt einen wunderbaren Traum: Er ist im Traum Portier und so voll Kraft, dass er mächtige Schrankkoffer, von riesigem Hotelpublikum und Dienerschaft bewundert, balancieren und hoch in die Luft schleudern kann.

Doch es wird Morgen. Wiederum versorgt ihn eine freundliche Verwandte mit Kaffee, sie bürstet die Livree, näht den fehlenden Knopf an, hilft ihm in das Ehrenkleid, und er schläft im Stehen ein, taumelt dann benommen zum Hotel, sieht den Neuen, deponiert die Livree im Bahnhof zur Aufbewahrung, schleicht sich in den Toilettenorkus, schwach, gebeugt und schlurfend vegetiert er dahin, unaufmerksam, vom Einschlafen bedroht. Ein Gast bemerkt das, gibt ihm dennoch lachend ein Trinkgeld. Der Portier, erschüttert und in seiner neuen Identität als Almosenempfänger gekränkt, schaut fassungslos in den Spiegel, dann zu den Sonnenstreifen, die durchs Fenster ins Souterrain fallen. Es ist ein dunkles Verlies, in dem er jetzt als Abgeschobener und Vergessener sein kraftloses Dasein fristet.

Doch eine Nachbarin, die vom Abstieg nichts ahnt, ist mit einer köstlichen Speise unterwegs und will ihn damit überraschen. Sie sieht seinen Nachfolger, ist bestürzt, sucht nach seinem Vorgänger und entdeckt ihn schließlich, als er leise die Tür zur Unterwelt einen Spalt breit öffnet, um hinauszuspähen. Er bemerkt, dass er entdeckt worden ist, versäumt in seiner Verstörung, einen Gast angemessen zu bedienen und wird schwer getadelt.

Die Dame überbringt die Neuigkeit, und wie ein Lauffeuer verbreitet sich der Klatsch, moralische Entrüstung und ungehemmte Lachlust, ja, schadenfreudiges Gelächter hebt an bei allen Frauen des Quartiers. Szenenwechsel: Man sieht die Hotelhalle im glänzenden Abendvergnügen, dann zeigt die Kamera das gewaltige Hotelgebäude mit den erleuchteten Fenstern. Schließlich verlässt der Abgeschobene durch die Hintertür gebückt und ängstlich das Haus, um am Bahnhof die Livree zu holen. Zaghaft geht er durchs Quartier und begegnet den süffisanten Blicken der Wissenden. In demütiger Haltung, die Mütze in der Hand, sucht er Einlass bei seinen Verwandten. Doch nur die Nichte will ihm voll Mitgefühl entgegeneilen, die anderen sind abweisend. Er wendet sich ab, tief gebrochen, schleicht sich ins Hotel, vorbei an den schlafenden Pagen. Der Nachtwächter (Georg John), voll Mitgefühl, ist bereit, die Livree in die Kleiderkammer zurückzubringen. Noch einmal wird sie, in ihrer Pracht, dem Blick des Publikums dargeboten. Der Gedemütigte wankt in den Toilettenraum, einem Schwächeanfall nahe, doch getröstet vom Nachtwächter. Hier, an der Stätte der Schmach, würde der Alte bleiben bis ans Ende.

Doch nun kündigt der Autor des Films die bereits zitierte neue Wendung an: »Hier ist die Geschichte eigentlich zu Ende, aber es nimmt sich des von allen Verlassenen – der Autor an, indem er ihm ein Nachspiel schenkt, worin es ungefähr so zugeht, wie es im Leben – leider – nicht zuzugehen pflegt.« Zunächst liest das Filmpublikum und ebenso das lachende Publikum im Hotel davon in der Zeitung. Die sensationelle Nachricht ist, dass ein Millionär in den Armen des Alten, unten in der Toilettenanlage, gestorben ist und seinem Sterbebegleiter das ganze Vermögen vermacht hat. Nun wird aus dem Letzten ein Erster: In großartiger Aufmachung diniert er im Hotel, lässt an Speis und Trank überreichlich auffahren, was luxuriös und teuer ist. Der Nachtwächter, ebenfalls fürstlich ausgestattet, hält mit und »futtert« drauflos in proletarischer Ungebremstheit. Der Geschäftsführer tritt auf, mit verstörtem Gesicht, der Nachtwächter will sich devot erheben, doch erlaubt ihm der ehemalige Portier das nicht. Auf der Toilette trifft er den neuen Angestellten, ebenfalls ein alter Mann und vermutlich ehemaliger Kollege, er gibt ihm reichlich Trinkgeld und eine große Zigarre, die er mit ihm gemeinsam an der eigenen, sozusagen Mund zu Mund, anzündet. Und auf witzige Art verpflichtet er den nächsten Gast, seinem Kameraden Trinkgeld zu geben. Das große Fressen – ein Gaudium für die vornehmen Gäste – endet mit dem Einstieg der beiden in den Vierspänner; voll beladen mit großen Paketen; das Servicepersonal

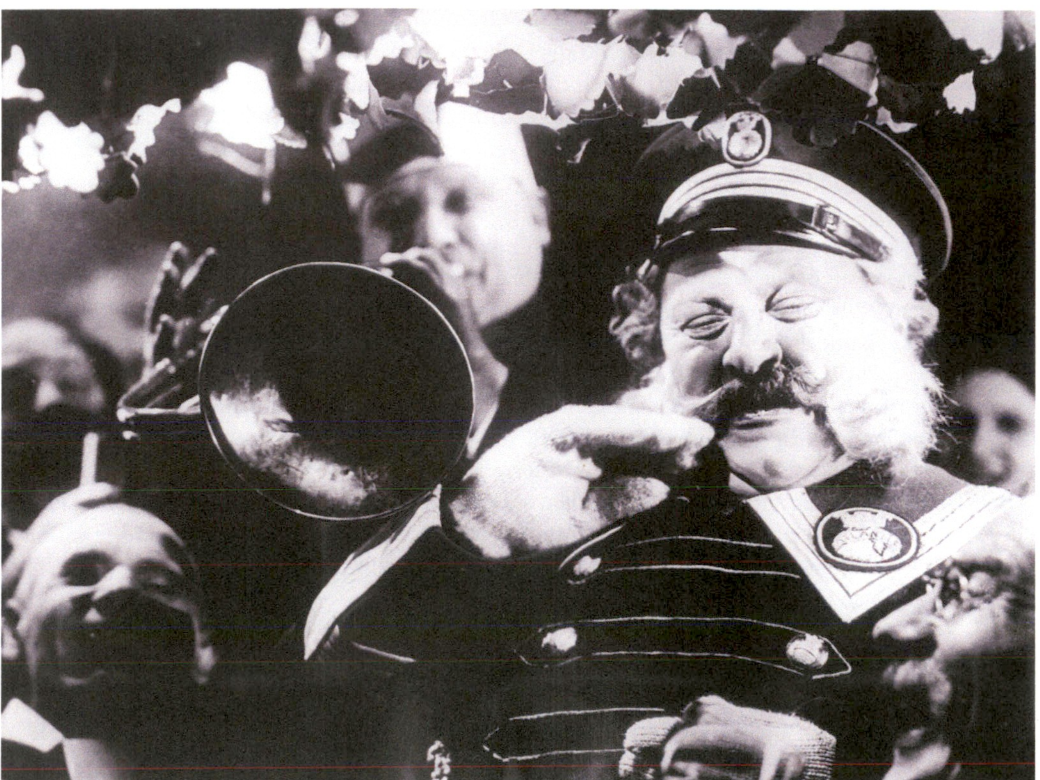

Abb. 6.3 Filmszene 2 *Der letzte Mann*. (© Röhnert/Keystone/picture alliance)

hat eine Verabschiedungsreihe gebildet und erhält großzügiges Trinkgeld. Ein Bettler fleht nicht vergeblich um eine milde Gabe und wird zur Mitfahrt eingeladen (Abb. 6.3).

## Ein Märchen?

Gewiss, das Happy End ist märchenhaft. Es kommt, wie Propp (1975) es für die Struktur des russischen Märchens aufzeigt und wie es auch für viele Märchen des Grimmschen Typs zutrifft, zur Mangelsituation und in der Entwicklung der Erzählung zur Aufhebung des Mangels. Ein Märchen um einen armen und geringen Mann, der es zu Glanz und Reichtum bringt. Es gibt den Protagonisten (Portier), den zentralen Gegenspieler oder Antagonisten (der Geschäftsführer), es gibt Figuren, die den Helden im Elend stehen lassen, es gibt Helferfiguren, und es gibt die für bestimmte Sympathieträger im Märchen so charakteristische Hilfsbereitschaft, hier: ein bedrängtes Kind wird getröstet, der Toilettenmann, der Bettler und ganz besonders der Nachtwächter werden beschenkt; letzterer wird am Ende sogar zum Freund und Gefährten – wiederum ein zentrales Märchenthema: zwei Freunde halten zusammen, in Freud und Leid, gehen gemeinsam durch Dick und Dünn. Das Happy End beseitigt den Mangel, und zwar – dies ist für Märchenstrukturen typisch – zugeschnitten auf den speziellen Charakter der Misere (Boothe 2003): Hier wird aus dem Abhängigen und Bedürftigen der Autonome, Saturierte und Selbstbestimmte, denn er verfügt über die Basis der Autonomie in monetären Gesellschaften, das Geld. Und aus dem Dienstboten wird der Herr, er kann befehlen und den Hotelbetrieb als zahlender Kunde nutzen.

Andererseits folgt die einfache Erzählung einer Ordnung, die auch die großen Tragödien der Weltliteratur ausgestalten, wie beispielsweise »König Ödipus« von Sophokles; das ist die Dramaturgie vom tiefen Fall aus großer Höhe (Boothe 2004). Eben: »Heute bist du der Erste, geachtet von Allen, ein Minister, ein General, vielleicht sogar ein Fürst – Weißt du, was du morgen bist?« In diesem Sinne ist der Portier eine tragische Figur, – Größe und Fall eines stattlichen Mannes von patriarchaler Gestalt, mit weißem Bart und männlicher Würde. Zunächst also die große Höhe: Überaus stattlich ausstaffiert verkehrt der livrierte Protagonist mit hochgestelltem weltstädtischem Publikum. Anfangs ist der Protagonist auf der Höhe, seine Welt ist hell, er ist willkommen, geachtet und mit Kollegen, Nachbarn und Verwandten verbunden. Und so schreitet er erhobenen Hauptes daher im steifen Ehrenkleid, an einen militärischen Würdenträger erinnernd. Zugleich wird die fundamentale Abhängigkeit des Dienstboten – er gehört eben doch nur zum Servicepersonal – visuell sinnfällig. Der Portier vor der Drehtür ist klein im Verhältnis zum Hotelgebäude, das wuchtig hinter ihm aufragt. Das Unternehmen ist alles, der Diener ist nichts und jederzeit in gleicher Livree ersetzbar. Auch der Absturz in die Tiefe bedient sich überlieferter, nachgerade mythischer Bildlichkeit. Der Protagonist, weltlicher Pracht gänzlich entkleidet, wird buchstäblich in die dunkle Unterwelt verwiesen. Der aufrechte Gang geht verloren, ebenso die Verbindung zur Außenwelt. Aus dem engagierten Mann wird ein zerfahrener Greis. Jenseits des Hades findet er keinen Zufluchtsort. Kontraste sind im Film ein zentrales und wuchtiges Stilmittel: weit oben – ganz unten; strahlend hell – finster und verfinstert; willkommen – abgeschoben; isoliert – verbunden, arm und reich.

## Vergänglichkeit, Vergeblichkeit und die Psychodynamik des Zwangs

Dass der Film ein »Memento mori« gestaltet oder genauer ein »Memento moriendum esse«, zu Deutsch »Bedenke, dass du sterben musst«, geht aus dem Schriftzug des Beginns hervor, der die Unsicherheit und Vergänglichkeit von Rang und Namen gestaltet. Doch kommen hier auch soziale und politische Dimensionen zum Tragen: Kreimeier (1992) führt aus, dass der Film in der flüchtigen Konsolidierungsphase der Weimarer Republik und in der Zeit eines vorübergehenden wirtschaftlichen Aufschwungs entstand. Trotz gewisser expressionistischer Gestaltungsmerkmale und trotz der Rahmung durch das universalistisch gestimmte Vanitas-Motiv greift der Film soziale Realität auf und verweist auf die spätere Ästhetik der »neuen Sachlichkeit«. Es gibt zeitgenössische gesellschaftliche Typen, zum einen den »wilhelminischen« Typ des Portiers, zum andern den effizienzorientierten Hotelmanager, der mit – wenn man so will – Humankapital wirtschaftet.

Der wilhelminische Typus, Anpassung, Ausmusterung und Effizienzorientierung – das zeigt, dass die Dramaturgie des Films Züge einer zwanghaften Psychodynamik vorführt: Es gibt ein Oben-Unten-Gefälle, Gehorsamspflicht und Submissionsbereitschaft, Regie und Kontrolle; der Protagonist ist auf Disziplin, Sauberkeit, Pflichterfüllung und Ordnung ausgerichtet und verfügt über eine scharf umrissene, durch die äußere Livree-Ausstattung festgelegte Identität, die durch Teilhabe an den Großen und Starken positive Selbstwertregulierung befördert; der Portier orientiert sich an der souveränen Autorität der Vorgesetzten und ist in seiner Abhängigkeit von der ökonomischen Machtinstanz zunächst glücklich und stolz; als Ausgemusterter tritt er dann seinem Vorgesetzten gegenüber als unterwürfiger, in jeder Weise gebeugter und gebrochener Bittsteller um sein Gnadenbrot auf. Die Kraftprobe – er versucht, zum Beweis noch vorhandener körperlicher Leistungsfähigkeit einen schweren Koffer zu stemmen – geht zu seinen Ungunsten aus: Im Bereich einer zwanghaften Psychodynamik und im Beziehungsspiel der Macht zählen Kraft und Stärke, und da kann er nicht mehr mithalten. Weg mit ihm zu den Toilettenlagen, in die anale Unterwelt, da soll er den Schmutz der anderen wegmachen. Zunächst versucht er, indem er sich heimlich die Livree aneignet, den äußeren Schein zu wahren, doch durchschaut man die Vortäuschung würdevoller Stattlichkeit, und er ist mitleidlosem Spott ausgesetzt. Im Bereich der Über-Ich-Regulierung jedoch verhält sich der Protagonist keineswegs wie einer, der sich

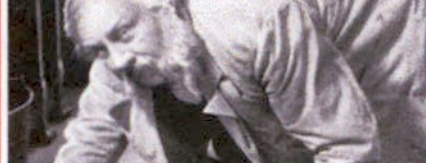

willig als Werkzeug der Macht gebrauchen lässt, vielmehr praktiziert er Empathie, Solidarität und Dankbarkeit. Auch könnte er zu den »gehemmten Rebellen« (Lang 2015) gehören; die filmische Inszenierung eines Macht-, Kontroll- und Autoritätsregimes gewinnt ihre Tiefe aus der Latenz, die in der Spannung zwischen Gehorsam und Opposition, Ordnung versus Chaos, Unterwerfung versus Auflehnung angelegt ist. Doch ist das Ende als liebevoll gestaltete Komödie angelegt, nicht ohne satirische Züge. Es kommt zur lustvollen Anarchie, aber nicht zum destruktiven Chaos. Aus der Misere wird Fülle, aus Kot – ja wirklich, das Wunder ereignet sich in der analen Unterwelt – wird Gold. Und das empathische Vermögen des Alten trägt dabei Früchte: Der reiche Mann hat am mitfühlenden Herzen des armen Mannes eine freundliche Sterbebegleitung, die dann reich belohnt wird.

## Tragik, Komik, Freiheit

Identitätsverlust, Bedeutungsverlust, soziale Marginalisierung: bis heute sind das Brennpunkte der gesellschaftlichen und wissenschaftlichen Auseinandersetzung mit den sozialen, psychischen und physischen Lebensbedingungen im Alter. Anders als in heutigen reichen Industrienationen der westlichen Hemisphäre stehen dem Protagonisten des Films von 1924 keine supportiven Maßnahmen zur Verfügung. Seine Situation als alter Mann ist in der Perspektive des Vorgesetzten gekennzeichnet durch Defizite an Kraft und Können, der Verlust der Arbeitsstelle galt als ökonomisch und sachlich gerechtfertigt, auch ein vorbereitendes oder informierendes Gespräch mit dem Betroffenen, mit Maßnahmen finanzieller Sicherung des Suspendierten schien sich ganz selbstverständlich zu erübrigen. Die desinteressierte Härte des Kündigungsvollzugs macht im Film nochmals den geringen Status und die Einflusslosigkeit des Betroffenen deutlich.

Der Film ist kein Sozialdrama, und er zeigt keinen Ausweg aus der düsteren Lage. Vielmehr geschieht ein Wunder. Ein Geldsegen kommt auf den armen Mann herab wie der Goldregen auf das Sterntalerkind (KHM 153, in Winzer 2012). Nun ist es Festtag, auf immer. Das Hotel muss dem reichen Gast dienen. Der frischgebackene Millionär und sein Freund, gewesener Nachtwächter, schlingen und schlürfen wie im Schlaraffenland. In der Tat ist die Darstellung des triumphalen Großen Fressens die filmische Inszenierung der Wunscherfüllung vom unendlichen oralen Genießen. Da gibt es keine schwachen Mägen und keinen Kater nach zu viel Alkohol. Keine Altersarmut und kein Abgeschobensein, denn wer Geld hat, kann regieren, nach eigenem Gutdünken. Auch die Schrecken der Einsamkeit sind gebannt, durch eine Freundschaft, die sich in der Not schon bewährt hatte. Wichtig ist, dass der Film den Übergang vom Elend zur Fülle explizit als fiktionale Konstruktion – als Fiktion innerhalb der Fiktion – gestaltet, als Inszenierung eines kunstvoll ironischen Spiels mit dem Zuschauer- und Produzenteninteresse am Happy End. Weg von der Misere potentiell realistischer trostloser proletarischer Altersszenarien hin zu Genuss und Reichtum.

Die spezifische Konstruktion des Happy Ends lässt auch an Grimms berühmtes Schwankmärchen von den »Bremer Stadtmusikanten« (KHM 27, in Winzer 2012) denken. Dort ist es ja die Freiheit des Alters, die sich um Status und Anerkennung, Würde und Ansehen nicht schert und als sympathisch witzige Narrenfreiheit der vier lebenslustigen abgeschobenen Tiere gefeiert wird. Auch der ehemals so repräsentativ gekleidete Portier ist jetzt unbeschwert und lachlustig.

Mächtige Wünsche bleiben im Alter wirksam, doch anders als im Märchen machen die Kräfte nicht mehr mit. Auch in Dürrenmatts Kriminalerzählung »Der Richter und sein Henker« kommt es am Ende zu einem üppigen Festmahl; hier genießt der schwerkranke Kommissar Barlach ein schweres und – helvetisch ausgedrückt: – währschaftes Gericht, die Berner Platte. Das hat zwar schmerzhafte Folgen, aber schön war es doch. Ja, die Wünsche können rege bleiben, man »möchte nochmal zwanzig sein«.

Alter gilt heute als Lebensphase in ihrem eigenen Recht, und lange darf sich ein »Senior« und eine »Seniorin« als junge Alte fühlen, aber die Aufgabe, sich angesichts verlockender Aussichten zugleich mit den eigenen Grenzen auseinanderzusetzen, bleibt eine wichtige Herausforderung. Die im Film thematisierte Frage nach Marginalisierung, Identitätsverlust und Altersarmut ist heute drängender denn je. Die Bedrohung durch Arbeitslosigkeit und soziale Desintegration trifft breite Kreise der Bevölkerung in allen Altersklassen – und griff kurz nach der wirtschaftlichen Blüte der frühen zwanziger Jahre des zwanzigsten Jahrhunderts um sich. Der Portier war beruflich motiviert und engagiert, er sehnte sich nicht nach dem Ausstieg aus dem Arbeitsleben, so wie viele Berufstätige heute. Selbstwirksamkeit, sinnvolles Engagement, Weitergabe von Erfahrungen, generativer Austausch, Freundschaft im Alter gelten auch den Heutigen als erstrebenswert. Das Leben dauert nicht ewig, Status und Anerkennung halten nicht ewig, das Alter lässt die Kräfte schwinden und gemahnt an den Tod, aber die Wünsche – so kann eine Lesart des Films lauten – genießen eine ewige Jugend, und für den Umgang mit den Grenzen braucht es humorvolle Heiterkeit.

## Literatur

**Boothe** B (2003). Der Wunsch im Märchen – der Wunsch als Märchen. In Gobrecht B, Lox H, Brücksteg T (Hrsg. im Auftrag der Europäischen Märchengesellschaft). Der Wunsch im Märchen. Heimat und Fremde im Märchen.(S. 42-55). Hugendubel, München

**Boothe** B (2004). Der Patient als Erzähler in der Psychotherapie. Psychosozial-Verlag, Giessen

Bozza M und Herrmann M (2009) Schattenbilder – Lichtgestalten. Das Kino von Fritz Lang und F. W. Murnau. Transcript Verlag, Bielefeld

**Dürrenmatt** F (1952) Der Richter und sein Henker. Benziger, Einsiedeln

**Dürrenmatt,** F (1955) Grieche sucht Griechin. Originalausgabe: Verlag Die Arche, Zürich(Seitenangabe gemäss Ullstein, Berlin 1967)

**Gasperi** W (2010). Spiegelbild der Zeitstimmung: Der expressionistische Film. artCore. Verein zur Förderung von Online-Kulturberichterstattung und Kunstpräsentationen im Internet. kultur-online.net, 01.03.2010

**Jolles** A (1930) Einfache Formen. Narr, Tübingen

**Kreimeier** K (1992) Die Ufa-Story. Geschichte eines Filmkonzerns. Carl Hanser, München

**Kurtz** R (1926) Expressionismus und Film. Verlag der Lichtbühne, Berlin. (Nachdruck Zürich, Chronos 2007, Hrsg. und mit einem Nachwort versehen von C Kiening und U J Beil)

**Lang** H (2015) Der gehemmte Rebell. Struktur, Psychodynamik und Therapie von Menschen mit Zwangsstörungen. Klett-Cotta, Stuttgart

**Propp,** V (1975) Morphologie des russischen Märchens. Hrsg. K. Eimermacher. Suhrkamo, Frankfurt/M.

**Ruggle** W (2010) Besprechung des Films »Un homme qui crie« von Mahamat-Saleh Haroun. Tschad 2010. https://www.youtube.com/watch?v=9TeUMkDH7eo#t=43

**Winzer** A (Hrsg.) (2012) Kinder- und Hausmärchen gesammelt durch die Brüder Grimm. Textkritischer Neudruck der stark vermehrten und verbesserten 5. Auflage der Großen Ausgabe von 1843 mit Übertragung der Mundartmärchen, Wörterverzeichnis und editorischem Nachwort. Haffmans Verlag bei Zweitausendeins, Leipzig

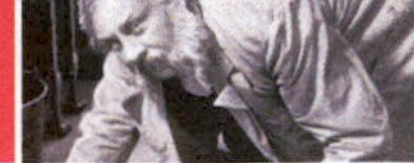

| Originaltitel | Der letzte Mann |
| --- | --- |
| Premiere | 23.12.1924 Berliner Ufa-Palast am Zoo |
| Deutscher Start | 1924 |
| Erscheinungsjahr | 1924 |
| Land | Deutschland<br>Drehorte: «Der letzte Mann» wurde von Mai bis September 1924 im Ufa-Atelier Berlin-Tempelhof und auf dem Ufa-Gelände in Neubabelsberg gedreht. |
| Genre | Drama,Sozialdrama, Kammerspiel, Stummfilm |
| Drehbuch | Carl Mayer |
| Regie | Friedrich Wilhelm Murnau |
| Darsteller | Hotelportier (Emil Jannings), Nichte des Hotelportiers (Maly Delschaft), Bräutigam der Nichte (Max Hiller), Tante (Emilie Kurz), Geschäftsführer des Hotels (Hans Unterkircher), Gast im Hotel (Hermann Vallentin), dünne Nachbarin (Emmy Wyda), Nachtwächter (Georg John) |
| Verfügbarkeit | Der letzte Mann als kompletter Film im Internet Archive<br>Der letzte Mann. auf arte.tv<br>Der letzte Mann auf filmzentrale.com |

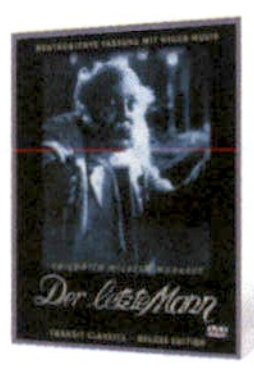

*Meinolf Peters*

# Der Übergang in den (Un-)Ruhestand



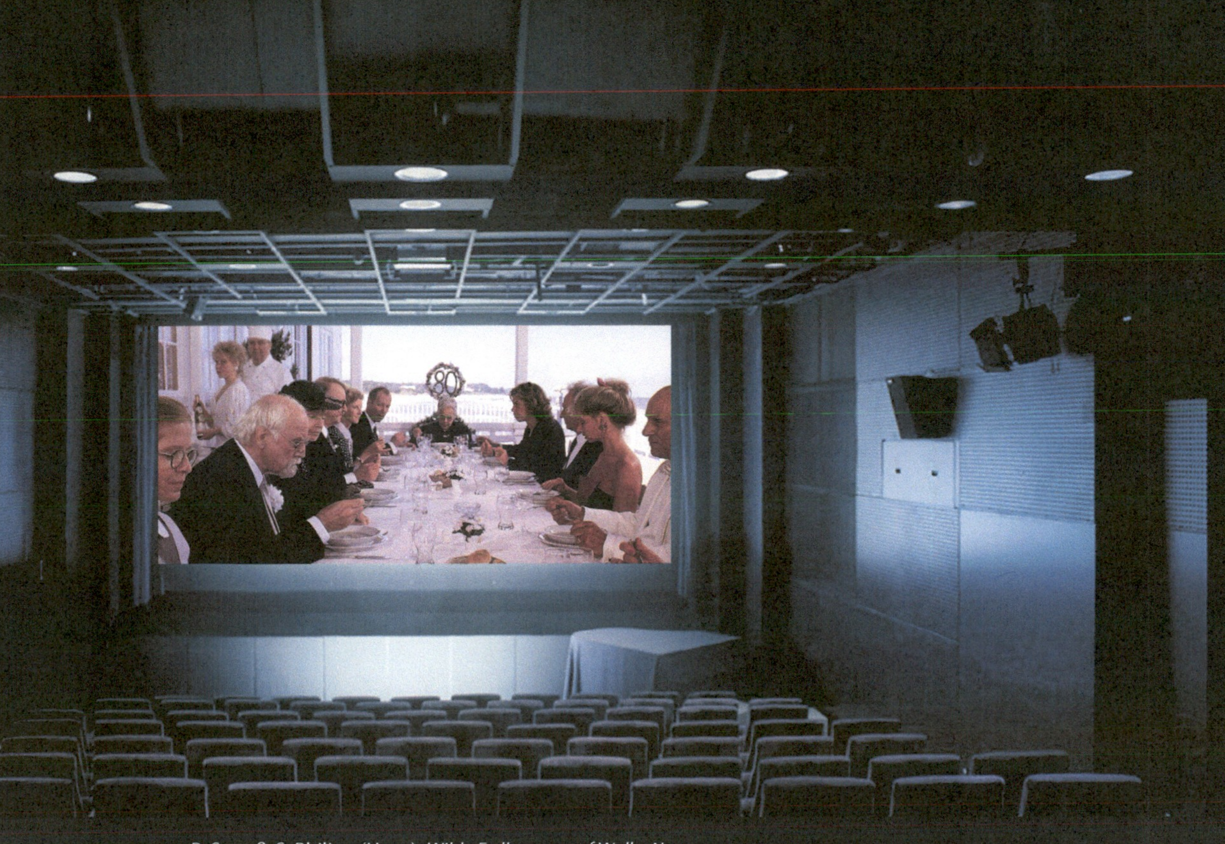

B. Strauß, S. Philipp (Hrsg.), *Wilde Erdbeeren auf Wolke Neun*,
DOI 10.1007/978-3-662-50488-8_7, © Springer-Verlag GmbH Deutschland 2017

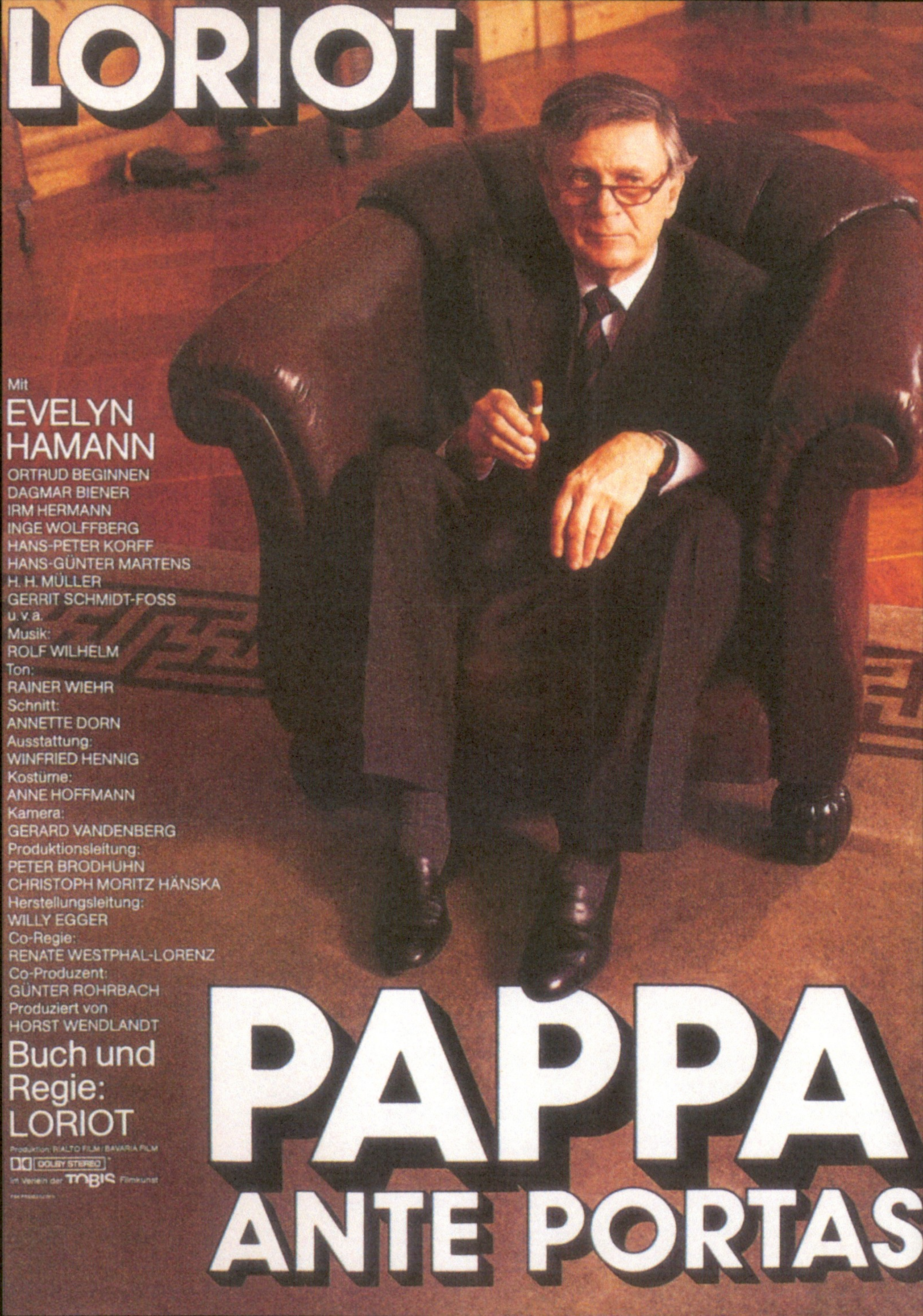

Filmplakat *Pappa ante portas*.
(Filmbild Fundus/© Tobis Filmkunst)

# Pappa ante portas

---

»Einer seiner Kunstgriffe – scheint mir – ist, dass er zeigt: Je moderner – je individueller und souveräner – die Menschen zu sein scheinen, desto unerschütterlicher bleiben sie zugleich das, was sie schon immer waren: nämlich allzu menschlich.« (Odo Marquard 1994 in seiner Festrede zur Verleihung des Kasseler Literaturpreises für grotesken Humor an Vicco von Bülow 1985).

---

## Vertreibung aus der Arbeitswelt

Man würde Loriot nicht gerecht, bezeichnete man ihn nur als Humoristen, hat er doch in seinen Sketchen und Filmen die Menschen mit ihren Unzulänglichkeiten ebenso kritisch beleuchtet wie gesellschaftliche Fehlentwicklungen offengelegt. Seine ersten Zeichnungen, die im *Stern* unter dem Titel *Auf den Hund gekommen* Anfang der 1950er-Jahre erschienen, riefen zunächst empörte Leserbriefe hervor. Der damalige Chefredakteur – kein geringerer als Henry Nannen – warf Loriot kurzerhand hinaus, um ihn allerdings bald zurück zu holen. Loriots Kritik entsprang keiner radikalen, eher einer konservativen Grundhaltung, die ihn manche Entwicklungen der heutigen Zeit skeptisch betrachten ließ. *»Ich bin geprägt von diesen Resten bürgerlicher Romantik«,* wie er einmal sagte (SZ-Magazin 2002), und auch vielen seiner Figuren haftet etwas Unzeitgemäßes an. Auch blieb die Kritik immer liebenswürdig, nie erfolgte sie mit erhobenem Zeigefinger. Die Satire, also die zugespitzte Thematisierung von Missständen, verbarg sich fast immer hinter Komik, die doch vornehmlich belustigen will, so Neumann (2011) in einer Analyse der Werke Loriots[1]. Zu dieser Überlagerung trug auch die sprachliche Eloquenz bei, mit der Loriots Figuren die Komik in Szene setzten. Dies brachte ihm einmal die Bezeichnung *»vornehmster Humorist«* ein (Süddeutsche Zeitung 1997), eine Eigenschaft, die sicherlich auch zu seiner Beliebtheit und seinem Erfolg beitrugen (◘ Abb. 7.1).

Auch *Pappa ante portas* ist keineswegs nur Komödie. Vielmehr liegt die Bedeutung des Films darin, dass er einen zentralen menschlichen Lebensabschnitt thematisiert und dabei zeitgeschichtliche Bezüge deutlich werden lässt. Zu Beginn des Films beleuchtet er die infolge der ungebremsten Globalisierung und neoliberalen Ökonomie veränderte Arbeitswelt, deren Folgen jeder einzelne Arbeitnehmer, insbesondere die älteren (Peters 2015), zu spüren bekamen. Insofern verdankt auch *Pappa ante portas*, nach dem großen Erfolg von Ödipussi Loriots zweiter Spielfilm, seinen Erfolg der satirischen Darstellung, die aber von Komik überlagert ist. Der Film, in den Hauptrollen Vicco von Bülow selbst und seine kongeniale Partnerin Evelyn Hamann, war 1991 der erfolgreichste Film des Jahres in Deutschland. Bei der Wahl des Titels bezog sich Loriot, wie er selbst bei der Vorstellung des Films erläuterte, auf Hannibal, der vor Rom stand und die Stadt vergeblich zu erobern versuchte. In der Stadt hieß es, Hannibal steht vor den Toren – ante portas. Nun steht Pappa, also Herr Lohse, Unheil drohend vor der Tür, doch der Reihe nach.

Zu Beginn des Films wird zunächst die zugespitzte Arbeitssituation Herrn Lohses gezeigt, der als Vertriebsleiter in einem Röhrenunternehmen tätig ist. Ihm wird die Post vorenthalten, der Schreibtisch ist leer, als sei er bereits »kalt« gestellt. Andererseits seine merkwürdigen Bestellungen – Briefpapier für

---

1 Zur Unterscheidung von Satire und Komik vgl. auch Zehrer (2001).

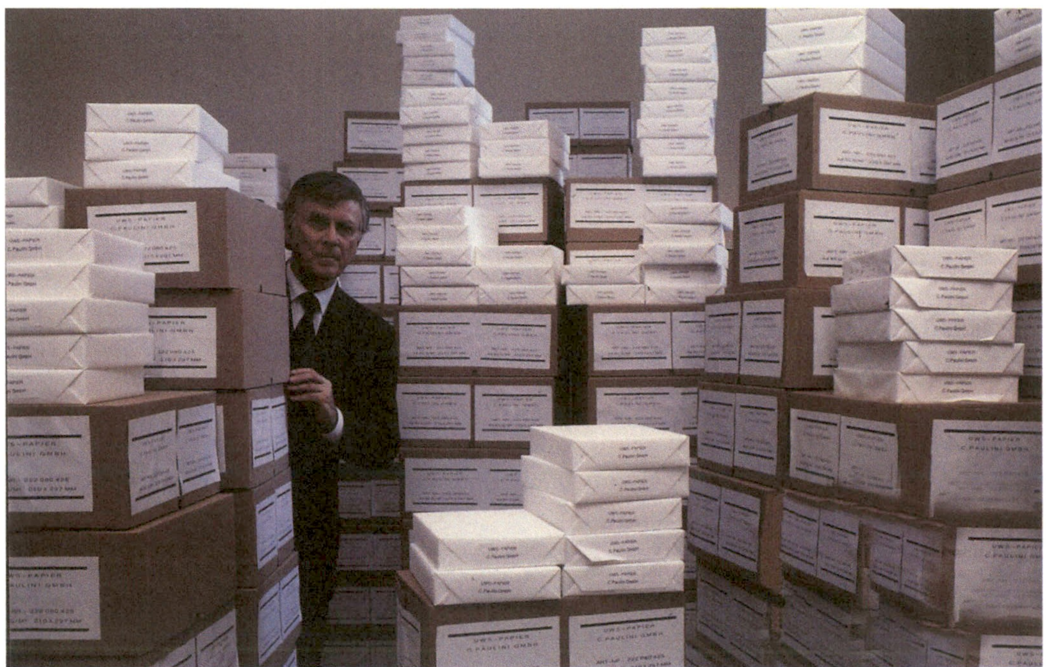

**◘ Abb. 7.2** *Pappa ante portas* Filmszene 1. (© IFTN/United Archives/picture alliance)

die nächsten 40 Jahre – (◘ Abb. 7.2), als versuche er sich auf groteske Art zu verewigen; möglicherweise karikiert Loriot hier aber auch die für unsere Zeit typische Verabsolutierung des ökonomischen Denkens. Noch vertraut Herr Lohse auf die verlässliche Welt eines sozial verpflichteten Unternehmertums, in dem Werte wie Loyalität und Pflichtbewusstsein noch etwas gelten, Werte, die im *flexiblen Kapitalismus* (Senett 1997) an Bedeutung verlieren, ja manchmal als störend betrachtet werden. Doch Herr Lohse hat die Zeichen der Zeit nicht erkannt, insofern haftet auch ihm etwas Unzeitgemäßes an. Das holzvertäfelte Büro des Chefs mit seinem gediegenen Interieur vermittelt eine einladende Behaglichkeit, und der Zigarre rauchende, patriarchalisch wirkende Unternehmer mit seinen ergrauten Schläfen strahlt Güte und Wärme aus. Doch die imposante Größe des Büros lässt auch Macht und Herrschaft erahnen, die Herr Lohse, den der Chef zu sich bestellt hat, kurz darauf zu spüren bekommen wird. Das Büro betretend schreitet Herr Lohse zügig und mit stolz geschwellter Brust den nicht zu enden scheinenden Weg auf seinen Chef zu, dessen Wohlwollen und Fürsorge er sich sicher glaubt, hat er doch, wie er kurze Zeit später sagen wird, den »Saftladen« mit aufgebaut und fühlt sich demzufolge als unverzichtbarer Teil des Unternehmens. Viele ältere Arbeitnehmer leben in einer solchen Phantasie, die ihnen eine oft trügerische Sicherheit verschafft. Als Herr Lohse im Sessel – für die Dreharbeiten aufwändig präpariert – vor dem Schreibtisch Platz nimmt, versinkt er darin, als sei er von einem Moment auf den anderen zum kleinen Jungen degradiert. Die Szene nimmt das Folgende bereits vorweg: Der Chef schickt ihn in den Vorruhestand! Mit einem Mal führt er Herrn Lohse seine Abhängigkeit vor Augen und entreißt ihm schlagartig die narzisstische Phantasie, untrennbar mit ihm verbunden zu sein. Herr Lohse erscheint zutiefst beschämt, als werde ihm der Boden unter den Füßen weggezogen. Nervös, aber auch als Ausdruck seiner Wut »zerbröselt« er die Zigarre, die ihm der Chef zuvor überreicht hatte – man könnte auch sagen, die dieser ihm verpasst hat. Obwohl Herr Lohse sogleich den Spieß umzudrehen versucht, indem er entschlossen kundtut, er bestimme selbst, wann er gehe, nämlich jetzt, wird die tiefe Angst, die diese Mitteilung in ihm ausgelöst hat, in der nächsten Szene deutlich. Herr Lohse

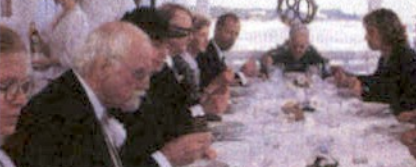

nähert sich einer Gruppe von Passanten, die einem Bettler am Straßenrand lauschen, der wie von Sinnen auf einer Geige spielt, die nur eine Seite hat. In diesem – ebenfalls von Loriot selbst gespielt – , sieht er sein unbewusstes Alter Ego, ein Schreckensbild seiner selbst. Die Angst vor dem Abstieg, dem sozialen Abseits und dem Sturz ins Bodenlose wird unmittelbar spürbar, eine Angst, der sich viele ältere Arbeitnehmer stellen müssen, die verdrängt werden, um Jüngeren Platz zu machen, und deren Kränkung eine Hypothek für den Übergang in den neuen Lebensabschnitt darstellt (Peters 2012). Ist es auch für Herrn Lohse eine Hypothek?

# Loriot – Leben und Werk

Mit bürgerlichem Namen Vicco von Bülow wurde Loriot[2] 1923 in Brandenburg an der Havel geboren. Der Vater war Offizier und Abkömmling einer preußischen Adelsfamilie, allerdings ohne besonderes Vermögen. Er war den Kindern – also Bernhard-Victor Christoph Carl, kurz Vicco und seinem jüngeren Bruder – ein strenger Erzieher, der von ihnen die Kontrolle ihrer Gefühle forderte. So verbot er es seinen Söhnen, ihn zu küssen, denn Männer küssen sich nicht, so sein Credo. Von der Mutter, die sanft lächelnd auf einem Familienfoto zu sehen ist und offensichtlich eine gut aussehende Frau war, ist wenig bekannt. Sie verstarb, als Vicco 6 Jahre alt war, er habe sie eigentlich nie kennen gelernt, schrieb er einmal. Er und sein Bruder wuchsen nun zunächst bei der Großmutter auf, der er viel verdanke, sie habe eine Engelsgeduld mit dem stillen und schüchternen Kind gehabt, als das Vicco von Bülow sich selbst rückblickend beschrieb (Neumann 2011). Lässt diese Selbstbeschreibung vermuten, dass der Verlust der Mutter dem Kind doch sehr zugesetzt hatte? Als der Vater nach 6 Jahren erneut heiratete, nahm er die beiden Söhne wieder zu sich. Bald zog die Familie nach Stuttgart, wo der Vater eine neue Arbeitsstelle antrat. 1941 machte Vicco von Bülow das Notabitur, nach Kriegsende wird er das vollgültige Abitur nachholen. Nach dem Notabitur ging er 1941 zur Wehrmacht, was für ihn aufgrund der Familientradition kein Entscheidungsproblem gewesen sei, wie er einmal in einem Interview sagte. Er stieg bis zum Oberleutnant in einem Regiment auf, das auch im Russlandfeldzug eingesetzt wurde, worüber nichts weiter bekannt ist. In einem Interview deutete er dort erlebte Grausamkeiten nur an. Aber wie mag sich dieser stille und schüchterne Junge, der er als Kind gewesen sei, in dieser gewalttätigen Männerwelt zurecht gefunden haben? Schließlich fiel kurz vor Kriegsende sein Bruder. Es bleibt spekulativ, wie diese Erfahrungen seinen weiteren Werdegang beeinflusst haben. In einem Interview antwortete er auf die Frage, ob er ein guter Offizier gewesen sei:

> »Nicht gut genug, sonst hätte ich am 20. Juli 1944 zum Widerstand gehört. Aber für den schauerlichen deutschen Beitrag zur Weltgeschichte werde ich mich schämen bis an mein Lebensende.« (SZ-Magazin 2002).

Nach dem Krieg begann er ein Kunststudium, zu dem er auch vom Vater ermuntert wurde. Das Pseudonym Loriot – die französische Bezeichnung des Pirols, des Wappentiers der Familie Bülow – nahm er 1949 im Rahmen einer Nebentätigkeit an, aber waren es nur pragmatische Gründe, die zur Namensänderung führten, oder lagen ihr auch tiefere Motive zugrunde? In dieser Zeit lernte er auch seine spätere Frau kennen und fertigte erste Humorzeichnungen für den *Stern* und andere Zeitungen an. Seine Karriere entwickelte sich allmählich, er wurde festangestellter Zeichner bei einem Verlag und es folgte eine erste Buchveröffentlichung mit Zeichnungen. Zunächst war er als Zeichner erfolgreich, Ende der 1950er-Jahre wirkt er erstmals in einem Film mit, vielleicht nicht zufällig dem Antikriegsfilm *Die Brücke* von Bernhard Wicki. Zur gleichen Zeit folgten erste Fernsehauftritte. Dort entwickelte sich

---

2    Loriot hat wenig über sein Leben preisgegeben. Seine Biographie *Möpse & Menschen* aus dem Jahre 1983 ist eher humoristisch abgefasst.

seine Karriere immer rascher, sein Bekanntheitsgrad stieg unaufhörlich, 1974 erhielt er das Bundesverdienstkreuz. Der Höhepunkt seines Fernsehschaffens lag in den 1970er-Jahren, später kamen Operninszenierungen sowie die beiden Spielfilme Ödipussi und *Pappa ante portas* hinzu.

Als er *Pappa ante portas* drehte, war er 67 Jahre alt, also in einem Alter, in dem der Ruhestand normalerweise bereits begonnen hat. Ein persönlicher Bezug scheint somit nahe zu liegen, geäußert hat er sich dazu nicht. Auf seinen eigenen Ruhestand angesprochen antwortete er, »Er fängt irgendwie nicht an«(SZ-Magazin 2002). Er bleibt eher im Unruhezustand, so wie auch Herr Lohse.

Nach der Jahrtausendwende zog sich Vicco von Bülow immer mehr aus dem öffentlichen Leben zurück, er gründete eine Stiftung, erhielt mehrere Auszeichnungen und Preise und wurde 2003 an der Universität der Künste Berlin zum Professor ernannt. Im April 2006 gab er bekannt, sich als Fernsehschaffender zurückzuziehen, nicht ohne einen bissigen Kommentar zu dem erbarmungslosen und unkultivierten Tempo des Unterhaltungsgeschäfts abzugeben, das fälschlicherweise mit temperamentvoll gleichgesetzt werde (Neumann 2011). Er starb am 22. August 2011 in Ammerland am Starnberger See.

## Flucht in den Alltag

Der Übergang in den neuen Lebensabschnitt ist bei Herrn Lohse mit einer schweren Kränkung belastet. Untersuchungen zeigen, dass ein solch krisenhafter Übergang durchaus riskant und mit erheblichen gesundheitlichen Risiken und einer gesteigerten Mortalität verbunden ist (Clemens 1996). Herr Lohse scheint sich durch eine Flucht nach vorn vor diesen Risiken retten zu wollen. Bereits in der »Sesselszene« hatte er die tief empfundene Scham durch eine Wendung vom Passiven ins Aktive zu beseitigen versucht, in der »Straßenszene« taucht das Abgewehrte kurzzeitig wieder auf, und es wird deutlich, wie sehr er sich durch die aus dem Bewusstsein ausgeschlossene Angst vor dem Bodenlosen bedroht fühlt. Diese Bedrohung begleitet ihn eine Weile. Als er nach der Zwangspensionierung erstmals nach Hause kommt, ist ihm die Verunsicherung und Scham anzumerken. Kurzfristig läuft er gedankenversunken den Flur entlang, um sich zu sammeln. Die Musik kündigt Dramatisches an, mehrmals muss er Anlauf nehmen, findet die Worte nicht, stotternd teilt er sich dann der Familie mit, sich an die gewohnte Sprache des Verlaufsleiters klammernd. Als seine Frau den Raum verlässt, trumpft er seinem Sohn gegenüber auf:

»Ich habe den Laden einfach hingeschmissen«.

Zurückgeworfen auf das alltägliche Leben entwickelt Herr Lohse zunächst eine fast hypomanische Aktivität. Voller Elan versucht er den Haushalt an sich zu reissen, was etwas spöttisch und fast mitleidig von seiner Frau zur Kenntnis genommen wird. Er lässt sich nicht bremsen in seinem Übereifer, gilt es doch, das Leben wieder in den Griff zu bekommen. Dazu trägt auch das Festhalten an seiner beruflichen Identität bei, was sich besonders in seiner Sprache widerspiegelt. Der Reinigungsfrau begegnet er im Jargon des Verkaufsleiters, und auch als er den »Tante-Emma-Laden«, betritt verkündet er: »Ich bin Herr Lohse und kaufe hier ein«, um dann gewissermaßen ein »Verkaufsgespräch« zu beginnen:

»Wir haben da zwei Möglichkeiten, wir können so vorgehen, dass ich ihnen die
· ganze Liste zunächst vorlese, oder aber wir gehen Punkt für Punkt die Liste durch«.

Es wirkt, als wolle er seine berufliche Identität bruchlos auf einen neuen Kontext übertragen, um so der Kränkung und Scham zu entkommen und sein Selbst zu retten. An einigen Stellen wird die Brüchigkeit dennoch spürbar, etwa als er auf dem Heimweg vom ersten Einkauf den Nachbarinnen begegnet und ins Stottern verfällt, weil er kaum zu sagen vermag, warum er nicht bei der Arbeit ist.

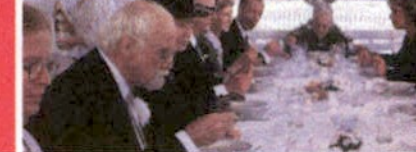

Noch etwas anderes verleiht Herrn Lohse in dieser ersten Phase Halt und Selbstkontrolle: Er sortiert seine Zeitungssammlung, hat diese im ganzen Wohnzimmer ausgebreitet, um alles in eine Ordnung zu bringen. Ordnung zu schaffen kann in bestimmten Situationen wie ein Bollwerk gegen das Chaos wirken, gegen das innere Chaos der Gefühle und der Identitätsverwirrung, sowie das äußere Chaos des Zustandes seiner Ehe und der Entfremdung von der Familie. Herr Lohse greift hier zu einer Strategie, wie sie viele Rentner und Frührentner nutzen, sie schaffen sich Sicherheit und Struktur, indem sie sich etwa in Haus- und Gartenarbeit stürzen und Aufräum- oder Reparaturarbeiten durchführen. Verlaufsstudien zeigen, dass viele Menschen auch bei einem »regulären« Ausscheiden durch Erreichen der Altersgrenze zunächst in solche Aktivitäten flüchten, die zwar auch Ausdruck der »späten Freiheit« sein können, aber zweifellos auch der Abwehr der Trauer um den Verlust der Berufsrolle, den Wegfall damit verbundener sozialer Kontakte, der narzisstischen Bestätigung, der Befriedigung des Leistungsmotivs und anderes mehr dienen, nicht zuletzt auch der Angst vor der Leere. Erst danach folgt oftmals eine Phase der Trauer, die dann von einer Neuanpassung abgelöst wird (Atchely 1976).

## Männer, Frauen, Paare

Loriot setzt sich in seinem Werk immer wieder mit der Rolle von Männern und Frauen auseinander, wobei Männer häufiger als die Schwachen dargestellt werden. Auch Herr Lohse wirkt nach dem Wegfall seiner beruflichen Rolle in seiner männlichen Identität unsicher, seine Umtriebigkeit, seine Hektik und Tapsigkeit verleihen ihm eine eher jungendhafte Ausstrahlung. Bezeichnend dafür ist etwa das Gespräch mit seinem Sohn am Mittagstisch, als er diesen nach seinen Interessen fragt und schließlich auf eine unbeholfene und durch einen Mangel an Einfühlungsvermögen gekennzeichnete Art und Weise auf dessen Verhältnis zu Mädchen anspricht. Was ist der Hintergrund für die unsichere männliche Identität? Es gibt eine interessante zweite Szene mit dem Sohn, als er ihm seinen alten Mantel schenken möchte, den er schon seit der Hochzeit besitzt und den seine Frau in die Altkleidersammlung geben wollte. Herr Lohse möchte ihn seinem Sohn schenken, ohne jedoch ein Gespür dafür zu haben, wie unpassend dies der Sohn empfinden muss. Und doch ist es eine geradezu rührende Szene, als er dem Sohn den Mantel anzieht und schließlich nachdenklich und mit einem Bedauern in der Stimme mehr zu sich selbst als zum Sohn sagt: »Wenn mir mein Vater so etwas geschenkt hätte«. Hatte Herr Lohse kein väterliches Vorbild, fehlt ihm deshalb eine sicherere Männlichkeit? Schließlich ergeht es so vielen heutigen Männern im fortgeschrittenen Alter, deren Väter im Krieg waren und oftmals auch geblieben sind, und die gerade auch im Alter das Fehlen eines verinnerlichten väterliches Objektes spüren (Radebold 2005). Die »Mantelszene« macht einen Mangel an Männlichkeit verständlich und damit auch das Scheitern dieses Versuchs von Generativität, also jener Form eines reifen Narzissmus, die ein gutes Altern ermöglicht (Peters 2004). Ob in dieser Szene Loriots biografische Erfahrungen hineinspielen, muss der Spekulation überlassen bleiben.

Frauen werden in Loriots Werk oft als die Starken dargestellt, denen die Männer eigentlich nicht gewachsen sind. In der Lesung, zu der Herr Lohse seine Frau auf Aufforderung der Nachbarinnen begleitet, rezitiert der Dichter zu Beginn ein Gedicht über die schöne Melusine, einen mythischen Stoff, der in der Literaturgeschichte immer wieder bearbeitet wurde. Loriot bezieht sich hier auf G. Trakls Auslegung, in der es um Männer geht, die durch die Gunst der Liebe der Frauen zu Glück und Ehre gelangt sind (http://de.wikipedia.org/wiki/Melusine). Auch in *Pappa ante portas* wird eine von Frauen dominierte Welt vorgeführt, vor der sich die Männer in acht nehmen sollten; so jedenfalls kann man die ihm hinter vorgehaltener Hand zugeraunte Äußerung der Nachbarin über deren Schwester verstehen, unter deren Fuchtel sie selbst steht: »Das mit ihrem Mann war damals nur Gerede, der ist auf ganz natürliche Weise ums Leben gekommen«. Auch seine Frau erscheint als die Überlegene, wenn sie ihm etwa gleich im Vorspann des Films, als er das Haus verlässt um zur Arbeit zu fahren, nachruft, er habe etwas vergessen. Er antwortet: »'Der Mann geht tagsüber mit seiner Keule auf die Jagd und die

Familie sitzt zu Hause in der Höhle und wartet«, woraufhin sie ihm, den Knirps in der Hand, hinterherruft: »Hier, deine Keule«. Auch Herrn Lohses Flucht in den Alltag des häuslichen Lebens und die angekündigte Übernahme des Haushalts – »Schließlich bin ich 17 Jahre Leiter der Vertriebsabteilung gewesen« – beunruhigt seine Frau zunächst nicht weiter, sie scheint es eher mitleidig zur Kenntnis zu nehmen. Männer und Frauen passen nicht zusammen, so immer wieder die Botschaft in Loriots Werk (Neumann 2011). Und auch Herr und Frau Lohse scheinen nicht zusammenzupassen, in ihrer Kommunikationslosigkeit haben sie sich tief entfremdet. Während er ganz in seinem Beruf aufgegangen ist und auch jetzt zunächst auf manchmal groteske Art und Weise an seiner beruflichen Identität festhält, hat sie sich in ihrem häuslichen Leben bequem eingerichtet, ungestört durch ihren Mann geht sie ihren kulturellen Interessen nach, telefoniert mit ihrer Freundin und trifft sich mit den »Kulturschnepfen«, wie er sie nennt. Jeder führt sein Leben, einschließlich des Sohnes, der sich ganz in seine jugendliche Welt zurückgezogen hat und immer wieder eine andere skurril erscheinende Freundin vorstellt. Niemand reagiert darauf, das Fremde und Beunruhigende wird außen vor gelassen, Kommunikation findet nicht statt.

Doch der Film bleibt nicht bei dieser Zustandsbeschreibung stehen. Es gehört zu den interessantesten Aspekten des Films, dass er Entwicklung sichtbar macht, nicht zuletzt auch in der Paarbeziehung. Eine Schlüsselszene des Films ist die »Restaurantszene«. Lohses sind gemeinsam in ein Restaurant gegangen – schon bemerkenswert genug – sitzen nun aber im Durchgang des Restaurants an einem kleinen Tisch – wie an einem Katzentisch – und wollen ihr Essen bestellen. Doch keiner beachtet sie, niemand bedient sie; es wird ihnen nichts geschenkt, so die Botschaft, sie müssen selbst für sich sorgen, ihren Konflikt allein lösen. Schließlich rät der Ober von allen Gerichten ab – »das würde ich ihnen auch nicht empfehlen« – und bringt Frau Lohse dann doch eher widerwillig einen Fleischspieß. Als nun Frau Lohse das Fleisch von dem Spieß abzustreifen versucht, geschieht, was zu erwarten war: Mit einem Mal landet das ganze Fleisch auf dem Tisch. Hier wird in Szene gesetzt: Der ganze »Schlamassel« muss zunächst auf den Tisch, nur dann können Probleme gelöst werden. Beide picken nun mit der Gabel die verstreut liegenden Fleischstücke auf, sorgfältig darauf bedacht, nur das zu nehmen, was auf der je eigenen Seite des Tisches liegt, als ob die Grenzen neu abgesteckt werden müssen. Und währenddessen beginnt ein aufschlussreiches Gespräch:

Sie: »Hast Du einmal gesehen wie es aussieht, wenn Du so machst?« (verzieht den Mundwinkel nach oben).
Er: »Was mache ich?« (sichtlich entsetzt).
Sie macht es noch einmal vor.
Er: »Wann mache ich das?«
Sie: »Immer, hier hast Du es schon dreimal gemacht.«
Er: »Dann ist das eben eine liebenswerte Besonderheit. … Weißt Du, was Du machst?«
Sie: »Was denn?«
Er macht eine etwas affektiert wirkende Handbewegung, wie um das Haar nach hinten zu streifen. Jetzt reagiert sie entsetzt. Der Ober kommt an den Tisch und möchte bereits wieder abräumen, dadurch tritt eine kurze Unterbrechung in dem Gespräch ein.
Er: »Genügt es, wenn ich mich irgendwie auflöse?«

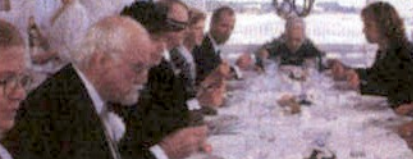

In dieser letzten Äußerung deutet sich erneut seine Identitätsproblematik an: »Wer bin ich eigentlich?«, »Wohin gehöre ich?«, »Wo ist mein Platz?«. Dieses Thema wird in der nächsten Szene entfaltet. Nach dem Restaurantbesuch zu Hause angekommen, stellt er sich vor den Spiegel und macht noch einmal die Bewegung, die seine Frau ihm vorgehalten hatte, wie um sich einer Überprüfung zu unterziehen. Es scheint etwas angekommen zu sein, sich in ihm bewegt zu haben, und man könnte meinen, sie hätten in der Restaurantszene begonnen, sich wieder zu sehen, den anderen wahrzunehmen und damit etwas ins Bewusstsein zurück zu holen, das in der Alltagsroutine versunken war. Es ist der Keim eines beginnenden Dialogs, auch wenn dieser sogleich wieder ins Stocken gerät. Während er noch vor dem Spiegel steht, kommt seine Frau hinzu, sichtlich verändert. Die Musik wird getragener, und auch ihre Stimme ist nun liebevoller und fürsorglicher. Sie legt ihm den Arm um die Schulter, geht mit ihm zur Kellertür und die Kellertreppe hinab. Unten angekommen schlägt sie ihm vor, man könne hier doch aufräumen und er könne sich einrichten, hätte »sein eigenes Reich« und könne seinen Hobbys nachgehen. Doch ihre Haltung bleibt ambivalent. Einerseits scheint sie wie schon in der Restaurantszene angedeutet erstmals seine Situation überhaupt zur Kenntnis zu nehmen, und doch entspringt ihre Fürsorge auch dem Wunsch, ihn wieder aus ihrem Leben zu entfernen. Dem Betrachter mag sich auch noch eine andere Assoziation einstellen, nämlich zu der bereits zitierten Bemerkung der Nachbarin, die die Vermutung aufkommen ließ, diese habe ihren Mann ins Jenseits befördert, womöglich die Kellertreppe hinab gestoßen. Könnte auch Frau Lohse einen solchen Impuls verspürt haben, den sie gerade noch in ihrer Fürsorglichkeit sublimieren konnte?

## Das Alter – Angst vor dem Unbekannten

Einen zweiten zeitgeschichtlichen Bezug von *Pappa ante portas* mag man darin erblicken, dass der Film in einer Zeit der Umdeutung des Alters entstand. Der demografische Wandel sowie der gesellschaftliche Prozess der Individualisierung und Pluralisierung haben zum Ende des vergangenen Jahrhunderts zu einem soziokulturellen Wandel des Alters geführt, in dessen Folge sich auch das Bild vom Alter verändert hat. Nicht mehr das Leitbild des »wohlverdienten Ruhestandes«, das noch einem einschränkenden Altersbild entsprach, sondern das Bild des aktiven Seniors rückte mehr und mehr in den Mittelpunkt des gesellschaftlichen Altersdiskurses und avancierte allmählich zum neuen normativen Leitbild (Göckenjan 2000). Doch diese Wendung ins Positive kann das Unbehagen am Alter, das auch in dessen existenzieller Dimension begründet ist, nicht vollständig beseitigen, dieses wirkt im Unbewussten weiter und drängt immer wieder an die Oberfläche. Auch Vicco von Bülow selbst stand dem Alter durchaus skeptisch, ja ängstlich gegenüber, das Alter sei nicht der erhoffte beschauliche Ausklang, es sei schon eine Zumutung, so gestand er in einem Interview (SZ-Magazin 2002).

Auch Herr Lohse erlebt das Alter nicht in Gelassenheit, an mehreren Stellen wird ein ängstlich geprägtes negatives Altersbild sichtbar. Da sind zunächst einmal die beiden älteren Ehepaare, die in dem Film erscheinen und die beide auf beklemmende Weise ein düsteres, defizitorientiertes Altersbild vermitteln. Das Ehepaar im »Tante-Emma-Laden« scheint in einen ritualisierten Dauerkampf verstrickt, und dann kommt noch das ebenso freud- und ausdruckslose, ja wie »abgestorben« wirkende Ehepaar als Vertreter einer Sekte, die den Untergang des Planeten verkünden. Ja, auch für Herrn Lohse ist eine Welt untergegangen, doch das kann er nicht reflektieren, hat er doch gerade mehrere Paletten Senf für die Ewigkeit geordert. Das Ehepaar spiegelt auch seine Angst vor dem Altern als Paar, es gibt kein positives Vorbild, das diese Angst abmildern könnte, so wie es heute kaum Vorbilder für älter werdende Paare gibt (Riehl-Emde 2014). Herrn Lohses Hyperaktivität ist somit auch als eine Abwehrreaktion gegenüber der in seinem Altersbild enthaltenen Angst vor Erstarrung und Entleerung im Alter zu verstehen. Auch die bereits erwähnte Restaurantszene, in der erstmals überhaupt zwischen Herrn und Frau Lohse ein Gespräch stattfindet, gibt Aufschluss über diese Angst vor dem Alter und seine Verlustangst:

Sie: »Es wäre schon ganz fabelhaft, wenn der Direktor Lohse den Direktor in der Firma gelassen hätte und nur noch Herr Lohse zu Hause säße.«
Er: »Nur noch Herr Lohse, was heißt denn nur (sichtlich empört), ich bin Heinrich Lohse, glücklich verheiratet mit einem Kind und geregeltem Einkommen. Was heißt denn nur?«
Sie: »Ich möchte nur, dass wir jetzt nicht in Deiner Firma sitzen, sondern Du bei uns zu Hause, still und friedlich.«
Er: »Alt und dick.«
Sie: Das wäre nicht das Schlimmste.
Er: »Ich werde mir die größte Mühe geben« (steht empört auf und geht).

Frau Lohse wirft ihrem Mann dessen Festhalten an seiner beruflichen Identität vor, sie erkennt nicht die Angst, die für ihn damit verbunden ist und die sich in der dem Restaurantgespräch folgenden »Kellerszene« offenbart. Auf den Vorschlag seiner Frau, sich einen neuen Raum zu schaffen und sich dort einzurichten antwortet er kleinlaut und besorgt: »Sind denn überall hier in den Kellern Rentner?« Es geht um die Angst vor Ausgrenzung und Abschiebung, vor Identitätslosigkeit und Identitätsdiffusion (Peters 2013), eine Angst, die anfangs ja in der »Straßenszene« spürbar geworden war und die Herrn Lohse offenbar nicht verlassen hat. Im allgemeineren Sinne geht es aber auch um den Keller als Symbol der Ausgrenzung und Marginalisierung Älterer in unserer Gesellschaft. Steht Älteren noch ein Platz zu, an dem sie Sinn und Bedeutung erlangen können, nicht nur für sich, sondern auch als Teil der Gesellschaft? Sind die Erfahrungen Älterer noch gefragt in einer beschleunigten Welt (Rosa 2005), oder kann heute auf deren Erfahrungswissen verzichtet werden, kann es gewissermaßen im Keller entsorgt werden, weil es keiner mehr braucht? Die Sorge Herrn Lohses ist also durchaus die Sorge einer ganzen Generation.

## Regression im Dienste des Ich

Im Laufe des Films entfaltet sich die bereits erwähnte Dynamik immer deutlicher. Der Beginn der Entwicklung der Paardynamik ist in der schon beschriebenen Restaurantszene zu suchen sowie der darauf folgenden Kellerszene. Danach erscheint auch Frau Lohse, die bislang so souverän wirkte, verunsichert, empört äußert sie sich ihrer Freundin gegenüber, und in der Dichterlesung gerät sie bei der Vorstellung des Dichters ins Straucheln und verhaspelt sich. Doch Entwicklung kann kaum ohne zeitweise Verunsicherung, ohne Dekonstruktion bisheriger Gewissheiten und Gewohnheiten erfolgen. Im Weiteren ist eine Veränderung insbesondere bei Herrn Lohse zu beobachten, so verliert er schrittweise sein hypomanisches Verhalten, legt seine kaufmännische Sprache ab und wird zunehmend durchlässiger. Ein Beispiel dafür ist das Gespräch mit der Reinigungsfrau, als er diese zu einem Likör einlädt – woraus rasch mehrere werden – und mit ihr in feucht-fröhlicher Atmosphäre ein aufschlussreiches Gespräch über die Unvereinbarkeit von Männern und Frauen führt. Er beschwert sich darüber, dass seine Frau sich nicht helfen lasse, »das ist der alte Hass der Geschlechter. Ich will damit sagen, dass eine gewisse Abneigung zwischen Männern und Frauen durchaus natürlich ist«, ein Thema, dessen sich Loriot immer wieder angenommen hat. Doch die Gewichte in der Ehe verschieben sich, wie auch in der Dichterlesung deutlich wird, in der er durch sein unbekümmertes Auftreten die Situation rettet, als der Dichter mit einem Schluckauf kämpft. Er offenbart ein soziales Verhalten, das nicht durch Ängstlichkeit gehemmt ist, seine Hyperaktivität hat einen durchaus produktiven Aspekt. Das Gespräch mit dem Dichter – auch von Loriot gespielt und damit als Alter Ego zu erkennen – bringt auch Herrn

Lohses Suche nach männlichen Identifikationsobjekten zum Ausdruck – wozu der Dichter in seiner Kuriosität kaum taugt –, so wie später im Gespräch mit einem etwa gleichaltrigen männlichen Verwandten, dessen Rat er sucht. Dass er sich durch diese Begegnungen inspiriert fühlt, zeigt sich nach dem Gespräch mit dem Dichter, als er sehr gelockert ins Café kommt, um sich dort auf rücksichtslose Art und Weise einen Stuhl zu erobern und eine scheinbar alte Bekannte recht burschikos zu begrüßen. Das es dann nicht die vermutete Bekannte ist, stört ihn nicht weiter. Danach geht er mit seiner Frau in die Stadt, wo sie eine Abteilung für Unterwäsche aufsuchen, in der sich ausschließlich weiße Unterwäsche findet, was ihn zu der Bemerkung veranlasst, ob sie nicht einmal schwarze tragen wolle, ein leiser Anklang an erotische Wünsche? Er probiert einen Hut auf und schaut im nächsten Augenblick einem Farbigen ins Gesicht, das Fremde und Unbekannte scheint nun zunehmend einen Reiz zu gewinnen. Wäsche, die ihm heruntergefallen ist, schiebt er mit dem Fuß beiseite, als ob er sich über Verhaltensregeln und Konventionen hinwegsetzt. Den Herrn Direktor Lohse hat er jetzt hinter sich gelassen. Danach lässt er sich überreden, ein Filmteam ins Haus zu lassen, das dieses völlig auf den Kopf stellt. Hatten in der Restaurantszene noch die verstreut liegenden Fleischstücke das Chaos symbolisiert, versinkt nun die Realität selbst im Chaos. Doch aus Chaos kann neue Ordnung entstehen.

Diese Entwicklung im Film macht ihn so wertvoll im Hinblick auf ein Verständnis des Übergangs ins Alter, der nur als Prozess vorstellbar ist und im besten Falle zu einer Aneignung des Alters führt (Peters 2011). Bei Herrn Lohse wird dieser Prozess durch die plötzliche und unvorbereitete Frühberentung angestoßen, häufig sind es andere, ebenso einschneidende Ereignisse wie Krankheiten oder Verluste, die einen solchen Entwicklungsprozess in Gang setzten können. Fehlen solche äußeren Anlässe, mag sich dieser Prozess verzögert oder langsamer vollziehen, immer aber ist er nur als Prozess der inneren Umstrukturierung vorstellbar, durch die das Alter Teil der eigenen Identität werden kann. In diesem Prozess ist ein vorübergehend »gelockertes« Verhalten durchaus konstruktiv, auch wenn Herr Lohse aufgrund seiner Persönlichkeit zur Externalisierung neigt und sich manches im Handeln anstatt zunächst auf einer inneren Bühne abspielt. Oft ist es eher eine innere Durchlässigkeit, die als Regression zu verstehen ist, nicht im pathologischen Sinne, sondern als *Regression im Dienste des Ich* (Kriz 1935), der eine konstruktive, entwicklungsfördernde Wirkung zukommt. Sie ermöglicht es, sich von einigen bisher tragenden Stützen der Identität zu lösen und mit inneren Möglichkeiten, Ressourcen oder abgespaltenen Selbstanteilen in Kontakt zu kommen und diese zu integrieren, oder, wie Platta (2002), ein Wort von Bloch aufgreifend, schrieb, mit unabgegoltenen Wünschen aus der Vergangenheit. Herr Lohse scheint sich zunehmend zu öffnen und mehr Flexibilität zu gewinnen. Dabei kommt ihm auch eine gewisse Unbekümmertheit, Unerschrockenheit und Neugier zugute, Eigenschaften mithin, die die Erschließung neuer Möglichkeiten erleichtern können. Nachdenklichkeit, Selbstreflexion oder Trauer und Abschied sind allerdings seine Sache nicht.

## Finale

Der Film endet mit einem grandiosen, an grotesker Komik kaum zu überbietendem Spektakel, dem Geburtstag der Schwiegermutter. Diese entpuppt sich als Tyrannin, auch darin bestätigt sich, dass es keine positiven Vorbilder für das Alter gibt. Alle scheinen in dem erstickenden Familienklima gefangen zu sein, begünstigt durch den Alkohol beginnt eine Regression mit absurd komischen Szenen: Der demente Opa, von einer Pflegerin betreut, der die Kellnerin fragt, ob sie auch zur Familie gehöre. Als diese die Frage verneint, antwortet er: »Schwein gehabt.« Ein betrunkener und ausfällig werdender Bürgermeister, ein hilfloser Pfarrer sowie allerlei kuriose Szenen und absurde Gespräche, die sich aneinander reihen. Bedeutsam für die Thematik des Films aber sind vor allem Herrn Lohses Schwägerin und ihr Ehemann, deren Beziehung nun als Gegenmodell eingeführt wird. Sie haben sich lebenslange Harmonie verordnet – »wir waren keinen Tag getrennt, wir haben uns noch nie gestritten« – doch während der Geburtstagsfeier zerbricht diese erstickende Scheinwelt, plötzlich keifen sie sich an, alles

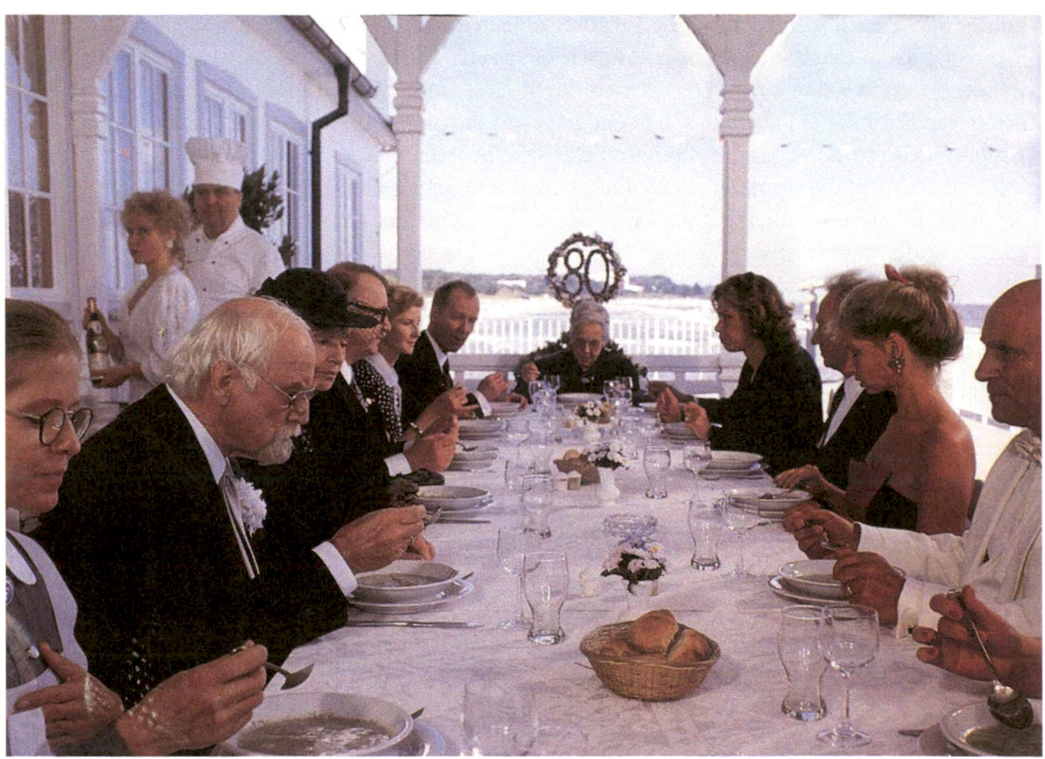

■ **Abb. 7.3** *Pappa ante portas* Filmszene 2. (© IFTN/United Archives/picture alliance)

geht drunter und drüber (■ Abb. 7.3). Man meint, Loriot möchte hier sagen, dass es ohne Konflikte nicht geht, dass diese ausgetragen und durchlebt werden müssen, so wie er in seinem Werk immer wieder die Kunst des Streitens vorführt, auch wenn der Streit manchmal tragikomische oder groteske Züge annimmt (Neumann 2011). Der Schein der schönen Familienfeier, auf der Seebrücke in Aalbeck gedreht, geht zunehmend in einem heillosen Durcheinander unter, und plötzlich wirken Herr und Frau Lohse wie ein wohltuender Kontrast. Ungewöhnlich ruhig betrachten sie das Geschehen, und plötzlich scheint Rücksichtnahme und Aufmerksamkeit für den Anderen möglich. »Es müsste doch etwas geben für solche Fälle«, äußert Herr Lohse wie ein Eingeständnis seiner Hilflosigkeit. Solche Einsichten aber sind Voraussetzung für Selbstreflexion und konstruktive Entwicklung. Ein Neubeginn als Paar wird schließlich im Abspann angedeutet, als sie beide nebeneinandersitzend völlig unbeholfen und anfängerhaft Blockflöte spielen, der Sohn und die Reinigungsfrau als gelangweiltes Publikum davor. Kurz flackert der alte Impuls auf, als er die Notenseite weiterblättert, aber sie sofort zurückblättert. Es ist ein Anfang, so unbeholfen er auch wirken mag, doch Anfänge erfordern den Mut und die Bereitschaft, auch das Unvollkommene in Kauf zu nehmen. Gerade am Beginn des Alters sind die kleinen Schritte wichtiger als große Entwürfe (Peters 2008). Insofern endet der Film durchaus mit einem hoffnungsvollen Ausblick.

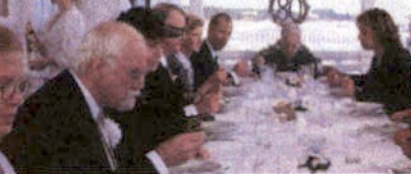

# Literatur

Atchely RG (1976) The Sociology of Retirement. Wiley, New York

Clemens W (1996) Ältere Arbeitnehmer – Spätphase der Erwerbstätigkeit und Übergang in den Ruhestand. Zeitschrift für Gerontologie und Geriatrie 29:328–333

Göckenjan G (2000) Das Alter würdigen. Suhrkamp, Frankfurt

Kriz E (1935) The psychology of caricature. In: Ders. (1952) Psychoanalytic Explorations in Art. Int Univ. Press, New York, S 120–135

Loriot (1983) Möpse & Menschen. Eine Art Biografie. Diogenes Verlag, Zürich

Marquard O (1994) Loriot laureat. Laudatio auf Bernhard-Viktor von Bülow bei der Verleihung des Kasseler Literaturpreises für grotesken Humor. In ders. Skepsis und Zustimmung. Philosophische Schriften. Reclam, Stuttgart S 93–99

Neumann St (2011) Loriot und die Hochkomik. Leben, Werk und Wirken von Vicco von Bülow. Wissenschaftlicher Verlag, Trier

Peters M (2004) Klinische Entwicklungspsychologie des Alters. Vandenhoeck & Ruprecht, Göttingen

Peters M (2008) Die gewonnenen Jahre. Vandenhoeck & Ruprecht, Göttingen, erscheint neu Anfang 2017 im Psychosozial-Verlag, Gießen

Peters M (2011) Leben in begrenzter Zeit. Vandenhoeck & Ruprecht, Göttingen

Peters M (2012) Männer im Übergang in die nachberufliche Zeit. Klinische Probleme und therapeutische Möglichkeiten. Psychotherapie im Alter 9:69–85

Peters M (2013) Alter und Identität in Zeiten der Postmoderne. Psychotherapie im Alter 10:309–323

Peters M (2015) Ältere Arbeitnehmer in der neuen Arbeitswelt. Psychotherapie im Alter (im Druck)

Platta H (2002) Schöpferisch ins letzte Lebensdrittel. In Peters M, Kipp J (Hrsg.) Zwischen Abschied und Neubeginn. Psychosozial-Verlag, Giessen S 71–87

Radebold H (2005) Die dunklen Schatten unserer Vergangenheit. Klett-Cotta, Stuttgart

Riehl-Emde A (2014) Wenn alte Liebe doch mal rostet. Kohlhammer, Stuttgart

Rosa H (2005) Beschleunigung. Die Veränderung der Zeitstruktur in der Moderne. Suhrkamp, Frankfurt

Sennett R (1997) Der flexible Mensch. Die Kultur des neuen Kapitalismus. DeGruyter, Berlin

SZ-Magazin (2002) »Altern ist schon eine Zumutung«. Ein Interview mit Vicco von Bülow vom 21. Juni 2002

Süddeutsche Zeitung (1997). Loriot bringt Frauen und Männer aufs Sofa. Samstag, 5. Juli 1997

(http://de.wikipedia.org/wiki/Melusine). Zugriff 31.7.2015

Zehrer KC (2001) Dialektik der Satire. Diss. an der Universität Bremen

| Originaltitel | Pappa ante Prtas |
| --- | --- |
| Erscheinungsjahr | 1991 |
| Land | Deutschland |
| Genre | Komödie |
| Drehbuch | Loriot |
| Regie | Loriot |
| Hauptdarsteller | Loriot, Evelyn Hamann |
| Verfügbarkeit | Auf DVD verfügbar |

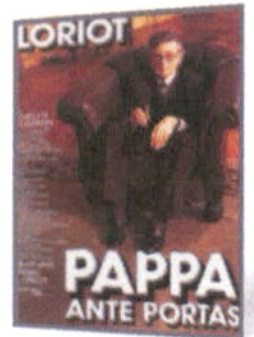

*Sabine Wollnik*

# Festhalten oder Verändern



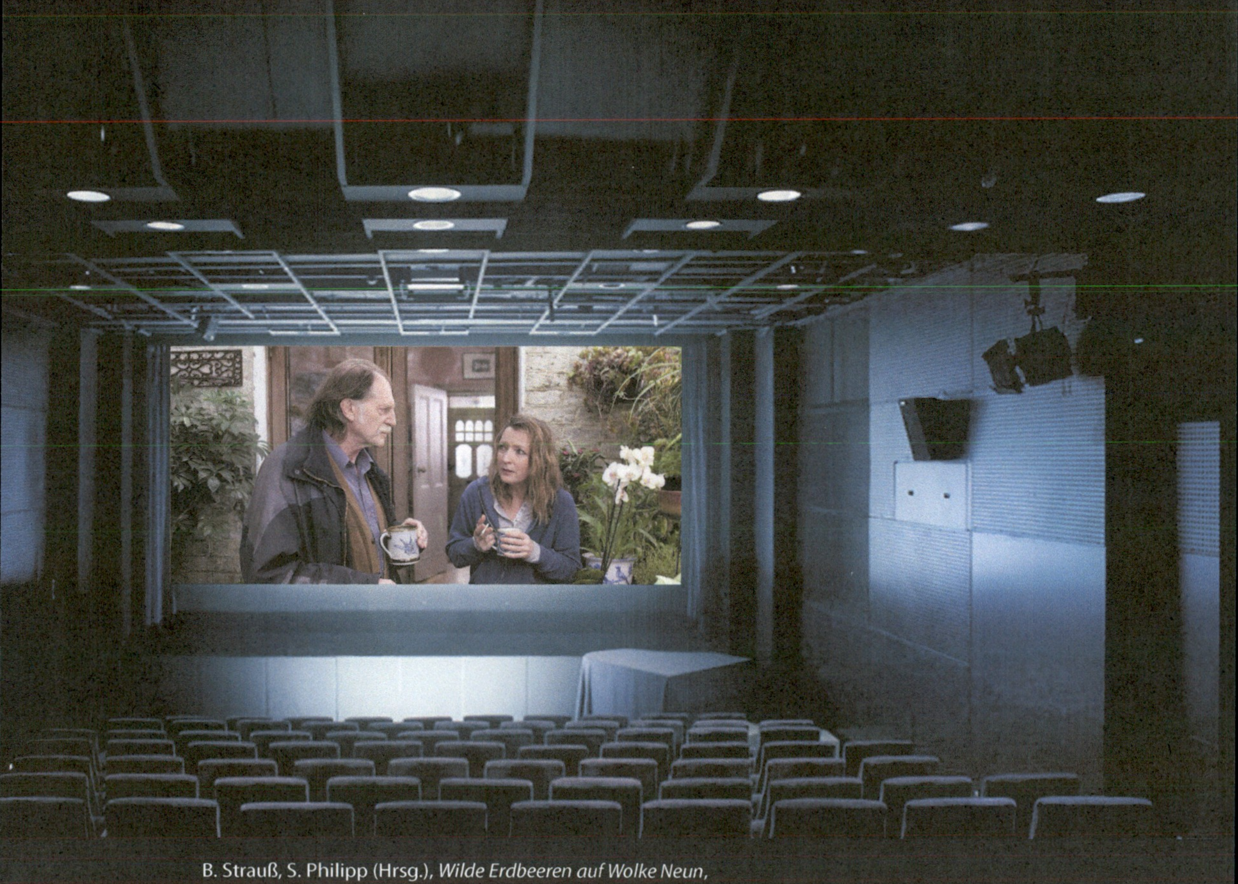


B. Strauß, S. Philipp (Hrsg.), *Wilde Erdbeeren auf Wolke Neun*,
DOI 10.1007/978-3-662-50488-8_8, © Springer-Verlag GmbH Deutschland 2017

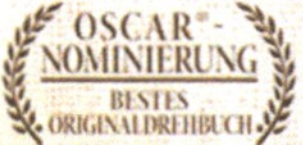


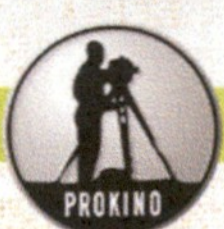

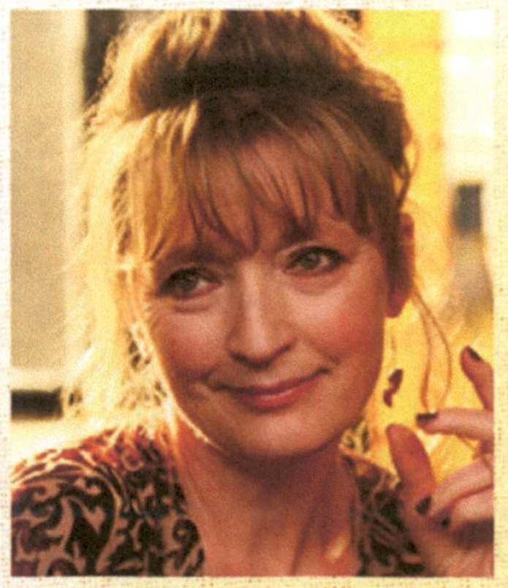

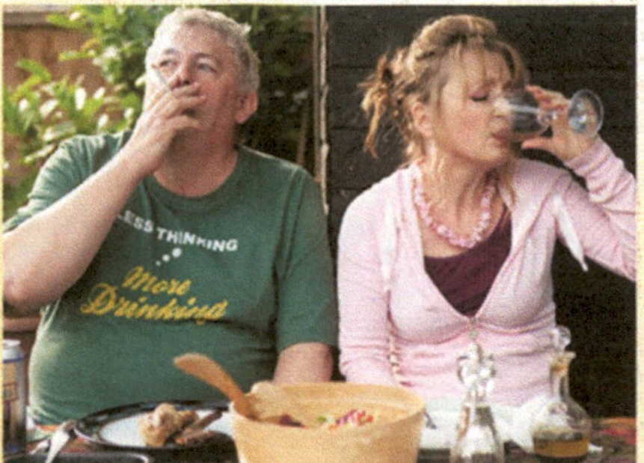






ein film von
MIKE LEIGH

# another year

**JIM BROADBENT** **LESLEY MANVILLE** **RUTH SHEEN**

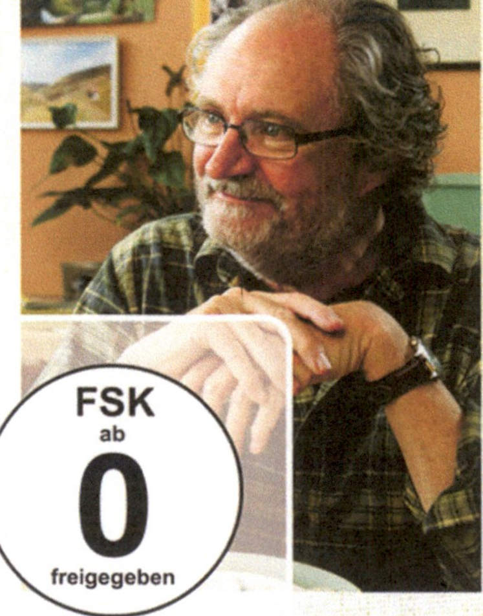

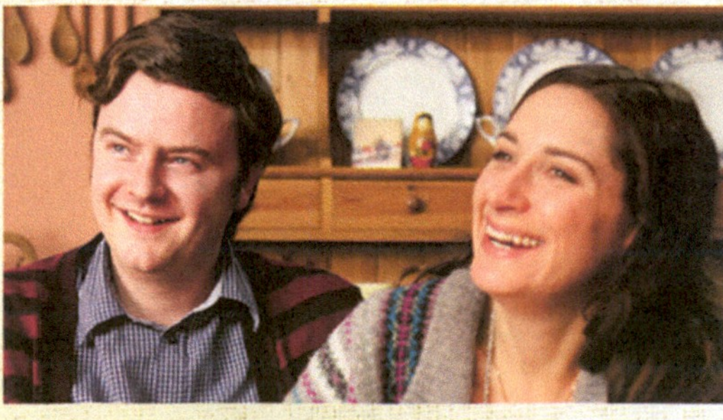

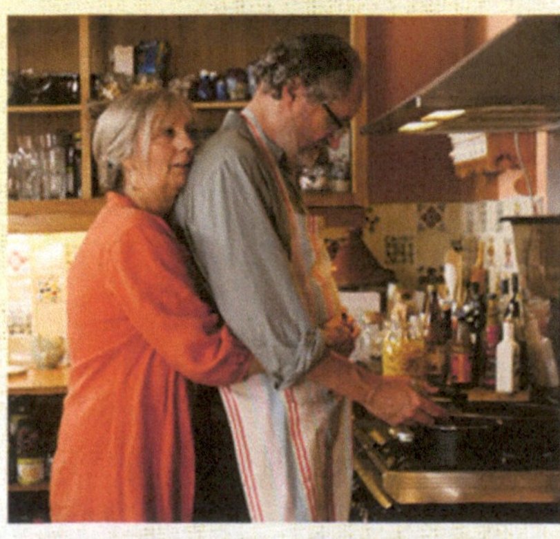

Filmplakat *Another Year*.
(Filmbild Fundus/© Prokino Filmverleih)

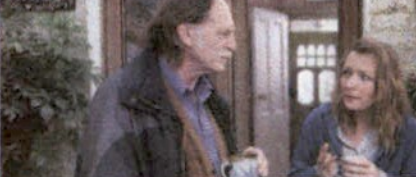

# Another Year

## Über den Film

Mike Leighs *Another Year* ist ein Film übers Älterwerden, der einen anderen, besonderen Blick auf das Alter um die 60 wirft, da im Zentrum ein glücklich verheiratetes Paar steht. Schmerz, Verzweiflung und Entwicklung hin zu Trauer bringen die Nebenfiguren mit. Der Ablauf eines Jahres symbolisiert die Zirkularität des Lebens und gleichzeitig das Fortschreiten in der Zeit. Filme sind eine Form, in der verschiedene Lebens- und Altersentwürfe im gesellschaftlichen Rahmen verhandelt werden. Dabei können sie beides sein, der Gesellschaft den Spiegel vorhalten und die Situation abbilden, wie sie sich darstellt, sie können aber auch neue Modelle durchspielen, bzw. Ambivalenzen und neuen Mythen Ausdruck (Stiglegger M 2014) verleihen (◘ Abb. 8.1).

Mike Leigh gilt stilistisch als Filmemacher des Sozialen Realismus. Seine Filme behandeln Themen gewöhnlicher Menschen und deren Sorgen und Nöte. Zwar stellt er dies nicht explizit dar, aber über die Wohnungen und Arbeitsplätze der Protagonisten wird auch der größere soziale Rahmen abgebildet. Da Mike Leigh die Personen in ihrer jeweiligen Umgebung mit großer Sorgfalt aufzeigt, können sich die Zuschauer in den auf der Leinwand Dargestellten häufig wiedererkennen.

---

»… besonders allerdings ist eine deutliche ästhetische, thematische und narrative Haltung entgegen dem klassischen Hollywoodkino bzw. dem populistisch als Mainstream bezeichneten Kino zu erkennen« (Flöter J 2011, S. 7).

---

»Auslassungen von äußeren wie inneren Merkmalen, die zu einer Glättung der Figur à la Hollywood führen oder eine Täuschung der sozialen Umstände zulassen, werden nicht geduldet« (Flöter J 2011, S. 50).

---

Mike Leigh filmt in Großbritannien, und er kann sich dabei auf sehr gute Schauspieler verlassen, die aber alle keine Stars und keine Hollywood- Schönheiten sind.

In *Another Year* stellt Mike Leigh die Probleme des sogenannten dritten Alters dar, des Alters um die Pensionierung. Dabei ist das Besondere bei diesem Film, dass alle Beteiligten, also Regisseur, Kameramann und Schauspieler in dem Alter sind, das sie thematisieren, also zwischen Mitte 50 und Ende 60, und auch letztlich der sozialen Klasse angehören, die sie im Film verkörpern. Dadurch können alle Beteiligten von ihnen gelebte Erfahrung darstellen, was der Sichtweise und der Inszenierung den besonderen authentischen Charakter verleiht.

Mike Leigh hat eine besondere Zugangsweise zum Filmen, da er vor Drehbeginn die »Inszenierung durch Improvisation und ohne ein grundsätzliches Skript« (Flöter J 2011, S. 7) entwickelt. Er erklärt das in einem Interview: »Ich arbeite sehr eng mit jedem einzelnen Schauspieler zusammen, um eine Figur zu erschaffen. Stück für Stück entwickeln wir die ganze Geschichte dieser Figur, ihre ganze Welt mit all den Beziehungen. Auch die Zeit ist sehr wichtig, die chronologische Zeit des Lebens einer Figur, die Jahre, die sie bereits gelebt hat. Dabei geht es nicht nur um Improvisation, sondern auch um Recherche. Aber das Wichtigste ist dabei nicht, was der Schauspieler individuell macht, sondern was die Darsteller zusammen in den Beziehungen machen« (https://de.wikipedia.org/wiki/Mike_Leigh). Durch seine intensive Arbeit mit den Schauspielern gelingt es, die dargestellten Personen in großer Tiefe zu entwickeln und in ihren Beziehungsstrukturen zu erfassen. So kann das, was sich die Beteiligten beim Drehen dieses Filmes erarbeitet haben, einem Stück Lebensrealität der überwiegend weißen Londoner Middle Class entsprechen.

Nachdem der Film in den oft langen Proben entwickelt worden ist, wird er gefilmt, wobei Mike Leigh seit 1991 auf seinen bewährten Kameramann Dick Pope zurückgreifen kann. Dabei wird die Wirklichkeit in all ihrer Gewöhnlichkeit abgebildet, nichts wird geglättet, auch banale Gespräche, die vielen Falten oder das Doppelkinn der Protagonisten finden im Film ihren Platz.

Aber auch wenn Mike Leighs Filme einen Anspruch auf Realität erheben, so sind sie doch künstlerisch gestaltet und setzen auch über die inszenierte Ausformung unbewusste, gesellschaftliche Themen in Szene. Krakauer bezeichnet Filme als »Tagträume der Gesellschaft« (Krakauer 1977, 280, zitiert nach Schwender 2011, S. 58) und betont damit, dass Filme immer Phänomene einer phantasierten Realität sind. Sie sind zudem kreativ überformt. Mike Leigh erhöht den Kunstcharakter seiner Filme noch dadurch, dass er bestimmte Elemente deutlich intensiviert, sodass ein überhöhter Realismus, »heightened realism« (Lay S 2002 British Social Realism, S. 90, zitiert nach Flöter J 2011, S. 12) entsteht.

Mike Leigh ist als Filmemacher hoch prämiert. Siebenmal wurde er für den Oscar nominiert, 2002 gewann er die Goldene Palme für seinen Film *All or Nothing* und 2004 den Goldenen Löwen für *Vera Drake*. Dieser Film lief auf den Internationalen Filmfestspielen von Cannes, und 2011 erhielt Mike Leigh eine Oscarnominierung für das Drehbuch. Preise erhielt Leslie Manville, die Darstellerin der Mary.

*Another Year* ist Simon Channing Williams gewidmet, seinem langjährigen Produzenten, der im Jahr 2009 verstarb, was auf die emotionale Tönung des Filmes durchfärbt. Ein Gefühl von Trauer und Verlust durchzieht den Film (http://www.filmcomment.com/article/the-best-of-possible-worlds/).

## Handlung

Der Film verläuft über ein Jahr: *Another Year*. Dabei werden die einzelnen Jahreszeiten durch Überschriften angekündigt, beginnend mit dem Frühjahr und endend im Winter. Zentral ist ein glücklich verheiratetes Paar, Tom und Gerry, beide um die 60 Jahre alt; er arbeitet als technischer Geologe für ein Tiefbauprojekt der Stadt London, Gerry als Counsellor in einer Institution. Beide sind naturverbunden, und so sieht man sie häufig in ihrem Schrebergarten, an dem sich die Jahreszeiten ablesen lassen, in ihrem Garten oder Wintergarten oder in ihrem liebevoll und warmherzig eingerichteten Vorstadthaus (◲ Abb. 8.2).

Weitere Personen treten mit dem Paar in Kontakt, teilweise in allen vier Sequenzen, andere tauchen nur kurz auf, wie eine verzweifelte Klientin Gerrys zu Beginn des Films. Sie hat einen Alkoholiker als Ehemann und eine Tochter, von der sie sich ausgenutzt fühlt, aber sie will nichts ändern, oder sie hat das Gefühl, sie könne nichts ändern, will nur schlafen, wofür sie um die Verschreibung eines Schlafmittels bittet.

Andere Personen tauchen in allen vier Jahreszeiten auf, wie der 30-jährige Sohn Joe, ein Anwalt, der schließlich eine feste Freundin findet, die in der Familie mit offenen Armen aufgenommen wird. Die Ärztin aus dem Krankenhaus, in dem Gerry arbeitet, ist in der Frühlingsszene hochschwanger und bringt in der Sommerszene ihr Kind mit zur Gartenparty von Tom und Gerry.

Mary ist die allein lebende, verzweifelte, etwa gleichaltrige Sekretärin von Gerrys Arbeitsplatz. Sie besucht das Paar in allen Szenen und macht eine Entwicklung durch. Sie träumt in der Frühlingssequenz davon, ein kleines rotes Auto zu kaufen. Das kleine rote Auto läuft dann wie ein roter Faden durch die Geschichte: der Kauf im Sommer und dann die desaströse Entwicklung voller Unfälle, Strafzettel, Reparaturen bis zum Verkauf für einen lächerlichen Preis im Winter. Eine weitere verzweifelte Figur ist Ken, ein alter Freund von Tom, der seine Einsamkeit nach einer gescheiterten Beziehung mit Alkohol und Essen betäubt. Trotz der Interventionen von Tom sieht man nicht, dass er sich entwickeln könnte. Jack, ebenfalls ein Freund von Tom und Gerry, mit dem Tom Golf spielt, pflegt seine kranke

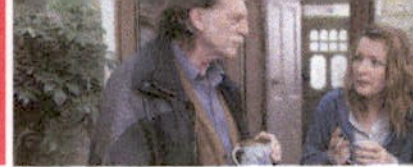

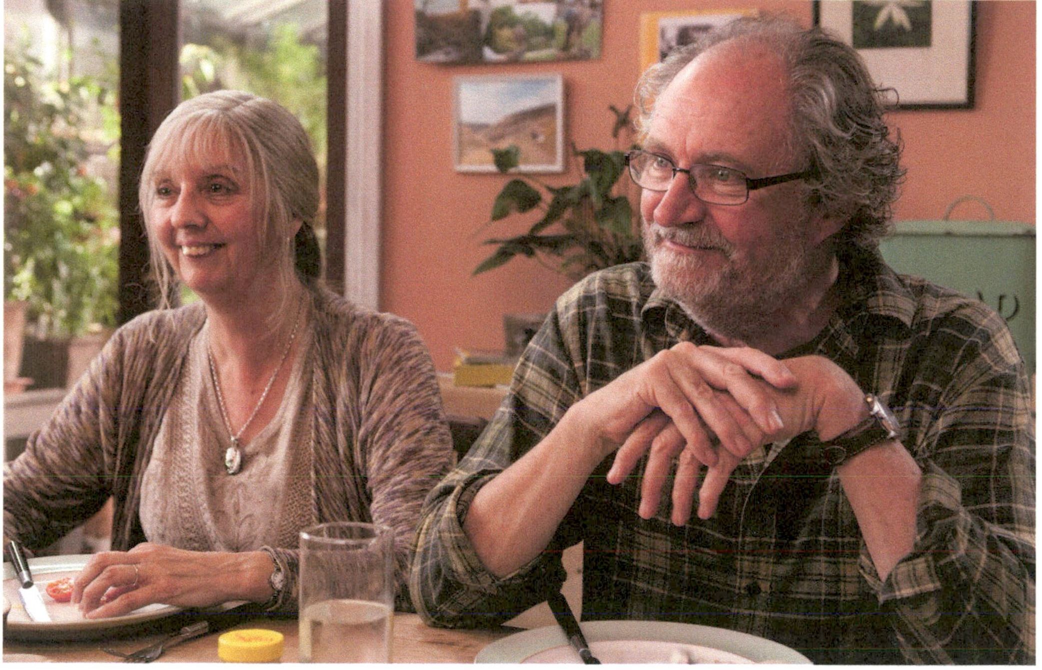



Frau, die krankheitsbedingt an den Treffen nicht mehr teilnehmen kann; über sie wird nur gesprochen, man sieht sie nicht.

Bleibt noch Toms älterer Bruder Ronnie, der schon 70 Jahre alt ist und der es im Leben offensichtlich schlechter getroffen hat als Tom. Die Familie, bestehend aus Tom, Gerry und Joe, steht ihm bei auf der Beerdigung seiner Frau, die plötzlich verstorben ist. Carl, der 41-jährige Sohn von Ronnie, ist ausgesprochen feindselig, weshalb Tom und Gerry nach der Beerdigung Ronnie mitnehmen in ihr liebevoll und warmherzig eingerichtetes Haus in dem Londoner Vorort.

In der letzten Szene sitzen alle am großen Tisch im Haus von Tom und Gerry: Joe mit seiner neuen Freundin, Ronnie, der Witwer, und Mary, die sich verzweifelt ins warme Nest geflüchtet hat. Der Film endet mit einer langen Kameraeinstellung auf das Gesicht von Mary. Kein Ton.

## Hauptfiguren

Zentral ist das glücklich verheiratete Paar Tom und Gerry, beide Anfang 60, die liebevoll, in intensivem Körper- und Gesprächskontakt miteinander umgehen. In einigen, den Schrebergartenszenen, sind sie angezogen wie Zwillinge. So sehen wir in der zweiten Filmszene, später in vielen anderen, die beiden in blauer Regenjacke, Jeans und mit der gleichen Pudelmütze (Timecode 0:06:13). Die geschlechtliche Differenz scheint dann verloren zu gehen, was gelegentlich die Folge einer langen Ehe ist. Daneben gibt es Szenen, in denen die beiden in spielerischem Dialog und Körperkontakt sind, was andererseits auf gelebte Sexualität hinweist. Sie kennen sich seit der Studienzeit, teilen gleiche Werte und haben in ihrer Jugend lange Reisen durch die Welt unternommen, waren in Australien, Asien und Lateinamerika. Alter, Krankheit und Tod laufen als Gesprächsthemen so selbstverständlich mit, wie der Rhythmus der Jahreszeiten. Sie anerkennen ihr Alter. Ihre Ehe ist partnerschaftlich, es ist Raum für eigene Aktivitäten und Freundschaften.

Tom wirkt warmherzig und ist um seinen alten Freund Ken echt sorgenvoll bemüht, als er dessen Verzweiflung und Alkoholismus realisiert.

Gerry scheint in der Ehe die Dominantere zu sein, versucht dabei aber partnerschaftlich verbunden zu bleiben. Als die verzweifelte Mary überraschend am Ende des Films im Haus von Tom und Gerry auftaucht, geht Gerry zu Tom, der am Computer arbeitet, umarmt ihn von hinten und fragt: (Timecode 1:53:06) »Ich weiß nicht, was ich tun soll.« Tom: »Dann weiß ich es auch nicht.« Die beiden gehen dann in einen lockeren Dialog, in dem sie alle Beteiligten berücksichtigen, die eingeladen sind.

Gerry wirkt gelegentlich überheblich und besserwisserisch. Zu Beginn, in der Szene mit der Klientin, wird dies filmisch dadurch unterstrichen, dass sie aus einer tieferen Kameraposition heraus, also aus der Untersicht gefilmt wird (Timecode 0:08:28), während die Klientin auf Augenhöhe mit der Kamera positioniert wird. Häufig werden Besorgnis oder Kritik am Verhalten anderer von ihr nicht ausgesprochen, sondern mimisch ausgedrückt. Sie sucht dann in ihrer Familie Blickkontakt, um z. B. mit dem Sohn oder Ehemann Einigkeit herzustellen (z. B. Timecode 0:19:40, aber viele weitere). Gerry verteidigt ihre Familie. Sie sagt zu Mary, von der sie sich distanziert hat, nachdem diese aggressiv gegen die neue Freundin des Sohnes war: »Das ist meine Familie. Das musst du verstehen« (Timecode 1:54:30).

Ohne die gescheiterten Randfiguren wäre wohl nie ein Film zustande gekommen. Für die Dynamik – man wird den Verdacht nicht los – auch des Paares, sind diese unbedingt notwendig.

Themen, die den Kreis des Lebens beinhalten, bringen die Nebenfiguren ins Haus: eine neue Beziehung, die Joe eingeht, eine Geburt (die Ärztin aus dem Krankenhaus, in dem Gerry arbeitet), eine behindernde Krankheit (Jacks Ehefrau) und den Tod von Ronnies Frau.

Alle anderen gleichaltrigen Personen sind verzweifelt oder in Trauer. Für sie gilt der Dialog zu Beginn des Films: »Veränderung macht Angst?« Fragt Gerry. »Nichts ändert sich« (Timecode 0:10:23), antwortet die Klientin. Die Verzweifelten betäuben sich mit Alkohol. Einen Ausbruchsversuch macht aber nur Mary, die als hysterisch überdreht und sexualisiert gezeigt und damit abgewertet wird, und sie scheitert. Am Ende aber ist sie in einem Trauerprozess und anerkennt ihre altersbedingten eingeschränkten Möglichkeiten, d. h. sie macht eine Entwicklung durch. Sie akzeptiert ihr Alter. Mary folgt in der Frühlingsszene einer Einladung in das Haus von Tom und Gerry (Timecode ab 0:18:40). Sie kommt ziemlich überdreht an, aufgeregt und mit hektischen Bewegungen erzählt sie gleich nach der Begrüßung noch halb im Mantel unter dem das Top mit dem tief ausgeschnittenen Dekolleté aufblitzt:

Mary:»Es ist was in der U-Bahn passiert.«

Gerry: »Was ist passiert?«

Mary: »Da war so ein Mann«.

Gerry: »Was hat er getan?«

Mary: »Er hat mich angesehen. Sobald ich hochguckte, sah er mich an«.

Tom: »Oje!«

Mary: »Das war beunruhigend«.

Mary wendet sich zwischen Tom und Gerry hin und her und steht jetzt en Face dem Zuschauer gegenüber, der einen Blick in ihr tiefes Dekolleté werfen kann. Gerry beruhigend: »Jetzt bist Du ja hier«, mit einem liebevollen Blick. Als Mary die Treppe hochgeht, wendet sich Gerry Tom zu und nimmt eine Geste von Mary auf, als habe sie einen Kopfschuss. Tom scheint die Geste aber etwas an sich abgleiten zu lassen, wendet sich dem Mitbringsel (0:19:40) zu. Aber keiner der Freunde gibt Mary eine direkte Rückmeldung. Es fehlen offene Gespräche. Nachdem sie in der Sommerszene versucht hat, heftig mit dem 30-jährigen Joe zu flirten, und in der Herbstszene eifersüchtig und aggressiv gegen Joes neue Freundin vorgegangen ist, lädt sie Gerry nicht mehr ein. Erst am Ende in der letzten Szene, als Mary verzweifelt bei Gerry auftaucht, jetzt ungeschminkt und nicht zurecht gemacht, und ihr weinend sagt,

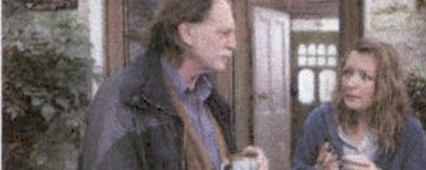

wie sehr sie sie vermisst, wird Gerry deutlich: »Das ist meine Familie, Mary. Das musst Du verstehen«. Sie umarmt die weinende Mary (1:54:41). Gerry: »Du bist für Deine Taten verantwortlich (1:55:00), später: »Du musst mit jemandem reden (1:55:14). Mary: » Nein, das will ich nicht (1:55:17). Gerry: »Du brauchst professionelle Hilfe. Dann wärst Du viel glücklicher« (1:55:33). Gerry wird wieder in der Untersicht gefilmt, später ein genervter Blick, den Mary nicht sehen kann (1:55:46). Der Film endet mit einer langen Einstellung auf Marys Gesicht in Großaufnahme. Sie ist voller Trauer, über das was nicht gelungen ist in ihrem Leben und in dieser Form nicht mehr gelingen wird.

## Altersbezogene Thematik/Aussage/Bezug

Es ist das Ziel von Mike Leigh, das Leben abzubilden und sich den grundsätzlichen Themen wie Leben, Überleben und Sterben, Arbeiten, Beziehungen und familiären Strukturen zuzuwenden. Dabei interessieren ihn vor allem existentielle Themen, auch existentielle Verzweiflung. Er sei nicht offen, allenfalls implizit, politisch, und er wolle in seinen Filmen mehr Fragen stellen als Antworten geben (Flöter S. 49 nach McFarlane). Welche Fragen stellt er in diesem Film?

Mike Leigh setzt sich in diesem Film mit dem Älterwerden auseinander. Dieses Thema läuft als Grundthema durch den Film. In *Another Year* befinden sich die zentralen Protagonisten in der Zeit vor der Berentung. Die Kinder sind aus dem Haus, bzw. die Zeit mit den Kindern ist vorbei. Der Älteste ist mit 70 Jahren Ronnie, bei dem schon das hohe Erwachsenenalter am Horizont erscheint mit dem Thema des Todes, der dadurch näher gerückt ist, dass seine Frau verstorben ist. Das Protagonistenpaar, deutlich jünger, ist noch im Arbeitsprozess und dadurch in einen festen Tages- und Jahresrhythmus eingebunden. Ich möchte sie als konservative Grüne bezeichnen, und in diesen Konventionen kreist ihr Leben, während die Außenseiter scheitern. Zwar scheinen die gescheiterten Rand-

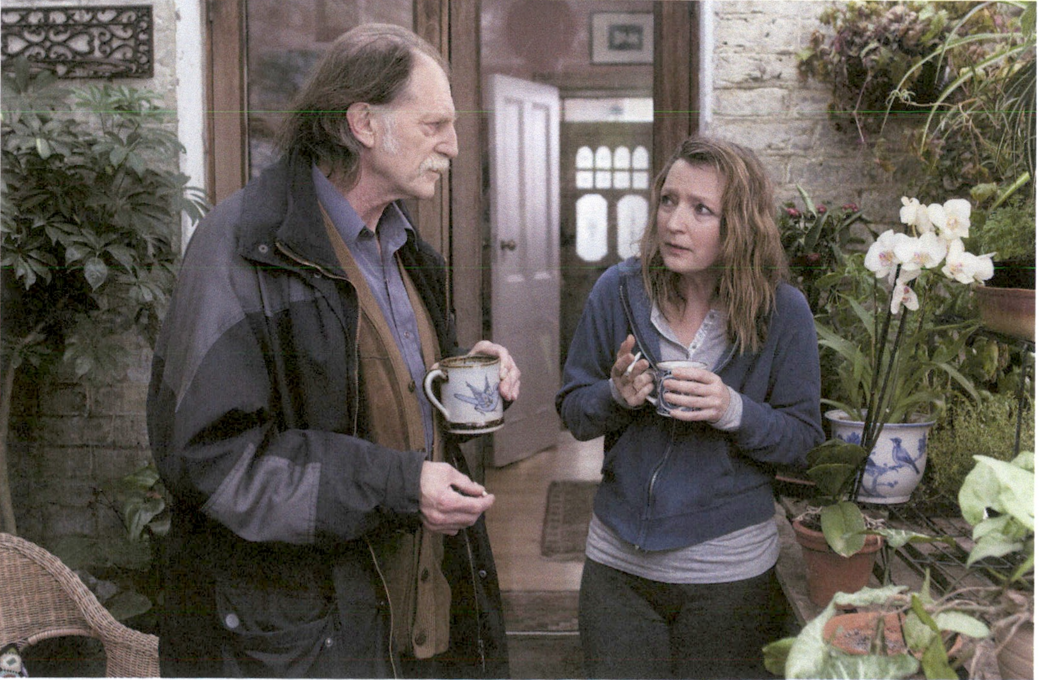

▣ **Abb. 8.3** *Another Year* Filmszene 1. (Filmbild Fundus/© Prokino Filmverleih)

figuren am Rande auf und verlebendigen die Szenen oder emotionalisieren diese, allerdings verteidigen Tom und Gerry ihr Familienidyll, so dass das Leben in kleinen Veränderungen weiter kreisen kann. Die Veränderungen ergeben sich durch die neue Partnerin des Sohns, die sich aber sofort hineinfindet in die familiären Strukturen, zumal sie einen ähnlichen Beruf wie Gerry hat, oder Todesfälle, den der Schwägerin. Einen Zukunftsentwurf, noch einmal etwas zu gestalten, etwas anderes zu tun, haben die beiden für sich in dem Film nicht entworfen, sie thematisieren dies auch nicht. Sie projizieren sich allenfalls auf den Sohn, der eine Partnerin findet und somit einen neuen Lebensentwurf hat. Für ihr eigenes Leben bleibt die Zeit zirkulär, wie die Jahreszeiten, da auf den Winter das nächste Frühjahr folgen wird.

Gerahmt wird der Film durch zwei Frauen jenseits der Menopause. Gerrys verzweifelte Klientin zu Beginn des Filmes, die nichts verändern will, vielleicht weil sie Angst vor Neuem hat, wie Gerry vermutet, und Mary am Ende des Filmes, die etwas verändern wollte, aber scheitert und trauernd ihr Alter und die verpassten und eingeschränkten Möglichkeiten zu akzeptieren scheint (◘ Abb. 8.3).

## Szenische Mittel

Leider ist die deutsche Synchronisation nicht gelungen: Die Dialoge sind schlecht ins Deutsche übersetzt, und die Synchronstimmen sind zu jung und zu wenig emotional. Auch wenn der Inhalt der Gespräche häufig belanglos ist und eher einem Dahinplätschern entspricht, so ist die Emotionalität der Stimmen für die Beziehungsstrukturen und die Thematik wichtig. Im Original gelingt es den Schauspielern, sehr differenziert die verschiedenen Gefühlslagen zu entwickeln.

Mike Leigh begann als Theaterregisseur und das Kammerspielartige bleibt auch in der filmischen Inszenierung erhalten: die Begrenzung auf Innenräume und wenige Personen. Dies ist vielleicht einerseits den begrenzten Mitteln geschuldet, da so die Kosten überschaubar bleiben. Mike Leigh arbeitet immer mit kleinem Budget. Andererseits wird die Beschränkung aber auch zum Stilelement. Der Film spielt im engen Radius der Protagonisten: Im und um das Haus von Tom und Gerry, im Schrebergarten, im Auto von Mary, im Haus von Ronnie. Kurz werden die Arbeitsplätze von Tom und Gerry, sowie von Joe gezeigt. Aber insgesamt kreist der Film eng um das Leben der Protagonisten, ohne der Außenwelt viel Raum und Zutritt zu gewähren. Darin inszeniert sich die harmonische Enge, die verteidigt wird. Eine Aufbruchbewegung, wie die von Mary, wird darin erstickt.

Das Filmdesign wurde entwickelt in enger Zusammenarbeit mit dem Kameramann Dick Pope und den Ausstattern. Vier differente Ausstattungen sehen wir, wobei die einzelnen Jahreszeiten in den Farben deutlich unterschiedlich gestaltet sind als Metapher für das Leben (Mike Leigh im Interview http:// www.filmcomment.com/article/the-best-of-possible-worlds/. Zugegriffen am 10.10.2015).

Über die Einrichtung und die Farben der zwei Wohnungen inszenieren sich emotionale Stimmungen. Die Graugrün-Töne und die einfache und lieblose Einrichtung von Ronnies beengter Arbeiterwohnung zeigen in ihrer Fahlheit sein ganzes karges Elend. Im Gegensatz dazu ist Tom und Gerrys Haus liebevoll eingerichtet bis ins Detail und lebendig gestaltet in warmen Tönen. Die Gärten von Tom und Gerry stehen als Symbol für Lebendigkeit und Leben.

Die Kamera ist oft statisch im Raum, und der Zuschauer muss sich orientieren und seinen eigenen Standpunkt finden, während die Personen sich frei im Raum bewegen. Selten sehen wir eine dramatische Kameraführung. Immer wieder werden die Personen in Nahaufnahmen gefilmt, dann sehen wir in alte, auch verzweifelte Gesichter, die die ganze Leinwand einnehmen.

Mike Leigh ist ein realistischer Filmemacher. Er arbeitet nicht mit Weichzeichnern oder digitaler Technik, vertraut auf natürliche Lichtsetzung, nichts wird geschönt und bearbeitet. Die gealterten Gesichter werden in Deutlichkeit und Offenheit gezeigt und füllen teilweise die ganze Leinwand aus. Damit setzt er bewusst gealterte Gesichter und Körper gegen die Kunstwelten in vielen Hollywoodfilmen.

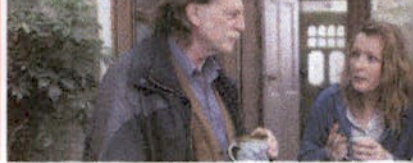

Leigh stellt zwar Realität dar, aber immer wieder überhöht er diese. Er hebt dann auf besondere Merkmale ab und stellt diese dann in Großaufnahme dar. Das kann man z. B. daran beobachten, wie die einzelnen Personen gefilmt sind: Die tiefen Falten, die hängenden Schultern der Protagonisten, der fahle Teint werden übersteigert dargestellt, dies gelingt auch durch lange Einstellungen in Großaufnahme. Auch das hysterische, sexualisierte Auftreten von Mary wird dramatisch szenisch dargestellt oder die Ess- und Trinkexzesse von Ken.

Mike Leigh setzt Filmmusik nur reduziert ein. Dabei arbeitet er mit dem Komponisten genauso eng zusammen wie mit allen anderen, die am Film mitwirken. Die Musik ist speziell für den Film gestaltet – meist ruhige Oboen- und klassische Gitarrenklänge - und würzt die Stimmung und betont so diese. Gegen Ende des Films gibt es eine lange Passage fast völlig ohne Musik, in der der Film auf die Darstellung der Schauspieler vertraut. Dies ist bewusstes Stilmittel, um die emotionale Stimmung nicht zu anästhesieren oder durch die Musik zu verkleistern, wie Mike Leigh in einem Interview schildert (http://www.filmcomment.com/article/the-best-of-possible-worlds/).

Mike Leigh gestaltet seine Filme offen, so auch diesen, der Verarbeitungsprozess muss im Zuschauer stattfinden, es gibt viele Leerstellen und ein offenes Ende. Dadurch bringt er den Betrachter zum Reflektieren. Daneben gibt es verschiedene Identifizierungsangebote, wobei Mike Leigh dem Betrachter die Wahl.

## Interpretation

### Umbruchsituation

Radebold (Radebold H und H 2009, S.10) bezeichnet die Zeit zwischen dem 60. und 80. Lebensjahrzehnt als das höhere Lebensalter. In diesem sind psychische Entwicklungsprozesse nicht nur weiterhin möglich, es gibt sogar Entwicklungsaufgaben. Eine besteht darin, sich unter Trauer zu trennen, um neue Lebensinhalte finden zu können. Abschiede stehen an, Abschiede von den erwachsenen Kindern, die eigene Partner finden, aus dem Beruf, oder von der Attraktivität der Jugend. All diese Themen werden im Film angesprochen.

Joe bringt seine neue Partnerin mit in die Familie. Dass sich damit auf Dauer die ganze Familiendynamik anders gestalten wird, leuchtet noch nicht auf, ist aber vorhersehbar. Katie wird zuerst einmal unkompliziert aufgenommen.

In der dritten Szene sehen wir Tom an seinem Arbeitsplatz, er ist der erfahrene Chef, der auf den vertrauten Londoner Lehm bei der Bohrung stößt. Später wird er thematisieren, dass er, vom Lebensalter her, das Ende der Bauarbeiten, die sich über viele Jahre hinziehen werden, nicht mehr erreichen wird. Er bleibt dabei heiter. Tom und Gerry werden wohl immer so weiter machen, indem sie Haus und Garten bestellen und kleine Reisen in die Umgebung unternehmen. Es gibt keinen Entwurf, noch einmal etwas Neues zu beginnen.

Sie sprechen Ken auf die Zeit nach seiner Berentung an, für die er kein anderes Lebenskonzept als den Pub hat. Er wird seine Einsamkeit und Verzweiflung nicht bewältigen, sondern weiterhin in Alkohol ertränken. Wegen einer fehlenden lebenswerten Alternative wird er weiter am ungeliebten Arbeitsplatz bleiben. Einen Zukunftsentwurf entwickelt er nicht, allerdings entsteht auch im Freundeskreis kein Gespräch über einen solchen. Ken bleibt einsam in seiner Verzweiflung, zwar bietet ihm Tom den gemeinsamen Urlaub an und hält sein Weinen aus, aber eine wirkliche Kommunikation findet nicht statt.

Zukunftsentwürfe sind immer mit Unwägbarkeiten und Angst vor Neuem verbunden. Die Klientin zu Beginn des Films thematisiert dies. Sie will nichts ändern, nur schlafen oder vielleicht träumen von einem anderen Leben, es aber nicht leben.

An der Protagonistin Mary wird das Thema alternde Frau und Sexualität behandelt. Hier zeigt sich die überhöhte Realität des Regisseurs als Darstellungsmittel: Das Spiel von Mary hat etwas hysterischtheatralisches, so dass die Unangemessenheit auch ihrer Partnerwahl oder ihres Jugendlichkeitswahns deutlich wird. Überdreht und immer wie auf einer Bühne tritt sie auf. Am Ende findet sie in ihre Identität als alternde Frau. In der Schlussszene sitzt sie traurig neben dem doch viel älteren Mann. Insinuiert der Film, dass dies die bessere und adäquatere Wahl wäre?

In ihrer Altersgruppe ist Mary die einzige im Film, die versucht, etwas zu ändern, sie scheitert. Dabei sucht sie als stabilen Fixpunkt in ihrem Leben das Haus von Tom und Gerry immer wieder auf.

Im Hintergrund läuft das Trauerthema sicher auch bei Mike Leigh mit, da der langjährige Produzent, dem der Film gewidmet ist, verstorben ist. Die Unsicherheit über die Zukunft ist damit unterschwellig vielleicht auch das eigene Thema des Filmteams.

## Zukunftsentwurf versus Kreisen im Erreichten

Der Titel *Another Year* beinhaltet schon etwas Repetitives, Zirkuläres, aber zudem den Ablauf der Zeit Richtung Endlichkeit. Abschiede, Trauer- und Entwicklungszeiten gestalten sich leichter, wenn äußere Stabilität bestehen bleibt. Diese stellt sich im Film dar am zentralen, glücklich verheirateten Paar Tom und Gerry, das nicht nur den stabilen Mittelpunkt im Verwandten- und Freundeskreis bildet, sondern auch im Film. So gibt das verlässliche Paar als Zentrum des Films Stabilität in einem durch Unberechenbarkeit (Tod, Krankheit, Trennung) gekennzeichneten Leben. Gerry verteidigt ihre Familie als Hort von Sicherheit und Konstanz. Auch Mike Leigh, bei Drehbeginn 68 Jahre alt, dreht verlässlich immer wieder mit vertrauten Schauspielern.

Schon mit dem Titel *Another Year* wird die Zeit angesprochen. Zum einen zeigt der Film den Jahresrhythmus, das Kreisen im Vertrauten, im Werden und Vergehen. Filmisch wird dies dargestellt mit der Arbeit im Garten oder in der Abfolge der Generationen. Der Familien- und Freundeskreis bringt die zirkulären Themen des Lebens ins Haus: Schwangerschaft, Geburt, neue Paarbeziehung und Tod. Eine Generation folgt auf die andere. Die zirkuläre Zeit wird im Alter bedeutsamer, weil der Zukunftsentwurf sich verkürzt. Aber Tom und Gerry kreisen in einer zirkulären Zeit, einen eigenen, neuen Zukunftsentwurf scheinen sie nicht mehr zu haben.

Mary, die einen für sich hat, versinnbildlicht am Träumen von, dann dem Kauf des kleinen roten Autos, scheitert und findet sich am Ende resigniert neben dem 70jährigen Ronnie.

Schon zu Beginn wird das Kreisen im Zirkulären ohne einen weiteren linearen Lebensentwurf als Leitthema gesetzt mit der entsprechenden resignativen Stimmung im Gespräch zwischen Gerry und ihrer Klientin. »Veränderung macht Angst?« fragt Gerry. »Nichts ändert sich« (Timecode 0:10:23), antwortet die Klientin. Es erfordert eine Menge Anpassung, Dinge zu ändern, man muss die Angst vor Neuem überwinden und ein eventuelles Scheitern ertragen.

So ist dies ein Film im Gegensatz zu anderen, die noch einen linearen, in die Zukunft gerichteten Lebensentwurf der älteren Generation filmisch umsetzen, der auch gelingt.

Zu dem Kreisen im Zirkulären passt der enge Radius, der filmisch dargestellt wird, das vorwiegende Filmen von Innenräumen. Die Kamera hält häufig in ruhigen Einstellungen auf die gealterten Gesichter oder nimmt eine statische Position in den Räumen ein, so dass wir als Zuschauer mit im Zimmer anwesend sind, aber nicht in Bewegung. Die Kamera ist selten dynamisch.

Allenfalls einen Lebensrückblick gestatten sich Tom und Gerry in der letzten Szene, während die Jugend in die Fremde, wenn auch bloß bis Paris fährt.

Dieses Kreisen in der Zeit und das Scheitern von Träumen Marys hinterlassen eine resignierte Stimmung.

## Akzeptanz des Alters

Mike Leigh zeigt das Ältersein in ungeschminkter Offenheit.

So beginnt der Film mit einer Großaufnahme eines gealterten, resigniert verschlossenen Gesichts. Es ist das von Imelda Staunton.

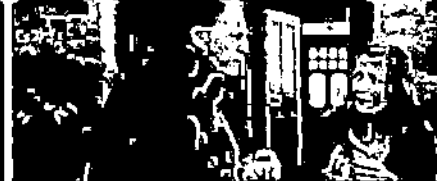

Rhythmisch laufen die Themen dieses Lebensalters durch alle Szenen. So gibt es gleich in der ersten Szene den Hinweis auf die Menopause der Patientin (0:03:08). Gleich in der zweiten Szene wird im Dialog zwischen Tom und Gerry über Rückenschmerzen gesprochen als Alterserscheinung, und wie beschwerlich die Gartenarbeit geworden ist. Tom: »Es wird immer schwerer. Die Arbeit ist etwas für junge Leute« (Timecode 0:05:54). In die Gesichter und Körper der Schauspieler hat sich die Zeit eingeschrieben. Es sind keine schönen Gesichter, sondern Personen mit Charakter. Man sieht das faltige Gesicht, die hängenden Wangenpartien von Gerry, Ruth Sheen, in brutaler Deutlichkeit, das die ganze Kinoleinwand ausfüllt. Teilweise werden die Charakterzüge in der Altersverzweiflung grotesk übersteigert, wie die Ess- und Trinkexzesse von Ken oder das hysterische, ihrem Alter nicht mehr angemessene Auftreten von Mary, vielleicht auch die bürgerlich-ängstliche, teilweise überhebliche Verteidigung ihrer Familie durch Gerry.

Damit wendet sich Mike Leigh gegen gesellschaftliche Strömungen, die auf stetige Selbstverbesserung abheben und die gängige Optimierungsprogramme propagieren. In keinem Gesicht sehen wir Spuren einer anti-aging-Strategie.

So ist dies ein Film eher gegen die Möglichkeiten des Menschen, sich ständig neu zu erfinden und selbst zu gestalten. Mike Leigh zeigt, wie begrenzt wir in unseren Möglichkeiten sind. Und doch liebt Tom die gealterte Gerry, auch wenn sie dem heutigen Schönheitsideal nicht entspricht. Sie sei perfekt, so wie sie ist, äußert er. Der Philosoph Konrad Paul Liessmann (Liessmann K P 2015) schreibt in seinem Artikel »Bilden, optimieren, perfektionieren« den Anspruch der Moderne nach umfassender Selbstoptimierung, letztlich auch mit dem Ziel funktionaler Unsterblichkeit, »Was der Mensch ist, wissen wir in einem ontologischen oder anthropologischen Sinn heute weniger denn je«.

»Filme über Alte, das sind Filme über verpasste Möglichkeiten ... und vor allem: über Trennung und Abschiede«, schreibt Barbara Schweizerhof (Barbara Schweizerhof, zitiert nach Küpper T 2010 S. 14). Und hierin macht der Film keine Ausnahme. Die Akzeptanz des Alters und damit dessen, was ihr nicht mehr möglich ist, vollzieht Mary. Auch wenn die von Lesley Manville dargestellte Figur der Mary eine Nebenfigur ist, so ist sie doch die treibende Kraft des Films, da sie eine Entwicklung durchmacht. Am Ende scheint sie zu realisieren, wie alt sie ist und dass ihre realen Möglichkeiten im Leben weniger werden. Sie realisiert, dass sie nicht mehr jung ist, keine adäquate Partnerin für den 30jährigen Sohn der Freunde. Und mit einer Großaufnahme auf ihr Gesicht voller Trauer endet der Film ohne Ton.

## »Life Course« und »Life Cycle«

Es gibt in unserem Kulturkreis verschiedene Erzählungsweisen, wie ein Altersblick (Cohen-Shalev A 2012, S. 79) auf das vergangene und gegenwärtige Leben aussehen könnte, den Cohen-Shalev in Anlehnung an Hazan und Raz (1997) als »life course« und »life cycle« beschreibt. Mit dem Begriff »life course« wird ein Ideal beschrieben, bei dem mit einem Tenor von Effektivität und Rationalität eine stetige Weiterentwicklung und Integration alles Gelebten gelungen ist, der Lebenslauf ist linear und erfolgreich gestaltet über persönliche Ausformung. Beispiele hierfür sind Tom und Gerry.

Dagegen beinhaltet der Begriff »life circle« etwas anderes. Hier geht es um etwas Episodisches, Sporadisches, Flüchtiges und Ambivalentes, was das Leben auch beinhaltet. Es geht auch darum, zu akzeptieren, wie sehr wir in unserem Leben mit den Grenzen der Logik konfrontiert werden und inwieweit selbstbestimmte Veränderung an Grenzen stößt. Dies entspräche einem harten Realismus. Mary steht für einen solchen Lebenslauf. Vielleicht gelingt ihr am Ende des Films, trauernd genau dies zu akzeptieren. Dann würde ihr mit einem anderen Blick auf ihr Leben etwas gelingen, nämlich das, was manchen Menschen Lust darauf macht, älter zu werden, wie es die Schweizer Psychoanalytikerin Danielle Quinodoz schildert. »Ihr Leben ist für sie von der Geburt bis zum Tod ein Abenteuer, das eine innere Kohärenz hat, selbst wenn schwierige und selbst dramatische Passagen mit dazugehören« (Quinodoz D 2010, S. 12).

Es ist, als inszeniere Mike Leigh beide Konzepte in diesem Film, den bürgerlichen linearen Lebensentwurf, für den Tom und Gerry stehen, die beide um die 60 sind und deren Lebenskonzept der Sohn wohl fortführen wird. Es ist, als kreisten die beiden nur noch um das Erreichte und den bürgerlichen Lebensentwurf. Sie verteidigen die Familie und den kleinen Kreis, den sie sich geschaffen haben, teilweise mit Überheblichkeit (Gerry). Um sie herum kreisen die Anderen, die Gescheiterten: Ken und Mary, die zudem als verzweifelt dargestellt werden. Der Film verwehrt ihnen noch einen Aufbruch oder noch einen Versuch kreativer Lebensgestaltung oder wirklicher Akzeptanz. Zuteilen kann man sicher auch Ronnie dazu rechnen, den Bruder, dem keine gute Beziehung zu seinem Sohn gelungen ist.

In einem erweiterten Sinn könnte man die Hypothese wagen, dass Mike Leigh mittels des Films auch seine eigene Thematik abarbeitet. Er selbst hat seinen langjährigen Produzenten verloren durch den Tod, ihm aber, im Gegensatz zu der Mary im Film, gelingt in seinem künstlerischen Leben noch einmal ein Neuentwurf. Mit einem neuen Produzententeam dreht er als nächsten Film den sehr positiv aufgenommenen Turner Film, mit dem er auch noch einmal etwas Neuem, nämlich einer Künstlerbiographie, Gestalt gibt. Es ist, als lasse er die Depression im Film zurück.

## Ein anderes Roadmovie

Das Roadmovie als äußere Darstellung eines Entwicklungsthemas findet hier anders statt. In *Another Year* wird eine innere Entwicklung aus dem Scheitern heraus thematisiert. Am Ende verkauft Mary ihr kleines rotes Auto für einen lächerlichen Preis. Aus Mary, der überdrehten, übersexualisierten Frau, die ihr Alter nicht annehmen kann, die den 30-jährigen Sohn von Tom und Gerry zu verführen versucht und eifersüchtig auf seine Freundin ist, und die ihre zunehmende Verzweiflung in Alkohol ertränkt, wird in der letzten Szene, die im Winter spielt, jemand, der in den Dialog treten kann und den Verlust der Jugend endlich betrauert.

In der letzten Szene am Esstisch macht sich das junge Paar nur zu einer Wochenendreise nach Paris auf, und die Eltern erzählen von ihren abenteuerlichen Weltreisen, als sei für die Jugend der Radius enger und eingegrenzter und das Aufbrechen in die Ferne nur noch eine Erinnerung an eine Zeit, die über dreißig Jahre zurückliegt. Die Eltern erzählen von ihrer reichen Lebenserfahrung. Aber das Eingegrenzte ist das eigentliche Thema des Filmes, es gibt keinen Aufbruch, kein Roadmovie, sondern eher ein Kreisen in zirkulärer Zeit. Das macht die leicht resignative Stimmung aus.

Anders als in vielen Hollywoodfilmen über das Alter werden die gängigen Vorstellungen von altersgemäßem Verhalten nicht gebrochen, sondern Mary akzeptiert ihr Alter am Ende, ihr kalendarisches Alter. Die Regeln des Schicklichen sind wiederhergestellt. In der Schlussszene sitzt sie neben dem etwa 15 Jahre älteren Ronnie, womit die gängigen Klichees wieder geordnet sind. Eine ältere Frau hat ihre Rolle zu akzeptieren und ihre sexuelle Verführung aufzugeben. Das wird auch dem Zuschauer eingängig dargestellt, indem jeweils die Partnerwahl, sei es im Café in der Anfangsszene, sei es im Verführungsversuch des Sohnes von Tom und Gerry, als völlig inadäquat dargestellt wird.

## Zuschauerreaktionen

Durch die Offenheit der Inszenierung in formaler und inhaltlicher Hinsicht bleibt dem Zuschauer die Möglichkeit, sich zu identifizieren, sich abzugrenzen oder sogar in Ambivalenz zu verharren. Peter Bradshaw (Bradshaw P 2010) beschreibt, dass nach der Filmvorführung bei den Internationalen Filmfestspielen in Cannes die Reaktion der anwesenden Kritiker auf das zentrale Paar Tom und Gerry durchaus gespalten war. Er selbst schwang ambivalent hin und her, ob er nun die beiden für grundsätzlich psychisch gesunde, nette Menschen halten solle oder ob er sie als Personen sehen solle, die ihre Überlegenheit über die armen Seelen, die sich zu ihnen flüchteten und denen sie kräftig Alkohol einschütteten, benötigten. Auch bei der deutschen Kritik wurde die künstlerische Qualität überwiegend bewundert, aber der resignative, ja depressive Grundton des Films konstatiert. Irritation schafften die Enge und der fehlende Zukunftsentwurf des Films vor allem beim jungen Publikum, das überwiegend

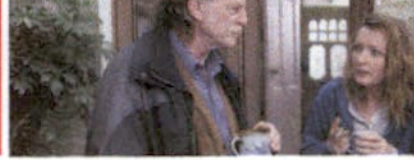

ablehnend reagierte (z. B. Daumenkino, ein Projekt an der HBK Braunschweig unter http:dkritik.de/kritik/blickwinkel-another-year/).

## Abschließende Bemerkung

Wissenschaftler am Gottlieb-Duttweiler-Institut in der Schweiz haben eine Studie vorgestellt (Jürgensen N 2015) über die Zukunft des Lebens im Alter. Aber man muss nicht so weit nach vorne blicken. Unsere Vorstellungen und die Lebensrealität der Älteren haben sich bereits in den letzten Jahrzehnten erheblich verändert. So gibt es Untersuchungen, die feststellen, dass sich Menschen ab etwa Mitte 30 um Jahre jünger fühlen als es ihrem biologischen Lebensalter entspricht. 60- bis 70-jährige fühlen sich um bis zu 12 Jahre jünger. Von daher her wäre die Person der Mary, wenn Mike Leigh sie nicht so übersteigert dargestellt hätte, eigentlich gar nicht so lächerlich. Eines der aktuellen Bondgirls, allerdings in einem Mainstreamfilm, gespielt von Monica Bellucci, ist 51 Jahre alt. 2010, im Erscheinungsjahr des Films, war Leslie Manville, die die Mary spielt, 54 Jahre alt.

In der Schweizer Studie werden verschiedene Szenarien oder Lebensentwürfe entwickelt. Dabei werden verschiedene Gruppen unterschieden: Die konservativ Alternden nutzen keine neuen Technologien und legen eine gewisse Genügsamkeit an den Tag. Sie sind Neuem gegenüber misstrauisch. Andere Senioren starten im Alter noch einmal durch, nutzen neue Technologien, und auch plastisch chirurgische Maßnahmen seien für sie eine Option. Diese, von den Forschern Rebellen genannten, wollen nach dem Ruhestand noch einmal etwas ins Rollen bringen, auch in beruflicher Hinsicht. Eine weitere Gruppe will das Altwerden ganz umgehen, verwendet eine Vielzahl technischer Möglichkeiten, um die Grenzen des menschlichen Körpers zu sprengen.

Mike Leigh scheint sich in seinem Entwurf über das Alter in diesem Film auf die erste Gruppe zu beziehen.

Da der Film die Zuschauer einerseits emotional hineinzieht und andererseits in seiner Form nicht abgeschlossen ist, eröffnet er »ergebnis- und zukunftsoffene Denkräume« (Sanders O 2011, S. 116). Er hinterlässt beim Betrachter ambivalente Gefühle und lässt ihn eine weite Gefühlsskala durchleben, angefangen von Trauer, Resignation, Verzweiflung, er kann sich identifizieren mit den verschiedenen Lebensentwürfen. Er kann aber vielleicht auch durch einen Trauerprozess gehen, über sein Leben nachdenken und dann eigene Wege gehen. Interessanterweise ist der nächste Film von Mike Leigh der Film über Turner, mit dem er, wie er in einem Interview schildert, etwas Neues wagen konnte, nachdem er diesen zutiefst persönlichen Film gedreht hat (http://www.filmcomment.com/article/the-best-of-possible-worlds/. Zugegriffen am 10.10.2015). So stellt sich am Ende die Frage, ob Mike Leigh in *Another Year* sein eigenes Altern abgearbeitet hat und es so zurücklassen konnte, z. B. Angst und Verzweiflung, um dann selbst zu neuen Ufern aufbrechen zu können. Damit bietet der Film möglicherweise auch Raum zur Bewältigung einer Depression an, wie sie in dem Alter häufig ist, wenn die anstehende Trauerarbeit über die Verluste und die Neuorientierung noch nicht gelungen ist.

## Literatur

**Bradshaw** P (2010) Another Year – review. The guardian 4.11.2010
**Cohen-Shalev** A (2012) Visions of aging: images of the elderly in film. Sussex Academic Press, Eastbourne
**Flöter** J (2011) Mike Leigh - ein Meister des Social Realism? Tectum, Marburg
**Jürgensen** N (2015) Jetzt kommt die Generation Gold. Eine Studie beschreibt Risiken und Nebenwirkungen einer alterslosen Gesellschaft. Neue Züricher Zeitung 24.10.2015
**Küpper** T (2010) Filmreif. Das Alter in Kino und Fernsehen. Bertz & Fischer, Berlin
**Liessmann** K P (2015) Bilden, optimieren, perfektionieren. Neue Züricher Zeitung 19.9.2015
**Quinodoz** D (2010) Älterwerden - Eine Entdeckungsreise. Psychosozial-Verlag, Gießen
**Radebold** H u. H (2009) Älterwerden will gelernt sein. Klett-Cotta, Stuttgart

**Sanders** O (2011) Die Lieben älterer Männer im amerikanischen Gegenwartskino. In: Hartung A (Hrsg) Lieben und Altern. Die Konstitution von Alterswirklichkeit im Film. Kopaed, München
**Schwender** C 2011 Alter(n) als Analysedimension filmwissenschaftlicher Interpretation. (K)ein Thema in der Wissenschaft? In: Hartung A (Hrsg) 2011 Lieben und Altern. Die Konstitution von Alter(n)swirklichkeiten im Film. Kopaed, München
**Stiglegger** M (2014) Verführung – Wunsch – Begehren. Die Seduktionstheorie des Films. In: Lange-Kirchheim A u. Pfeiffer J (Hrsg) 2014 Film und Filmtheorie. Freiburger literaturpsychologische Gespräche 2014, Band 33, Königshausen & Neumann, Würzburg

## Andere Quellen

**https://de.wikipedia.org/wiki/AnotherYear,** Zugegriffen am 21.9.2015
**https://de.wikipedia.org/wiki/Mike_Leigh.** Zugegriffen am 21.9.2015
**http://www.filmcomment.com/article/the-best-of-possible-worlds/.** Zugegriffen am 10.10.2015
**http:dkritik.de/kritik/blickwinkel-another-year/.** Zugegriffen am 11.10.2015

| Originaltitel | Another Year |
| --- | --- |
| Premiere | 05.11.2010 |
| Deutscher Start | 27.01.2011 |
| Erscheinungsjahr | 2010 |
| Land | Großbritannien |
| Genre | Drama, Komödie |
| Drehbuch | Mike Leigh |
| Regie | Mike Leigh |
| Darsteller | Jim Broadbent, Ruth Sheen, Lesley Manville, Oliver Maltman, Peter Wight, David Bradley |
| Verfügbarkeit | DVD in deutscher Sprache erhältlich |

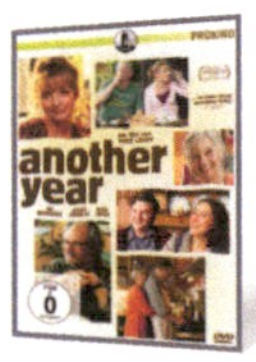

*Mathias Hirsch*

# »Aber wie wäre denn Frühling ohne den Tod?«



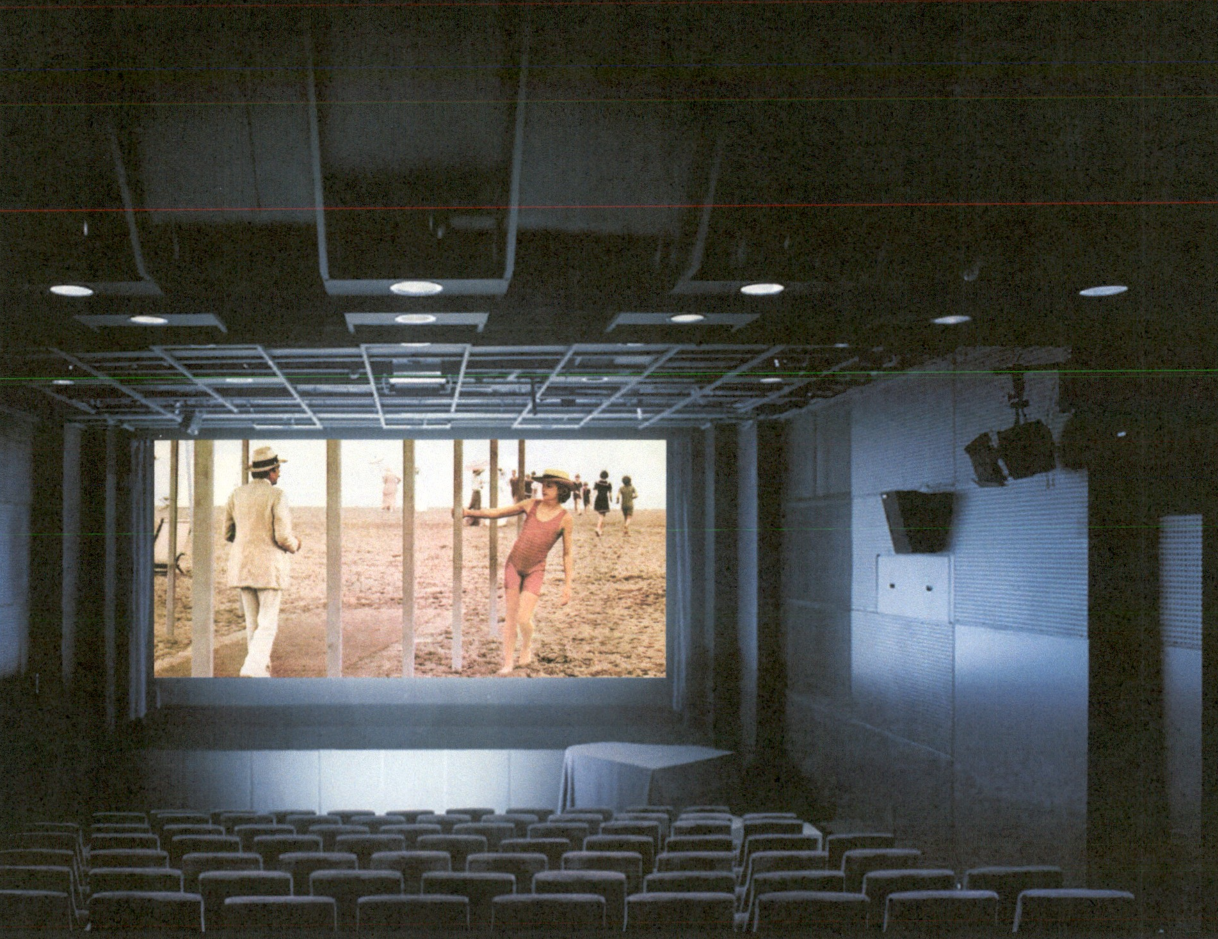


B. Strauß, S. Philipp (Hrsg.), *Wilde Erdbeeren auf Wolke Neun*,
DOI 10.1007/978-3-662-50488-8_9, © Springer-Verlag GmbH Deutschland 2017

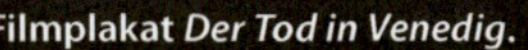



Filmplakat *Der Tod in Venedig.*

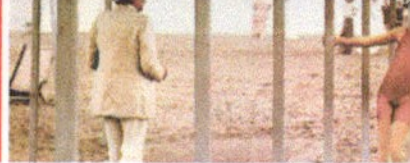

# Morte a Venezia – Tod in Venedig

## Handlung

Der Komponist Gustav v. Aschenbach, der sich in einer gesundheitlichen Krise befindet, reist allein zu einem Erholungsurlaub nach Venedig. Das Dampfschiff *Esmeralda* nähert sich im Morgengrauen der Stadt, auf dem Deck blickt der Komponist gedankenverloren in die Ferne. Im Hafen belästigt ihn ein übertrieben geschminkter, geckenhafter Alter, als ob sie sich schon lange kennten. Gegen seinen erklärten Willen fährt ihn ein Gondoliere über die Lagune zum Lido. In der Hotelhalle beobachtet v. Aschenbach die Gäste und kann den Blick von einem Jüngling, Tadzio, kaum lösen. Da erinnert er sich an die heftigen Dispute mit einem befreundeten Kollegen, Alfried, nämlich ob Schönheit naturgegeben, sinnlich oder ob »die Schöpfung von Schönheit ein geistiger Akt« sei, wie v. Aschenbach verzweifelt meint; anscheinend erinnert er sich, weil er sich von der natürlichen Schönheit Tadzios überwältigt fühlt. Er ist dem Jüngling zunehmend verfallen und verfolgt ihn heimlich bei Ausgängen in die Stadt, und obwohl sich sein Verdacht, in Venedig herrsche die Cholera, nach und nach verdichtet, gelingt es ihm nicht, die Stadt zu verlassen, er ist vielmehr froh, in Tadzios Nähe zu bleiben. Einem aufdringlichen Friseur kann er nichts entgegensetzen, er lässt sich das Haar färben und das Gesicht schminken, »verjüngen«. Kurz vor Tadzios Abreise sieht er ihn ein letztes Mal am Strand, schon krank und erschöpft beobachtet v. Aschenbach einen immer aggressiver werdenden Ringkampf Tadzios mit einem Gleichaltrigen, Tadzio unterliegt, wendet sich traurig ab und geht langsam ins seichte Wasser, wendet sich zu v. Aschenbach um und hebt den Arm, in den Abendhimmel weisend. Aschenbach murmelt noch ein Abschiedswort und sinkt dann tot im Liegestuhl zusammen.

## Filmbetrachtung

In seiner Novelle *Der Tod in Venedig* hat Thomas Mann den Komponisten Gustav Mahler als Vorbild für seinen Helden, den Dichter v. Aschenbach, verwendet. (Man geht wohl nicht fehl in der Annahme, dass auch Mann sich selbst mit seinem konflikthaften Thema der eigenen Homosexualität eingebracht haben wird.) Visconti geht einen Schritt weiter in der Anknüpfung an die Realität, indem er uns einen *Komponisten* v. Aschenbach zeigt, herzkrank wie das Vorbild, allerdings in seiner Kunst gescheitert und einsam, verwitwet, was beides für Mahler nun keineswegs zutraf (■ Abb. 9.1).

Der Film beginnt – wie eine Ouvertüre– mit einem Blick auf ein bleiernes Meer, das Dampfschiff *Esmeralda* nähert sich dem Hafen. Schon ist die Szene von dem berühmten elegisch-traurig-tröstlichen *Adagietto* aus Mahlers 5. Sinfonie cis-Moll beherrscht; der Untergang, der Tod kündigt sich an. Natürlich hat das Wasser eine signifikante symbolische Bedeutung im Zusammenhang mit Leben und Tod; so wie es kein Leben gibt ohne Wasser, ist es oft genug ein Tod bringendes, verschlingendes Element. In der griechischen Mythologie wird die Grenze zwischen Leben und Tod durch den Fluss Styx bezeichnet, über den Charon, der Fährmann, den Verstorbenen ins Reich der Toten befördert (das Motiv wird uns unten wieder begegnen). Ein anderer Grenzfluss ist Lethe, der Fluss des Vergessens; nach Vergil soll das bisherige Leben restlos vergessen werden, falls die Seele in andere Körper übergeht. In Viscontis Film dagegen werden immer wieder in Rückblenden Erinnerungen heraufbeschworen, auch werden Leben und Tod wiederholt szenisch und auch durch das gesprochene Wort einander gegenübergestellt.

Auf dem Deck des Schiffes erscheint der tragische Held v. Aschenbach, und »weil wir die Musik verstehen (dies Verständnis gilt ja nicht einer absoluten Bedeutung der Musik, sondern nur der Bedeu-

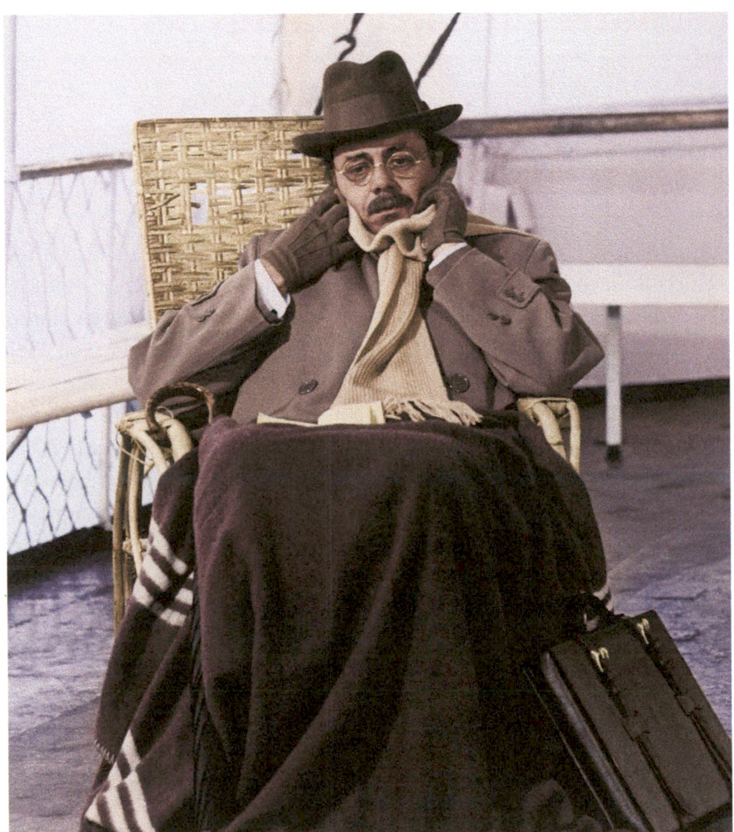

**Abb. 9.2** *Der Tod in Venedig* Filmszene 1. (© akg-images/picture alliance)

tung, die wir ihr als Kind unserer Zeit und Kultur mit ihrer Tradition *geben*), denken wir bereits an das Problem des Alterns (eines Künstlers, natürlich auch *unseres* Alterns), an den Tod, an den Untergang einer Epoche (›fin de siècle‹).« (Hirsch 2013, S. 26) Und so schreibt Mann (1923/1984) in seinem Essay *Von Deutscher Republik* : »Denn Liebe zum Meer ist nichts anderes als Liebe zum Tode.« ( Abb. 9.2).

Dann aber, bei der Ankunft des Schiffes, endet Mahlers *Adagietto* abrupt, es erklingt das Johlen und Lachen der unbekümmerten Leute, Marschmusik ertönt, dazu marschiert ein Trupp Bersaglieri. Musik und Bild sind ein scharfer Kontrast zur melancholischen Stimmung zuvor; hier pulsiert das Leben. So ergänzen sich Musik und Bild ständig und gehen parallel: Kaum macht das Schiff fest, sieht man eine große Zahl schwarzer Gondeln sich nähern wie Totenvögel; die italienische Jugend dagegen begrüßt sich freudig-lebendig.

Nun tauchen unheimliche Gespenster auf: Ein geschminkter alter Narr begrüßt v. Aschenbach anzüglich wie einen alten Bekannten, die Schminke und das gefärbte Haar können sein Alter nicht verbergen – wir wissen noch nicht, dass v. Aschenbach sich später genauso »verjüngen« lassen wird, fühlen uns als Zuschauer aber schon bedroht, ohne zu wissen, warum – unheimlich. V. Aschenbach möchte mit der Gondel zur Vaporetto-Station, aber der wortkarge Gondoliere fährt ihn gegen seinen erklärten Willen zum Lido. »Ich verstehe das nicht«, sagt v. Aschenbach, auch der Zuschauer versteht es nicht, fühlt aber wieder eine unheimliche Bedrohung. Man spürt schon jetzt v. Aschenbachs Ambivalenz – bleiben oder zurückkehren, dieser Konflikt wird sich später mehrmals wiederholen, immer mit der Ahnung verbunden, dass es eine Entscheidung zwischen Leben und Tod sei.

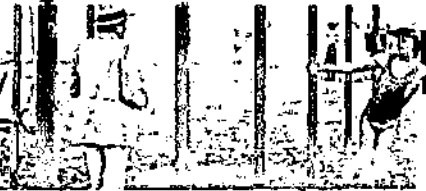

Brauchen wir die Psychoanalyse, um diese Anfangsszenen und den ganzen Film etwas besser zu verstehen? Vielleicht, indem wir unser Gefühl des Unheimlichen auf die Identifikation mit dem Protagonisten und auf *sein* Unbewusstes (und damit auch unser *eigenes*) zurückführen – v. Aschenbach will unbewusst den Tod, vielleicht als eine Erlösung. (Warum trägt er denn eine schwarze Krawatte?) Das Unheimliche ist das eigentlich schon Bekannte, meinte Freud (1919h), und Visconti schafft es in wenigen Minuten, in uns unheimliche Gefühle zu wecken, die uns an unser unbewusstes Wissen von der Dialektik von Leben und Tod gemahnen. Dirk Bogarde blickt an der erwähnten Stelle wie ein ängstliches Kind – »Ich verstehe das nicht …« sagt er verwirrt.

Eine Rückblende erklärt, welchen Zweck die Reise nach Venedig hat: Der depressive Professor ist krank, er scheint wirklich nicht einen unbeschwerten Strandurlaub vorzuhaben, er soll sich vielmehr in fremder Umgebung von seiner Herzschwäche erholen (wir denken an Mahlers Herzerkrankung und seinen frühen Tod mit 51 Jahren 1911). Irgendwie will er doch zu den Lebenden; im Frack muss er in der Hotelhalle eine furchtbar verstimmte Barmusik ertragen, und – er erblickt Tadzio. Noch ist er mehr neugierig, auch auf Tadzios Mutter und die drei jüngeren Geschwister, und man würde sich wünschen, er möge sich doch in die Mutter verlieben, er wählte so das Leben. Es ist aber der Jüngling, ein Ephebe, zu dem sich nun eine immer intensivere Sehnsuchtsliebe entwickelt und der nun auch seinerseits den Älteren anblickt, und wir ahnen, dass in der Liebe Gefahr enthalten ist, Leben und Tod in ihr auch verschmelzen können.

Hier ist nun Gelegenheit, wieder auf Freuds Gedanken zurückzugreifen: In seiner Untersuchung *Zur Einführung des Narzissmus* konzipierte er verschiedene Typen der Objektwahl, nämlich einmal den Anlehnungstyp: Man begehrt einen Anderen, der wie die Mutter ist oder ihr entspricht, lehnt sich an sie an. Oder aber, und das interessiert uns hier: Man wählt einen Anderen, der dem eigenen Selbst entspricht, d. h. man folgt einem narzisstischen Bedürfnis, *sich selbst* durch den Partner zu ergänzen oder zu bestätigen. Freud (1914c, S. 156) unterscheidet also von einem Anlehnungstyp einen narzisstischen Typus. Freud sagt zur narzisstischen Objektwahl:

---

»Man liebt … a) was man selbst ist (sich selbst); b) was man selbst war; c) was man selbst sein möchte; d) die Person, die ein Teil des eigenen Selbst war.«

---

Für den alternden v. Aschenbach kann man Freud folgend doch sagen: Er liebt Tadzio, seine Anmut, seine Jugend, das (bessere…) Leben, das dieser vor sich hat, weil er so sein möchte, letztlich unsterblich sein möchte, so den Tod überwindend. Und er liebt Tadzio wie sich selbst, d. h. wie er einmal war mit all den Möglichkeiten des Jugendlichen und des vor ihm liegenden Lebens, das er noch einmal und besser würde leben können. Die Untersuchung der »Bedeutung der narzisstischen Objektwahl für die Homosexualität des Mannes« (ebda, S. 157) verschiebt Freud zwar auf eine andere Gelegenheit, wenn er aber über die narzisstische Elternliebe spricht, klingt es für mich, als ob er die Liebe eines Älteren zum Jüngeren, zum Jüngling, meint:

---

»Wenn man die Einstellung zärtlicher Eltern gegen ihre Kinder ins Auge fasst, muss man sie als Wiederaufleben und Reproduktion des eigenen, längst aufgegebenen Narzissmus erkennen. Das gute Kennzeichen der Überschätzung … beherrscht, wie allgemein bekannt, diese Gefühlsbeziehung. So besteht ein Zwang, dem Kinde alle Vollkommenheiten zuzusprechen, wozu nüchterne Beobachtung keinen Anlass fände, und alle seine Mängel zu verdecken und zu vergessen. … Es soll die unausgeführten Wunschträume der Eltern erfüllen …. Der heikelste Punkt des narzisstischen Systems, die von der Realität hart bedrängte Unsterblichkeit des Ichs, hat ihre Sicherung durch die Zuflucht zum Kinde gewonnen.« (ebda, S. 157f.)

---

Mann wusste wohl genau, wovon er schrieb, denn das Motiv der Phantasie der narzisstischen Verschmelzung, die in der Sehnsuchtsliebe enthalten ist, kommt in seinem Gesamtwerk immer wieder vor. Der Roman *Der Zauberberg* sollte ursprünglich eine Novelle werden, »die eine Art von humoristischem Gegenstück zum *Tod in Venedig* zu werden scheint ..., bequem und humoristisch (obgleich wieder der Tod geliebt wird). ... Die Faszination des Todes, der Triumph rauschhafter Unordnung über ein der höchsten Ordnung geweihtes Leben, die im ›Tod in Venedig‹ geschildert ist, sollte auf eine humoristische Ebene übertragen werden.« (Mann in einem Brief an Hans v. Hülsen, 9.9.1913; zit. bei Mendelssohn, 1981, Nachwort zu *Der Zauberberg*, S. 1011f.) Der Held im *Zauberberg*, Hans Castorp, erinnert sich, wie er sich zu einem etwas älteren Mitschüler – Přibislav – hingezogen fühlte.

---

»Nun war die Sache die, dass Hans Castorp schon von langer Hand her sein Augenmerk auf diesen Přibislav gerichtet, – aus dem ganzen ihm bekannten und unbekannten Gewimmel des Schulhofes ihn erlesen hatte, sich für ihn interessierte, ihm mit den Blicken folgte, soll man sagen: ihn bewunderte? Auf jeden Fall ihn mit ausnehmendem Anteil betrachtete und sich ... darauf freute, ihn ... zu beobachten, ihn sprechen und lachen zu sehen und von weitem seine Stimme zu unterscheiden, die angenehm belegt, verschleiert, etwas heiser war. ... Er liebte die Gemütsbewegungen, die es mit sich brachte, die Spannung, ob jener ihm heute begegnen, dicht an ihm vorübergehen, vielleicht ihn anblicken werde, die lautlosen, zarten Erfüllungen, mit denen sein Geheimnis ihn beschenkte, und sogar die Enttäuschungen, die zur Sache gehörten und deren größte war, wenn Přibislav ›fehlte‹: Dann war der Schulhof verödet, der Tag aller Würze bar, aber die hinhaltende Hoffnung blieb.« (Mann 1924/1981, S. 170f.)

---

In der Adoleszenz regelhaft auftretend (»normal«), bleibt diese Sehnsuchtsbeziehung ein Übergangsphänomen, ist als Übergang von der Kindheit zum Erwachsenenalter zu verstehen und erübrigt sich im Laufe der weiteren Entwicklung. Die Beziehung v. Aschenbachs zu Tadzio ist auch ein Übergang, allerdings ein Übergang vom Leben zum Tod (⬛ Abb. 9.3).

Eine ähnliche Szene der Verliebtheit aus der Sehnsucht nach Eins-Sein mit dem idealisierten Objekt fand ich im Roman *Anna Karenina* von Lew Tolstoi (1878/2011, S. 327): Katarina, Kitty, weilt mit ihrer Mutter, der Fürstin, in einem Kurort und verliebt sich dort von Ferne in eine junge Frau, Warenka: »Dieser Gegensatz zu Kitty machte sie für diese besonders anziehend. Kitty fühlte, dass sie in ihr, ihrer Lebensweise, ein Vorbild fände für das, wonach sie nun sehnlichst suchte: Lebensinteresse und Lebenswerte.« – »Je länger Kitty ihre unbekannte Freundin beobachtete, desto mehr kam sie zur Überzeugung, dass dieses Mädchen tatsächlich das vollkommene Geschöpf war, für das sie es hielt, und desto mehr wünschte sie es kennnenzulernen.« Und prompt sagt Kittys Mutter, die Fürstin, die der Tochter zuliebe die Bekanntschaft des unbekannten Mädchens machen will: »›Gestatten Sie, Ihre Bekanntschaft zu machen‹, sagte sie mit ihrem würdevollen Lächeln. ›Meine Tochter ist in Sie verliebt.‹« (ebda, S. 331) In dieser Verliebtheit ist die Phantasie von der Verschmelzung mit dem idealisierten Objekt enthalten: Nachdem Warenka so schön gesungen hatte und die Zuhörer ihr applaudierten, was Warenka gar nicht annehmen wollte: »›Wenn ich das wäre‹, dachte Kitty im Stillen, ›wie wäre ich darauf stolz!‹« (ebda) Als Kitty später verheiratet ist, erlebt ihr geliebter Mann, da sie wegen seiner vielen Geschäfte eifersüchtig ist und sich von ihm zurückzieht, wie eins er mit ihr bis dahin gewesen ist:

---

»Er begriff, dass sie ihm nicht nur nahestand, sondern dass er nicht mehr wusste, wo sie aufhörte und er anfing. Er begriff es an dem qualvollen Gefühl der Entzweiung, das er in dem Moment empfand. Er fühlte sich gekränkt im ersten Moment, merkte aber sogleich, dass er von ihr nicht gekränkt werden konnte, dass sie er selbst war.« (ebd. S. 727)

---

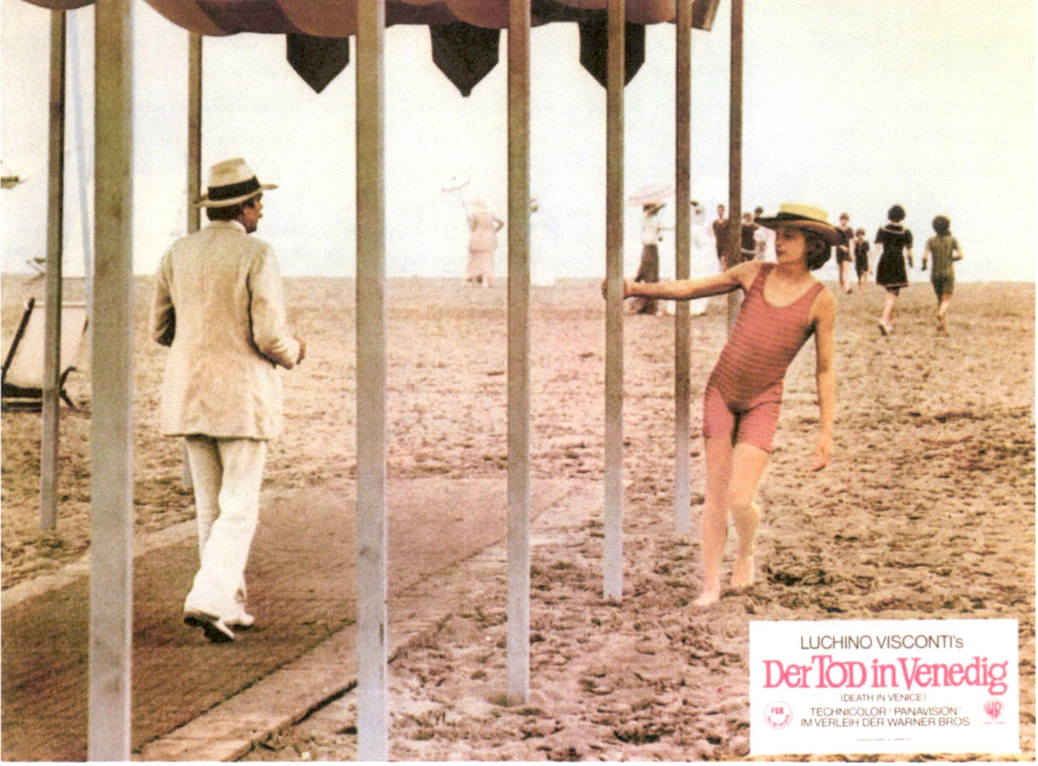


■ **Abb. 9.3** *Der Tod in Venedig* Filmszene 2. (© Mary Evans Picture Library/picture-alliance)

Wenn nun eine Liebe entsteht zwischen dem alternden, auch müden Mann und einem Jüngling, liebt der Ältere bestimmt nicht einen, der so ist wie er selbst, viel eher doch jemanden, der entweder so ist, wie er selbst war (und nicht mehr ist), oder jemanden, der so jung und jugendlich ist, unschuldig und unverbraucht, wie man selbst sein möchte. Mit Hilfe der Phantasie von der Verschmelzung mit dem Knaben oder Jugendlichen verschafft man sich die Illusion der Unsterblichkeit, der ewigen Jugend. (Das ist übrigens für meine Begriffe der Kern der Dynamik der Pädophilie: sich selbst im Kinde lieben, und auch der des Inzests: sexuelle Verschmelzung mit dem eigenen, selbsterschaffenen Kind, ähnlich wie im Pygmalion-Mythos, in dem es um die Liebe zum selbst erschaffenen Bildnis, also zu einem Teil seiner selbst, geht.) In v. Aschenbach wirken also entgegengesetzte Kräfte: Die Todessehnsucht – darauf wird der Zuschauer gleich anfangs in der Ouvertüre oder Exposition des Films eingestimmt – und das Leben, die Liebe. Eros und Thanatos streiten – ums Überleben kann man ja hier nicht sagen – um den Sieg also, die Vorherrschaft. Tragisch wird es, wie im Film, wenn der Eros im Dienste des Thanatos arbeitet, wenn die Liebe, die das Leben bedeuten soll, dem Tod zum Sieg verhilft.

Eine ähnliche Verbindung von der Illusion von aufblühendem Leben (in *Tod in Venedig* ist v. Aschenbach verliebt) und tatsächlichem Tod fand ich in Manns (1953/1981) letzter Erzählung *Die Betrogene*. Die Protagonistin, die verwitwete Frau v. Tümmler, hat Mühe, ihr Älterwerden zu akzeptieren. Sie hat die Wechseljahre schon hinter sich und verliebt sich in den viel jüngeren Privatlehrer ihres Sohnes – da setzen die Blutungen wieder ein, neues Leben beginnt sozusagen. Einmal sagt sie zu ihrer gehbehinderten Tochter, die Malerin ist und nie eine Beziehung hatte: »Ja, klug bist du und stehst mit der Natur nicht auf bestem Fuß, sondern musst sie ins Geistige übertragen, in Kubusse und Spiralen.«

(ebd. S. 421) (Auch hier wird also von Mann ein Gegensatz von Natur: Liebe, Trieb – und Geist: Kultur, Ordnung, Triebverzicht – hergestellt.) Aber bald stellt sich heraus, dass die Blutungen von einem fortgeschrittenen Gebärmutterkrebs verursacht wurden; sie ist also dem Tod geweiht, den sie schließlich annehmen kann: »Ungern geh‹ ich dahin – von euch, vom Leben mit seinem Frühling. Aber wie wäre denn Frühling ohne den Tod? Ist ja doch der Tod ein großes Mittel des Lebens, und wenn er für mich die Gestalt lieh von Auferstehung und Liebeslust, so war das nicht Lug, sondern Güte und Gnade.« (ebd. S. 481).

Zurück zum Film: Tadzio wendet sich um, die Blicke treffen sich, die Würfel sind gefallen. In diesem Moment erinnert sich v. Aschenbach an seinen Kollegen Alfried, mit dem er immer wieder heftige Diskussionen führte. Der Disput über Geist und Sinnlichkeit mit Alfried in der Rückblende – »Der Weg zum Geist führt nie über die Sinne«, sagt v. Aschenbach dort – klingt wie eine verzweifelte Abwehr der Liebe, die in ihm nun entsteht. Man kann die heftigen Diskussionen über die Gegensätze von Natur und Geist in den Rückblenden als Bild für v. Aschenbachs inneren Kampf verstehen. Sein Gegenspieler Alfried wäre dann sein Alter Ego oder auch eine Über-Ich-Stimme, die für das Leben, die Liebe, die Natur plädiert.

Am Lido dann: Da sitzt der müde, einsame Professor, und rund um ihn bewegt sich das pralle Leben. Tadzio tobt in natürlichem, auch erotischem Kontakt mit den Gleichaltrigen, v. Aschenbach ist verwirrt. Er nimmt, ohne zu überlegen, von den Erdbeeren, die am Strand angeboten werden; »Halt, Lebensgefahr, ungewaschenes Obst!«, möchte man ihm zurufen. Leben und Tod.

Dass auch Tadzio ein unverkennbares Interesse an v. Aschenbach hat, liegt vielleicht an der zu vermutenden Vaterlosigkeit; nicht zufällig scheint mir die Mutter mit Gouvernante und Kindern allein zu reisen. Wenn das der Fall ist, sollte v. Aschenbach für Tadzio eine Art triangulierender Vaterersatz und ein Identifikationsobjekt sein, ein männliches Vorbild; beider Sehnsüchte würden sich komplementär entsprechen, der Lebenserfahrene sollte die Identitätsängste des Jugendlichen, dieser die Angst des Alternden vor dem Tod kompensieren. Es ist dies die Dynamik des narzisstischen Paares: Professor – Studentin, Therapeut – Patientin, Lehranalytiker – Lehranalysandin, Lehrer – Schülerin: gespeist aus der gegenseitigen Illusion, einander den jeweiligen Mangel zu ergänzen (Hirsch 2012).

Tadzio spielt im Hotel auf dem Klavier *Pour Elise* von Beethoven – v. Aschenbach denkt zurück an einen Bordellbesuch bei einer Prostituierten *Esmeralda*. Aus Manns (1947/1980) Roman *Doktor Faustus* übernimmt Visconti den Namen *Esmeralda* für das Schiff, mit dem v. Aschenbach Venedig erreicht, damit ist schon ein Hinweis auf seinen Tod gegeben. Im *Dr. Faustus* bezieht sich der Name auf die an Syphilis erkrankte, somit todbringende Prostituierte, auf die sich der tragische Held Adrian Leverkühn im Roman und v. Aschenbach im Film einlässt. Wieder gibt es eine verschlüsselte Verbindung von Leben/Liebe und Tod (tödliche Erkrankung).

V. Aschenbach will abreisen, nachdem er im Fahrstuhl Tadzio inmitten seiner Kameraden, wie immer wortlos, sehr nahe gekommen ist. Er ist erregt, überwältigt und verwirrt; der Plan abzureisen wird konkreter. V. Aschenbach muss die Flucht vor den eigenen Gefühlen ergreifen, aber bleibt ambivalent wie stets. Wieder gibt es einen Blickkontakt mit Tadzio, und da scheint aus dem Pianissimo das Adagietto auf, der Zuschauer begreift eher intuitiv als kognitiv, er möchte weinen über die verlorene Zeit, die vergangene und vergängliche Liebe, das Leben, den Tod – wie sollte das ohne das *Adagietto* geschehen? Und so sagt v. Aschenbach zu Tadzio: »Adieu, Tadzio, es war alles zu kurz…« Er fährt ab, voller Trauer, das Adagietto begleitet ihn. Das Paradox aber bleibt: Er will das Leben, denn Venedig bedeutet Tod. Verlässt er aber Venedig, verzichtet er auf die Liebe zum Leben, zur Jugend, die er mit Tadzio wiedererlangen will. Die Trauer ist wohl die um die Unmöglichkeit der Rückkehr, eine Einsicht in das Ende des Lebens.

Am Bahnhof wird sein Koffer in den falschen Zug gebracht, es würde Tage dauern, ihn wiederzubekommen. Der fehlgeleitete Koffer gibt v. Aschenbach die Gelegenheit zu bleiben, die er freudig ergreift, er kann zur Liebe, zum Leben zurückkehren, wie er denkt, dabei geht er in den Tod, wie wir wissen. »Ich fahre umgehend zurück zum Lido!«, und plötzlich kann das Adagietto ganz fröhlich klingen. Ein armer, sterbender Mann in der Bahnhofshalle jedoch mahnt an den Tod. V. Aschenbach denkt an Frau und Kind, die damals daheim mit ihm auf der Wiese tobten; von der Familienidylle zu Hause schwenkt die Kamera zu dunklen Wolken am venezianischen Himmel. Beide Szenen begleitet das Adagietto, eine Musik, die Leben und Tod gleichermaßen enthält, Wehmut, Trauer und Trost.

V. Aschenbach kehrt zu Tadzio zurück – keine schwarze Krawatte mehr – er scheint glücklich, scheint sich zum Leben, zur Liebe zu wenden. Glücklich ist v. Aschenbach am Lido in der Nähe Tadzios und seiner Familie, da ertönt wie aus der Tiefe:

---

O Mensch! Gib acht!
Was spricht die tiefe Mitternacht?
Ich schlief!
Aus tiefem Traum bin ich erwacht!
Die Welt ist tief!
Und tiefer als der Tag gedacht!
Tief ist ihr Weh!
Lust, tiefer noch als Herzeleid!
Weh sprich: Vergeh!
Doch alle Lust will Ewigkeit –
Will tiefe, tiefe Ewigkeit!

---

Es ist Nietzsches (1885/1981, S. 775) *Zarathustras Mitternachtslied*, das Mahler in seiner 3. Sinfonie vertont hat. Dieses Mahler-Lied erklingt nun konstant über alle Szenenwechsel hinweg – Tadzios Anblick, der Blick auf das Meer am Abend – Aschenbach auf dem Balkon seines Zimmers bei untergehender Sonne, sogar noch am nächsten Morgen: »Aus tiefem Traum bin ich erwacht – (kein fröhliches Erwachen, der Himmel ist immer noch bedeckt) die Welt ist tief! Und tiefer als der Tag gedacht!« Tadzio nähert sich verführerisch v. Aschenbach, verschwindet, v. Aschenbach sucht ihn – das *Adagietto* klingt wieder auf, das Sehnsuchtsmotiv. Die Alt-Stimme dagegen *mahnte* mit Nietzsches Worten.

Die Nachricht von der Cholera ist gesichert, v. Aschenbach denkt in der Rückblende an den Tod der Tochter, an den Kindersarg, die verzweifelt weinenden Eltern – man weiß vom frühen Tod Annas, Mahlers Tochter. Das *Adagietto* begleitet seine Erinnerung und wird auch ununterbrochen der nächsten, peinlichen, Szene unterlegt: Der Held lässt sich vom Friseur kaum widerstrebend überreden, sich »verjüngen«, sich schminken und das Haar färben zu lassen – das ist die haarsträubend peinliche Karikatur des Sehnsuchtsthemas, der Sehnsucht nach der verlorenen Jugend, ein Aufbäumen auch gegen das Unabänderliche. Die Musik verbindet und verdichtet die Motive: Kindheit und Jugend, Tod der Tochter, das Altern, der eigene bevorstehende Tod. V. Aschenbach könnte noch abreisen, er bleibt wegen Tadzio – ununterbrochen erklingt das *Adagietto* –, die ersten Symptome treten auf. Tadzio tobt noch am Strand mit gleichaltrigen Jungen – das *Adagietto* wandelt sich vom Sehnsuchtsmotiv in eines des Verzichts und des Abschieds. Das *Adagietto* ist nur anfangs ein »Motto«, das vorangestellt wird, schon längst begleitet die Musik die Handlung und drückt zum Teil vor ihr, zum Teil mit ihr die Stimmung, die Ambivalenz von Leben-Wollen und Todessehnsucht aus, erzeugt eine Atmosphäre von Dekadenz, von Auflösung in einer phantasierten Verschmelzung, sei es in der unmöglichen narzisstischen, homosexuellen Liebe oder im Tod.

Wenn man ein Fazit ziehen möchte, so müsste es lauten: Der Held, mit dem der Zuschauer sich identifiziert, kann sein Leben, wie es nun einmal gewesen ist und wohin es ihn geführt hat, nicht genügend akzeptieren. Folgerichtig kann er auch das nahende Ende dieses Lebens nicht anerkennen, denn der Tod nimmt ihm alle Hoffnung, dass das Leben sich noch einmal zum Besseren wenden kann. Die Abwehr der Anerkennung des Alters und des Sterben-Müssens führt in der Erzählung Manns und in

Viscontis Film nun aber gerade zum Tod. In diesem Sinn schreibt Mann am 4. Juli 1920 dem Lyriker und Essayisten Carl Maria von Weber (1890–1953):

> »Leidenschaft als Verwirrung und Entwürdigung war eigentlich der Gegenstand meiner Fabel, – was ich ursprünglich erzählen wollte, war überhaupt nichts Homo-Erotisches, es war die – grotesk gesehene – Geschichte des Greises Goethe zu jenem kleinen Mädchen in Marienbad, das er mit Zustimmung der streberisch-kupplerischen Mama und gegen das Entsetzen seiner eigenen Familie partout heiraten wollte, diese Geschichte mit allen ihren schauerlich komischen, zu ehrfürchtigem Gelächter stimmenden Situationen ...« (https://de.wikipedia.org/wiki/Der_Tod_in_Venedig)

Es ist dies die Dynamik der Hypochondrie: In der Mitte des Lebens entsteht eine unbewusste Angst, das Leben nicht genügend gelebt zu haben, weit unter den Träumen der Jugend und den Vorstellungen des dann Erwachsenen geblieben zu sein, die Angst, dass das Leben eigentlich – schon im mittleren Alter – gelebt wurde und dass nicht mehr und nichts besseres kommen wird. Diese unbewusste Angst wird in die unrealistische Annahme, man habe eine todbringende Krankheit in sich, im Körper, etwa Krebs, Aids, eine Herzkrankheit, gekleidet. In der Phantasie übernimmt der Körper die Angst und liefert eine Begründung für sie, darüber hinaus ist der Körper das Ziel der Wut, die der Hypochonder eigentlich gegen sich selbst richten müsste. Und wie der Held v. Aschenbach muss auch der Hypochonder an der Vorstellung einer todbringenden Krankheit festhalten, gäbe er sie auf, entstünde eine viel größere Angst vor dem – ungelebten – Leben. Anders als der Hypochonder aber, der eine unrealistische Phantasie vom Tod entwickelt, ist v. Aschenbach von der unrealistischen Phantasie vom Leben – das ist seine Verliebtheit, seine Sehnsucht nach der Jugend – beherrscht, während er schon längst dem Tod geweiht ist. Die Funktion der Realitätsverkennung aber ist dieselbe: Die Abwehr der Anerkennung des Lebens wie es nun einmal war und ist.

Welche filmischen Mittel verwendet Visconti nun, um über den literarischen Text hinaus eine Intensivierung der Affekte des Zuschauers, ein sozusagen affektives Verstehen der Problematik des Alterns in der Identifikation mit dem Helden zu erreichen? Nicht nur die Musik spielt eine große Rolle, auf die ich zurückkommen werde, der Film selbst scheint mir nach musikalischen Gesetzen komponiert: Vor allem Leitmotive sind immer wieder zu erkennen: Visconti nennt das Dampfschiff, das den Helden zum Ort des Dramas fährt, *Esmeralda*; den Namen entlehnt er einer Figur aus *Doktor Faustus*, in welchem Mann sexuelle Liebe und Tod bereits verdichtet hatte; v. Aschenbach wird sich später an einen Besuch bei einer Prostituierten *Esmeralda* in der Rückblende erinnern. Mit Mann verwendet Visconti Bilder, die sich leitmotivisch durch den ganzen Film ziehen: Am Anfang weist schon der skurrile, geschminkte alte Narr, der v. Aschenbach »Liebchen« nennt, auf v. Aschenbachs inneres Problem hin, in Würde zu altern. Geschminkt ist auch der aufdringlichste Sänger einer Folkloregruppe, die die Hotelgäste belästigt und sich v. Aschenbach in obszöner Weise nähert. Das Motiv des vergeblichen Aufbegehrens gegen das Altern schließlich wird aufgegriffen, als v. Aschenbach nicht umhin kann, sich selber »verjüngen« zu lassen. Nicht nur das Schminken, auch die Aufdringlichkeit, das Bedrängen gegen seinen Willen und ohne dass er es versteht, könnte ein Hinweis sein, dass die Verliebtheit bzw. Liebe zu Tadzio etwas Bedrängendes ist, das er nicht verstehen kann, dem er sich ausliefert, genau wie dem wortkargen Gondoliere, der ohne Erklärung gegen den Willen v. Aschenbachs handelt, sodass er ihm ohnmächtig ausgeliefert ist. Gegensätzliche Bilder stehen für die Ambivalenz v. Aschenbachs zwischen Melancholie und Verliebtheit, Leben-Wollen und Todessehnsucht: auf dem Schiff der melancholische v. Aschenbach – dann im Hafen eine lärmende Schar junger Männer und die stramm marschierenden Bersaglieri.

Die Musik spielt eine große Rolle: Die nicht-diegetische Musik (d. h. sie kommt aus dem Off, sie begleitet lediglich die Handlung) hat die wichtige Funktion, Todessehnsucht und Tod auszudrücken, besonders im *Adagietto* und im Nietzsche-Lied aus Mahlers dritter Symphonie: *Oh Mensch, gib acht.* Im scharfen Kontrast dazu die diegetische (d. h. direkt zur Filmhandlung gehörende) Marschmusik im Hafen, die das Leben symbolisiert. Dem doch ziemlich dilettantisch musizierenden Tanzorchester in der Hotelhalle zuzuhören muss für den Komponisten doch eine katastrophale Quälerei sein – bestimmt ein spöttischer Hinweis, dass v. Aschenbach in diese großbürgerliche Welt doch nicht gehört. Schließlich verbindet *Pour Elise* die todbringende Liebe zu Tadzio mit der gefährlichen Sexualität mit einer Prostituierten.

Ein weiteres filmisches Mittel sind die Rückblenden, die einerseits Lebensrückblicke sind, Erinnerungen an glückliche, lebendige Tage, aber auch an den frühen Tod eines Kindes; sie bedeuten wohl, dass v. Aschenbach doch nicht ganz verblendet Leben und Tod verleugnet, sondern immer wieder realisiert, dass und wie er gelebt hat. Die Rückblenden mit den Erinnerungen an die Dispute mit dem Kollegen Alfried, die ja nicht in Manns Erzählung enthalten sind, vielmehr von Visconti aus dem Roman *Doktor Faustus* (ebenso wie die Szene mit der Prostituierten) übernommen worden waren, lassen sich verstehen als innere Monologe zwischen verschiedenen Selbstanteilen, auch Über-Ich-Anteilen des Protagonisten.

Warum sind Theater, Oper und nicht zuletzt der Film so attraktiv? Auf der Bühne oder der Leinwand werden Bereiche der Conditio Humana dargestellt, in denen der Zuschauer sich – unbewusst, vorbewusst, bewusst – wiederfindet. Auch die Mythen der Menschheit, besonders religiöse, dienen demselben Zweck: Durch das Sich-Wiederfinden im Dargestellten geschieht ein (Wieder-) Einfügen in die Gemeinschaft der anderen, nun als ähnlich erkannten Menschen, mit ähnlichen Schicksalsschlägen, Ängsten, Konflikten, Sehnsüchten und auch schuldhaften Handlungen. Ich habe den Film ausgewählt, weil er  so anrührt, indem er an das eigene Altern und an das Ende des Lebens denken lässt. Besonders die Verwendung der Musik Mahlers ruft zusammen mit den bedeutungsschweren Bildern unmittelbar Gefühle von Wehmut, Trauer, aber auch von Aufbegehren hervor, die durch das geschriebene Wort (Manns Novelle) nicht so leicht entstehen würden. Deshalb lenke ich die Aufmerksamkeit auch besonders auf die Bedeutung der Musik für die Untermalung und Ergänzung der Filmhandlung (vgl. auch Hirsch 2013).

## Literatur

**Freud** S (1914c) Zur Einführung des Narzissmus. G.W. X, S 137–170
**Freud** S (1919h) Das Unheimliche. G.W. XII, S 227–268
**Hirsch** M (2012) »Goldmine und Minenfeld« – Liebe und sexueller Machtmissbrauch in der analytischen Psychotherapie und in anderen Abhängigkeitverhältnissen. Psychosozial-Verlag, Gießen
**Hirsch** M (2013) Einige Gedanken zur Wirkung und Funktion von Musik im Film. In: Heiland K, Piegler T (Hrsg) Der Soundtrack unserer Träume. Filmmusik und Psychoanalyse. Psychosozial-Verlag, Gießen
**Mann** T (1966/1983) On myself, In: Über mich selbst. Frankfurter Ausgabe. Frankfurt am Main, Fischer, S 51–93
**Mann** T (1953/1981) Die Betrogene. In: Späte Erzählungen. Frankfurter Ausgabe. Frankfurt am Main, Fischer, S 407–481
**Mann** T (1912/1981) Der Tod in Venedig. In: Frühe Erzählungen. Frankfurter Ausgabe. Frankfurt am Main, Fischer, S 559–644
**Mann** T (1923/1984) Von deutscher Republik. In: Von deutscher Republik. Frankfurter Ausgabe. Frankfurt am Main, Fischer, S 118–158
**Mann** T (1924/1981) Der Zauberberg. Frankfurter Ausgabe. Frankfurt am Main, Fischer
**Mann** T (1947/1980) Doktor Faustus. Frankfurter Ausgabe. Frankfurt am Main, Fischer
**Nietzsche** F (1885/1981) Also sprach Zarathustra. Werke. München, Hanser
**Tolstoi** L (1878/2011) Anna Karenina. München, dtv

| Originaltitel | Morte a Venezia |
| --- | --- |
| Deutscher Titel | Tod in Venedig |
| Erscheinungsjahr | 1971 |
| Land | Italien |
| Genre | Spielfilm |
| Drehbuch | Luchino Visconti, Niccola Badalucco |
| Regie | Luchino Visconti |
| Darsteller | Dirk Bogarde: Gustav von Aschenbach<br>Björn Andrésen: Tadzio<br>Silvana Mangano: Tadzios Mutter<br>Marisa Berenson: Frau von Aschenbach<br>Romolo Valli: Hoteldirektor |
| Verfügbarkeit | Auf DVD erhältlich |

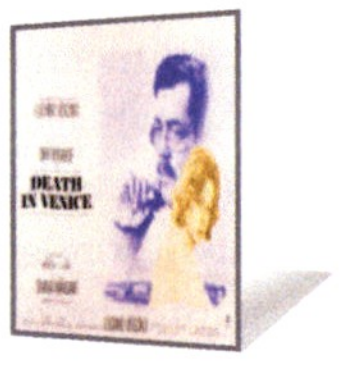

T. Piegler

# »Wahrheit ist, dass derjenige, der nichts riskiert, nichts tut, nichts hat«



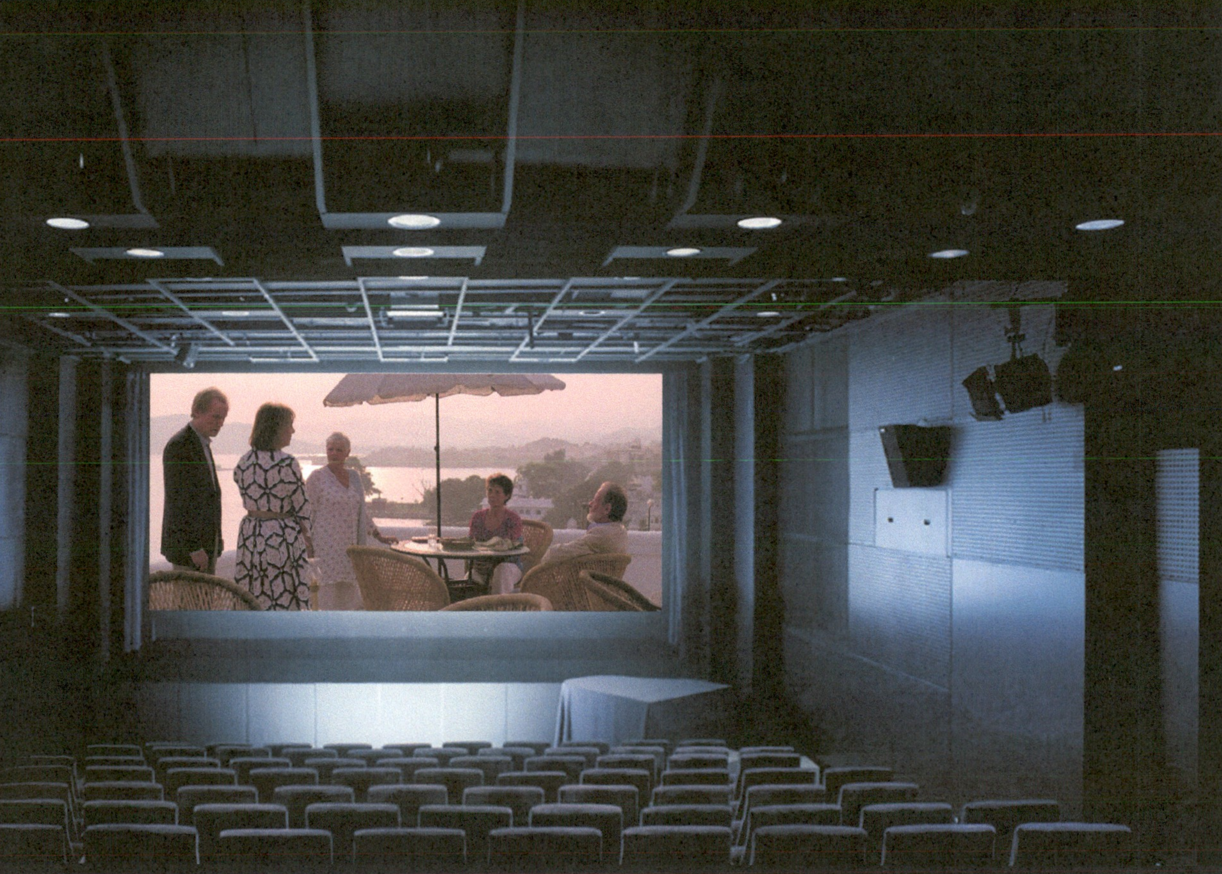


B. Strauß, S. Philipp (Hrsg.), *Wilde Erdbeeren auf Wolke Neun*,
DOI 10.1007/978-3-662-50488-8_10, © Springer-Verlag GmbH Deutschland 2017

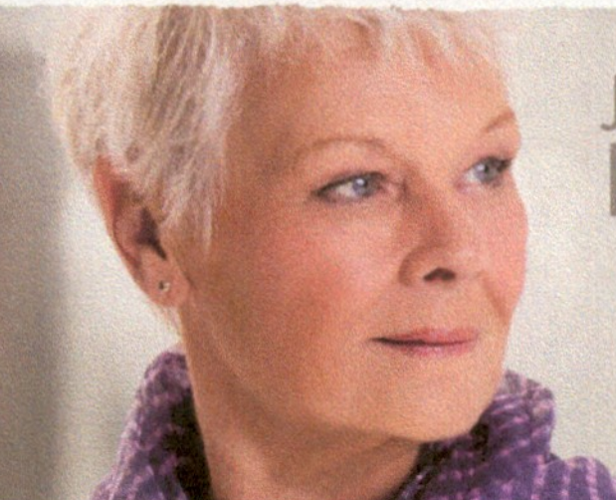




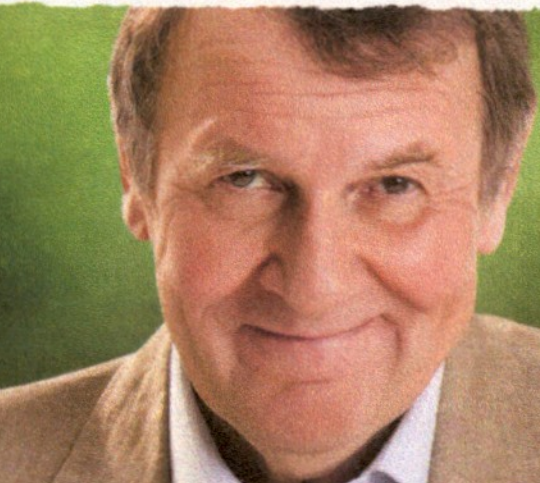


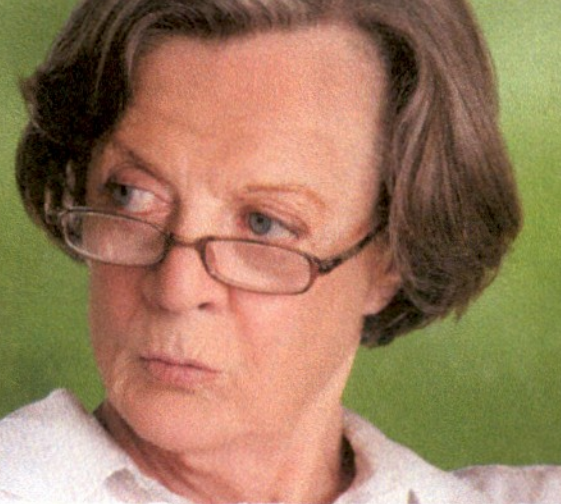


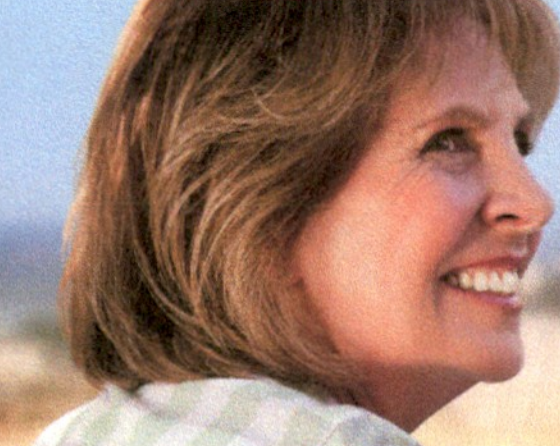


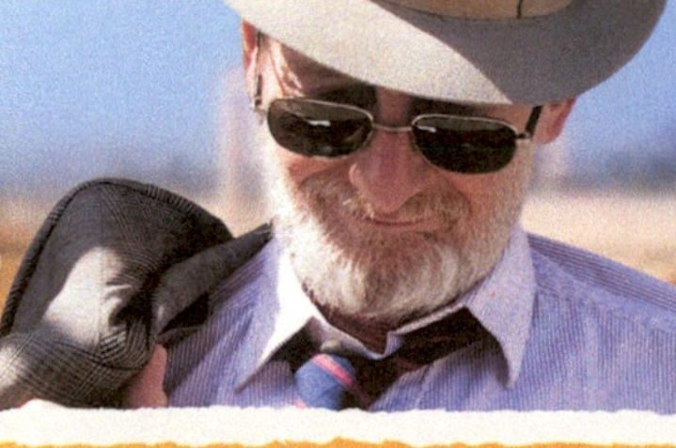


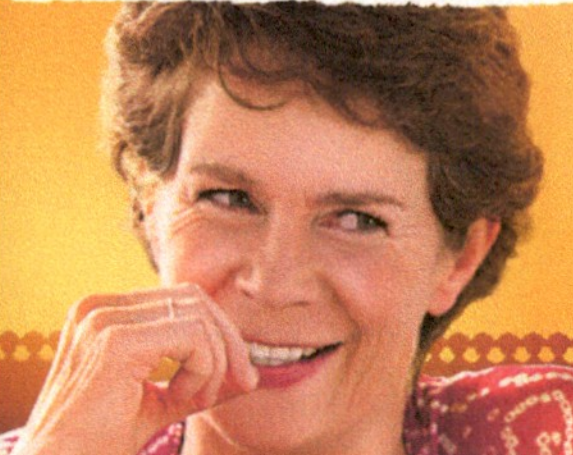


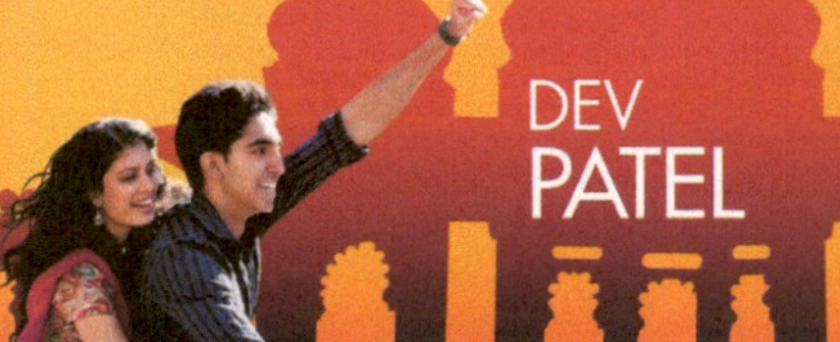


Filmplakat *The Best Exotic Marigold Hotel.*
(© Allstar/Fox Searchlight/Cinetext)

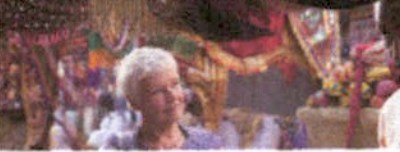

# The Best Exotic Marigold Hotel

## Vorspann: Rund um den Film

Der Film beruht auf Deborah Moggachs Roman *These foolish things* (2004), dessen Neuauflagen (ab 2012) nach dem großen cineastischen Erfolg 2011 den Filmtitel trugen, auch wenn sich ihr Buch und das Drehbuch von Ol Parker in vielem unterscheiden (Abb. 10.1). Das sehr positive Echo, das diese Komödie auch außerhalb Großbritanniens fand, führte dazu, dass man Ol Parker damit beauftragte ein Drehbuch für einen Fortsetzungsfilm zu schreiben, der 2015 in die Kinos kam (*Best Exotic Marigold Hotel 2*), aber wie so oft bei derartigen aus kommerziellen Gründen fortgesetzten Geschichten, war auch hier das Ergebnis eher bescheiden. Die Kritik brachte es auf den Punkt, nämlich dass der Fortsetzungsfilm so originell sei wie sein Titel (rotten tomatoes).

Im Folgenden wird auf die Autorin des Romans eingegangen, da manche Facetten ihres Lebens in dem Film aufblitzen. Deborah Moggach war bis 2011 außerhalb Großbritanniens wenig bekannt, obgleich sie damals schon 16 Bücher – thematisch breit gefächert – veröffentlich hatte. Sie ist Jahrgang 1948 und Tochter von Eltern, die sich beide schriftstellerisch betätigten. An der Universität in Bristol hat sie Anglistik studiert und 2005 von dieser Universität die Ehrendoktorwürde verliehen bekommen. Mitte der 1970er-Jahre wurde ihr erster Mann von seinem englischen Verlag nach Pakistan geschickt. Sie begleitete ihn und begann zu schreiben. Nach 15-jähriger Ehe verliebte sie sich in den Cartoonisten Mel Calman, ließ sich scheiden und lebte mit diesem bis zu dessen plötzlichem Tod 1994 zusammen. Der lebenslustige, 15 Jahre jüngere ungarische Maler Cswaba Pasztor half ihr über ihren Schmerz und das Alleinsein hinweg. Mit ihm war sie 7 Jahre zusammen. 2013 heiratete sie erneut, und zwar den Journalisten Mark Williams. Ihre Mutter wurde 1985 zu einer Gefängnisstrafe verurteilt, da sie eine totkranke Freundin bei deren Suizid unterstützt hatte. Seitdem setzt sich Moggach vehement für Straffreiheit bei assistiertem Suizid ein. Aus erster Ehe hat sie zwei mittlerweile erwachsene Kinder, die beide in ihre beruflichen Fußstapfen getreten sind: der Sohn als Lehrer und die Tochter als Journalistin und Romanschreiberin.

Was sie zu ihrem Roman *These foolish things* inspiriert hat, wird in einem Interview in »The Telegraph« (Walker, 2011) deutlich. Dort wird ausgeführt, dass nach Expertenmeinung schätzungsweise 17 Mio. der jetzt lebenden Engländer 100 Jahre alt werden (Stand 2011). Damit die britische Gesellschaft damit fertig werden könne, schlägt die Schriftstellerin eine radikal klingende Lösung vor: Outsourcing der Älteren nach Indien. Moggach:

> »Wir können es uns nicht leisten, sie hier zu behalten. Sie werden zunehmend eine Belastung für unsere Gesellschaft. Es ist schlimm genug, dass wir hier so viele Menschen haben, denn alle werden am Leben erhalten, und immer mehr leben auch noch alleine. Das bedeutet, dass es da niemanden gibt, der sie auffängt, wenn sie fallen« (Übers. d. Verf.).

Moggach, so heißt es da weiter, plädiere dafür, älteren Menschen auf freiwilliger Basis in Ländern wie Indien eine neue Heimat zu geben, da man sie dort mit viel geringerem Kostenaufwand als in England versorgen könne[1].

In dem Film werde ihre entsprechende Zukunftsvision auf die Leinwand gebracht. Die Schauspieler würden genau dieser Altergruppe angehören: Judi Dench, in der Rolle von Evelyn Greenslade, sei jetzt

---

1   Die bundesdeutsche Realität: 2013 wurden 220.000 Renten an Deutsche im Ausland überwiesen. Die Zahl hat sich in den zurückliegenden 20 Jahren mehr als verdoppelt. Am beliebtesten sind für Rentner außerhalb Europas die USA, Kanada und Australien, aus Kostengründen zunehmend auch Asien und Südamerika (Öchsner 2014 u. Deutsches Seniorenportal).

76 Jahre alt, Maggie Smith als Muriel Donnelly habe das gleiche Alter und Douglas Ainslie, dargestellt von Bill Nighy, sei 61 Jahre alt. Diese Besetzung hätte das Ganze auf den richtigen Punkt gebracht. Es sind diese hochkarätigen Schauspieler, denen der Film viel von seinen Witz und Charme verdankt. Dementsprechend erhielt er von der Filmbewertungsstelle Wiesbaden das Prädikat »besonders wertvoll«, bei der Verleihung des Europäischen Filmpreises 2012 wurde er für den Publikumspreis nominiert und »British Independent Film Awards« gab es in fünf Kategorien. Der Film zählt mit einem Einspielergebnis von fast 137 Mio. US $ zu den umsatzstärksten Produktionen von »Fox Searchlight Pictures« (wikipedia engl.).

## Handlung

Der Film beginnt mit einem Blick durch ein geschlossenes Fenster aus der Düsternis und Einsamkeit einer Wohnung nach draußen. Jenseits der Scheiben pulsiert das Leben, Kinder spielen, Menschen laufen umher. Die stereotypen Geräusche einer Telefonwarteschleife untermalen die bedrückende Szenerie in dem halbdunklen Zimmer. Was folgt, ist die kurze Vorstellung der sieben Protagonisten des Films, die alle bald Eines einen wird: Die Suche nach einer besseren Zukunft in Indien!

Mit Evelyn Greenslade wird der Anfang gemacht. Sie will den Telefonanschluss nach dem Tod ihres Mannes ändern, aber die junge Dame aus dem Call-Center, irgendwo auf der Welt, beharrt stur darauf den »Auftraggeber«, der einst den Vertrag abgeschlossen hat, sprechen zu müssen. Es gibt ihn nicht mehr und es stellt sich heraus, dass Mr. Greenslade seiner Frau nach 40 Jahren Ehe nur Schulden hinterlassen hat, eine Bürde, von der sie bis dahin nichts gewusst hatte. Die Wohnung muss verkauft werden. Ihr rechthaberischer Sohn will sie bei sich aufnehmen, aber das lehnt sie ab. Ein Prospekt über einen Maharadscha-Palast in Jaipur, der eine luxuriöse Bleibe für Alte verspricht und wohin auch noch die Anreisekosten übernommen werden, bietet ihr eine attraktive Alternative: Das »Best Exotic Marigold Hotel«.

Der in die Jahre gekommene High-Court-Richter Graham Dashwood wird als nächster vorgestellt. Er hasst Verabschiedungen, aber er kann sich nicht entziehen und weiß, dass er selbst bald an die Reihe kommen wird. Ihm wird schwindelig bei der Abschiedsrede eines Kollegen und so tritt er die Flucht nach vorn an: »Heute ist der Tag«, denkt er, packt seine Sachen und will ebenfalls nach Indien, wo er bis zu seinem 18. Lebensjahr gelebt hatte. Bei ihm ist es die Erinnerung an seine homosexuelle Jugendliebe, die ihn dorthin zieht.

Die nächsten sind Jean und Douglas Ainslie. Ein Makler versucht dem Paar ein Appartement in einer Altenwohnanlage schmackhaft zu machen. Rollstuhlfahrer sind auf den Wegen unterwegs. In der Wohnung selbst ist alles altengerecht, vom Handlauf bis zum Panikknopf. Jean erträgt das nicht, sie hat sich die Zeit nach der Pensionierung ihres Mannes anders vorgestellt. Er glaubt sich entschuldigen zu müssen. Die ganze Problematik ihrer Beziehung blitzt auf. Seit 39 Jahren sind sie miteinander verheiratet und haben nun fast alles Geld in das kränkelnde Internetunternehmen ihrer Tochter investiert. Sie erhoffen sich mit dem wenigen, was ihnen blieb, in Indien ein besseres Leben als in ihrer teuren englischen Heimat.

Die fünfte im Bunde ist die eigenwillige und verbitterte Muriel Donnelly, die nach einem Sturz mit einem Oberschenkelhalsbruch im Krankenhaus liegt. Sie will unbedingt von einem genuin »englischen Arzt« behandelt werden, aber die gibt es schon lange nicht mehr. Zudem muss sie in England monatelang im Rollstuhl sitzen und auf die erforderliche Hüftgelenksoperation warten, während in Indien alles unverzüglich und zu einem Bruchteil der Kosten machbar ist. Das veranlasst sie, trotz all ihrer Vorurteile, nach Indien zu fliegen. In ihrer beruflich aktiven Zeit war sie Allround Haushälterin. Als sie alt wurde, ersetzte die Familie sie durch eine junge Frau, deren Einarbeitung man ihr noch überließ, dann war Schluss.

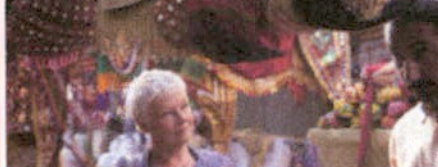

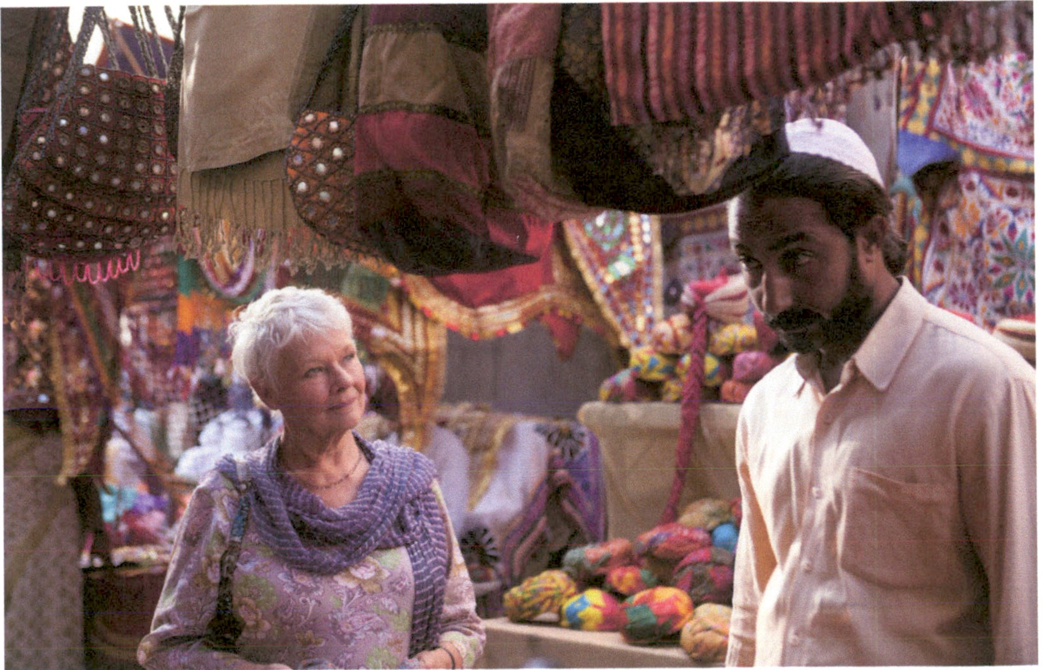

**Abb. 10.2** Die Senioren erkunden, so wie hier Mrs. Greenslade, ihre neue exotische Heimat. (Filmbild Fundus/©20th Century Fox)

Als nächstes sehen wir Norman Cousins beim Speed-Dating mit einer Dame namens Judith. Er ist ein charmanter alter Schürzenjäger, der sich viel jünger zu machen versucht als er es ist und von sich behauptet, dass er es noch »drauf habe«. In England ist er mit seiner Partnersuche offensichtlich gescheitert. Nun will er sein Glück in Indien suchen.

Nummer sieben ist Madge Hardcastle. Sie ist zu Besuch bei der Familie ihrer Tochter und hat es sehr eilig, denn sie will nach mehreren gescheiterten Ehen endlich den richtigen Mann fürs Leben finden. Wenn nicht in England, dann, so wie Norman, eben in Indien.

In einer nächsten Einstellung seht man die sieben, einer neben dem anderen, in der Wartezone des Flughafens. Alle haben nur ein Ziel: Das verheißungsvolle Hotel in Jaipur.

Die Reise beginnt, aber kaum in Indien angekommen, gibt es die ersten Schwierigkeiten. Niemand erwartet sie. Unter Grahams fachkundiger Führung kommt es zur ersten Tuchfühlung mit diesem ganz anderen, von Vitalität und Farben strotzenden Land. Zunächst geht es mit dem überfüllten Bus über abenteuerliche Straßen nach Jaipur und dort dann mit dem Tuk-Tuk (Motorrikscha) in das, was im Prospekt »Hotel« genannt worden war, in Wirklichkeit aber ein heruntergekommener, baufälliger alter Palast ist. Der »Direktor«, ein junger, übereifriger und sehr zuvorkommender, fantasiebegabter Inder namens Sonny Kapoor heißt die betagten Gäste aus Europa in diesem einst von seinem Vater betriebenen Hotel überschwänglich willkommen. Schon beim Begrüßungsessen gibt es den ersten Zwischenfall: Norman fällt vom Stuhl und ist – wie es scheint – tot. Aber nicht lange – er kommt wieder zu sich. In den folgenden Tagen erkunden alle bis auf Jean die quirlige Stadt (Abb. 10.2), Muriel lässt sich operieren und Evelyn schafft es, einen Job als Beraterin in einem Call-Center zu finden, in dem auch die Freundin von Sonny, Sunaina, arbeitet. Madge und Norman begeben sich auf Freiersfüße, Douglas und Evelyn kommen sich näher und Graham macht sich auf die Suche nach seinem Jugendfreund. Schließlich taucht auch noch Sonnys Mutter auf, die nichts von den Heirats- und Hotelplänen ihres

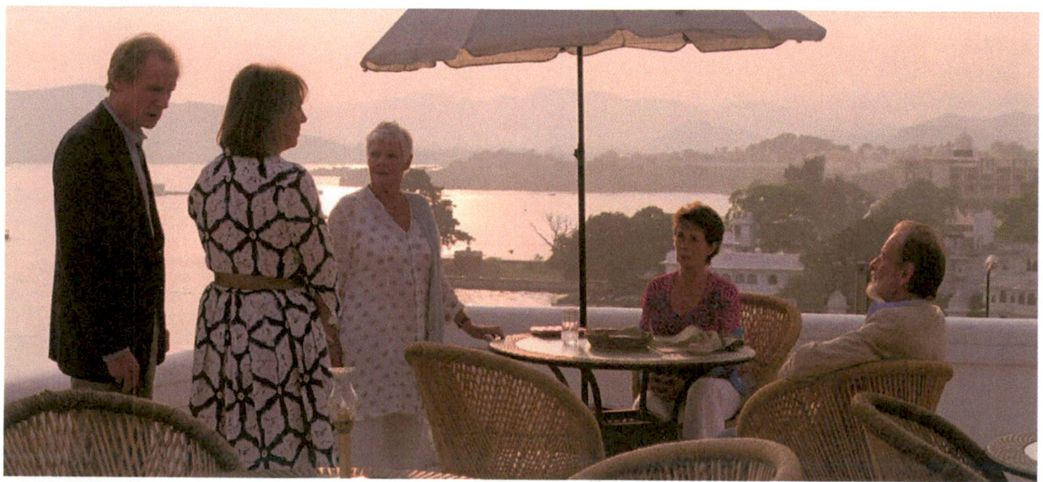

**Abb. 10.3** Jean verkündet den versammelten Senioren, dass sie und ihr Mann nach England zurückkehren werden. (Filmbild Fundus/©20th Century Fox)

Sohnes hält. Nach langem Suchen findet Graham seinen mittlerweile verheirateten Jugendfreund. Sie reden die ganze Nacht miteinander. Graham ist erlöst, als er ins Hotel zurückkommt, denn sein Freund hat sein Leben gemeistert. Er selbst war es, der sein Leben lang ein Opfer seiner Schuldgefühle war. Am Folgetag entschläft er friedlich. Ein Herzleiden, das er schon lange hatte, hat seinen Tod herbeigeführt. Ein weißer Reiher erhebt sich im Hotelgarten in die Lüfte und fliegt davon. Die Bestattung findet im Beisein einiger der Hotelgäste auf Wunsch des Freundes nach hinduistischem Brauch statt, und zwar an jenem See, wo beide als Jünglinge einst so glücklich miteinander eingeschlafen waren. Gleichzeitig hatte das, als man sie entdeckte, das jähe Ende ihrer Freundschaft herbeigeführt. Es ist der Freund, der die Asche des Verbrannten in den See streut.

Alle haben sich mit ihrem neuen Leben arrangiert, sogar Muriel, die Freundschaft mit einer Hotelangestellten aus der untersten Kaste schließt. Norman hat in Corel eine Partnerin gefunden, nur Jean verharrt in ihrer ablehnenden Haltung der neuen Heimat gegenüber, vor allem nachdem sie bei Graham nicht hatte landen können. Ein unerwarteter beruflicher Erfolg ihrer Tochter ermöglicht ihr und ihrem Mann die Rückreise nach England ( Abb. 10.3). Nun überstürzen sich die Ereignisse. Sonnys Mutter arrangiert den Verkauf des Hotelgebäudes und will ihren Sohn in einer anderen Stadt gut verheiraten. Es kommt fast zur Trennung der Liebenden, erst in buchstäblich letzter Minute wendet sich das Blatt. Durch eine weise Intervention von Evelyn finden Sonny und Sunaina wieder zusammen und Sonnys Mutter muss erkennen, dass ihr Sohn nicht anders handelt als einst sein Vater ihr gegenüber gehandelt hatte. Sie gibt den beiden ihren Segen. Muriel überprüft das Betriebsergebnis des maroden Hotels, erkennt, dass man das Unternehmen gewinnbringend betreiben kann, überredet einen Investor zu einer Geldspritze und wird selbst im Management des Hotels aktiv. Alle Gäste entscheiden sich zu bleiben, sodass es einen Neuanfang gibt. Jean und Douglas haben unerwartete Probleme auf dem Weg zum Flughafen. Ein großes Fest behindert die Weiterfahrt. Jean entschließt sich eine Rikscha zu nehmen, die aber nur Platz für sie und ihr Gepäck bietet. Sie konfrontiert ihren Mann mit ihrer Beziehungsrealität und verabschiedet sich von ihm mit einem »Lebe wohl«. Er, der seiner Frau immer so loyal Ergebene, braucht Zeit zur Besinnung und kehrt erst auf Umwegen ins Hotel zurück, wo er sich vorsichtig der Frau seines Herzens, Evelyn, nähert.

In der Schlussszene des Films sehen wir das florierende Hotel, Muriel am Empfang, Sonny, der neue Gäste begrüßt, im schmucken weißen Livree, Madge, die einem alten Inder glücklich zuprostet und

Sonny und Sunaina, die wie Douglas und Evelyn mit dem Motorrad in der quirligen Stadt unterwegs sind und einander zuwinken. Mit temperamentvoller indisch anmutender Musik unterlegt, hören wir während der letzten Szenen bedeutsame Worte von Evelyn aus dem Off:

> »Eine … Wahrheit ist, dass derjenige, der nichts riskiert, nichts tut, nichts hat. – Wir wissen über die Zukunft nur, dass sie anders sein wird, aber Angst macht uns vielleicht nur, dass alles so bleibt wie es ist. Deshalb sollten wir Veränderungen feiern, denn, wie jemand (und damit zitiert sie Sunny; d. Verf.) mal gesagt hat, am Ende ist alles gut und wenn nicht alles gut ist, glauben Sie mir, dann ist es auch nicht das Ende …«.

## Psychodynamische und andere Gedanken zum Film

### Altern und der Umgang damit

Thema des Films ist das Alter, präziser: das Altern und der Umgang damit. Dazu gehören immer Bilanzieren (Graham, Douglas, Jean), Krankheit (Muriel), Verlust bedeutsamer Menschen (Evelyn und Corel) und Tod (Graham). Aber nicht nur das ist Thema. Schon im ersten Teil des Films werden die verschiedenen Facetten des Umgangs damit vor Augen geführt: Verleugnung des körperlichen Alterns wie bei Norman und Madge oder ein resigniertes Sich-damit-Abfinden wie bei Jean und Douglas, die bereits die Tristesse ihrer 39 Ehejahre mehr oder weniger klaglos ertragen haben oder mürrischer Rückzug und paranoid anmutende Projektionen wie bei Muriel und auch Jean oder ein Nutzen der Zeit, um noch offengebliebene alte Geschichten zu bereinigen wie bei Graham oder Verzweiflung, die entweder infantilisierende Anpassung oder Veränderung erzwingt wie bei Evelyn.

### Sehnsucht nach Geborgenheit

Eines ist allen Protagonisten gemeinsam: die urmenschliche Sehnsucht nach Bindung, Nähe, Liebe und Geborgenheit, vor allem jetzt im Alter mit seinen gravierenden somato-psychischen Veränderungen, die aber im Gegensatz zur Transition in der Pubertät nun vorwiegend defizitär geprägt sind. Dieser angeborenen Sehnsucht begegnen wir schon in Platons Gastmahl, wo es bereits vor über 2400 Jahren heißt: »Der Grund … – vereinigt und verschmolzen mit seinem Geliebten aus zweien eins zu werden (Einfügung v. Verf.) – liegt darin, dass dies unsere ursprüngliche Naturbeschaffenheit ist, und dass wir einst ungeteilte Ganze waren. Und so führt die Begierde und das Streben nach dem Ganzen den Namen Liebe. Und vor Zeiten, wie gesagt, waren wir eins; nun aber sind wir um unserer Ungerechtigkeit willen getrennt worden« (Platon, 416 v. Chr., 27). Dieses global vorhandene menschliche Bedürfnis ist so weitreichend, dass in der chinesischen Bauernkultur »Eltern mit einem ledig gestorbenen Sohn vom Totengräber eine tote, noch nicht verweste Frau erstanden, um dann beide … gemeinsam als Paar zu begraben« (Übers. d. Verf.) (Yardley 2006). Im indischen Kulturraum erinnert der Sati an diese Sehnsucht nach Gemeinsamkeit, nämlich der Sprung der Witwe ins Feuer, das ihren toten Gemahl verzehrt, ein Brauch der erst im 19. Jahrhundert von den britischen Kolonialherren verboten wurde.

Alles höchst unangenehme Themen, vor allem für alte Menschen. Entsprechend gab der Schauspieler Joachim Fuchsberger, als er 83-jährig ein Buch über das Altern schrieb, diesem den Titel *Altwerden ist nichts für Feiglinge* (2010). Wie gelingt es gleichwohl, ein Kinopublikum mit gehobenem Altersdurchschnitt zu begeistern, sich mit der Thematik zu beschäftigen? Der Kunstgriff ist genial und liegt in der Verschiebung (ein psychischer Abwehrmechanismus) ins Komödiante!

## Komödie als Abwehr von schwer Aushaltbarem

In dieser Filmkomödie ist man nicht in Gefahr, mit unaufhaltsamem sozialem oder körperlichem Verfall der Protagonisten direkt oder in unbewusster Identifikation mit diesen konfrontiert zu werden, denn das ganze Dilemma des Alterns ist auf das Hotel projiziert: Es ist das Hotel, das keine Türen mehr hat, was an das Erleben bei Demenz denken lässt, in dem Telefon (vgl. Kommunikationsstörung bei Schwerhörigkeit) und Wasserhähne (wie bei altersbedingten Prostatabeschwerden oder Blaseninsuffizienz) nicht mehr funktionieren und Tauben nisten (z. B. paranoide Entwicklungen). Die Abwehr, die den Zuschauer schützt, geht aber noch viel weiter. Der fantasievolle Name *The Best Exotic Marigold Hotel*, reiht Superlative wie »das beste«, »das Exotik verheißende«, »das von Fröhlichkeit strotzende« (phonemisch: »merry«) sowie »das goldene« aneinander und schon diese maßlose Übertreibung lässt den Zuschauer beim Anblick des schäbigen Kastens in Heiterkeit ausbrechen. Aber: Wie sagte doch Baudelaire?

> »Das Komische, der zwingende Anstoß zum Lachen, liegt im Lachenden und keineswegs im Gegenstand des Lachens. ... Der Weise lacht nur unter Zittern« (Baudelaire, 1857, zit. n. Piegler, 2010, 153f).

Der Zuschauer mag also über das Hotel oder den das Kamasutra studierenden, sich als deutlich jünger oder adelig ausgebenden, sich unter falschem Namen Viagra besorgenden Norman lachen, die Heiterkeit gilt da seinem komödianten Verhalten. Den Schmerz über seine Einsamkeit, die ihn dergestalt agieren lässt, nimmt er – so verpackt – affektiv nicht mehr wahr. Gerade über ihn und seine Geschichte erfährt man so gut wie nichts, was die Einsamkeitshypothese nur noch untermauert. Dabei ist es der Komödie eigen, dass sie die Wahrheit selbst nicht verschleiert. Das schäbige Hotel ist zu sehen, die vom Leben gezeichneten Senioren, und der Zuschauer erlebt Trennung, Tod und Begräbnis. Aber, so Freud (1927): »... Humor ist (eben) nicht resigniert, er ist trotzig, er bedeutet nicht nur den Triumph des Ichs, sondern auch den des Lustprinzips, das sich hier gegen die Ungunst der realen Verhältnisse zu behaupten vermag«. Wohl dem also, der sein Altern mit Humor – nach Freud eine der reifsten Abwehrleistungen! – zu nehmen vermag.

## Die Reise in eine fremde Welt – ein Übergang in einen neuen, den letzten Lebensabschnitt

Aber nicht nur komödiante Abwehr prägt den Film. Auch der farbenprächtige orientalische Drehort und die lebendige indisch geprägte Filmmusik von Thomas Newman tragen dazu bei, dass keine Tristesse aufkommt. Durch die Verlagerung der Handlung ins Morgenland, in ein Land, wo zumindest aus europäischer Sicht die Sonne aufgeht, wird Hoffnung geweckt. Hermann Hesse, dessen Dichtung eng mit Indien verbunden war, hätte die britischen Senioren bei ihrer Entscheidung zum Aufbruch in den Subkontinent wohl als Morgenlandfahrer tituliert, als Menschen also, die sich zur aufgehenden Sonne auf den Weg machen, in eine neue Welt, die darauf wartet erkundet zu werden. Diese unbekannte Welt ist natürlich auch die Welt des Seniums, des letzten menschlichen Lebensalters. In den Bildern des Films wird diesem, resp. dem Alter sicher auch im Dienste der Abwehr viel Exotik und ungebändigte Vitalität zugeschrieben. Das Kamasutra in Normans Händen mag Fantasien an die Reliefs im Tempelbezirk von Khajuraho wachrufen. Die dargestellten Liebesbeziehungen der Senioren sind verglichen damit aber – ganz der Realität dieses Alters entsprechend – bescheiden. Die ungestüme romantische Liebe ist Privileg der Jugend, hier verkörpert durch Sonny und Sunaina. Es ist eine Liebe, die es in dieser Form im Alter nicht mehr gibt. Man denke nur an die tragisch-komische letzte große Liebe Goethes, der sich als 72-Jähriger in die 17-jährige Ulrike von Levetzow verliebte. Bekanntermaßen nahm das kein gutes Ende. Im Gegensatz dazu sehen wir im Film Norman, nachdem er Corel gefunden hat, schon kurz nach seiner großen Liebesnacht wie einen alten, an Arbeitsteilung gewöhnten Ehemann beim Aufhängen der frisch gewaschenen Söckchen der beiden.

## Überwindung von Ängsten

Jede Veränderung, alles Neue ist für Menschen, besonders alte, eine Herausforderung, ob es das neue Check-in-System am Flughafen oder der renovierte Supermarkt ist, in dem sich nun alles an anderer Stelle befindet. Noch viel größer ist die Herausforderung, die der Kontakt mit einer anderen Gesellschaft mit sich bringt. Andere Sprache, anderer Verhaltenskodex – etwa bei der Begrüßung, wie im Film gezeigt, wo man sich eben nicht die Hand reicht –, andere Sitten und in Indien auch noch andere, nämlich singhalesische Schriftzeichen. Das alles verunsichert und aktiviert das Bindungssystem. Die, die sich sicher fühlen, können mit Freude das Neue explorieren und empfinden das als bereichernd wie Evelyn oder Douglas, die das bunte Treiben auf Straßen und Märkten auf sich wirken lassen und fremdartige Tempelanlagen erkunden; anderen, wie Muriel und Jean, macht das Angst. Angst, dass z.B. unvertraute Speisen – und sehen sie noch so lecker aus, sie krank machen oder gar vergiften könnten. Es sind paranoid anmutende Ängste, die auf dem Boden innerer Unsicherheit entstehen und den Anderen via Projektion zum Bösen werden lassen. Nur so kann das Eigene als lebenswichtige gute innere Insel gerettet werden. Exemplarisch ist das bei Muriel im Film gezeigt. Schon in ihrem Heimatland, also England, machen ihr in der beängstigenden Situation als schmerzgequälte Frau mit einer Schenkelhalsfraktur, allein und hilflos auf einer Trage liegend, unfähig wegzulaufen, in der ihr noch dazu unvertrauten Situation des Krankenhauses »fremdländisch« aussehende Ärzte Angst. Sie rettet sich durch arrogantes, abwertendes Auftreten und versucht damit ihre Angst zu überspielen. In der fremden Umgebung in Indien geht sie verständlicherweise ebenso vor. Sie hat ihre eigenen Kekse mit und rührt nichts an von dem, was ihr eine Hotelangestellte serviert. Aber dann geschieht das Wunder des Sich-näher-Kommens in einer Weise, wie Saint-Exupéry das so wundervoll in seinem »kleinen Prinz« (1943) zwischen Prinz und Fuchs beschrieben hat. Die Angestellte geht immer wieder warmherzig auf sie zu und lädt sie schließlich zu sich nach Hause in ihre Familie ein. Zunächst weiß Muriel nicht wie ihr geschieht, glaubt, dass die dort spielenden Kinder ihr den Rollstuhl stehlen wollen, aber schließlich erkennt sie ihre Fehleinschätzung, probiert zögernd von der angebotenen Speise und erzählt schließlich dieser jungen Frau aus der untersten Kaste von ihrer eigenen Arbeit als Haushaltshilfe und ihrer demütigenden Entlassung. Es wirkt wie ein »Begegnungsmoment« (Stern), als sie der Inderin eine Packung ihrer so heiß geliebten englischen Kekse schenkt. Nun ist das Eis gebrochen und ausgerechnet sie wird zu der Person, die das Hotel rettet! Sie hat ihre Ängste überwunden. Jean gelingt dieser Schritt als einziger nicht.

## Entwicklungsschritte

Von fast allen Senioren im Film kann man sagen, dass sie ihre neue Umgebung inspiriert oder sie diese nutzen können, um Entwicklungsschritte zu machen. Allen voran Evelyn, die sich nicht nur in der indischen Gesellschaft einen Arbeitsplatz sucht und sich so integriert, sondern auch ihre Vergangenheit betrauern kann: das Leben an der Seite eines Mannes, der wichtige Lebensbereiche bis zu seinem Tod nie mit ihr geteilt hat. So findet sie einen authentischen und ehrlichen Anfang in einer neuen Beziehung, nämlich der mit Douglas. Graham gelingt es, durch das Wiederfinden seines homosexuellen Freundes aus Jugendtagen und die nächtliche Aussprache mit diesem seine Schuld zu verarbeiten und sein Leben in einem anderen Licht zu sehen. So stirbt er in innerem Frieden mit sich. Douglas schafft es, sich Schritt für Schritt von seiner ihn demütigenden Frau zu lösen, in der indischen Kultur neue Inhalte für sich zu finden und sich schließlich ganz auf die Beziehung mit Evelyn einzulassen. Auch für Jean hat der Aufenthalt in Indien katalytische Wirkung. Sie erkennt die Leere ihrer ehelichen Beziehung, trennt sich von ihrem Mann und will ein neues Leben in ihrer englischen Heimat beginnen.

Auch das ist ein bedeutsamer Schritt, der noch einen ganz anderen Aspekt verdeutlicht: »Caelum, non animum mutant, qui trans mare currunt (›Das Firmament, nicht das Bewusstsein wechseln diejenigen, die übers Meer fahren‹; Horaz, Epistulae 1,11,27). Viele (der im Alter ihre Heimat Verlassenden; d. Verf.) kommen zurück, weil die Urlaubseuphorie sich nicht perpetuieren lässt und sie sich nach Regen, Schnee und Kälte sehnen. Identität braucht ihre Heimat«, so der Psychoanalytiker H. Luft (2015, 264).

Muriels Entwicklung wurde bereits aufgezeigt: Von der Hausangestellten hat sie sich zur Hotelmanagerin entwickelt. Norman und Madge haben neue Partner gefunden. Ob sie auch eine innere Entwicklung gemacht haben, die Voraussetzung dafür, dass die neuen Beziehungen nicht wieder scheitern, lässt der Film offen.

## Eros und Thanatos: der ewige Kreislauf des Lebens

Freud sieht im Leben zwei Kräfte am Werk: Eros und Thanatos. Im Eros im Film visualisiert in Sonny und Sunaina sind die Lebenskräfte gebündelt, er ist die Wurzel der Generativität. Thanatos wirkt dem entgegen und führt zu »Entdifferenzierung, Abbau und schließlich Rückkehr, zur Ruhe der anorganischen Welt« (Luft 2015, S.15). »Das Zusammen- und Gegeneinanderwirken von Eros und Todestrieb ergibt für uns das Bild des Lebens« (Freud, 1925, S. 84). Entsprechend schreibt Yalom in seinem Buch über den Umgang mit der Todesangst mit Recht: »Sex, die vitale Kraft des Lebens, hebt … Gedanken an den Tod auf« (Yalom 2008, S. 203). Sind die Filmfiguren Norman und Madge vielleicht hier einzuordnen? Immerhin war es gerade Ersterer, der am ersten Tag im Hotel wie tot zusammenbrach und damit ein Thanatos-Signal in Form von »Memento mori« (Bedenke, dass du sterben musst) für alle setzte. Der bekannte Maler Jörg Immendorf (gest. 2007) gehört sicher hierher. Er erkrankte an einer amyotrophen Lateralsklerose, die bei völliger geistiger Klarheit langsam zur kompletten Lähmung der gesamten Muskulatur führt und unheilbar ist. Nach der Diagnosestellung hat er mehrfach mit Prostituierten Sexorgien gefeiert (Piegler 2010, S. 221).

Im Alter zeigt sich Thanatos Eros immer mehr überlegen. Und selbst wenn wir uns bemühen »das auszugleichen und rennen wie der Hase im Märchen, um unsere Fitness zu erhalten (siehe Norman in der Duschszene im Film; der Verf.), der Igel Altern ist … immer schon da und bringt ein neues Alterssymptom« (Luft 2015, S. 268), die Morbidität nimmt zu und wird zur Multimorbidität, die gegen Ende des Lebens zunehmend mehr und längere Krankenhausaufenthalte notwendig macht, bis es schließlich zum Exitus kommt. Aus dem Gesagten zu schließen, dass Nichtstun, im Film verhält sich Jean über weite Strecken so, dann ja ebenso gut sei, ist allerdings völlig unzutreffend! Denn wer zu langsam wird, den holt Thanatos im wörtlichsten Sinne ganz schnell ein, wie wissenschaftlich nachgewiesen ist (Studenski et al. 2011; Zentrum der Gesundheit 2014).

Der Tod kann als Teil eines allumfassenden Lebenszyklus verstanden werden, der im Film am Beispiel von Graham aus asiatischer Sicht dargestellt wird. Ein weißer Vogel erhebt sich aus dem Garten, in dem der Tote ruht, in den Himmel. Man ist an Goethe erinnert, der im *Faust* den Protagonisten klagen lässt. »Und über Flächen, über Seen, der Kranich nach der Heimat strebt« (Goethe 1808, S. 73). In dem im Film folgenden hinduistischen Bestattungsritual verstreut Grahams Freund dessen Asche im See. Im Wasser schließt sich der Kreis, denn im Wasser ist sowohl phylo- als auch ontogenetisch betrachtet auch unser Beginn. Der Mensch wird wieder ein Teil der Natur, in der sich der Kreislauf fortsetzt. Vorstellungen, die allen Religionen dieser Erde zu eigen sind.

## Abschließende Bemerkungen

Der Film wirkt wie das Grimm'sche Märchen von den Bremer Stadtmusikanten[2]. Derer waren es zwar nur vier, aber auch diese alten Tiere zogen gemeinsam los im Gedanken daran, dass es im Alter doch allemal etwas Besseres als den (gewaltsamen) Tod (durch die Tierhalter) geben müsse, dem entsprechen im Film drohender sozialer und ökonomischer Niedergang. Und so war dem dann auch – und zwar

---

2   Es handelt sich um eine uralte, bereits im Mittelalter kursierende Geschichte, die 1819 von den Gebrüdern Grimm in ihre Märchensammlung aufgenommen wurde.

noch ehe die vier Bremen erreichten! Dieses uralte menschliche Thema ist im Film in die heutige Zeit transponiert. Wobei die cineastische Fahrt ins Morgenland unter lebensgeschichtlichen Aspekten genau dem entspricht, von dem Hesse in seinem bekannten Gedicht *Stufen* schreibt. Dieses ist sozusagen die zeitlos-lyrische Fassung der am Ende des Films zitierten Worte aus dem Off:

»Wie jede Blüte welkt und jede Jugend
Dem Alter weicht, blüht jede Lebensstufe,
Blüht jede Weisheit auch und jede Tugend
Zu ihrer Zeit und darf nicht ewig dauern.
Es muß das Herz bei jedem Lebensrufe
Bereit zum Abschied sein und Neubeginne,
Um sich in Tapferkeit und ohne Trauern[3]
In andre, neue Bindungen zu geben.
Und jedem Anfang wohnt ein Zauber inne,
Der uns beschützt und der uns hilft, zu leben.

Wir sollen heiter Raum um Raum durchschreiten,
An keinem wie an einer Heimat hängen,
Der Weltgeist will nicht fesseln uns und engen,
Er will uns Stuf‹ um Stufe heben, weiten.
Kaum sind wir heimisch einem Lebenskreise
Und traulich eingewohnt, so droht Erschlaffen,
Nur wer bereit zu Aufbruch ist und Reise,
Mag lähmender Gewöhnung sich entraffen.

Es wird vielleicht auch noch die Todesstunde
Uns neuen Räumen jung entgegen senden,
Des Lebens Ruf an uns wird niemals enden … « (Hesse 1941/2002, S. 366).

## Literatur

**Freud** S (1925). Selbstdarstellung. GW XIV. Fischer, Frankfurt a. M.
**Freud,** S (1927). Der Humor. GW XIV. Fischer, Frankfurt a. M.
**Fuchsberger,** J (2011). Altwerden ist nichts für Feiglinge. Gütersloher Verlagshaus, Gütersloh
**Goethe** JW von (1808). Faust. Eine Tragödie. J.G. Cotta‹sche Buchhandlung, Tübingen
**Hesse** H (1941/2002). Sämtliche Werke. Bd 10. Suhrkamp, Frankfurt a. M.
**Luft** H (2015). Die Kunst, dem Alter zu begegnen. Psychoanalytische Erkundungen. Brandes & Apsel, Frankfurt a. M.
**Platon** (1922). »Gastmahl«. Verdeutscht von Rudolf Kassner. Eugen Diederichs, Jena
**Saint** Exupéry A de (1943). Le Petit Prince. Éditions Gallimard, Paris
**Studenski** S et al. (2011). »Gait Speed and Survival in Older Adults«. JAMA. 305(1):50–8
**Yalom,** I (2008). In die Sonne schauen. München: btb.

---

3    Hier irrt der Dichter: Abschied ohne angemessene Trauer ist krankmachend und kann zu einer pathologischen Trauerreaktion führen!

## Internetquellen

**Deutsches** Seniorenportal: Ruhestand im Ausland (http://www.deutsches-seniorenportal.de/ruhestand-im-ausland). Zugegriffen am 17.Oktober 2015

**Öchsner,** T (2014). Deutsche Rentner zieht es ins Ausland. Süddeutsche Zeitung 21.06.2014 (http://www.sueddeutsche.de/geld/ruhestand-deutsche-rentner-zieht-es-ins-ausland-1.2008473). Zugegriffen am 17.Oktober 2015

**rotten** tomatoes. The Second Best Exotic Marigold Hotel. Critics Consensus (http://www.rottentomatoes.com/m/the_second_best_exotic_marigold_hotel). Zugegriffen am 17.Oktober 2015

**Wikipedia** (englisch): Best exotic Marigold Hotel. (https://en.wikipedia.org/wiki/The_Best_Exotic_Marigold_Hotel).Zugegriffen am 17.Oktober 2015

**Walker** T (2011). Deborah Moggach: Elderly should take a passage to India. The Telegraph 18.04.2011 (http://www.telegraph.co.uk/culture/film/film-news/8457072/Deborah-Moggach-Elderly-should-take-a-passage-to-India.html). Zugegriffen am 17.Oktober 2015.

**Yardley** J (2006). Dead Bachelors in Remote China Still Find Wives. New York Times 05.10.2006 (http://www.nytimes.com/2006/10/05/world/asia/05china.html?_r=1). Zugegriffen am 30.Dezember 2008

**Zentrum** der Gesundheit (2014). Schneller gehen und dadurch länger leben. 11.11.2014 (http://www.zentrum-der-gesundheit.de/schneller-gehen-laenger-leben-ia.html#ixzz3p6XvoqWk). Zugeriffen am 17.Oktober 2015

| Originaltitel | Best Exotic Marigold Hotel |
| --- | --- |
| Premiere | 30. November 2011 (Sorrento/Italien: Le Giornate Professionali di Cinema) |
| Deutscher Start | 15. März 2012 |
| Land | UK |
| Genre | Komödie |
| Drehbuch | Ol Parker |
| Filmmusik | Thomas Newman |
| Regie | John Madden |
| Darsteller | Maggie Smith: Muriel; Judi Dench: Evelyn; Bill Nighy: Douglas; Penelope Wilton: Jean; Dev Patel: Sonny; Tom Wilkinson: Graham; Celia Imrie: Madge; Ramona Marquez: Grandchild; Ronald Pickup: Norman; Tina Desai: Sunaina; Liza Tarbuck: Schwester Karen; Lillete Dubey: Mrs. Kapoor; Russell Balogh: Anwalt; Hugh Dickson: Richter; Lucy Robinson: Judith; Simon Wilson: Madges Schwiegersohn; Sara Stewart: Madges Tochter; Glen Davies: Taxifahrer; Jay Villiers: Evelyns Sohn; Paul Bentall: Evelyns Anwalt; Louise Brealey: Friseuse; Catherine Terris: Grahams Putzfrau; Josh Cohen: Sanitäter; Denzil Smith: Viceroy Club Secretary; Diana Hardcastle: Carol; Rajendra Gupta: Manoj; Fiaz Ali: Indian Passenger. |

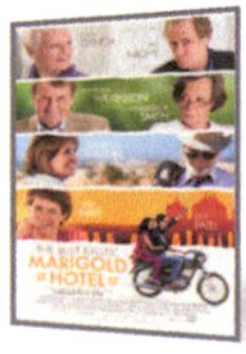

Karena Leppert

# »Sieh zu, dass du nicht vor deinem Tod abstirbst«



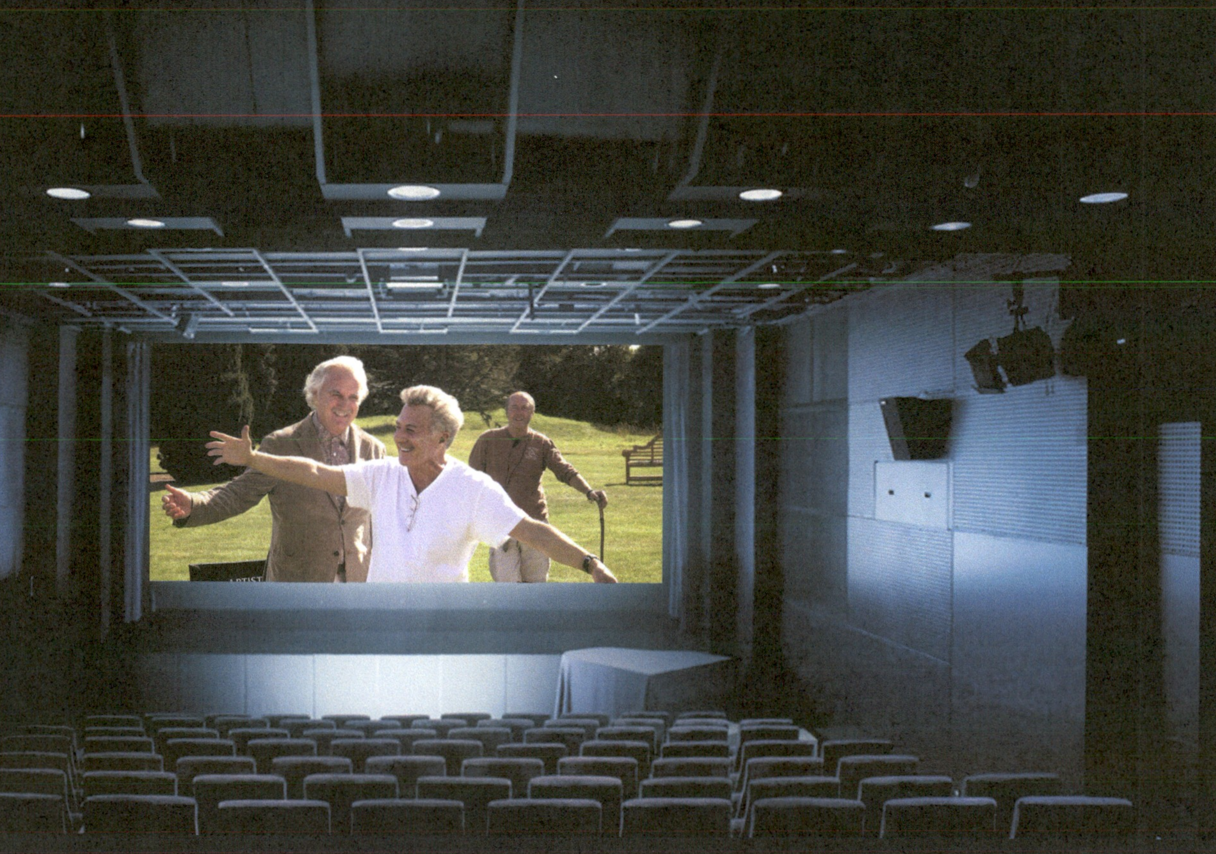

B. Strauß, S. Philipp (Hrsg.), *Wilde Erdbeeren auf Wolke Neun*,
DOI 10.1007/978-3-662-50488-8_11, © Springer-Verlag GmbH Deutschland 2017

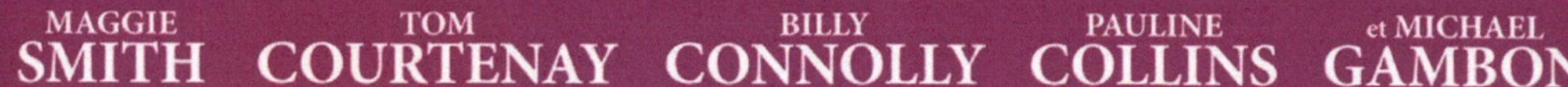


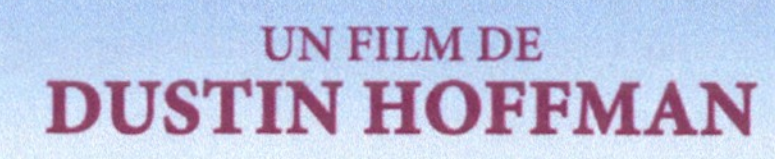


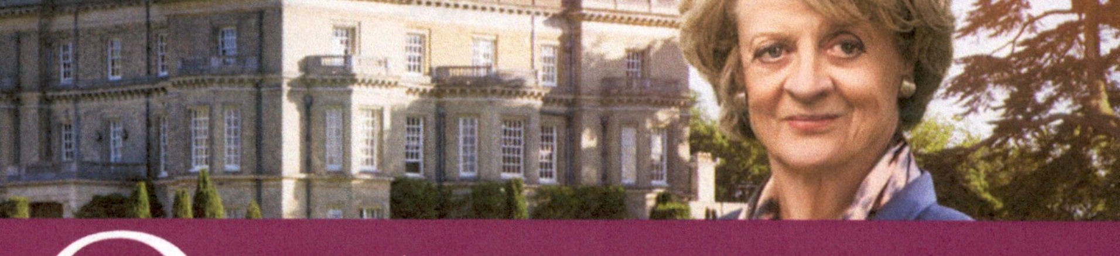



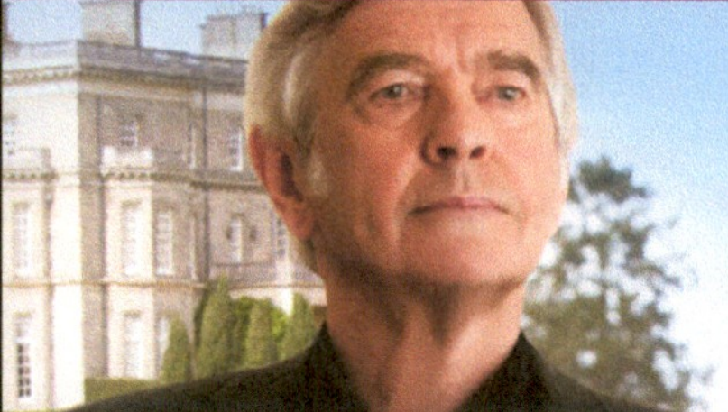



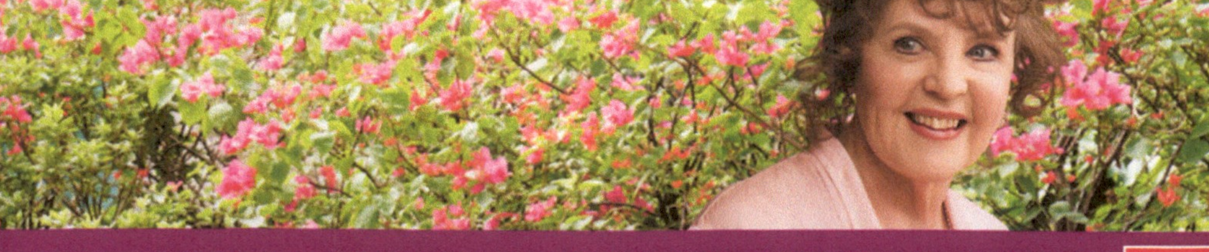

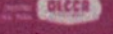

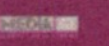
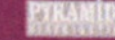
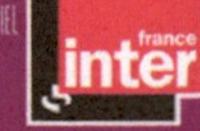


Filmplakat *Quartett*.
(Filmbild Fundus/© DCM Film Distribution)

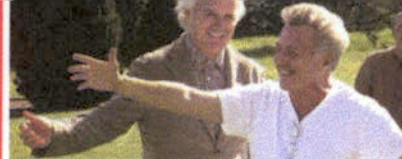

# Quartett

## Hintergrund

Die Entwicklung des Filmes wurde von drei Quellen inspiriert:

1.  Es gibt tatsächlich eine Residenz für alt gewordene Musiker, die »Casa  Verdi« in Mailand.
2.  Es gibt einen Dokumentarfilm *Il Bacio di Tosca* von 1984 des Schweizer Regisseurs Daniel Schmid über diese Residenz.
3.  Es gibt das Theaterstück *Quartet* von 1999 des englischen Autors Ronald Harwood, in dem Inhalte des Dokumentarfilms aufgegriffen werden.

Zu 1.: Die »Casa Verdi«, La Casa di Riposo per Musicisti, in Mailand wurde 1899 von dem 88-jährigen Verdi (9.10.1813–27.1.1901) gestiftet. Eröffnet wurde das Altersheim (ital. Casa di Riposa) jedoch erst 1902 nach Verdis Tod. Er und seine zweite Ehefrau liegen dort in einer Kapelle begraben. Die Residenz wurde aus Verdis Tantiemen über 50 Jahre finanziert. Verdi soll dieses Altersheim als »sein bestes Werk« bezeichnet haben (internationale-giuseppe-verdi-stiftung.org). Durch großzügige Spenden und eine gewisse Eigenbeteiligung steht die Residenz heute noch alternden Musikern zur Verfügung, wobei unterdessen auch einige Musikstudenten dort vorübergehend wohnen können (Reski 2005).

Zu 2.: Im Film *Il Bacio di Tosca*  (Der Kuss der Tosca) beobachtete der Regisseur Daniel Schmid den Alltag pensionierter Opernsänger und Musiker in der Casa Verdi. Dabei fängt er auch das allgegenwärtige Musizieren ein. Mit zwei alten Sängern, Sara Scuderi und Salvatore Locapo, arrangiert er auf dem Flur des Heimes die Kussszene aus der Verdi-Oper »Tosca«. Dabei lässt er einerseits respektvoll die beiden Sänger selbst singen und andererseits spielt er frühere Schallplattenaufnahmen ein und erinnert an deren große Erfolge (Tosca's Kiss youtube.com).

Zu 3.: *The Quartet* kam 1999 in London im Albery Theatre heraus. Harwood hat die Handlungsszenerie nach Großbritannien verlegt und pensionierte englische Musiker als Akteure gewählt. Es ist »…Harwoods Hommage an die bezaubernde Wirkung der Kunst, die auch Alter und Gebrechen, Eifersucht und Intrigen souverän überstrahlt« (hsverlag.com).

Dustin Hoffman berichtet in einem Interview, dass ihm das Drehbuch von Ronald Harwoods *Quartett* über einen befreundeten Kameramann empfohlen worden sei. Das Filmprojekt war durch die Produzenten Finola Dwyer und Stewart Mackinnon schon weitgehend vorbereitet, aber es fehlte ihnen der passende Regisseur. Für Hoffman wiederum war es das passende Angebot:

> »Alte Künstler, die nie ganz aufhören können mit ihrem Beruf, mit ihren Passionen, Marotten, Eifersüchten und der Lust auf erotische Affären – diese Komödie des Lebens war mir sofort nah.« (v. Becker 2013).

Das Ambiente des Films und die Filmmusik tragen wesentlich zum Gelingen bei. Als Film-Altenheim »Beecham House« wurde ein gediegener Landsitz, Hedsor House, im Südosten Englands gewählt. Im Herbst 2011 wurde dort gedreht und es entstanden idyllische Außenaufnahmen in herrlicher Landschaft.

Der Namensgeber für das Altenheim ist ein bekannter englischer Dirigent, Thomas Beecham (1879–1961).

Oscarpreisträger Dario Marianelli komponierte den Soundtrack, den er mit bekannten Musikklassikern und mit Arien aus Verdis Opern auffüllte. Im Mittelpunkt steht jedoch das Quartett »Bella figlia dell'amore« aus der Oper »Rigoletto« (1851), eine tragische Oper um Untreue und Verrat (Krause 1976).

## Handlung des Films

In der englischen Altersresidenz Beecham House leben viele unterschiedliche ehemalige Profimusiker. Alles macht einen gediegenen und prachtvollen Eindruck. Aber die weitere Finanzierung ist nicht gesichert und eine mögliche Insolvenz lauert im Hintergrund. Die Heimbewohner planen, wie alljährlich, eine Festgala zu Ehren Verdis Geburtstag. Dieses Konzert soll Sponsoren und Geldspenden akquirieren, um den Fortbestand des Heims zu sichern. Aus allen Räumen ertönt Musik und man sieht, welche Freude die Musiker dabei erleben, selbst wenn manche Töne schrill klingen, die Tempi wackeln oder die Pianistin vorm Spiel ihre Hände erst mühsam lockern muss. In diese angeregte Probenzeit kommt ein Neuzugang, Jean Horton, ins Haus. Sie war einst eine berühmte Sopranistin und stand früher gemeinsam mit drei der Hausbewohner auf der Bühne. Großen Erfolg erzielten sie alle vier damals in Verdis »Rigoletto«: Jean Horton sang die Partie der Gilda (Sopran); Reginald (Reg) Paget den Grafen von Mantua (Tenor), und er war außerdem der Kurzzeitehemann von J. Horton. Cecily (Cissy) Robson sang die Maddalena (Mezzosopran) und Wilfred (Wilf) Bond sang den Rigoletto (Bariton). Jean Horton ist jetzt mittellos und erlebt es als Kränkung, dass sie nun in einem Altenheim gelandet ist. Sie hat Schmerzen in der Hüfte, kann nur mit Stock gehen und hat das Singen schon lange aufgegeben. Als sie die geräumige Diele des Heimes betritt, stehen die übrigen Bewohner in der Galerie und spendieren ihr einen Willkommensapplaus. Da verwandelt sich die gebrechliche, verbitterte Frau kurzzeitig in die Operndiva, die huldvoll den Applaus entgegen nimmt. Als sie eine ehemalige Kollegin und Konkurrentin, Anne Langley, gewahrt, rutscht sie wieder in sich zusammen und zieht sich in ihr Zimmer zurück. Trost spenden ihr ihre alten Schallplattenaufnahmen aus erfolgreichen Jahren. Mit der Zeit taut sie auf und versucht sogar die Kontaktaufnahme zu ihrem Exgatten, der von ihrer Ankunft überrumpelt worden war. Peu a peu gelingen ihr Gespräche mit ihm, selbst wenn Jean vorher ihren »Text« proben musste. Sie hatte eine große Karriere und zwei weitere unglückliche Ehen und ist jetzt vereinsamt. Er ist, damals seelisch verletzt, allein geblieben, jedoch mit Wilf und Cissy befreundet. Bei dem Organisator der Gala, Cedric, taucht die großartige Idee auf, dass alle vier Sänger wieder ihr Quartett aus »Rigoletto« singen sollten, um möglichst viel Publicity zu erlangen und so die drohende Insolvenz abzuwenden. Mit allerlei Argumenten wird versucht, Jean zum (Mit-) Singen zu überreden, was sie vorerst jedoch massiv und gekränkt ablehnt. Bis Cissy ihr zu bedenken gibt, dass sie doch nicht ihrer Rivalin Anne Langley den Triumph des Abends gewähren wolle. Das trifft! Nach allerlei Aufregung und Turbulenzen vor dem Konzert, werden es vergnügliche und gelungene Auftritte, und der Galaabend klingt erfolgreich mit dem Rigoletto-Quartett aus. Jean und Reg berühren sich leicht an den Händen und lächeln sich beglückt an. Sie sind sich wieder näher gekommen. Für den Fortbestand des Heims konnte genügend Spendengeld erzielt werden.

## Als Künstler alt werden: Dustin Hoffman und sein Film

In diesem Film gibt es keinen Protagonisten, außer den Angestellten von Beecham House oder Besucher, der nicht siebzig Jahre oder älter ist.

Auch der Regisseur des Filmes Dustin Hoffman (geb. 1937) ist bei den Dreharbeiten 75 Jahre alt. Es ist sein eigentliches Regiedebüt nach einem unerquicklichen Regieversuch von 1978. Hoffman konnte große Erfolge als Filmschauspieler verbuchen und war innerhalb der Filmbranche mit zwei Oscars und vielen anderen Preisen anerkannt. Dennoch plagten ihn immer wieder lähmende Selbstzweifel und Versagensängste. Gegen diese »Dämonen« habe er immer wieder ankämpfen müssen. Heute erklärt er das mit den Erfahrungen, die er mit seinem Vater gemacht hatte, der habe zwar Regie-

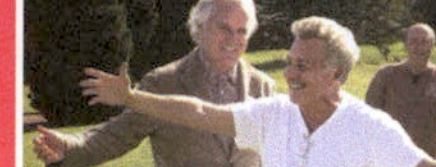

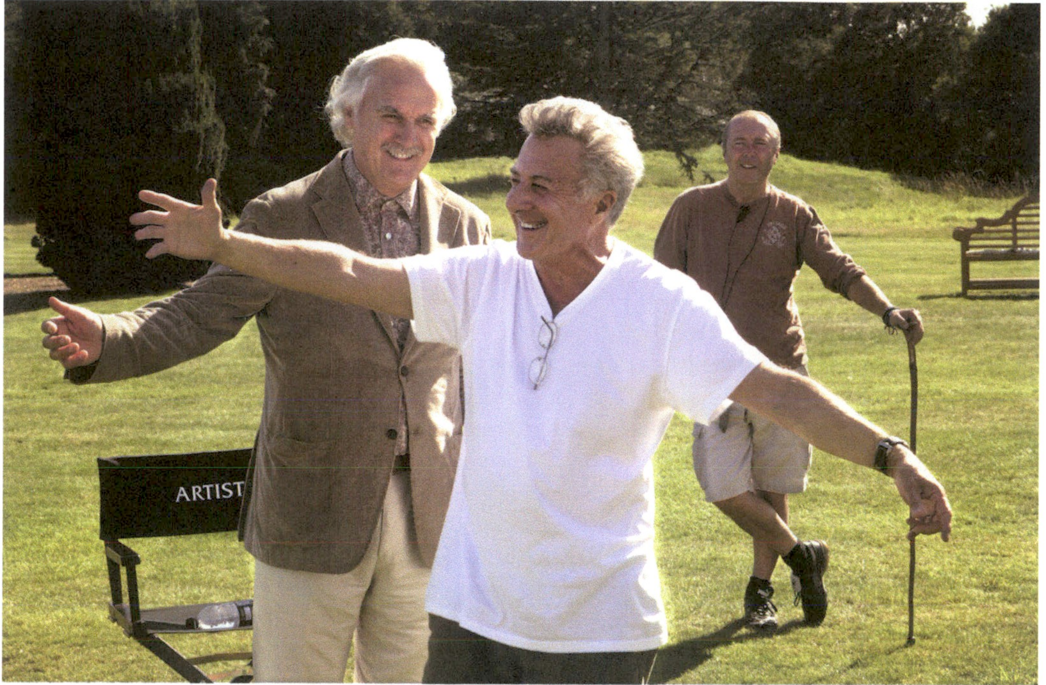



**Abb. 11.2** Hoffman als Regisseur. (Filmbild Fundus/© DCM Film Distribution)

ambitionen besessen, sei aber letztendlich nur Requisiteur in den Hollywoodstudios geworden (Schmidt 2013). Mit 62 Jahren wurde Hoffman ein Preis für sein Lebenswerk verliehen (AFI Life Achievment Award), der bei ihm eine Depression auslöste: »Jetzt ist alles vorbei und du hast noch gar nicht richtig gelebt!« (Schmidt 2013). Weiter aus diesem Interview: »…Als Darsteller jenseits der fünfzig kommt man meist nur für Nebenrollen in Betracht…Richtig wohl gefühlt habe ich mich immer nur, wenn ich vor der Kamera oder auf der Bühne stehen durfte…in meinem Alter gibt es nur zwei Möglichkeiten – entweder man zieht sich aufs Altenteil zurück, was bedeuten würde, dass man verkümmert und verdorrt, oder man sagt: Das ist ein neuer Anfang! Mein Hauptdarsteller Billy Connolly hat das Thema von ›Quartett‹ auf den Punkt gebracht: ›Sieh zu, dass du nicht vor deinem Tod abstirbst!‹…« (Schmidt 2013).

Der Film erfuhr im Vorfeld große Beachtung, die wohl hauptsächlich mit dem Regiedebüt von Dustin Hoffman zusammenhing. Interviews mit ihm drehten sich hauptsächlich um seine späte Entscheidung zur Regiearbeit und um seine eigene künstlerische Entwicklung (Becker 2013; Schmidt 2013). Der englische Schauspieler Michael Gambon spielt den etwas exaltierten »Regisseur« Cedric der Verdi-Gala, den Hoffman zum Schluss mit leichtem Augenzwinkern die Wichtigkeit eines guten Regisseurs für das Gelingen einer künstlerischen Präsentation hervorheben lässt.

In den Zusatzmaterialien zur DVD gaben die Hauptakteure kurze Statements zu Dustin Hoffman als Regisseur. Meggie Smith betont, wie Hoffman als Regisseur kenntnisreich seine Erfahrungen als Schauspieler habe einfließen lassen und damit viel Raum für eigenes Agieren gelassen habe. Der Film sei aus ihrer Sicht eine romantische Geschichte für ältere Leute geworden: Jean und Reginald nähern sich behutsam und zeigen die belebende Energie des Sich-Verliebens. Musik könne ebenfalls viel Lebendigkeit im Alter erhalten (DVD 2013). Gwyneth Jones fand, dass die Atmosphäre bei der Arbeit am Film phantastisch gewesen sei. Er sei mit den älteren Darstellern humorvoll, ruhig und sehr freundlich umgegangen (DVD 2013). Die über 70-jährige Sängerin und die über 70-jährige Schauspielerin fühlten sich durch den über 70-jährigen Regisseur respektiert und verstanden und konnten sich darstellerisch ungegängelt entfalten.

Dieses empathische Miteinander wird in vielen Szenen des Filmes spürbar und rührt den Zuschauer an.

Dustin Hoffman hat bis jetzt keine weitere Regiearbeit vorgelegt, aber 2014 kam ein neuer Film mit ihm, diesmal als Chorleiter, in die Kinos *Der Chor – Stimmen des Herzens*, dem Musikthema und dem Weiter-Arbeiten ist er damit treu geblieben (◘ Abb. 11.2).

## Musizieren als (Über-)Lebenselexier

Der Film »...ist keine musiksoziologische Studie, sondern ein Wohlfühlfilm, der das im Kino derzeit angesagte Thema Altern mit der lebenslangen Leidenschaft für Musik verbindet.« (Koch 2013).

Hoffman lässt Cissy mehrmals den Bette-Davies-Satz zitieren, dass Altwerden nichts für Weicheier sei (Original: Getting old is not for sissies). Und so werden die alte Sängerin im Rollstuhl gezeigt, die dennoch fröhlich singt, die steifen Finger der Pianistin, die dennoch unterrichtet. Falten im Gesicht, schlaffe Haut am Hals, eine konturlose Figur, die ins gute Kleid nicht mehr passt oder Vergesslichkeit. Dennoch – sie sind alle interessante und interessierte Persönlichkeiten geblieben. Die körperlichen Aspekte des Altseins wie Prostatabeschwerden, Arthritis, Herzschmerzen, eine akute Krankenhauseinweisung oder Demenz werden gezeigt, ohne dabei jedoch peinliche oder allzu bedrückende Momente aufkommen zu lassen. Kranksein im Alter und die Beeinträchtigungen thematisiert Hoffman nicht vordergründig als narzisstische Kränkung oder Lebensdrama. Sie sind allgegenwärtig und selbstverständlich in dieser Solidargemeinschaft der Residenz. Er fragt danach, wie ein Rückzug von der Bühne, dem Applaus, dem Rampenlicht gelingen und wie man in Würde und Zufriedenheit alt sein kann (und muss). Er zeigt als Antwort unterschiedliche Verhaltensweisen: Jean hat frühzeitig und rigoros ihre Gesangskarriere beendet, sie war und ist gekränkt durch den Verlust ihrer strahlenden Stimme und sie ist vereinsamt. Die in Beecham House lebenden Musiker sind dem Musizieren treu geblieben. Der Alltag der Heimbewohner wird davon belebt, sich nicht aufs »Altenteil« zurückzuziehen, sondern eine gemeinsame Aufgabe zu bewältigen, hier im Film ist es die alljährliche Verdi-Gala.

Die Residenzbewohner kennen Neid, Rivalität, Eifersucht, Angst vorm Versagen und Sehnsucht nach Anerkennung und Nähe aus ihrem früheren Berufsleben und diese Gefühle sind bei Bedarf immer noch aktuell, allerdings längst nicht mehr existenziell bedrohlich. So kann Anne Langley generös ihre Kontrahentin Jean begrüßen. Sticheleien, Streitereien und Missgunst kommen heute vor und zeigen sich manchmal bei den gemeinsamen Mahlzeiten oder bei den Proben. Diese kleinen Aufregungen wirken eher als ein belebendes Element. Im Gegensatz dazu steht die neu hinzugekommene, wie eingefroren wirkende Jean Horton. Ein Filmblick in ihre vergangene Welt zeigt eine kühle, graue Leere. Beecham House und der dazugehörige Park sind dagegen in freundlich warme Farben getaucht, wo von überall her Stimmen oder Instrumente klingen. Es gibt einen Chor, der sich zusammensetzt aus ehemaligen Choristen und Solisten. Die Instrumentalisten üben Kammermusikstücke oder Soli im lauschigen Pavillon im Park oder in den Musikzimmern. Die Pianistin begleitet den Chor, ist für die Gesangssolisten Korrepetitorin und gibt ihr Können an junge Klavierschüler weiter. Reg hat regelmäßige Diskussionsrunden mit Schülern zum Thema Oper, Klassik und Jugendmusik, hier HipHop, übernommen. Wilf sieht es als seine Aufgabe an, sich um die leicht verwirrte und vergessliche Cissy zu kümmern, die manchmal in ihrer eigenen Welt zu schweben scheint und die er immer wieder ins Hier und Heute zurückholt. Als Dauer-Charmeur schäkert er manchmal mit der Direktorin und sorgt so für die kleinen belebenden Aufreger. Und selbst die verhuschte Cissy öffnet mit ihrer naiven Freundlichkeit das Herz von Jean. Jeder hat so in dieser Heimgesellschaft die für sich passende Aufgabe gefunden und bringt sich ein – nicht so, wie in jüngeren Jahren, aber seinen jetzigen Möglichkeiten entsprechend.

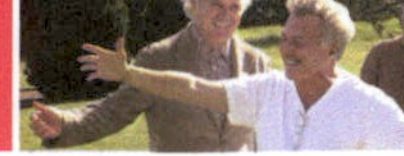

Ähnlich wie in Daniel Schmids Dokumentation agieren die Film-Heimbewohner, von denen die meisten im wirklichen Leben tatsächlich Berufsmusiker waren (Abspann DVD 2013), ungezwungen und frei, so wie es eben noch geht: wenn sie früher im Opernchor oder Orchester klassische Literatur spielten, so ist es heute leichtere englische Unterhaltungsmusik; egal – es macht ihnen einfach Spaß.

Dame Gwyneth Jones, geboren 1936, übernahm die Filmrolle der Anne Langley. Sie ist eine erfolgreiche Opernsängerin, die bis 2012 (76-jährig!) in großen Partien auf der Bühne stand und auch heute noch aktiv im Kunstleben wirkt z. B. als Präsidentin der Britischen Wagner Gesellschaft (en.wikipedia.org). Ihre Arie aus »Tosca« »Vissi d'arte« bei der Verdi-Gala singt sie selbst. In einem Interview anlässlich der Deutschlandpremiere des Filmes in der Deutschen Oper Berlin am 20.1.2013 gibt sie der »*Berliner Zeitung*« ein Interview. Auf die Frage, ob sie ans Aufhören denke, antwortet sie: »Eigentlich nie. Wenn man älter wird und gesund ist, singt man andere Sachen. Außerdem gebe ich mein Wissen der nächsten Generation in Masterclasses weiter. Ich liebe Musik. Und wer weiß? Vielleicht kommt noch ein Film. ...Ich hoffe, dass ich in meinem Haus bleiben kann. Ich bin sehr aktiv, liebe meinen Garten und koche gern ...« (Zöllner 2013). Ein Leben ohne Musik sei für sie nicht lebenswert, aber es sei ein besonderes Privileg Musik zu haben (DVD 2013).

Die vier Hauptdarsteller sind keine ehemaligen Berufsmusiker, keine Sänger, sondern bekannte englische Schauspieler: die Operndiva Jean Horton wird von Dame Maggie Smith gespielt, der Tenor Reginald von Sir Tom Courtenay, die Mezzosopranistin Cissy von Pauline Collins und der Bass Wilf von Bill Connolly. Sie erhalten bei ihrem Quartett-Auftritt zwar begeisterten Applaus, der Filmzuschauer bekommt die eigentliche Gesangsdarbietung jedoch nicht zu hören, denn diese Sänger des Rigoletto-Quartetts werden nicht durch ältere Opernsänger gedoubelt. Gleichwohl klingt der Film mit diesem Quartett aus - in einer historischen Aufnahme von 1971 mit den berühmten Opernsängern Sutherland, Tourangeau, Pavarotti und Milnes, die damals zwischen 30 und 40 Jahre alt waren, (Plotkin 2013). Im Sinne der Story des Filmes wäre es die erfolgreiche Aufnahme der Sänger als sie noch im Berufsleben standen. Der klanglichen Wirklichkeit der alten Sänger entspricht der Gesang nicht, was beim Zuschauen und Mitfühlen einen irritierenden Bruch bewirkt. Dennoch ist diese Abschlusssequenz berührend: ist sie doch eine Hommage an einstiges Können, ein Erinnern an die Strahlkraft und Vitalität der jungen, schönen Stimmen (◘ Abb. 11.3).

Im Gegensatz zu den meisten Berufen müssen alternde Berufsmusiker nicht unbedingt ihre Tätigkeit beim Erreichen des Rentenalters beenden, jedoch setzt ihnen die körperliche Belastbarkeit Grenzen. Im Film ist das beim Klarinettisten Olly Fisher, gespielt vom Klarinettensolist Colin Bradbury, zu sehen. Er bekommt beim Üben einen Luftnotanfall und ist kaum in der Lage, seine Medikamente zu nehmen. Operngesang, ob Solo oder Chor, verlangt gute Kondition, viel Ausdauer, Disziplin und psychische Stabilität und ist ein Ganzkörpertraining vergleichbar mit Leistungssport.

---

»Doping spielt in der Oper ...eine genauso geringe Rolle wie Drogen. Die brauchen Sänger auch gar nicht, ihre Droge ist die Musik. Sie ist ein ganz besonderes Vitamin. Wie kann man sich sonst erklären, dass Sänger und Dirigenten oft bis ins hohe Alter hinein vital bleiben? Das Singen beschert so große Glücksgefühle wie nur wenige Berufe. Und das ist sicher mit ein Grund, warum Sänger all die Strapazen, die der Beruf mit sich bringt, jahrzehntelang auf sich nehmen.« (Voigt 2011).

---

Dass Singen zu einer Verbesserung der Stimmung und der Immunabwehr führt, konnte in Studien tatsächlich nachgewiesen werden (Kreutz 2014).

Aus der Pflege demenzieller Menschen weiß man, welch wohltuend entspannende und strukturierende Wirkung Singen und Musizieren haben kann. Deshalb werden unterdessen musiktherapeutische Angebote in der Altenbetreuung etabliert und durch diesbezügliche Weiterbildung des Personals gefördert. Ein Zitat aus einem Arbeitsmaterial für Pflegekräfte drückt diesen Zugang prägnant aus:

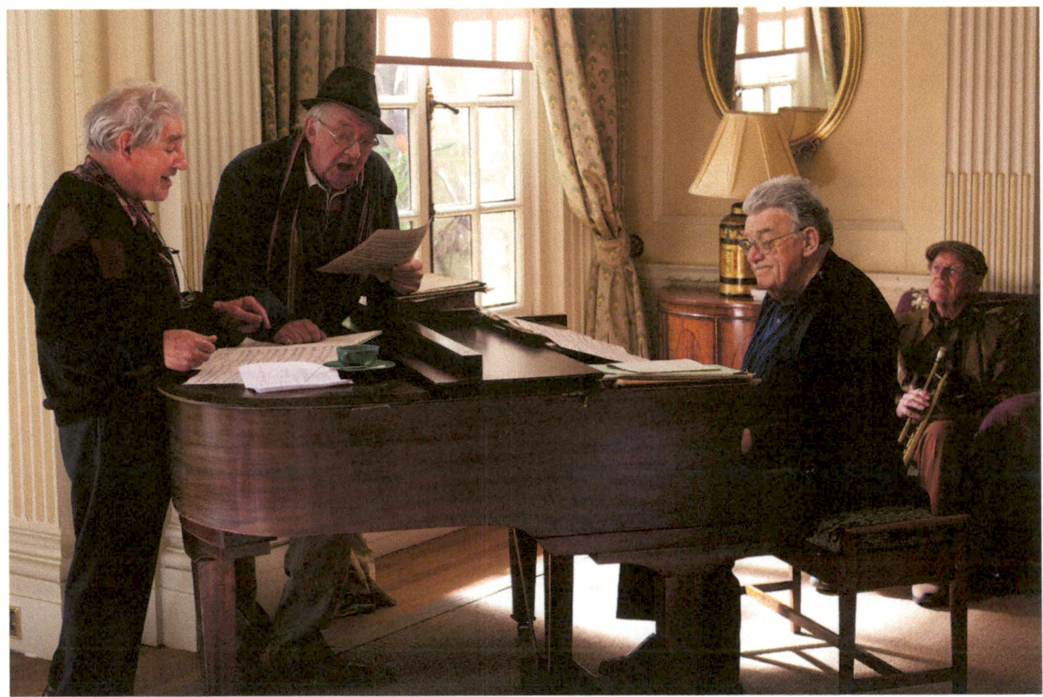

Abb. 11.3 Gemeinsames Musizieren. (Filmbild Fundus/© DCM Film Distribution)

»Der Jahrhundertgeiger und große Humanist Yehudi Menuhin sagte über das Singen: ›Das Singen ist die eigentliche Muttersprache aller Menschen: denn sie ist die natürlichste und einfachste Weise, in der wir ungeteilt da sind und uns ganz mitteilen können – mit all unseren Erfahrungen, Empfindungen und Hoffnungen. Das Singen ist zuerst der innere Tanz des Atems, der Seele, aber es kann auch unsere Körper aus jeglicher Erstarrung ins Tanzen befreien und uns den Rhythmus des Lebens lehren… Wenn einer aus seiner Seele singt, heilt er zugleich seine innere Welt…‹« (Peters 2008).

In dem im Film vorgestellten Musikeraltenheim sind die alten Profimusiker ihre eigenen »Musiktherapeuten«, vor allem weil sie gemeinsam musizieren, aufeinander hören, sich aufeinander abstimmen. Durch regelmäßiges Musizieren können kognitive Leistungen trainiert werden, ebenso die Motorik, vor allem aber reduziert Musik die Unruhe, an der Demenzkranke leiden (Wickel 2013). Auch bei Cissy kann man sehen, wie ihr eine CD mit »Rigoletto«, Struktur gibt, sie beruhigt und sie wieder in den Alltag verortet.

Die Gesangsstimme ist abhängig von bestimmten konstitutionellen Bedingungen und unterliegt somato-psychischen Vorgängen. Die biologischen Alterungsvorgänge nehmen dabei Einfluss auf die Stimmqualität, allerdings so individuell wie biologisches Altern im Allgemeinen unterschiedlich verläuft. Ab der 5. Lebensdekade mit dem Klimakterium stellt sich für Frauenstimmen eine Veränderung ein, sie werden um Nuancen tiefer. Bei Männerstimmen ist ein ähnlicher Prozess zu beobachten, der aber schon zeitiger einsetzt, etwa ab der dritten Lebensdekade, sie werden leicht höher (Sendlmeier 2012). Durch die altersbedingte Abnahme von Elastizität und Spannkraft der Muskeln, Sehnen und Bänder verlieren die Stimmen ihren klaren und geraden Klang, werden rauer und brüchiger. Im Film sind diese Veränderungen der Altersstimmen in einer fröhlichen Chorprobenszene oder bei den ein-

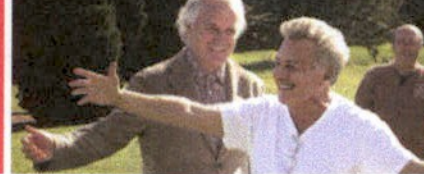

zelnen Gesangsdarbietungen, selbst bei Anne Langley beim Galakonzert zu hören. Aber es stört nicht, denn es musizieren gealterte Künstler mit viel Freude.

Neben der belebenden Wirkung des Musizierens wird im Film ein weiteres altersspezifisches Bewältigungskonzept dargestellt: die selektive Optimierung mit Kompensation (SOK). Um diese Theorie zu erläutern, benutzte der Entwicklungspsychologe und Altersforscher Paul Baltes, ein Zitat, das dem Pianisten Artur Rubinstein, also ebenfalls ein Musiker, zugeschrieben wird. Aus dem Baltes-Artikel »Das hohe Alter – Mehr Bürde oder Würde« soll hier eine umfassende Textstelle wiedergegeben werden:

---

»Diese adaptive Ich-Plastizität wirkt auch in die alltägliche Lebensführung hinein. ... Sie gilt zwar für alle Phasen des Lebens, gerät jedoch im Alter oft zu einer wahren Lebenskunst. Ein Beispiel lieferte der 80-jährige Pianist Artur Rubinstein, der auf die Frage, wie er es schaffe, noch in seinem Alter so hervorragende Konzerte zu geben, drei Gründe nannte: erstens spiele er weniger Stücke – ein Beispiel für Selektion; zweitens übe er diese Stücke häufiger – ein Beispiel für selektive Optimierung; drittens schließlich setze er größere Kontraste in den Tempi, um sein Spiel schneller erscheinen zu lassen als er noch zu spielen imstande sei – ein Beispiel für Kompensation.« (Baltes 2004).

---

Dustin Hoffman agiert vergleichbar, denn künstlerisch tätig sein ist für ihn eine lebenswichtige Aktivität und so muss er Kompromisse eingehen, um im Alter arbeiten zu können:

---

»... es (ist) mir schnurz, wie groß oder bedeutsam eine Rolle ist. Es kommt mir nur noch darauf an, ob ich mit den betreffenden Leuten arbeiten will oder nicht.«

---

Zu seinem Regiedebüt sagt er:

---

»Aus eigener Erfahrung weiß ich, dass ein Akteur dann am besten ist, wenn er sich nicht anstrengen, verbiegen und krampfhaft ›spielen‹ muss. Aber es erfordert oft Mühe, um dahin zu kommen, wo es mühelos wird!« (Schmidt 2013).

---

Seine Film-Musiker halten sich ebenfalls an das SOK-Konzept: sie singen und spielen die Musiktitel, die sie noch gut können, die ihnen Spaß machen, proben diszipliniert und überspielen Schwierigkeiten komödiantisch, humorvoll. So wird im Film kein Scheitern oder Versagen vorgeführt und damit ist er tatsächlich ein »Feelgood«-Film.

## Angaben und Stimmen zum Film

Das Filmbudget wird mit etwa $11 Mio. angegeben, weltweit hat der Film circa $60 Millionen eingespielt (IMBd).

In der Filmdatenbank IMBd erreichte der Film 6,8/10 Bewertungspunkte.

In den Rezensionen zum Film zeigen sich widersprüchliche Einschätzungen: einige Kritikern beurteilten ihn als »sülzig«, »schmalzig«, »Weichzeichnerkitsch«, und gaben den ablehnenden Tenor schon in den Überschriften vor: »Oper ist, wenn alternde Primadonnen munter weitersingen...« (Lemke-Matwey 2013) oder »Eine Geschichte von Oma, Oper und Opa... fasst das Wort ›Altstimme‹ wörtlich auf« (Büning 2013), wobei die Rezensenten mit dieser Wortwahl respektlos die Leistungen der gealterten Protagonisten, einmal der Filmfiguren an sich, aber auch der sie spielenden Musiker und Schauspieler abwerten. Viele Kritiker sehen in dem Film jedoch eher einen »Wohlfühlfilm« (Koch 2013), der ehrlich, bescheiden, nicht übermäßig sentimental, aber berührend (French 2013) ist. »Unter der Regie von Dustin Hoffman wandelt das großartige Ensemble von *Quartett* gekonnt zwischen komödiantischer Leichtigkeit und feinsinnigem Drama« (Klassikakzente 2013).

Der Film *Quartett* stellt insgesamt eine klingende und herzliche Verbeugung vor der belebenden Wirkung des Musizierens in einer »Interessen-Gemeinschaft« dar – es könnte also auch im normalen Leben irgend ein kleiner Dorfkirchenchor sein - und relativiert unter diesen Aspekten die Schrecken des Alterns, zeichnet allerdings auch keine raue Wirklichkeit nach. Er ist ein optimistischer Mutmacher und hat damit seine Berechtigung: Musizieren ist alterslos, Hauptsache man macht es und das mit Freude.

Ein Nachtrag zum Thema: 1895 gründete die wohlhabende Schauspielerin Marie Seebach in Weimar ein Altenheim für Bühnenkünstler, das noch heute das einzige Haus dieser Art in Deutschland ist (Marie-Seebach-Stiftung).

## Literatur

**Baltes** P (2004) Das hohe Alter Mehr Bürde oder Würde. Archiv: Alter und Altern, fu-berlin.de

**Becker** P v (2013) Ein guter Witz ist auch traurig. Dustin Hoffman im Interview. www.tagesspiegel.de 22.1.2013

**Büning** E (2013) Eine Geschichte von Oma, Oper und Opa: Das Regiedebüt »Quartett« des Schauspielers Dustin Hoffman fasst das Wort »Altstimme« buchstäblich auf. www.faz.net 24.1.2013

**Conrad** A (2013) Dustin Hoffman wird in Berlin gefeiert. www.tagesspiegel.de 20.1.2013

**French** P. (2013) Dustin Hoffman directs a stellar cast in this bittersweet tale of ageing opera singers forced to face their mortality. theguardian.com 6.1.2013

**Klassikakzente** (2013) Dustin Hoffmans Regiedebüt »Quartett«: Hommage an die Würde des Alters und die Musik Giuseppe Verdis. klassikakzente.de 31.1.2013

**Koch** JM (2013) Musikalisch betreutes Wohnen im Geiste Verdis: Dustin Hoffman gibt mit dem Feelgood-Movie »Das Quartett« sein Regiedebüt. nmz.de 17.2.2013

**Krause** E (1976) Rigoletto In: Oper von A-Z Ein Opernführer VEB Deutscher Verlag für Musik, Leipzig, S 518

**Kreutz** G (2014) Warum Singen glücklich macht? Psychosozial Verlag

**Lemke-Matwey** Ch (2013) Die Kunst trägt Klunker. www.zeit.de 24.1.2013

**Peters** M (2008) Ich weiß nicht, was soll es bedeuten. Materialien zur Gesundheitsförderung LZG-Schriftenreihe Nr.152 14/2008

**Plotkin** F (2013) In »Quartet,« Opera Singers are Retired but not Retriring. Classical Music Radio WQXR 22.1.2013

**Reski** P (2005) Das Altersheim Casa Verdi in Mailand: »Grazie, Giuseppe!«. Brigitte woman 02/2005

**Schmidt** M (2013) Dustin Hoffman im Gespräch: Als man mich für mein Lebenswerk lobte, wurde ich depressiv. www.faz.net 24.1.2013

**Sendlmeier** W F (2012) Die psychologische Wirkung von Stimme und Sprechweise – Geschlecht, Alter, Persönlichkeit, Emotion und audiovisuelle Interaktion. In: O Bulgakowa (Hrsg) Resonanz-Räume – Die Stimme und die Medien. Verlag Bertz + Fischer

**Voigt** Th (2011) Hochleistungssport Operngesang »Man singt mit dem ganzen Körper«. Rondo 2/2011

**Wickel** HH (2013) Musik und Demenz. nmz 9/2013

**Zöllner** M (2013) Opern-Star Gwyneth Jones jetzt auch im Kino. *BZ* 18.1.2

## Internetquellen

**www.bz-berlin.de**

**www.fu-berlin.de** Archiv: Alter und Altern 1/2004

**www.demenz-rlp.de**

**www.hsverlag.com** zu Ronald Harwood

**www.imbd.com**

**www.internationale-giuseppe-verdi-stiftung.org**

**www.klassikakzente.de**

**www.nmz.de**

**www.de.wikipedia.org** Dustin Hoffman

**www.en.wikipedia.org** Gwyneth Jones

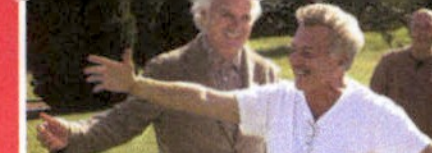



www.dcmworld.com
www.rongomagazin.de
www.marie-seebach-stiftung.de
https://youtube.com/watch?v=OZ778oU3U Tosca's Kiss – Sara Scuderi and Salvatore Locapo
www.wqxr.org

## DVD

»**Quartett**« (2013) mit Extras (Audiokommentar von D. Hoffman, Interviews mit Cast & Crew, Entstehung des Films, Hinter der Kamera usw.)

| Originaltitel | Quartet |
| --- | --- |
| Premiere | 10.9.2012 |
| Deutscher Start | 24.1.2013 |
| Erscheinungsjahr DVD | 2013 |
| Land | Großbritannien |
| Genre | Tragikomödie |
| Drehbuch | Ronald Harwood |
| Regie | Dustin Hoffman |
| Darsteller | Maggie Smith, Tom Courtenay, Billy Connlly, Pauline Collins, Gwyneth Jones, Michale Gambon, Sheridan Smith, Andrew Sachs, Colin Bradbury, Trevor Peacock u.v.m. |
| Verfügbarkeit | Als DVD in deutscher Sprache erhältlich |

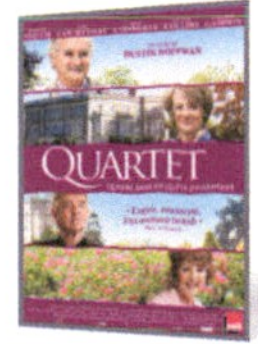

*Swetlana Philipp und Katrin Rockenbauch*

# Jung im Herzen



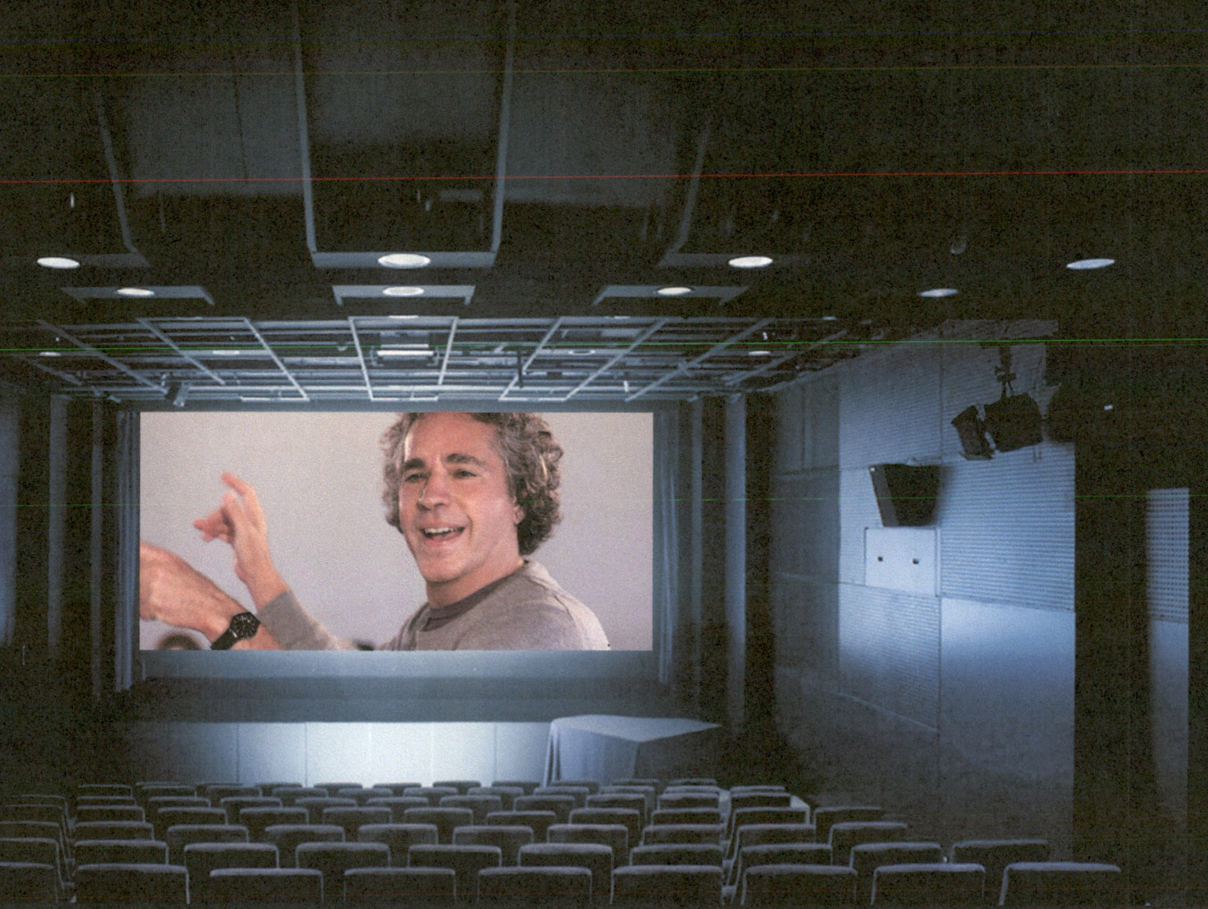


B. Strauß, S. Philipp (Hrsg.), *Wilde Erdbeeren auf Wolke Neun*,
DOI 10.1007/978-3-662-50488-8_12, © Springer-Verlag GmbH Deutschland 2017

Filmplakat *Young@Heart*.
(Filmbild Fundus/© Senator Film)

# Young@Heart

## Hintergrund

Der Dokumentarfilm *Young@Heart* begleitet den gleichnamigen US-amerikanischen Seniorenchor sieben Wochen bei den Proben zur Premiere des Konzertprogramms »Alive And Well« im Jahr 2006. Er porträtiert dabei einige der Sänger und Sängerinnen auch im privaten Umfeld und geht auf Lebensereignisse der Chormitglieder vor und während der Aufnahmen ein. Insgesamt vier Musikvideos brechen mit dem ansonsten dokumentarischen Charakter des Films. Der Film endet mit der Aufführung des Konzertprogramms in der Town Hall von Northhampton/Massachusetts (▶ Abb. 12.1).

Die Ursprünge des Chores »Young@Heart« liegen in einem Chor für Bewohner eines Altenheims in Northhampton/Massachusetts. Dieser Chor trat 1983 zum ersten Mal mit der Bühnenproduktion »Stompin' at the Salvo« vor größeres Publikum und sorgte für eine Sensation vor Ort. Während eines Auftritts mit Liedern aus den Zwanzigern und Dreißigern erhob sich plötzlich Diamond Lillian Aubrey und schmetterte ungeprobt und ungeplant eine bühnenreife Version des Manfred Mann Songs »Doo Wah Diddy«. Das war der Start für den Chorleiter Bob Cilman, ein völlig neues, eher untypisches Repertoire für einen Seniorenchor zu wagen. Seitdem begeistert der Chor das Publikum mit Klassikern aus Pop, Soul, Funk und Punk.

Der Chor probt längst nicht mehr im Altenheim. Momentan (Stand 10/2014, laut Internetseite des Chores) umfasst der Chor Mitglieder, die zwischen 1922 und 1941 geboren wurden und z. T. ganz unterschiedliche musikalische Erfahrungen mitbringen. Einige kamen erst durch den Chor zum Singen. In dieser Zusammensetzung von Profis und Laien singt der Chor schon seit seiner Gründung. Von den Mitgliedern der ersten Stunde (die noch beide Weltkriege erlebt hatten) ist keiner mehr dabei, aber die meisten waren dem Chor bis zu ihrem Lebensende verbunden. Inzwischen hat es der Chor mit den etwa 30 Sängerinnen und Sängern in den ganzen USA und auch in Europa zu Ruhm gebracht.

In einem Interview, das sich unter den Zusatzmaterialien zur DVD findet, berichtet Stephen Walker, der bekannte Dokumentarfilmer und Regisseur dieses Films, dass die Idee zum Film entstand, nachdem er gemeinsam mit seiner Frau und Produzentin Sally George ein Chorkonzert in Großbritannien besucht hatte. Schon in den ersten Überlegungen zum Drehbuch sei klar gewesen, dass neben einer Dokumentation auch Video Clips zu einigen der Songs entstehen sollten, um den dokumentarischen Charakter des Films aufzubrechen.

Diesen inhaltlichen Schwerpunkt erläutert er in einem Interview anlässlich der Vorführung des Films auf dem Münchner Filmfest 2008 so: Er habe den Film nicht gemacht, weil er einen weiteren Film zur Generation 60 + machen wolle, sondern weil ihn die neue Interpretation von Song-Texten interessiere. Wenn eine 93-Jährige den Clash-Song »Should I Stay Or Should I Go« interpretiert, dann handelt dieser nicht von Beziehungsstress, sondern davon, ob man dem Tod von der Schippe springt.

Der Film dokumentiert das Entstehen des neuen Konzertprogramms (2006) und begleitet den Chor bei den intensiven Proben, die sieben Wochen vor der Premiere starten. Dabei kann sich der Zuschauer selbst ein Bild von der Konzertreife der »neuen« Songs machen.

Einzelne Chormitglieder werden durch kurze Interviewsequenzen vorgestellt, die während der Proben, aber auch außerhalb in den Privaträumen, im Bistro, Krankenhaus oder Altenheim gedreht wurden. Dramaturgisch steuert alles auf die letzte Woche vor der Premiere hin. Sowohl inhaltlich als auch emotional liegen hier die Höhepunkte des Films.

Eine Schlüsselszene des Films dokumentiert einen Auftritt des Chors im Gefängnis. Bei der Anfahrt erfahren sie vom Tod ihres Mitsängers Joe Benoit. Trotz dieser traurigen Nachricht hält sie nichts vom

Auftritt im Gefängnis ab und sie widmen den Song »Forever Young« dem Verstorbenen. In den Gesichtern des Publikums spiegelt sich die Betroffenheit ob des Todesfalls wider. Und gleichzeitig sind die Zuschauer begeistert von der Energie und werden von der lebensbejahenden Ausstrahlung der alten Menschen mitgerissen.

> »Das war der beste Auftritt, den ich je erlebt habe.« … »Diese Leute haben wirklich Seele.« … »Sie sind für immer in meinem Herzen.«

Die Nachricht von einem weiteren Todesfall und Interviews mit den Mitgliedern dazu, wie sie mit diesem Tod umgehen, lassen kurz die Frage aufkommen, ob die Premiere überhaupt stattfinden kann.

> »Ich habe immer gesagt: Wenn ich auf der Bühne zusammenbreche, zieht mich runter und macht weiter. Ich bin ja nur eine von Vielen.«

Und so ist im letzten Viertel des Films der Auftritt des Chors im ausverkauften Academy Theater zu sehen. Songs wie »I Feel Good« von James Brown, an deren Entstehung der Zuschauer durch die Einblicke des Films beteiligt war, werden z. T. in voller Länge gezeigt.

## Portraits einiger Chormitglieder

Zuerst lernen wir **Eileen Hall** (93 Jahre) kennen, eine, vielleicht sogar »die« zentrale Figur in der Dokumentation. Mit ihr startet und endet der Film. Sie macht den ersten Schrei und beginnt damit den Clash-Song »Should I Stay Or Should I Go« in ihrer ganz eigenen, unerwartet rockigen Version und begeistert damit das Publikum. Faltig und krumm gebückt steht sie auf der Bühne, ihr hohes Alter ist nicht zu übersehen. Bei den Aufnahmen im Jahr 2006 ist sie 93 Jahre und sowohl das älteste als auch das dienstälteste (seit 1983) Mitglied des Chores. Sie lebt seit einigen Jahren im Altenheim. Auch dort ist sie die Älteste und nur sie hat einen Haustürschlüssel, weil sie so oft spät von den Proben oder Auftritten nach Hause kommt. Wir sehen Eileen in ihrem Schlafzimmer auf ihren Gehstock gestützt, das ganze Filmteam ist dabei, sie machen viele Witze, sie flirtet mit den Filmemachern und erzählt davon, was für ein schüchternes Kind sie gewesen sei. Man mag es kaum glauben. Es ist die einzige Stelle, in welcher der Regisseur des Films zu sehen ist, was möglicherweise ihre zentrale Stellung im Film betont. Ein weiterer Hinweis auf ihre Wichtigkeit gibt die letzte Einstellung vor dem Abspann: »In Erinnerung an Eileen Hall, welche am 9. Juli 2007 im Alter von 93 Jahren verstarb und nun auf ihrem Regenbogen sitzt.

Da gibt es den 77–jährigen **Stan Goldman**, der an der New York University studierte und viele Jahre als Englisch-Lehrer in Brooklyn unterrichtete. Er leidet an einer schmerzhaften Wirbelsäulenstenose und wirkt häufig ein bisschen verträumt oder verlangsamt. Er singt mit Dora Morrow im Duett den Song »I Feel Good« von James Brown. Wir sehen ihn zu Hause, wie er den Song zur CD mitsingt und lächelnd fragt: »Meinen Sie, dass ich richtig singe?«

In der Probe bringen Dora und Stan den Chorleiter Bob Cilman zur Verzweiflung: Stan kann sich den Text nicht merken, Dora kommt mit dem Rhythmus durcheinander. Bis zur Premiere hat der Song nicht einmal richtig geklappt ( Abb. 12.2).

**Dora Morrow** ist die zweite Frau im Film, die Stephen Walker kurz vorstellt. Eine sehr schlanke Dame mit kurzen grauen Haaren, die sich sehr fidel auf der Bühne bewegt und zu ihrem Gesang schnell das Tanzen einbezieht. Wir erfahren nicht allzu viel von der 15-fachen Mutter und 23–fachen Oma und Uroma. Außer, dass sie sich traut Bob Cilman Paroli zu bieten, wenn er sie anschreit.

Ein Publikumsmagnet ist der charismatische und charmante **Fred Knittle** (Chormitglied von 1992 – 1999), der vor einigen Jahren einen Herzinfarkt erlitt. Er erhielt fünf Bypässe und die Ärzte attestier-

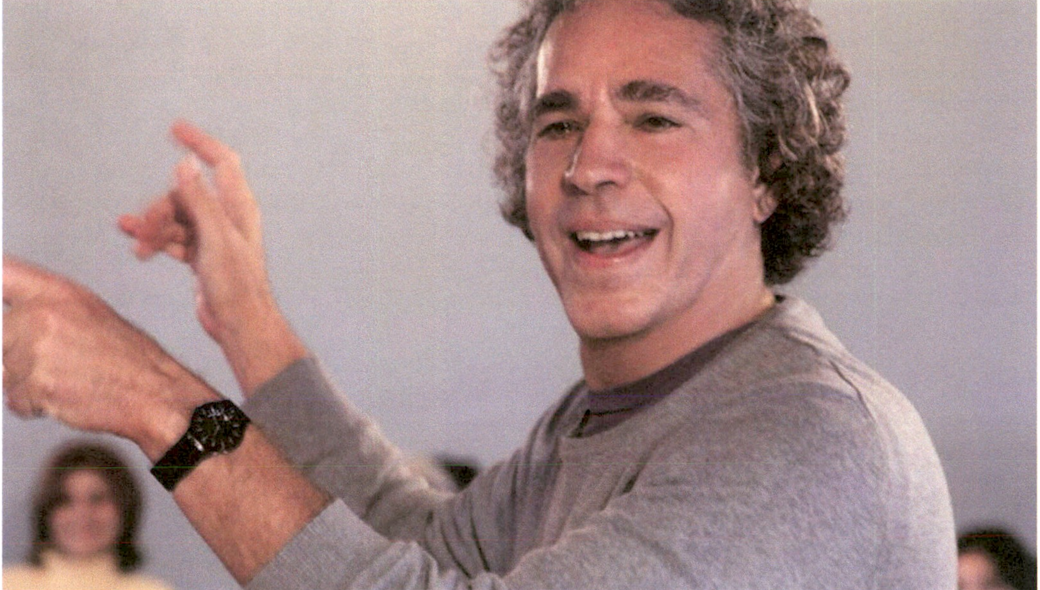



**Abb. 12.2** Filmszene 1 *Young@Heart*. (Filmbild Fundus/© Senator Film)

ten ihm nur noch eine kurze Lebenserwartung. Aber er lebt und kehrt für einen einmaligen Auftritt wieder in seinen Chor zurück, um gemeinsam mit Bob Salvini den Song »Fix You« (Coldplay) zu singen. Er ist stark übergewichtig und bewegt sich nur langsam. Wir lernen ihn zu Hause am Esstisch kennen. Wegen seines Herzleidens hat er die Sauerstoffflasche immer bei sich, er ist kurzatmig und dennoch singt er ein kleines Ständchen. Seit 54 Jahren ist er verheiratet und voller Witze über die Ehe, das Leben und sich selbst. Er habe sowohl eine hohe als auch eine tiefe Stimme, das hänge jeweils davon ab, wie eng seine Unterhose sei. Das glaubt man ihm sofort. Bei einem späteren Besuch zu Hause sagt er sein eigenes Grabgedicht auf. Beim Auftritt wird er das als Duett geplante Lied als Solo vortragen.

Was passiert mit **Bob Salvini**? Der 76–jährige Bob ist von 1998 bis 2003 Chormitglied und berühmt für seine Version des Police-Songs »Every Breath You Take«. Dann erkrankt er an Spinaler Meningitis und Angehörige berichten davon, dass er im Krankenhaus immerzu gesungen hätte, alles Lieder aus dem Chorrepertoire. Nach einer dreijährigen Pause holt ihn der Chorleiter Bob Cilman ein letztes Mal in den Chor und probt mit ihm und Fred Knittle den Coldplay-Song. Während der Probe sehen alle ganz erschrocken, wie schlecht es ihm geht, er ist schwach, seine Stimme wirkt zerbrechlich. Die Chormitglieder halten förmlich die Luft an. Auch Bob Cilman wirkt bestürzt und wird hier als sehr sensibler Chorleiter sichtbar. Später erfahren wir, dass Bob Salvini gestern noch mit Schmerzen in der Brust in der Klinik war. Als der Regisseur ihn fragt, was jedes Chormitglied und jeder Zuschauer denkt: *Warum bist Du heute gekommen?* Sagt er: »*Weil ich befürchtete, Bob würde den Song sonst mit jemand anderem besetzen,* (lacht) *aber warum ich wirklich hier bin? Weil ich es liebe*«. Bob Salvini stirbt eine Woche vor der Aufführung.

Der 87-jährige **Len Fontaine** (Chormitglied seit 1998), der im II. Weltkrieg Kampfpilot war, arbeitete als technischer Zeichner. Er ist nicht nur ein begeisterter Radfahrer und Wanderer, er ist ein Multiplayer, denn er singt gleich in drei Chören. Das Portrait beginnt mit der Stimme aus dem OFF:

»Alle lieben Lenny, obwohl er dazu neigt, in seinem einzigen Soloauftritt den Text von Jimi Hendrix' ›Purple Haze‹ zu vergessen.«

Man sieht Bob und Lenny in der Probe diskutieren, der Chorleiter wird langsam ungeduldig und droht: wenn er nicht lernt, fliegt er raus, worauf Lenny kommentiert: »*Er kaut Nägel und spuckt Rost*«. Mit Eileen Hall und Joe Benoit bildet er eine Fahrgemeinschaft, denn er ist der Einzige, der noch gut sehen und fahren kann. Sie nennen sich »Die wilden Musketiere«.

**Joe Benoit** (83 Jahre) ist von 1998 bis 2006 Chormitglied. Die anderen Chormitglieder mögen ihn sehr, beschreiben sein Wesen als freundlich und aufmerksam. Nicht ohne Grund also ist er der Mittelpunkt des Plakates zur Show. Und er ist ein Phänomen: Joe kann an einem Nachmittag den gesamten Text eines neuen Liedes auswendig lernen. Nach sechs Chemotherapien ignoriert er die Anweisung seiner Ärzte und geht mit seinem Chor auf Europatournee. Gemeinsam mit seinem Freund Lenny übt er an einer Version des Talking-Head Songs »Life During War Time«. Singen ist sein Lebenselixier. Joe Benoit stirbt ebenfalls eine Woche vor dem Auftritt.

Den 78–jährigen Ex-Marine **Steve Martin** – erleben wir in einem kurzen Besuch bei ihm zu Hause. Wir erfahren, dass er gerne Sportwagen fährt und eine Freundin hat. Diese bezeichnet ihn liebevoll als Sexmonster und hat ihm eine kleine nackte runde Männerfigur geschenkt, die den Titel »Still a sexy beast« trägt. Er selbst meint, ab 70 werde der Sex schöner:

 »Es wird besser, es dauert länger und macht mehr Spaß.«

Im Chor setzt er sich sehr dafür ein, dass der Song »Yes We Can Can« trotz der textlichen Probleme fast aller Chormitglieder (der Song enthält 71 Mal das Wort »Can«) im Repertoire bleibt. Er liebe diesen Song – vielleicht auch, weil er etwas mit dem Lebensmotto von Steve Martin zu tun hat.

## Gründer und Chorleiter: Bob Cilman

Bob Cilman wuchs in Rochester (New York) auf und studierte zwei Jahre Amerikanische Geschichte. Auf der Internetseite des Chors ist auch zu erfahren, dass er die Zeit mit dem Chor als weitaus lehrreicher bezeichnet als sein Studium. Er leitet nicht nur den »Young@Heart« Chor, sondern war bis 2013 auch Executive Director des Northampton Arts Council und verantwortlich für das Kulturprogramm der historischen Academy of Music Theatre. Der Chorleiter Bob Cilman wird in Minute 4.20 zum ersten Mal vorgestellt. Während er ein Mikrofon installiert, stellt ihn der Sprecher des Films aus dem Off kurz vor. Wir beschreiben die Eingangsszene ausführlich, denn dadurch wird viel klar über den Chorleiter und das Verhältnis zu seinem Chor.

Bob Cilman trägt eine schwarze Sweatjacke, darunter ein dunkles Shirt und Bluejeans. Seine Haare sind leicht gelockt und ergraut und werden von einer Brille aus der Stirn gehalten, ein kleines weißes Bärtchen ziert das Kinn. Er steht aufrecht und im Gegensatz zu vielen der Chormitglieder ist sein Gang sicher und schnell. Seine Stimme ist klar und verständlich und gleichzeitig warm. Dann steht Bob Cilman am eben aufgebauten Mikrofon, um alle Chormitglieder mit den Worten: »Good afternoon, is everybody happy here« zu begrüßen. »Danke, dass ihr alle pünktlich wart, das ist wirklich cool, sehr cool«. … Als erste Tagesaufgabe bestimmt er, sei einem der Chormitglieder zum Geburtstag zu gratulieren, um sich dann zu erkundigen, ob es noch andere wichtige Belange gebe: »Hat irgendjemand ein Kind bekommen?« Das ist seine Art; er albert mit ihnen herum, aber nicht über sie. Es ist ein respektvolles Miteinander. Im Weiteren meint er: »Hier sind sieben Songs, die wir uns mal ansehen«. Nun bittet er die Band, dem Chor eines der neuen Lieder anzuspielen: »Schizophrenia« (Sonic Youth). Er folgt dem Rhythmus mit seinem Körper und lächelt dabei. Diese Eingangsszene scheint charakteristisch für ihn zu sein. Er fühlt sich für die Leitung der Gruppe und deren Wohl verantwortlich, er hat einen bestimmten Humor, den er allen zumutet, er bestimmt, wo es lang geht und sanktioniert gegebenenfalls Regelbrüche, er hat ein straffes Programm und liebt die Musik. Er ist nicht bereit, Abstriche zu machen. Als der Song »Yes We Can Can« mit seinen 71 »Cans« fünf Wochen vor der Premiere immer noch nicht klappt, sagt Bob: »Ich mag den Song, aber so geht es nicht. Wenn ihr den Text nicht übt, fliegt der Song raus.« In einer weiteren Szene, als Dora und Stan den Song »I Feel Good« zum vielfachen Male üben und dennoch ihre Einsätze verpassen oder den Text nicht können, mutet Bob Cilman den beiden seinen ganzen Ärger zu und hört ohne weiteren Kommentar auf, den Song zu üben, lässt die beiden Solisten stehen und teilt Noten für einen anderen Song aus.

Was war die Motivation von Bob Cilman, diesen Chor seit 1982 – also zum Zeitpunkt des Filmdrehs mehr als 20 Jahre lang - zu leiten? Im Film selbst erfahren wir dazu nichts, aber in einem Interview mit dem Filmemacher Stephen Walker berichtet Bob Cilman davon, dass er in dem Chor kein Sozialprojekt sehe, er mache Kunst. Kunst mit alten Menschen und ihren alten Stimmen. Er wolle »interessante Musik mit interessanten Menschen« machen, daher seien vom ihm keine Schonstrategien zu erwarten. Mit bisweilen erstaunlicher Strenge bringt er die Chormitglieder dazu, den Text zu lernen, und wird durchaus auch mal unwirsch. Dennoch lieben ihn die Chormitglieder, vermutlich ob seiner Authentizität und seines Anspruchs. Die Stuttgarter Zeitung bringt noch einen weiteren Gedanken mit ins Spiel: »Man merkt, dass hier ein Entertainmentprofi am Werk ist, der den Chor jenseits aller Therapiefunktion auch noch als Geschäftsmodell sieht« (Stuttgarter Zeitung, 2. Oktober 2008). Inwieweit die finanzielle Entlohnung eine Rolle bei seinem Engagement spielt, darüber finden wir im Film und in anderen Quellen keine Aussagen. Aber im Film wird klar, dass die »Alten« nicht mit Samthandschuhen angefasst werden wollen, sondern sich als Mensch angesprochen und gefordert fühlen möchten, wenn Bob Cilman sie vor Herausforderungen stellt und ihnen viel zumutet und zutraut. Und in einer Sequenz ziemlich am Ende des Films schreibt Fred Knittle in einer E-Mail an den Chor: »*Hört auf Bob, er mag streng sein, aber genau deshalb ist der Chor was er ist.*«

Zum Zeitpunkt des Filmdrehs wohnte Bob Cilman bereits siebzig Begräbnissen von Chormitgliedern bei. Was macht das mit ihm? Im Film selbst sagt er, diese Menschen seien immer noch Teil des Chores, er denke an sie und der Chor seiner Meinung nach auch.

## Videoclips

Der Dokumentarfilm wird viermal unterbrochen von eigens für diesen Film produzierten Videoclips im MTV-Stil. Gemeinsam mit dem Chor wurden die Lieder »*I Wanna Be Sedated*« von den Ramones, »*Golden Years*« von David Bowie, »*Road To Nowhere*« von den Talking Heads und »*Stayin' Alive*« von den Bee Gees interpretiert und inszeniert. Die Chormitglieder sind die Hauptdarsteller der Clips. »*I Wanna Be Sedated*« wird eingespielt, nachdem uns Dora im Altenheim vorgestellt wurde und wir einen Eindruck davon erhalten, wie die anderen Hausbewohner ihren Alltag gestalten. Dieser Alltag wird in dem Clip dramaturgisch überspitzt, in dem die Chormitglieder als Altenheimbewohner auftreten, die zum Teil gefesselt sind und danach verlangen, sediert zu werden. In dem Videoclip zu »*Road To Nowhere*« fahren die Chormitglieder in einem Reisebus durch Getreidefelder und singen gemeinsam enthusiastisch »We are on a road to nowhere«. Gerade in diesen beiden Clips gelingt es Stephen Walker besonders gut, durch die bebilderte Kontextualisierung den Liedtexten eine neue Bedeutung zu verleihen.

Und dann erleben wir den großen Auftritt (ab 1:38), der in der ersten Filmszene schon angedeutet wurde. Es waren 1000 Zuschauer zum ausverkauften Konzert im Academy Theatre in Northampton gekommen. Die letzten Vorbereitungen für das Konzert laufen: Bügeln, Schuhe putzen, Ankleiden, Lichteinstellungen. Das Publikum steht Schlange vor dem Theater. Alle Sänger sind in Jeans und weiße Hemden gekleidet: »*Wir zeigen es ihnen!*« Es geht los. Das Publikum ist von der ersten Minute an dabei, klatscht, lacht, ist begeistert. Bob stellt die Band vor und den Chor. Da man als Zuschauer schon die Proben miterlebt hat, ist die Spannung groß, wie denn der Song »Schizophrenia« vom Publikum angenommen wird. Ein Triumph! Es ist Pause und Dora Morrow und Stan Goldmann üben ein letztes Mal

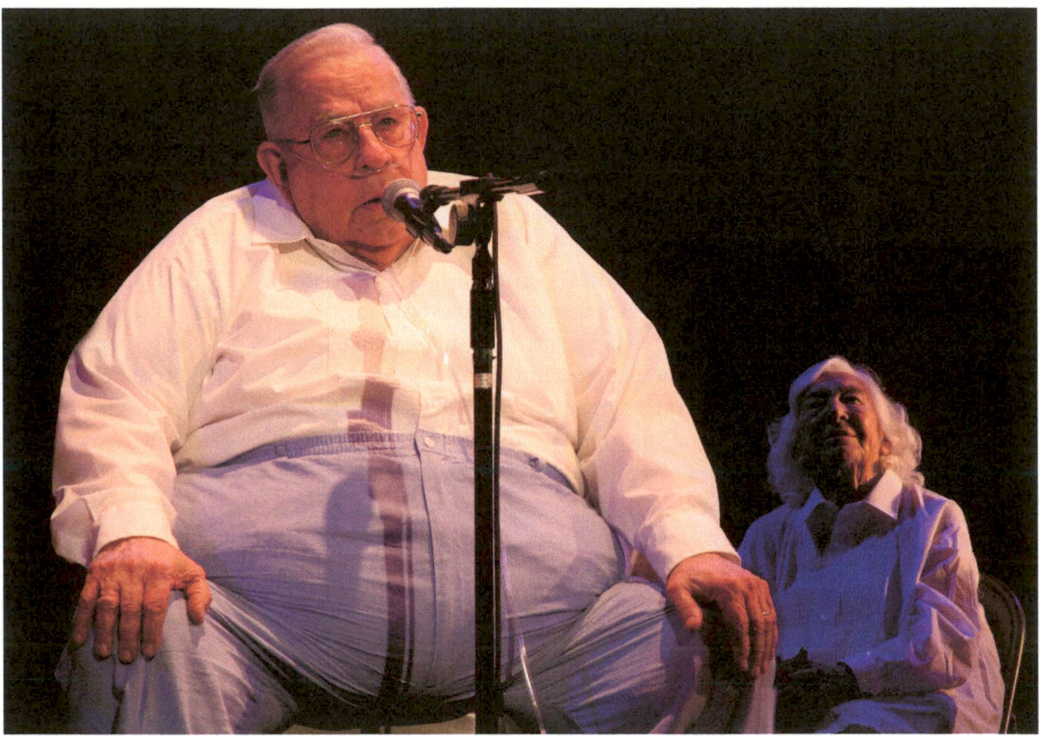



»*I Feel Good*«. Noch nie haben sie es geschafft, den Song ohne Fehler durchzusingen. *»Wir planen keine Fehler, aber müssen weitermachen, wenn wir welche machen.«* Und die beiden Solisten erobern das Publikum. Es ist eine der bewegendsten Szenen des Films. Standing Ovations. Es sind abschließende Interviews hinter der Bühne zu sehen. Alle sind sehr glücklich und auch ein bisschen erschöpft (□ Abb. 12.3).

Der Regisseur Stephen Walker versucht vieles, damit der Funke der Begeisterung auf das Publikum garantiert überspringt. Schon der bereits beschriebene Beginn des Film, in dem frenetischer Jubel zu hören und sehen ist, emotionalisiert. Dazu der Kommentar des Filmemachers aus dem Off, in dem von sensationellen Kritiken und persönlicher Begeisterung des Regisseurs die Rede ist, verstärken den Eindruck, etwas Außergewöhnliches zu sehen.

Die Wahl des Filmemachers, einzelne Chormitglieder genauer zu charakterisieren und auch in ihrer alltäglichen Umgebung zu zeigen, schafft die Möglichkeit der Identifizierung und des Mitfühlens mit den einzelnen Charakteren. Der im Film gezeigte lebenszugewandte und (scheinbar?) tabulose Umgang mit der für alte Menschen alltäglichen Erfahrung des Gebrechens und Wegsterbens der Gleichaltrigen verstärkt die Emotionalisierung und den Eindruck, einer Sensation beizuwohnen.

## Diskussion / Interpretationsmöglichkeiten

Im folgenden Teil werden Gedanken, die bei der Rezeption des Films auftauchen (können) bzw. durch Zitate und Szenen hervorstechen, in Zusammenhang gebracht mit psycho-(sozio)logischen Theorien über das Altern und das Alter. Ziel ist es, gleichermaßen Theorien zum Altern und das Geschehen im Film noch greifbarer zu machen.

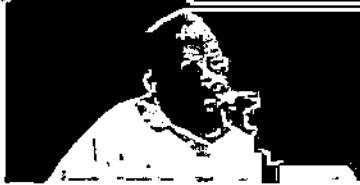

## Der Kontext macht die Musik

In unterschiedlichen Modellen zur Kommunikation wird das Sender-Empfänger-Modell vorgestellt. Je nachdem, wer die Sender und Empfänger sind, bekommen Worte eine andere Bedeutung. Genau dieser Gedanke hat auch Stephen Walker dazu angetrieben, diesen Film zu machen, und genau dieses Faktum fasziniert im Film auf immer wieder neue Art und Weise. Denn die Lieder, die der Chor interpretiert, kennt man, aber die Bedeutungen der Worte rücken in einen anderen Kontext, wenn diese von (ehemals) jungen Bands geschriebenen Texte von alten Damen und Herren interpretiert werden.

»I Wanna Be Sedated«, gesungen von diesem Chor und gehört von einem mittelalten oder alten Publikum, ergibt eine andere Konnotation (oder ironische Note), als die von den jungen Ramones gesungene und von jungem Publikum gehörte Version. In die Textzeilen des Songs »*Just Put Me In A Wheelchair, Get Me On A Plain*« oder »*I Can't Control My Fingers, I Can't Control My Brain*« lässt sich so ganz Anderes hineindenken, als möglicherweise ursprünglich von den Ramones beabsichtigt.

Der Film und der Chor leben vom Reiz der Neuinterpretation der Liedtexte – die Neuinterpretation macht einen wesentlichen Teil des »Unerhörten« aus, das dem Chor und damit auch dem Film anhaftet. Chor und Film wurden in Deutschland sehr wohlwollend rezipiert. Das Gedankenspiel von unterschiedlichen Empfängern und Sendern weitergedacht, denken wir uns einen deutschsprachigen Seniorenchor, der deutschsprachige Lieder aus Punk und Rock neu interpretiert. Zum Beispiel der Abschlussrefrain des Liedes »Tage wie diese« von den Toten Hosen – »*An Tagen wie diesen, wünscht man sich Unendlichkeit / An Tagen wie diesen, haben wir noch ewig Zeit / In dieser Nacht der Nächte, die uns so viel verspricht / Erleben wir das Beste, kein Ende ist in Sicht*«. Oder der Song: »Die Hoffnung, die Du bringst« der Band Element of Crime »*Ich weiß auch noch nicht, wohin wir gehen, / ich bin schon froh, dass es noch Wege gibt, / dass ich noch einmal auf Bewährung draußen bin, / und dass wir beide auf zwei Beinen stehen.*«

## Stereotypen von alten Menschen

In letzter Zeit gibt es immer mehr Filme mit und über alte Menschen. Darüber freut sich sicherlich manch älterer Mensch, da das Altsein medientauglich geworden ist. Den jungen Menschen nimmt es möglicherweise die Angst vor dem Alter(n). Die individuellen Altersbilder werden bereits in der Kindheit geprägt, von jedem Einzelnen bewusst und unbewusst internalisiert und »schließlich in die Wahrnehmung des eigenen Altersprozesses integriert… Die internalisierten Stereotype verstärken sich dann über den Lebenslauf hinweg durch wiederholte Konfrontation mit den (immer gleichen) gesellschaftlichen Altersbildern, aber auch durch selektive Aufmerksamkeit gegenüber Informationen, die mit dem stereotypen Wissen kongruent sind« (Kessler 2012). Wenn also in den Medien »andere« Angebote für oder über das Altwerden gemacht werden, können sich Stereotype verändern, und es wird insgesamt leichter, den alten Stereotypen nicht zu entsprechen. Sicher gibt es Unterschiede in den Erwartungen an das Altern in den USA und in Deutschland, und es werden unterschiedliche Altersbilder tradiert. Trotz allem ist der Film kulturübergreifend geeignet, eigene Stereotype zu hinterfragen und zu verändern.

In der Presse ist der Film hoch bejubelt worden. Er erhielt verschiedene Preise, wie den Humanitas Filmpreis in Los Angeles, Publikumspreise auf den Festivals von Atlanta, Warschau und München u.a.m. Auffallend sind die **Stereotype**, die in den verschiedenen Filmkritiken und Rezeptionen immer wieder bedient werden: So formulierte ein englischer Kritiker »*Würde Ihre Oma plötzlich skateboarden, wären Sie längst nicht so perplex wie angesichts des Chors Young@Heart*« (ahano-Seniorenprotal, 2014). Im Movie Maze lesen wir:

---

»Der typische Rentner sitzt gemütlich in einem Schaukelstuhl oder geht im Park spazieren.
Aber nicht, wenn er zum Chor ‚Young at Heart' in Northampton gehört« (Athanassiou, 2014).

---

In Filmstarts heißt es: »*Sofort ist zu spüren, dass diese Rentner nicht bereit sind, ihren letzten Lebensabschnitt mit Bettpfannen und Bridge-Abenden zu verplempern*« oder »*… wünscht sich nicht ein jeder, mit 80 Jahren und einem künstlichen Hüftgelenk noch über die Bühne zu rocken?*« (Senftleben, 2014). Diese Altersbilder sind Repräsentation des Alters in den Köpfen von Individuen und der Gesellschaft. Häufig sind Altersbilder negativ getönt, aber für die Filmkritiken werden sie kontrastierend mit dem im Film Gesehenen heraufbeschworen. »Altersstereotype sind generalisierte Erwartungen an das Auftreten bestimmter Persönlichkeitseigenschaften, das äußere Erscheinungsbild oder Verhaltensweisen von Menschen höheren Lebensalters…« (Kessler, 2012). »*Rüstige Rentner sind beispielsweise dann leinwandtauglich, wenn sie als Chor mit einem Durchschnittsalter von 75 Jahren auf der Bühne Rocksongs schmettern*« (Senftleben, 2014). Übertragen auf die gesellschaftlichen bzw. individuellen Altersbilder heißt das: Eigentlich gehören alte Menschen nicht auf die Bühne. Sind sie doch dort, dann ist das ein Schock, etwas Unerhörtes, eine Überraschung – zumindest etwas Ungewohntes, das es zu erklären gilt. Mit diesem Film wird ein neues gesellschaftliches Altersbild in die Medien hineingetragen und kann auf diesem Weg die Stereotypen erschüttern und möglicherweise auch verändern. Durch den Film wird dem Zuschauer eine Möglichkeit geboten, sich mit den Chormitgliedern zu identifizieren. Bestimmte Emotionen und Verhaltensweisen können gleichsam stellvertretend erlebt werden. Durch diesen Identifikationsraum kann der Zuschauer angeregt werden, sich mit den eigenen Werten und Erlebnisweisen auseinandersetzen.

## Ist das noch schön? Von der Ästhetik des alten Menschen

Einige finden die dicken Brillengläser, die runden Rücken, die dicken Bäuche oder die schiefen Zahnstümpfe vor allem peinlich. Wer will das sehen?, fragen sie. Es sei an dieser Stelle erlaubt, einen kleinen Ausschnitt aus einer Diskussionsrunde zum Film mit älteren Chormitgliedern aus Deutschland wiederzugeben:

*A: Würdet Ihr gern in diesem Chor singen?*
*B: Der Rhythmus ist gut, bei uns in den Chören ist alles zu lahm.*
*C: Singen ja, Auftreten nicht unbedingt.*
*D: Bis es nicht mehr geht.*
*E: Aber ich will nicht in meiner Gebrechlichkeit auf die Bühne und mich dort präsentieren … bis zum Umfallen … wenn es peinlich wird und man hilflos wirkt …*
*B: Aber die sind reizend!*
*E: Aber nicht schön.*
*C: Dieser dicke Mann ist wirklich nicht schön.*
*B: Na, weil die Kamera so nah ran geht.*
*E: Ja, die werden irgendwie vorgeführt, die machen sich lächerlich, warum muss man seine Gebrechen so in die Öffentlichkeit tragen? Was sucht hier das Publikum? Sonst doch immer Schönheit und Qualität und beides bekommen sie hier nicht! Das ist reine Sensationslust.*
*B: Ich finde, die strahlen Lebensfreude aus.*

*A: Ist das ein wohltuender Film?*
*C: Man gönnt den Chormitgliedern den Erfolg, und man spürt, wie das Singen ihnen Kraft und Lebensmut gibt.*
*E: Das, was wir da sehen, ist kein »altersgemäßes Verhalten«, die werden da ein bisschen zu künstlich auf jung gemacht, zu viel amerikanische Show. Ich habe diese Vorführeffekte nicht nötig.*

Dieser Auszug aus einer Diskussionsrunde gibt zwei Hinweise: einen zum ästhetischen Empfinden älterer Menschen von alten Menschen, den anderen zu angenommenen Kulturunterschieden in der Art der Präsentation und Show zwischen den USA und Deutschland.

## Vom täglichen Umgang mit Gebrechen und Tod

Dieser Film macht aber auch deutlich, dass sich die verschiedenen Facetten des Alterns gleichzeitig in unterschiedlichen Geschwindigkeiten vollziehen: Lebensmut, Energie, körperliche Fitness, stimmliche Kraft, persönliche Ausstrahlung, Selbstsicherheit, Beschäftigung mit Krankheit und Sterben, das Leben in Einsamkeit oder in Gemeinschaft.

Was bedeutet es, in einem Chor zu singen, in dem die Themen Krankheit und Sterben allgegenwärtig sind? Zwei Chormitglieder starben während der Dreharbeiten und deren Tod wurde jedes Mal zum Ansporn: »Jetzt erst recht«. Und wenn die Zeit abläuft, dann ist das einfach so. Trauer- und Bewältigungsarbeit erfolgen durch die Musik. Durch ihr Weitermachen und die Vollendung der Aufgabe ehren sie die Verstorbenen. *The show must go on* « – selten hörte sich dieser Satz so philanthropisch an.

Eileen: »Nach der ersten Traurigkeit haben wir beschlossen weiterzumachen, … auf jeden Fall, und ich will es auch, wenn es mir passiert, ich erwarte, dass die weitermachen, ich schaue runter vom Regenbogen und schaue was sie machen ...«

Und wir erfahren in dem Film auch andere Wege der Auseinandersetzung mit dem Sterben, als Fred Knittle sein eigenes, von ihm verfasstes Grabgedicht vorträgt. Das hat schon seinen ganz eigenen Charme, wenn er mit so viel Schalk von den Anstrengungen der Europatournee berichtet: »Wir reisten von Kontinent zu Kontinent, dabei wurde ich inkontinent.« In einem Videoclip hören und sehen wir ihn folgerichtig den Song »Road to nowhere« von den Talking Heads interpretieren.

Kessler (2012) weist auch auf einen anderen Aspekt in der Diskussion über gesellschaftliche Altersbilder hin: Die Darstellung der ausschließlich positiven Seiten des Alterns kann bei älteren Rezipienten auch zu Frust führen. Da der soziale Vergleich ein wichtiger Mechanismus in der Medienwirkung ist, kann eine »homogene, positiv verzerrte Darstellung älterer Menschen« (Kessler, 2012, 618) deprimieren, wenn sich eigene körperliche Defizite nicht mehr kompensieren lassen oder ein Mensch einfach entscheidet: Ich will in meinem Ruhestand meine Ruhe haben.

»Gerontologie blieb lange Zeit das, was junge Menschen über alte Leute erzählten« (Schützendorf, 2005, 24). Es gibt verschiedene theoretische Ansätze, um erfolgreiches Altern zu diskutieren: die *Disengagement-Theorie* von Cumming und Henry (1961) beschreibt den freiwilligen Rückzug aus gesellschaftlichen und sozialen Verpflichtungen im Alter, was zur Steigerung des Wohlbefindens führt. Das Altsein wird als neue Entwicklungsstufe im menschlichen Leben angesehen, in der sich sowohl persönlich als auch gesellschaftlich neue Zielsetzungen ergeben. Dem gegenüber steht die *Aktivitätstheorie* von Harvighurst, Neugarten und Tartler (1963), wonach Menschen glücklich, gesund und zufrieden sind, wenn sie von andern gebraucht werden und etwas leisten können. Gewarnt sei vor einem Zwang zum Fitsein und Aktivität im Alter. Dazu gehört auch die verzerrte Erwartung von jungen Menschen über die eigene Entwicklung im Alter, d. h. die eigene Vorbereitung auf den Alterungsprozess wird dadurch möglicherweise verhindert.

»Aus gerontologischer Sicht sind gesellschaftliche Altersbilder als ‚positiv' zu bezeichnen, wenn sie in ihrer Gesamtheit Entwicklungsmöglichkeiten jenseits vermeintlich feststehender, statischer, stereotyper Entwicklungsgrenzen aufzeigen und damit dem Individuum die Chance bieten, Entwicklungspotentiale zu verwirklichen« (Kessler 2012). Mit dem Konstrukt der Lebenszufriedenheit kann überprüft werden, ob diese Adaption gelingt.

Die *Kontinuitätstheorie* der Anpassung an das Altern von Atchley (1989) steht zwischen Aktivitäts- und Disengagement-Theorie und besagt, dass im Alter die bisherigen Gewohnheiten unter Anpassung an die objektiven und subjektiven Gegebenheiten beibehalten werden sollten. Atchley (1989) unterscheidet diese Anpassungsstrategien in »innere Kontinuität« und meint damit Persönlichkeitsmerkmale, Emotionalität, Vorlieben, Einstellungen etc. und »äußere Kontinuität«, die sich auf die Interaktionen mit vertrauten Menschen und der räumlichen Umwelt bezieht.

Die Chorsänger werden in *Young@Heart* als Menschen beschrieben, die sich entsprechend der Disengagement-Theorie aus bestimmten Rollen zurückgezogen haben (z. B. dem Arbeitsleben), aber im Sinne der Aktivitätstheorie zufrieden sind, weil sie von anderen gebraucht werden, denn der Chor ist eine Gemeinschaft. Und sie erfüllen z. B. mit dem Auftritt im Gefängnis sinnvolle, wertvolle Aufgaben. Entsprechend der Kontinuitätstheorie können sie mit dem Singen ihren Vorlieben und Gewohnheiten treu bleiben und mit vertrauten Menschen in ihrer Heimatstadt zum kulturellen Leben beitragen. Sie verfolgen weiterhin ihre Interessen. Sie sind im Alter keine anderen Menschen, nur ihre äußere Hülle hat sich verändert.

### Fazit

Dieser vielschichtige Dokumentarfilm erzählt von Menschen und was sie antreibt, wie ihre Beziehung zur Musik ist, was Musik für sie bedeutet, was sie über das Leben, die Liebe, Sex und den Tod denken. Die Erfolgsmomente beim Singen und bei den Auftritten haben lebensbejahenden Charakter, besitzen Heilkräfte, können Brücken zwischen Menschen verschiedener Kulturen und Generationen bauen und Grenzen überwinden helfen. Die Sänger haben so viel Lebenswillen und Mut, geben Hoffnung und Inspiration, und selbst im Verlust und in tiefer Trauer sind sie ein Vorbild in Würde und Haltung, ohne dabei den Humor zu verlieren.

## Abschließende Eindrücke und Bemerkungen

In der Auseinandersetzung mit diesem Film ergaben sich wiederkehrende Diskussionsstränge. Gibt es Generations- bzw. Geschlechterunterschiede darin, welche Szenen besonders im Gedächtnis bleiben und welche Emotionen am stärksten angesprochen werden?

Wie ergab sich die Auswahl der portraitierten Chormitglieder? Der Chor ist sehr heterogen bezüglich Hautfarbe und Geschlecht. Die Auswahl der Portraits eher homogen: weißhäutig und männlich.

Singen im Chor kann positive soziale und seelische Wirkungen haben und auch das körperliche und gesundheitliche Empfinden, also die Lebensqualität der Menschen verbessern. Dazu gehört eine kompetente Begleitung durch die Chorleitung. Wie werden Chorleiter dazu ausgebildet? Welche Rolle spielen diese Erkenntnisse in der Ausbildung zum Chorleiter in den verschiedenen Ländern?

Unsere Hörgewohnheiten sind auch durch Stereotype geprägt. Die alten Stimmen klingen nicht wie ein professioneller Kammerchor. Es gibt viel mehr Reibungen. Entspricht das der besonderen künstlerischen Herausforderung, die Ästhetik der alten Stimme auf ganz eigene Weise zu inszenieren?

Ästhetik des alten Körpers und der alten Stimme: Um beurteilen zu können, wie sehr die Dramaturgie und die Bilder des Films uns als Zuschauer beeinflussen, raten wir zu einem Selbstversuch: Fernsehbild aus und ggf. Lautstärke etwas höher, um ausschließlich die Musik zu hören. Welche Bilder entstehen dabei im Kopf? Was gefällt? Was ist eher ungewohnt und was vielleicht sogar unangenehm? In der Kontrastierung dieses Erlebens mit dem Schauen des Musikfilms ergeben sich eventuell interessante Diskussionsansätze zur persönlichen Auseinandersetzung mit dem höheren Lebensalter.

Was fördert die Emotionalisierung und Projektion in diesem Film? Ist es die Mischung aus Dokumentation und Musikfilm? Ist es das Verhältnis des Alters der Akteure zum Alter der Zuschauer?

Und sehr viel diskutierten wir darüber, welche Abwehrmechanismen des Saalpublikums, des Filmemachers und der Zuschauer hinter diesem auffälligen Enthusiasmus und der Begeisterung für diesen Weg des Alterns stecken? Was bedeutet es, dass wir daraus so viel Hoffnung schöpfen oder schöpfen wollen?

## Literatur

**Allport** GW (1954) The nature of prejudice. Reading, MA: Addison-Wesley. (aus Kessler zitiert) Cumming E, Henry WE (1961) *Growing old: The process of disengagement*. basic books, New York

**Grözinger** L, Henning K (2005) Vom Dokumentarfilm zu hybriden Formaten. Die Auflösung von Genregrenzen im Fernsehen. (Diplomarbeit)

**Havighurst** RJ, Neugarten BL, Tobin SS (1968) Disengagement and patterns of aging. In: Neugarten BL (Ed), *Middle age and aging* University of Chicago Press Chicago IL, S 161–172

**Kessler** EM (2012) Veränderung von Altersbildern. In: Wahl H-W, Tesch-Römer C, Ziegelmann JP (Hrsg) Angewandte Gerontologie. Kohlhammer, Stuttgart

**Schützendorf** E (2005) Wenn Theorie und Praxis grau werden. Erfahrungsbericht eines alternden Gerontologen. In: Dr. Med. Mabuse 155: 24

## Internetquellen

**Wulff** HJ (2006) Die Alzheimer-Erkrankung im Film: Eine Arbeitsfilmographie. Medienwissenschaft/Hamburg: Berichte und Papiere, 64 (http://www1.uni-hamburg.de/Medien/berichte/arbeiten/0064_06.html; Zugriff am 17.12.14)

**ahano-Seniorenprotal** (2014) http://www.ahano.de/freizeit-kultur-senioren/kino-kultur/YOUNG@HEART/) (Zugriff am 17.12.14)

**Athanassiou** (2014) http://www.moviemaze.de/filme/2432/young-at-heart.html (Zugriff am 17.12.14)

**Senftleben** (2014) http://www.filmstarts.de/kritiken/98977-Young@Heart/kritik.html (Zugriff am 17.12.14)

**youngatheartchorus** (2014) http://www.youngatheartchorus.com/chorus.php (Zugriff am 17.12.14)

| Originaltitel | Young@Heart |
| --- | --- |
| Premiere | Juli 2007 (Los Angeles Film Festival, US) |
| Deutscher Start | 02.Oktober 2008 |
| Erscheinungsjahr | DVD 02.März 2009 |
| Land | UK |
| Genre | Dokumentation |
| Drehbuch | Sally George, Hannah Beckerman, Jane Villiers |
| Regie | Stephen Walker |
| Darsteller | Jim Armenti, William E. Arnold Jr., Joe Benoit, Helen Boston, Louise Canady, Bob Cilman, Elaine Fligman, Jean Florio, Len Fontaine, Stan Goldman, Eileen Hall, Jeanne Hatch, Christopher Haynes, Frederick Alexander Johnson, Donald Jones, Fred Knittle, Norma Landry, John, Larareo, Patricia Larese, Miriam Leader, Patricia Linderme, Brock, Lynch, Steve Martin, Joseph Mitchell, Dora B. Morrow, Gloria Parker, Liria Petrides, Ed Rehor, Bob Salvini, Steven M. Sanderson, Jack Schnepp, Janice St. Laurence, Ed Wise |
| Englische Originalversion mit deutschen Untertiteln | 2 verschiedene Auflagen auf dem deutschen Markt |

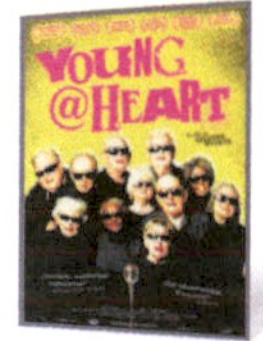

*Andreas Maercker und Andrea B. Horn*

# Eines Tages werden wir alle gehen, aber Lieder bleiben



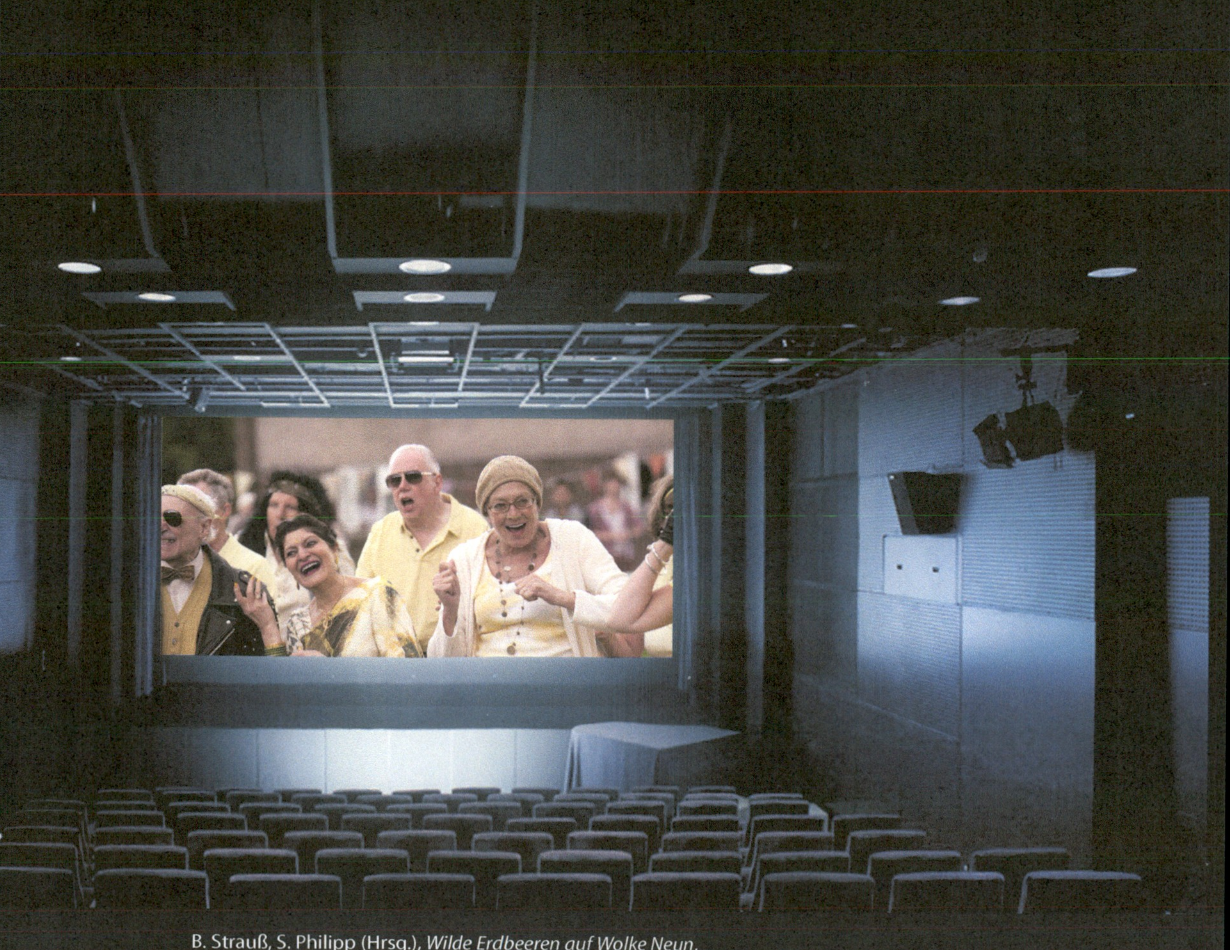


B. Strauß, S. Philipp (Hrsg.), *Wilde Erdbeeren auf Wolke Neun*,
DOI 10.1007/978-3-662-50488-8_13, © Springer-Verlag GmbH Deutschland 2017

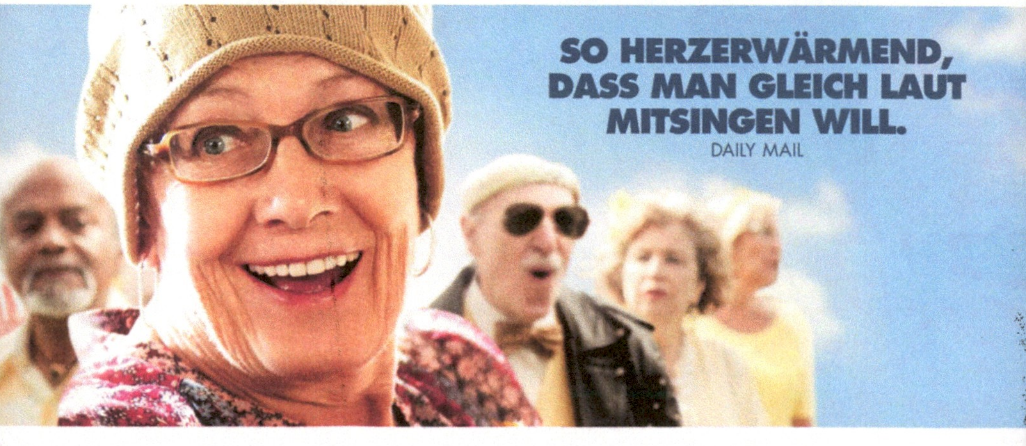


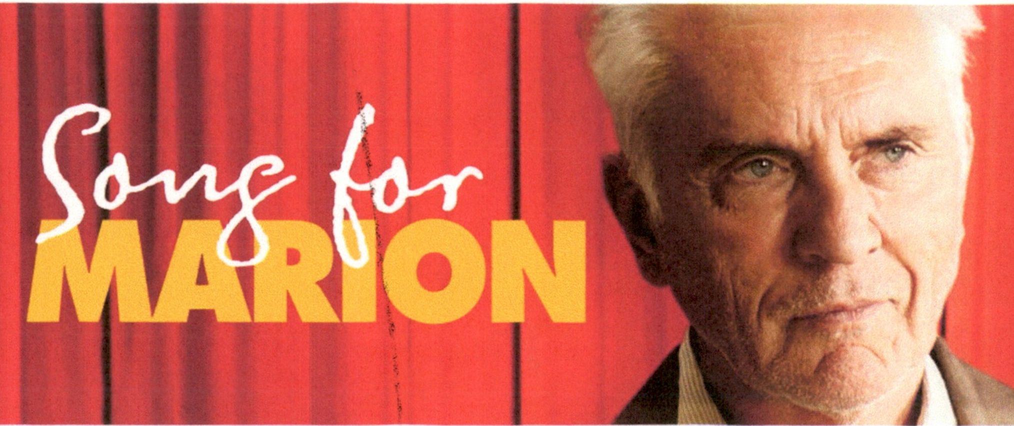


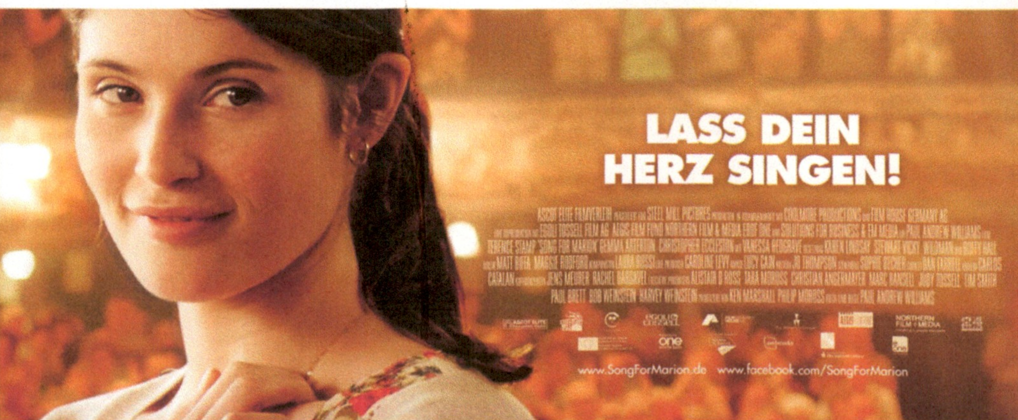


Filmplakat *Song for Marion*.
(Filmbild Fundus/© Ascot Elite Ent. Group)

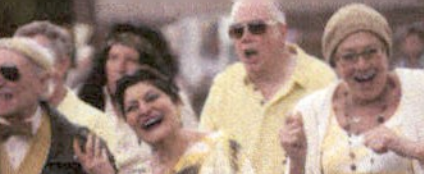

# Song for Marion

## Hintergrund

Das britische Kino ist seit den späten 1980er-Jahren bekannt für seine »Sozialdramen« oder sozialrealistischen Filme, in denen Protagonisten aus dem Arbeitermilieu oder einfachen Lebensverhältnissen im Mittelpunkt stehen. Zudem stehen gesellschaftliche Minderheiten im Fokus oder Sozialkonflikte, wie alltäglicher Rassismus oder die Folgen von Alkohol- und Drogenmissbrauch (z. B. *Trainspotting*, 1996). Diese Sozialdramen kommen typischerweise als Tragikomödien daher, in denen wir Zuschauer zwischen lautem Lachen und richtigem Weinen hin und her geschickt werden. Wichtige Filmemacher waren und sind Stephen Frears (*Mein wunderbarer Waschsalon* 1985, kann als Beginn der britischen Sozialdramen gelten), Mike Leigh (*Nackt/Naked* 1993, Preis des Filmfestival Cannes) und Ken Loach (*Sweet Sixteen* 2002, ein harter, pessimistischer Film).

Ältere Menschen wurden in den britischen Sozialdramen erstaunlicherweise selten in den Mittelpunkt gestellt. Der Regisseur Paul Andrew Williams besetzte mit *Song for Marion* damit ein neues Gebiet. Er hatte zuvor Filme in sozial-realistischer Art gemacht mit einem starken Einschlag Richtung Krimi und Horrorfilm. Für sein Filmprojekt *Song for Marion* konnte er drei Stars des britischen Kinos gewinnen: die Oscar- und Golden Globe-Preisträgerin Vanessa Redgrave, den nicht minder bekannten Terence Stamp und das ehemalige »007 Bond-Girl« Gemma Arterton. Es ist anzunehmen, dass diesen Stars das erfolgversprechende und inhaltlich frische Drehbuch zusagte.

Paul Andrew Williams stammte selbst aus einfachen Verhältnissen. Er gab an, dass ihn das Beispiel seiner Großeltern zur Filmidee inspirierte, für die er dann das Drehbuch schrieb und Regie führte. Seine Großeltern stünden »stellvertretend für eine ganze Generation der Arbeiterklasse, deren Leben von Fleiß und Pflichten bestimmt war« (Filmbooklet, 2013, S. 2). Sein Großvater sei ein mürrischer, oft verbitterter Mann gewesen, der seiner Frau über 50 Jahre extrem eng verbunden war. Als diese an Krebs erkrankte und bald starb, war er mit Gefühlen konfrontiert, die er nie zuvor durchlebt hatte und die er mit seiner Verdrießlichkeit nicht verarbeiten konnte. Sein Enkel macht daraus eine private Utopie des Sich-Wandeln-Könnens im höheren Alter und wir Zuschauer werden im Film verführt, an diese Utopie zu glauben.

Filmisch gibt es einen weiteren Traditionsstrang für *Song for Marion*: die Chor-Filme. Dieses Genre hat viele große Kinoerfolge produziert: es fing im Zeichentrick an mit dem Walt Disney-Film *Das Dschungelbuch* (1967), über *Sister Act* (1992), europäische Rührfilme wie *Die Kinder des Monsieur Mathieu* (2004) und *Wie im Himmel* (2005) zum enorm erfolgreichen *Young@Heart/Jung im Herzen* (2008; s. Kap. X in diesem Band). Chor-Filme nutzen die Emotionalität, die durch Musik erzeugt wird, – und so sind die Passagen im *Song for Marion,* in denen der Chor singt oder ein Sololied vor den Begleitgesang gesetzt wird, eindeutige emotionale Höhepunkte des Films.

## Die Story

Der Film beginnt mit einer Chorprobe, aus dem Off hört man die Chorleiterin sprechen; dann die Originalversion des Lieds »Did you happen to see the most beautiful girl in the world« (es wird sich später als ein Lied herausstellen, das Arthur überraschenderweise recht charmant zu singen vermag). Die Hauptperson Arthur wird glaubwürdig und mit ironischer Brechung dargestellt von Terence Stamp. Er ist auf dem Weg zu dem Gemeindezentrum eines nordenglischen Arbeiterviertels. Man hört einen Chor singen – seine Ehefrau Marion, dargestellt von der wunderbaren und in diesem Film gänzlich

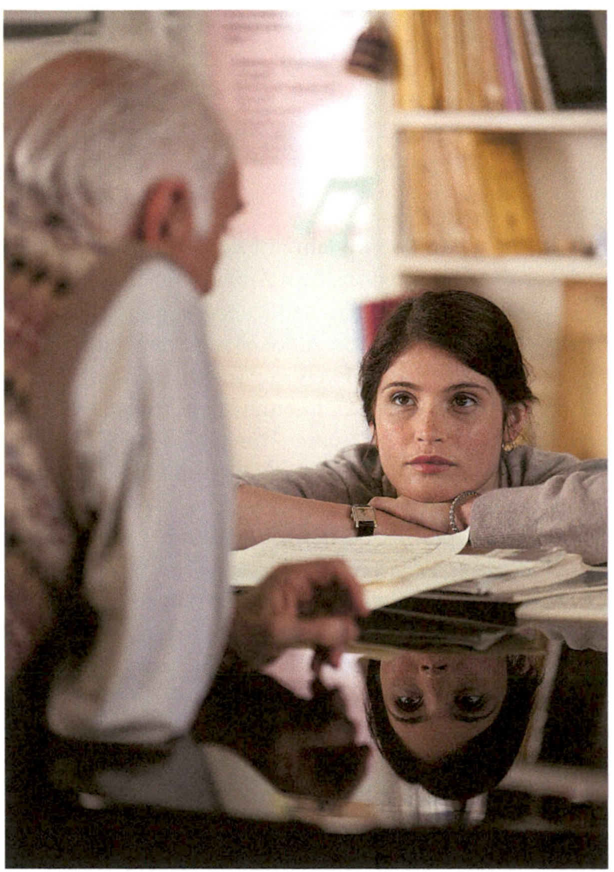



uneitelen, lebensklugen Vanessa Redgrave, ist sichtlich gezeichnet von ihrer Krankheit und wird von ihm von der Chorprobe mit dem Rollstuhl abgeholt. Es sind ältere Menschen, die – wie man hier sagen würde – U-Musik singen, dirigiert von einer jungen Schönheit, gespielt von Gemma Arterton. Die strahlenden Gesichter der Chorleiterin Elizabeth und der Chorsänger stellen einen Kontrast dar zu dem grimmigen Gesicht des Ehemanns. Arthur holt Marion von der Chorprobe ab und bringt sie im Rollstuhl nach Hause. Die Fürsorge, mit der er sich seiner gebrechlichen Frau zuwendet, hebt sich ab von seiner rauen, etwas schroffen Art im Umgang mit anderen Menschen (◼ Abb. 13.2).

Das Paar ist zu Hause, Arthur ist sehr liebevoll und fürsorglich mit der schwachen Marion – eine erste von vielen Szenen zu zweit, die sehr intim sind und unprätentiös die tiefe Verbundenheit und Nähe dieser beiden so gegensätzlichen Personen atmet. Ein Paar, das seit unzähligen Jahren zusammen ist und ein hohes Level an Aufrichtigkeit und Bezogenheit zu bewahren wusste. Innigkeit und Aufrichtigkeit mit einem Augenzwinkern – diese Nähe, die wir gerne alle in einer langen Partnerschaft zu erhalten wüssten. Doch gleich am Anfang das »memento mori«: Sie sagt mit einem Augenzwinkern, dass er sie zur »Guten Nacht« küssen solle, man wisse nicht, ob sie morgen noch aufwache.

Arthur erlebt den Chor als peinlich und sorgt sich, dass Marion dadurch überlastet wird. Die Chormitglieder werden als enthusiastisch und engagiert gezeigt, sie haben sichtlich Spaß und kokettieren mit der makellos schönen, jugendlich frischen Chorleiterin. Wie von Arthur befürchtet, bricht Marion dann bei einer Chorprobe zusammen und kommt ins Krankenhaus. Die junge Ärztin weiß nichts an-

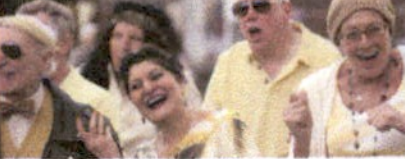

deres mehr zu raten als »chips and ice-cream« – Fritten und Eis, das habe ihre Großmutter empfohlen in Situationen, in denen man nichts mehr tun kann. Es ist das Todesurteil, unheilbarer Krebs. Ganz gemäß der Aufteilung in der Partnerschaft – er der kantige Fels, sie die Verspielte, Kindliche – flüstert sie ihm die Antwort ins Ohr – er sagt dann laut zur Ärztin, dass sie Eiscreme möchte. Auch der Sohn des Paares, James, war im Krankenhaus. Sein Verhältnis zum Vater ist kompliziert – während Arthur Marion gegenüber zwar auch ruppig ist, aber immer wieder humorvolle, offene, zugewandte Momente erlebt, ergeben sich diese zwischen ihm und seinem Sohn nicht – er bleibt distanziert und unfreundlich und es fehlt das Augenzwinkern. Er nörgelt an ihm herum und erwartet sichtlich das Schlechteste von ihm. Marion kommt wieder nach Hause und ist pflegebedürftig. Arthur ist in Sorge und möchte ihr verbieten, weiter zum Chor zu gehen – er sieht einen Zusammenhang zwischen ihrem Engagement im Chor und dem erneuten Zusammenbruch. Der Chor kommt vorbei, führt eine Serenade am frühen Morgen auf und singt: »You are the sunshine of my life«. Arthur schickt den Chor sehr unfreundlich weg. Es kommt zum offenen Streit mit Marion, sie schickt ihn aus dem Zimmer und droht, nicht mehr mit ihm zu reden, wenn er sich nicht bei ihren Freunden, den Chormitgliedern entschuldigt und sie nicht weiter in den Chor bringt. Was sie tatsächlich mit fast kindlichem Durchhaltewillen durchzieht – er nimmt es mit Humor, lässt sich aber dann doch erweichen. Er entschuldigt sich und Marion geht in den Chor und entscheidet sich, ein Solo beim Vorsingen für einen Chorwettbewerb zu übernehmen, an dem der ungewöhnliche Chor teilnehmen möchte. Sie will beim Vorsingen das Solo übernehmen, da sie beim Wettbewerb wahrscheinlich nicht mehr leben wird – in der direkten Konfrontation mit der Begrenztheit der eigenen Lebenszeit, die so jenseits aller eigenen Kontrollierbarkeit liegt, gibt ihr dieses Projekt ein Ziel und Halt. Marion hat einen »Walkman« mit dem Lied, das sie vorsingen möchte. Ihr Zustand verschlechtert sich, sie kann nicht mehr aufstehen und ringt Arthur das Versprechen ab, statt ihrer in die Chorprobe zu gehen. Marion findet trotz der schwindenden Lebensgeister sichtlich Kraft in der Vorbereitung auf das Auswahlkonzert. Sie möchte, dass die ganze Familie zum Zuhören kommt. Arthur gibt das an seinen Sohn John weiter, vergisst aber zu erwähnen, dass er abgeholt werden möchte – vor dem Konzert führt dieses Missverständnis zu einem erneuten Zerwürfnis zwischen Vater und Sohn. Letztlich sind dann doch alle da: der Chor singt auf einer Wiese in einer sozialen Wohnungsbausiedlung (mit sichtlich authentischem, nicht schauspielerndem Publikum aus der Region) vor dem Juror. Der Chor singt Pop- und Rockmusik und bricht ähnlich mit den Altersstereotypen, wie man das aus dem Film *Young@Heart* kennt- »Sex, drugs, and Rock'n'Roll« als Lebensspannenprojekt. »Let's talk about sex« mit über 70 (◼ Abb. 13.3). Der Höhepunkt ist das Solo von Marion, eine Liebeserklärung an Arthur – »True colours«, ein Song, der ursprünglich von Cyndi Lauper interpretiert wurde und auch ein Hit der »Gaypride«-Bewegung ist. Das Lied besingt die wahren Farben, das wahre Wesen, das durchscheint und das schön und liebenswert ist und gibt der angesungenen Person Mut, zu diesem Wesen zu stehen und weiter zu machen. Das Lied wird fast ein wenig verfremdet, da musikalisch nicht perfekt vorgetragen. Die geschwächte, todgeweihte Marion singt sehr intensiv und berührend – die Gebrechlichkeit des Körperlichen wird durch ihre strahlenden Augen und deren liebevollen Ausdruck vergessen gemacht. Die Zuschauer und auch der ein wenig spät angekommene Sohn John mit der kleinen acht-jährigen Tochter Jennifer, zeigen ihre Rührung. Ganz im Gegensatz zu Arthur, der sich zurückzieht und eine Zigarette raucht. Zu Hause angekommen, zeigt Arthur seine Traurigkeit – er habe sie seit langen nicht mehr so glücklich gemacht, wie er sie heute erlebt habe, das tue ihm sehr leid. Sie antwortet mit »Du bist mein Fels« und unterstreicht, dass sie nichts bereut und ihn liebt. Er spricht aus, dass er sie nicht gehen lassen möchte. Einen kurzen Moment wechseln sie die Rollen – er ist schwach und lehnt seinen Kopf an ihre Schulter, an die Schulter seiner sterbenden Frau, die er nicht ziehen lassen möchte.

Dann geschieht es – ziemlich genau in der Mitte des Films. Sehr behutsam, aber doch direkt dargestellt: Marion verstirbt. Das letzte Schnappatmen, der nächtliche Anruf beim Sohn, der nächtliche Besuch des Leichenbestatters. Kurze Szenen, die Bilder, die sich in einer solchen Situation aneinander-

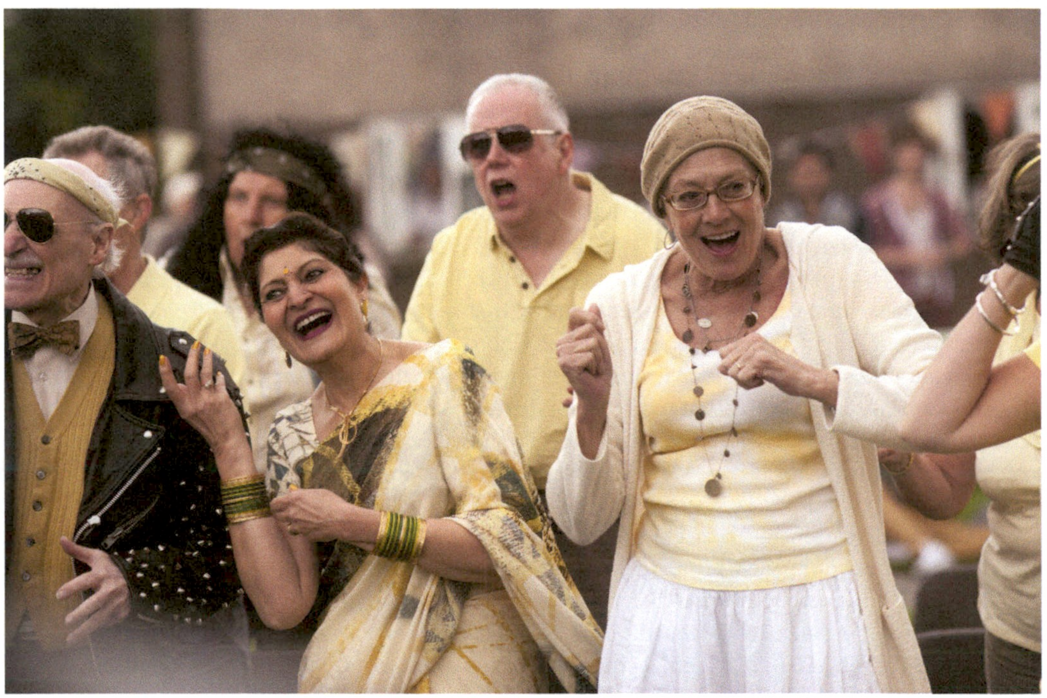

**Abb. 13.3** Filmszene 2 *Song for Marion*. (© Ascot Elite Filmverleih/dpa/picture alliance)

reihen und bleiben – zwischen nicht aushaltbar scheinendem Schmerz und pragmatischer, fast trivial anmutender Geschäftigkeit. Der Sohn steht vor der verschlossenen Tür, hinter der seine verstorbene Mutter liegt und neben ihr der frisch verwitwete Ehemann, sein ihm fremder Vater. Man hört einen Schmerzensschrei von Arthur – die einzige Art des Ausdrucks von Trauer und Verzweiflung, die Arthur zur Verfügung zu stehen scheint. Der Sohn ist hilflos und bleibt draußen stehen. Von da an erscheint Arthur fast ein wenig entrückt und teilnahmslos, in der Populärpsychologie würde man von »dissoziiert« sprechen. Sein Repertoire an emotionalen Ausdrucksmöglichkeiten scheint überfordert mit dieser Intensität des emotionalen Schmerzes und der Traurigkeit. Er hält sich aus dem Leichenschmaus heraus und sitzt mit unbeteiligter Miene im Nachbarraum, während Sohn, Enkelin und Chormitglieder Abschied nehmen und eine indische Chorschwester ein verinnerlichtes indisches Lied singt. Als alle gegangen sind, sagt Arthur ruhig, sich entschuldigend, er sei ein schlechter Vater gewesen und sein Sohn sei besser dran ohne ihn – er wolle keinen Kontakt mehr, das sei das letzte Wort. Der Sohn ist erstaunt und verletzt und geht.

Nun sieht man den dezent verwahrlost daherkommenden Arthur in seiner einsamen Welt, der die Einkaufsliste am Grab mit seiner verstorbenen Frau bespricht und auf dem Sofa versucht, zumindest ein wenig Schlaf zu finden, die Leere des Ehebetts vermeidend. Die Chorleiterin Elizabeth sucht Kontakt mit ihm, er lässt sie herein, bleibt aber auf Distanz. Wie schlafwandlerisch, ferngesteuert drängt es Arthur wiederholt zu den Chorproben, es entsteht eine Beziehung des »grummeligen« Greises mit Elizabeth, die sich ihrerseits Arthur gegenüber öffnet und über ihr nicht besonders glückliches Liebesleben spricht. Arthur beginnt mit Elizabeth zu singen, sie proben ein Lied, sie plant dieses beim Wettbewerb aufzuführen. Sie fragt, warum er das mache, wie sich das anfühle. Er wisse es nicht. »You are enjoying yourself« antwortet sie, »Sie haben Spaß". Ein Wandlungsprozess beginnt. Arthur taucht schließlich sogar bei den von ihm immer noch als recht albern erlebten Chorproben auf. Er sucht

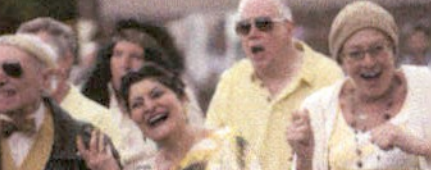

Kontakt zu seinem Sohn und seiner Enkeltochter. Dies gelingt gut bei der Enkeltochter, der Sohn ist zu verletzt, als dass dies durch ein Gesprächsangebot zu kitten wäre. Das Gespräch mit dem Sohn wühlt Arthur so auf, dass er seinen Plan mit zum Wettbewerb zu kommen, aufzugeben scheint. Doch schließlich ist er doch da. Sogar sein Sohn ist der Einladung gefolgt, die sein Vater ihm zusammen mit alten Fotos mit seiner Mutter geschickt hat. Auch dieser Film lässt nicht den obligatorischen retardierenden Moment vor dem Höhepunkt vermissen – der Chor soll kurzfristig von dem Wettbewerb ausgeschlossen werden, da er zu ungewöhnlich sei. Schließlich ist es Arthur, der Elizabeth zitiert, dass es egal sei, ob man ausgelacht werde und einfach auf die Bühne geht. Er singt den Lullaby-Song von Billy Idol. Der Schlaf als Bruder des Todes – das Schlaflied klingt wie eine innige Liebeserklärung und erscheint wie ein verinnerlichter Abschied von seiner Ehefrau. Arthur trägt das Lied mit geschlossenen Augen vor und scheint ganz bei sich – die bisher kaum ausdrückbare Mischung aus Traurigkeit und Liebe findet einen Ausdruck. Die Schlusseinstellung zeigt Arthur – erstmals nach dem Tod der Frau im Ehebett schlafend – er wirkt körperlich entspannt nach Marions Tod. Auf dem Anrufbeantworter, auf dem noch ihre Stimme zu hören ist, gratulieren Sohn und Enkelin zum Auftritt. Das Ende stimmt zuversichtlich.

## Diskussion/Interpretationsmöglichkeiten

Vor das Altersthema des Films schiebt sich das Thema der Trauer. Marion ist todkrank und wird bald sterben. Sie selbst und Arthur befinden sich in der ersten Filmhälfte in der Phase der antizipierten Trauer (Trachsel und Maercker, 2015). Die zweite Filmhälfte zeigt Arthur dann in Trauer und bei deren Bewältigung. Das zentrale Altersthema des Films kann dann als Changieren zwischen Einsamkeit (dafür steht zunächst Arthur) und Soziabilität (dafür stehen Marion, die Chormitglieder und die junge Elizabeth) interpretiert werden. Ein drittes Thema ließe sich diskutieren: der Generationenkonflikt zwischen Großvater und erwachsenem Sohn – aber weil dies nur ein Randthema des Films ist, wird im Folgenden darauf verzichtet.

### Trauer und antizipierte Trauer

Dem Thema Trauer und seinen psychischen Abläufen hatte sich als erster Freud (1917/1992) in seiner wichtigen Schrift »Trauer und Melancholie« zugewandt. Er hatte Trauer als objektbezogen und konstruktiv dargestellt, gleichzeitig aber auch auf das destruktive Potential von möglicher Wut und Selbsthass beschrieben. Den Begriff »antizipierte« (oder antizipatorische) Trauer hat Erich Lindemann (1944/1985) zum ersten Mal benutzt und zwar bei amerikanischen Soldatenfrauen, die Angst davor hatten, vom Tod ihres Mannes zu erfahren. Sie erlebten verschiedene Phasen der Trauer, um sich vor der Todesnachricht zu schützen. Lindemann beschrieb, dass ihre »Trauerarbeit« zu sehr oder zu intensiv sein konnte, so dass aus dem Krieg zurückkehrende Soldaten zu Hause Ehefrauen fanden, die sich von ihnen zurückgezogen hatten und sie nicht länger liebten. Diese destruktive Bestimmung der antizipierten Trauer wurde später und aufgrund vieler Forschungsergebnisse relativiert und als nur ein einzelner möglicher Ausgang neben verschiedenen positiven Ausgängen beschrieben (Parkes und Weiss, 1983).

Antizipierte Trauer wird heute in der Regel als ein psychischer Anpassungsprozess gesehen, in dem diejenigen, die für sich selbst oder einen nahen Angehörigen den Tod nahen sehen, den baldigen Verlust als Realität zu sehen lernen, noch nicht abgeschlossene Themen (*unfinished business*) ins Zentrum rücken, sich verabschieden können, frühere Missverständnisse klären und sich an die veränderte Umwelt anzupassen lernen, in der die verlorene Person fehlen wird (Trachsel und Maercker, 2015). Lange wurde in der Trauerliteratur angenommen, dass eine intensive antizipatorische »Trauerarbeit« regelhaft zu einer besseren Bewältigung des Verlusts und des nachfolgenden Alleinseins führt. Inzwischen ist der Begriff »Trauerarbeit« aufgrund vieler empirischer Forschungsarbeiten obsolet geworden, denn es gibt nicht die *eine* richtige Form der Auseinandersetzung mit dem (nahenden) Tod, sondern viele verschiedene Wege und dynamische Konstellationen, die zu Trost und einer neuen Zukunftsorientierung führen (Bonanno, 2012). Wobei eine Minderheit von Trauernden diese nicht bewältigen kann und eine anhaltende Trauerstörung ausbildet (*prolonged grief disorder;* als Diagnose für das ICD-11 vorgesehen: Maercker et al., 2013)

Die berühmten, von Kübler-Ross (1969) postulierten Trauerphasen, die von anderen Autoren modifiziert wurden, wie Verleugnung, Ärger, Angst, Verhandeln, Demoralisierung und Akzeptanz, werden heute nicht als aufeinanderfolgend, sondern als parallel in wechselnder Ausprägung gesehen (Maciejewski et al., 2007). D. h., verschiedene Formen von Wut und von Ängsten können nebeneinander bestehen – und es ist aus einer Einmal-Beobachtung (fachsprachlich: Querschnittsuntersuchung) heraus nicht abzusehen, ob wenig oder viel Wut oder Angst später zu einem guten oder einem anhaltenden Trauerverlauf führt.

Der Filmheld Arthur zeigt viele Anzeichen ausgeprägter antizipativer und dem Tod folgender Trauer. Wir sehen bei ihm Zeichen des Nicht-Wahrhabenwollens neben Wut und Angst. Er möchte alles verhindern, was seine Frau Marion körperlich schwächen könnte, und erntet damit bei den Chormitgliedern – und uns als Zuschauern – an mehreren Stellen des Films Unverständnis. Nach Marions Tod brechen mit großer Gewalt Emotionen aus ihm hervor, allerdings hinter der geschlossenen Tür. Aber in der zweiten Hälfte des Films erleben wir ihn im psychologischen Prozess des »Verhandelns« – wie das Küber-Ross (1969) nannte – wenn er auf Elizabeths Angebote eingeht und sich damit schlussendlich aus seiner Einsamkeit wohl befreien kann.

## Alte Menschen: Einsamkeit oder Soziabilität

Über die ganze Lebensspanne hinweg sind das emotionale und soziale Erleben eng verknüpft. Kleine Kinder sind beim Regulieren ihrer Gefühle noch gänzlich auf das Co-Regulieren von Erwachsenen angewiesen. Mit fortschreitender Reifung des Gehirns wird dann Selbstregulation möglich. Allerdings bleibt die Regulation der Emotionen eng mit sozialen Prozessen verbunden. Nicht zuletzt aus den Erfahrungen über die Lebensspanne lernt man, ob es gut oder gefährlich ist seine Gefühle zu zeigen und zuzulassen. Kommentare wie »Ein Indianer kennt keinen Schmerz« und das Abtun von Gefühlsäußerungen bei Kindern mag dazu führen, dass der Ausdruck und die Selbstwahrnehmung des eigenen Gefühlslebens leiden. In der Psychosomatik spricht man von Alexithymie, wörtlich übersetzt, dem Fehlen von Worten für die eigene Befindlichkeit (Taylor et al., 1991). Alexithymie ist nicht nur mit weniger erfülltem Sozialleben verbunden, sondern auch mit mehr körperlicher Symptomatik. Mit dem Rückzug aus dem Arbeitsleben und dem Wegfall automatischer sozialer Kontakte in diesem Kontext, sowie dem Verlust nahestehender Personen wird im Alter oft Einsamkeit ein Thema. Andererseits gibt es auch Freiheitsgrade des Alters, die soweit die gesundheitlichen und strukturellen Ressourcen vorhanden sind, neue soziale Aktivitäten erlauben. Die Spannweite wird im Film aufgezeigt – die Soziabilität der Chorschwestern und -brüder, die auch am Krankenbett Gemeinschaft anbietet, wird kontrastiert mit Arthurs sozialem Rückzug nach Marions Tod. Der im Film geschilderte Wandlungsprozess von Arthur manifestiert sich in einem Zulassen von sozialer Gemeinschaft und neuem Ausdruck für das eigene Innenleben.

**Ausdruck von Emotionen/Alexithymie** Freude haben, froh zu sein, Spaß zu haben – das hat Arthur aus irgendwelchen Gründen nicht gut gelernt. Das Verbergen der eigenen Gefühle als Umgang mit ihnen, zum eigenen Schutz und zur eigenen Stabilisierung wird auch vermeidende Emotionsregulation genannt (Traue, 1998). Diese kann kurzfristig und mittelfristig sehr erfolgreich sein und ist in unserer Gesellschaft auch voll dem männlichen Stereotyp entsprechend – starke, anpackende Männer gelten gängigerweise nicht als gefühlsduselig. Wenn gelernt wurde, dass der Ausdruck von starken Gefühlen ungut, unmännlich oder nicht aushaltbar ist, so hat das Auswirkungen auf die Persönlichkeit. Der Ausdruck von Gefühlen ist im Verhaltensrepertoire schlicht unterrepräsentiert. Ganze Generationen

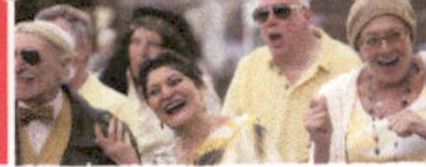

insbesondere von Männern sind so sozialisiert. Im Film wird nicht weiter darauf eingegangen, warum Arthur so ist, wie er ist, was dieses regulatorische Trainingsfeld war, das eher die Vermeidung von Gefühlsausdruck nahelegte. Er war offensichtlich schon immer so. Immer wieder kommt er in Situationen, in denen die sozialen Beziehungen leiden, weil er Mühe hat, einen passenden Ausdruck oder Worte für sein Empfinden anderen gegenüber zu finden. Die sozialen Implikationen dieses Emotionsstils folgen auf dem Fuß. Dies spiegelt sich insbesondere in den konfliktiven Szenen mit dem Sohn, der ein emotionales Öffnen des Vaters vermisst und sich abgewertet und weggestoßen fühlt. Das Problem an vermeidender Emotionsregulation ist, dass sie nicht nur die Spitzen im negativen Bereich eindämmt – sie kappt auch die Spitzen im positiven Bereich. Das wird an Arthurs Rolle sehr deutlich. Seine Entwicklung, die im Film nachgezeichnet wird, hat viel damit zu tun, zu lernen, froh zu sein und innere und äußere Dinge zuzulassen und einen eigenen Ausdruck zu finden. Dabei erweist sich die Musik als Ausdrucksform, die auch dem alexithymen Arthur erlaubt, sein Empfindungen zu zeigen. Das Offenlegen von Empfindungen ist der erste Schritt für das Entstehen psychischer Nähe. So scheint die Selbstöffnung von Arthur beim Singen des Wiegenliedes auch etwas mit der Beziehung zum Sohn verändern zu können. Seine Gesangsstunden mit der Chorleiterin helfen Arthur, seine Wortlosigkeit zu überwinden und spiegeln gut wider, wie nahe emotionale und soziale Prozesse verknüpft sind.

**Die Rolle der Partnerschaft** Im Film wird gut dargestellt, wie Paarbeziehungen auch kompensatorisch wirken können- Arthur hat eine Partnerin, die, wie er auch im Film sagt, das glatte Gegenteil von ihm ist- positiv, zuversichtlich und offen, bezogen auf andere, verspielt. In der Beziehung zum sozialen Umfeld aber auch zum eigenen Sohn, ist sie das Bindeglied für Arthur zur Außenwelt. Andererseits wirkt sie auch verletzlich und Arthur ist »the rock«, wie ihm Marion in einem der zarten, intimen Momente, in denen das Paar im Bett oder auf der Couch gezeigt wird, zu ihrem Mann sagt. Die Rollenaufteilung ist dabei klassisch geschlechtsrollengemäß: Männlichkeit ist gekennzeichnet durch Instrumentalität, Kontrolle und Stärke, dazu passen »softe« Emotionen wie Zuneigung und Trauer nicht. Der politisch korrekte neue Titel der alten Skala »Weiblichkeit« des »Bem Sex Role Inventory« lautet nun »Emotionale Expressivität«. Dies zeigt, wie nah emotionaler Ausdruck mit einem weiblichen Rollenbild verknüpft ist. Arthurs Männlichkeit passt auch zu dem Milieu, in dem der Film spielt – ein Arbeiter, der Weltkriege und Rezensionen überstanden hat und seine Familie ernährt hat, kann sich zu viel Weichheit und Verspieltheit nicht leisten. Der Regisseur und Drehbuchschreiber Paul Andrew Williams widmet den Film »der Familie«. Er stellt einen expliziten Bezug zu seinen Großeltern als Vertreter der Kohorte der heute Hochbetagten in Nordengland her, eine Arbeitergeneration, bei der Pflichterfüllung und Fleiß den Alltag prägen und der Ausdruck von Emotionen der Schwäche nicht viel Raum hat (siehe Beilage deutsche DVD). In einem Interview im Rahmen des Filmfestivals British Independent Film Awards 2012 unterstreicht Williams autobiographische Bezüge im Film: eine Würdigung seiner Großeltern und ihrer Verbindung und der Abschied voneinander. Der Umgang mit Emotionen war auch am Set immer wieder ein Thema. Der Film sei dazu gedacht, dass er berühre, ohne dabei einen erhobenen Zeigefinger zu haben (»Touch without being clever about it«; aus 05.09.2012 https://www.youtube.com/watch?v=nKYsJzJWwx0).

Auch im Erwachsenenalter ist also die Partnerschaft eine gesunde Quelle der Co-Regulation von Emotionen, dies entspricht dem aktuellen Forschungsstand. Auch die Tatsache, dass eine chronische Erkrankung eines Partners immer eine Paarangelegenheit ist und der Umgang im Paar eine zentrale Rolle bei der Krankheitsbewältigung spielt, wird durch neuere Forschung unterstützt. Die häufig anhaltenden starken emotionalen und gesundheitlichen Symptome nach dem Verlust des Partners durch Tod oder auch Trennung sind aus dieser Perspektive nicht nur durch Trauer zu erklären: Die Co-Regulation des Partners von sozialen und emotionalen Prozessen fällt weg und es kommt häufig zum Kollaps des emotionalen und sozialen Lebens. In dem Film geschieht Arthur Ähnliches: er bricht mit seinem Sohn und zieht sich aus dem Leben zurück. Ausgerechnet der Chorgesang bildet dann seine

Brücke zurück in eine neue Normalität. Dies mag überraschen, wird aber im Film glaubwürdig dargestellt. Offensichtlich gab es schon immer ein Interesse an Musik, aber keine Gelegenheit dieses weiter zu verfolgen. Die Wahl eines so verinnerlichten Liedes, wie das Wiegenlied im Film, als Ausdruck für bedingungslose Verbundenheit über die Zeit und sogar den Tod hinaus, gibt der Traurigkeit des Verlusts ein Gefäß, das es ermöglicht diese Trauer zu spüren und zu benennen. Auch wenn das Brechen von Altersstereotypen und das Zeigen und Teilen von Lebenslust weiter nicht ganz oben auf der Agenda von Arthur stehen, tut ihm das Singen mit der Chorleiterin und schließlich auch mit dem Chor sichtlich gut. Die wichtige Rolle von Begleitet-Sein (*companionship*) im Alter wird auch in der Alternsforschung stark unterstrichen. Andererseits – und das wird im Film und auch in der Forschung häufig vernachlässigt – gibt es auch negative soziale Austauschprozesse, die von Konflikt und Kontrolle geprägt sind, die insbesondere im Alter auch negative Effekte zeigen können (Rook, 2015). Die durch und durch herzlich zugewandte, stets humorig-großzügige Gruppe des Chors mag hier eine Idealdarstellung sein.

**Singen in Gemeinschaft ist gesund**   Das Singen im Chor kombiniert das Erleben von Gemeinschaft mit dem Finden von eigenem Ausdruck in der Musik. Entsprechend gibt es Belege in der Literatur, dass Chorgesang nicht nur gut für Atmung und Haltung ist, sondern auch psychische und körperliche Gesundheit fördert. Es konnten sogar Effekte auf Immunparameter und der Ausschüttung des Stresshormons Cortisol belegt werden (Kreutz et al., 2004). Auch eine Erhöhung des »Bindungshormons« Oxytocin wurde im Kontext von Singen nahegelegt, was Forscher zu der Annahme verleitet, dass Singen in Gemeinschaft soziale Bindungen fördert (Kreutz, 2014).

# Abschließende Eindrücke und Bemerkungen

Wie viele britische Sozialdramen vermittelt der Film am Ende eine oder mehrere positive Botschaften. In diesem Film sind es: Auch im Alter kann man negative Persönlichkeitseigenschaften abstreifen; ein Grießgram integriert sich in eine Gruppe; auch im Alter kann eine Fähigkeit wiederbeleben – wie das Singen; überhaupt: Singen erzeugt emotionale Verbundenheit; und schlussendlich – Trauer um den geliebten Lebenspartner muss nicht ewig dauern. Das sind ziemlich viele positive Botschaften für anderthalb Stunden und für das Thema Altern und Sterben.

Dennoch werden die meisten Zuschauer mit dem Film mitgehen, traurig mitleiden, lachen und sich vor Ergriffenheit Tränen aus den Augen wischen. Das ist die Stärke eines guten Melodramas. Es bietet eine bunte Mischung aus der Gewalt des Sterbens, aus Pathos und Humor. Ein Melodrama darf übertreiben, zeitweise unrealistisch sein und Zufälle eine große Rolle spielen lassen. Wie ein typisches Melodrama braucht es einen Bösewicht, das ist hier der Ehemann Arthur, der sich dann über einen zunehmend liebenswerten Ekel zu einem strahlenden positiven Held verwandelt (Brooks, 1998). Zugegebenermaßen kann man so viel Melodrama als psychologisierender Zuschauer vielleicht auch nur verkraften, weil es um einen gesellschaftlich marginalisierten Themenbereich geht: Altern, Sterben und Trauer.

Für die langjährige Seminarreihe »Psychopathologie im Film« im Masterstudium Psychologie an der Universität Zürich, die seit 2007 regelmäßig vom Erstautoren dieses Betrags angeboten wird, wurde gleich nach dem Erscheinen von *Song for Marion* der Film für eine Eignung für das Seminar überprüft. Der Film war nicht geeignet. Allerdings nicht aus cineastischen Gründen, sondern weil »Altern, Sterben und Trauer« nicht als Psychopathologie gelten kann und soll. Bei all diesem geht es um normale Prozesse des Lebens, wie Geburt und die erste Liebe. Für eine Seminarreihe »Alter und Film« oder »Die Lebensspanne im Film« ist *Song for Marion* allerdings ein wunderbares Meisterwerk.

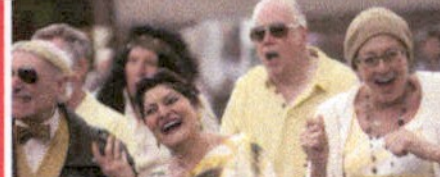

# Literatur

**Beck** RJ, Cesario TC, Yousefi A, Enamoto H (2000) Choral singing, performance perception, and immune system changes in salivary immunoglobulin A and cortisol. Music Percept 18:87–106

**Bonanno** GA. (2012) Die andere Seite der Trauer. Verlustschmerz und Trauma aus eigener Kraft überwinden. Aisthesis, Bielefeld

**Brooks** P (1998) The Melodramatic Imagination: Balzac, Henry James, Melodrama, and the Mode of Excess. Oxford University Press, Newark, NJ

**Freud** S (1917/1992) Trauer und Melancholie. In: ders.: Das Ich und das Es-Metapsychologische Schriften. Fischer, Frankfurt a.M.

**Kreutz** G, Bongard S, Rohrmann S, Hodapp V, Grebe D (2004) Effects of choir singing or listening on secretory immunoglobulin A, cortisol, and emotional state. J Behav Med 27:623–635

**Kreutz** G (2014) Does Singing Facilitate Social Bonding?. Music Med 6(2): 51–60

**Kübler-Ross** E (1969) Interviews mit Sterbenden. Kreuz, Stuttgart

**Lindemann** E (1944/1985) Jenseits von Trauer: Beiträge zur Krisenbewältigung und Krankheitsvorbeugung. Vandenhoeck & Ruprecht, Göttingen

**Maciejewski** PK, Zhang B, Block SD, Prigerson HG (2007) An empirical examination of the stage theory of grief. JAMA, 297(7):716–723

**Maercker** A, Brewin CR, Bryant RA, Cloitre M, Ommeren M, Jones LM, Reed GM. (2013) Diagnosis and classification of disorders specifically associated with stress: proposals for ICD 11. World Psychiatry 12(3):198–206

**Parkes** CM, Weiss RS. Recovery from bereavement. Basic Books, New York

**Rook** K (2015) Social Networks in Later Life: Weighing Positive and Negative Effects on Health and Well-Being. Current directions in psychological science. 24 (1):45–51

**Taylor** GJ, Bagby RM, Parker JDA (1991) The alexithymia construct: a potential paradigm for psychosomatic medicine. Psychosomatics 32:153–164

**Trachsel** M, Maercker A (2015) Lebensende, Sterben und Tod. Fortschritte der Psychotherapie, Bd. 61. Hogrefe, Göttingen

**Traue** HC (1998) Emotion und Gesundheit. Spektrum, Heidelberg

| Originaltitel | Song for Marion |
| --- | --- |
| Premiere | 15. September 2012 |
| Deutscher Start | 14. März 2013 |
| Erscheinungsjahr | 2012 |
| Land | Großbritannien, Deutschland |
| Genre | Chorfilm |
| Drehbuch | Paul Andrew Williams |
| Regie | Paul Andrew Williams |
| Darsteller | Terence Stamp, Gemma Arterton, Christopher Eccleston, Vanessa Redgrave |

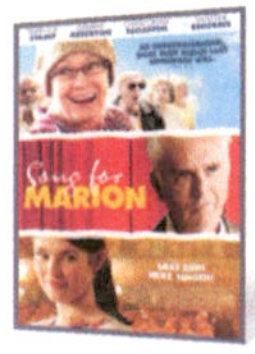

*Romina Gawlytta und Jenny Rosendahl*


# Kopfstand statt Ruhestand: Der Vergänglichkeit zum Trotz



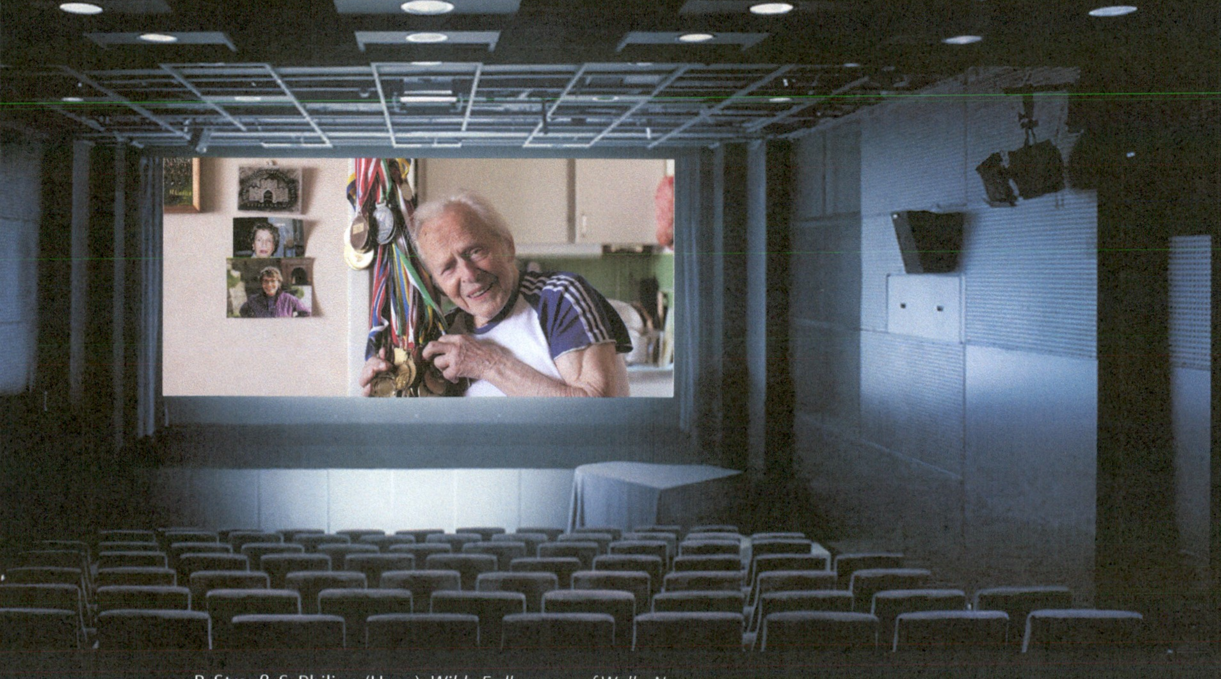


B. Strauß, S. Philipp (Hrsg.), *Wilde Erdbeeren auf Wolke Neun*,
DOI 10.1007/978-3-662-50488-8_14, © Springer-Verlag GmbH Deutschland 2017

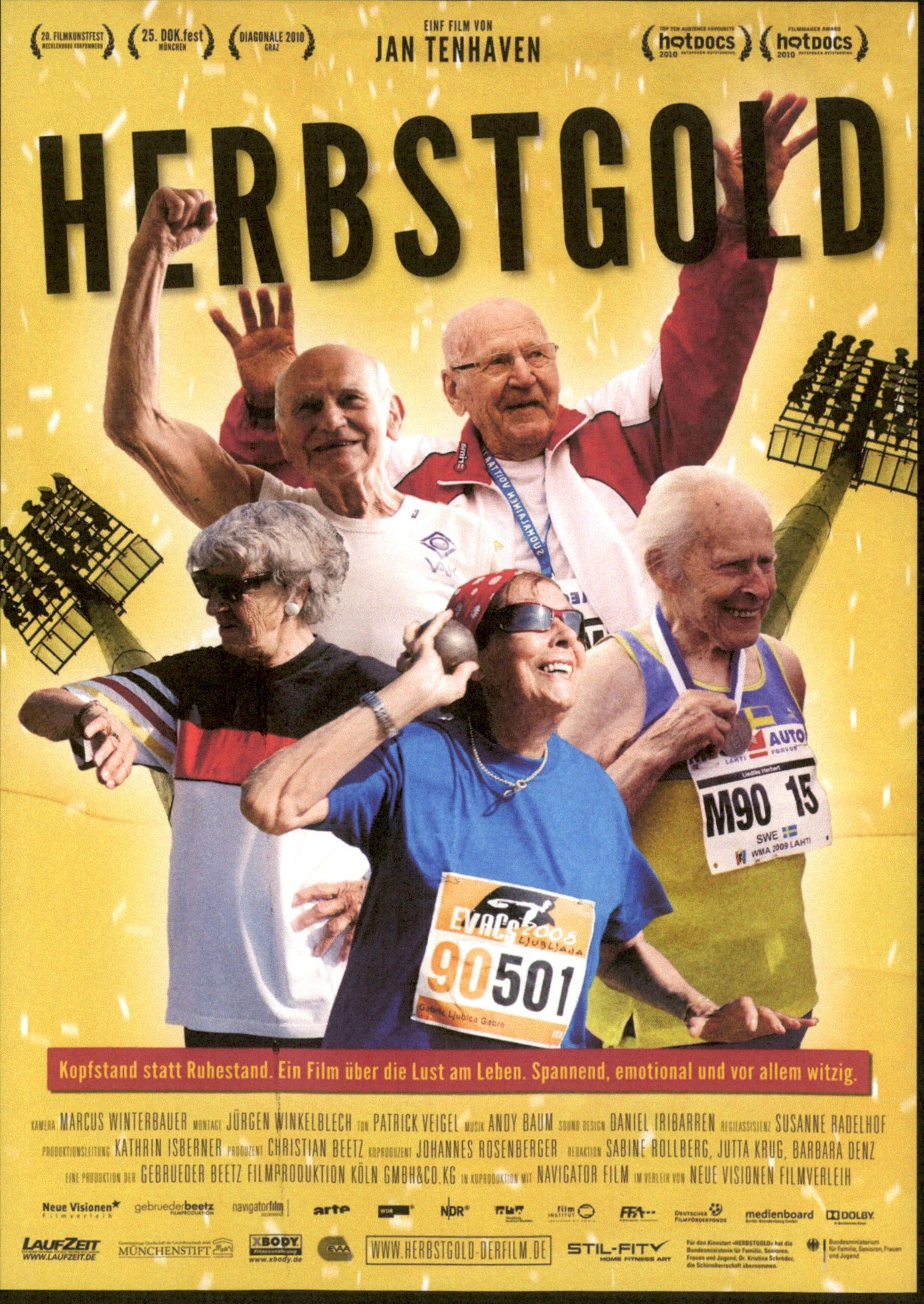

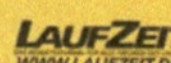
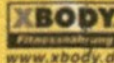
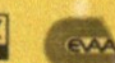

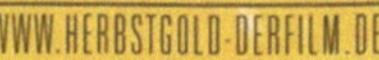
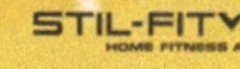
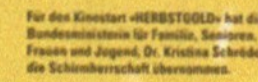
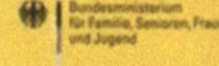



Filmplakat *Herbstgold.*
(© Neue Visionen Filmverleih/dpa/picture alliance)

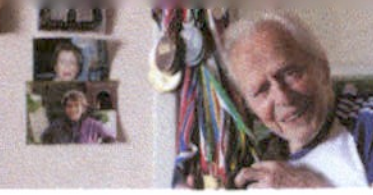

# Herbstgold

## Hintergrund

Seit 1975 werden jährlich die Senioren-Weltmeisterschaften der Leichtathletik ausgetragen. Bei diesen Sportveranstaltungen kämpfen Athleten im Alter über 35 Jahre um Platzierungen und Bestleistungen. Gestartet wird in verschiedenen Wurf-, Sprint-, Sprung- und Laufdisziplinen, auch Mehrkämpfe und Staffelläufe werden ausgetragen. Die Wertung erfolgt in verschiedenen Alterskategorien im Fünf-Jahres-Abstand von 35 Jahren bis 100 Jahren. 2009 fanden die Senioren-Weltmeisterschaften im finnischen Lahti statt, an denen knapp 5000 Athleten aus 96 Ländern teilnahmen.

## Handlung

*Herbstgold* erzählt die lebensbejahende Geschichte von fünf Leichtathleten im Alter zwischen 80 und 100 Jahren mit einem gemeinsamen Ziel: die Teilnahme an der Leichtathletik-WM der Senioren in Lahti/Finnland. Der Film begleitet sie beim Training, zeigt sie in ihrem Alltag, dokumentiert die Vorbereitungen und schließlich den Wettkampf selbst (🎬 Abb. 14.1).

Trotz ihres hohen Alters haben die porträtierten Sportler sehr viel mit jungen Leistungssportlern gemeinsam. Sie sind ehrgeizig, trainieren bis an ihre Grenzen und wollen unbedingt gewinnen. Mit Ehrgeiz und Humor trotzen sie der eigenen Vergänglichkeit. Auf der Zielgeraden des Lebens wollen es die greisen Sportler noch einmal wissen und geben alles für die Goldmedaille in Finnland. Es ist ein Wettlauf gegen die Zeit, der auf eine sehr frohmütige Weise das Altwerden in verschiedenen Ländern beleuchtet. *Herbstgold* erzählt vom Verlieren und Gewinnen, von Rückschlägen und Triumphen, von Verlust und Überleben und am Ende davon, wer auf dem Siegertreppchen stehen wird.

Dabei spiegelt der Filmtitel kurz und prägnant wider, was die Botschaft von *Herbstgold* ist: der Lebensherbst eines Menschen muss nicht grau, ziellos und einsam verbracht werden, sondern kann durch sportliche Aktivität von erfüllten, zufriedenen Momenten und »goldenen« Zeiten geprägt sein.

*Herbstgold* ist kein Sportfilm. Es geht in erster Linie um die Menschen mit ihren Gefühlen, Träumen und Ängsten, um Leidenschaft und darum, noch Ziele zu haben und zu verfolgen. Der Film reduziert die Protagonisten daher nicht nur auf den Sport. Vielmehr wird beleuchtet, wie die Alten ihren Alltag meistern, wie sie leben, welche Rolle Liebe und Sexualität spielen und wie sie mit dem Altwerden und dem damit verbundenen körperlichen Abbau und Leistungsverlust umgehen. Die Vergangenheit der Protagonisten wird kaum thematisiert. Vielmehr geht es darum zu zeigen, dass auch sehr alte Menschen durchaus eine Gegenwart und sogar eine Zukunft haben.

## Die Protagonisten

*Herbstgold* portraitiert fünf Sportler aus verschiedenen europäischen Ländern: Jiří Soukup (82 Jahre, Tschechien), Herbert Liedtke (93 Jahre, Schweden), Ilse Pleuger (85 Jahre, Deutschland), Gabre Gabric (94 Jahre, Italien) und Alfred Proksch (100 Jahre, Österreich).

### Jiří Soukup, Tschechien, 82 Jahre, Hochsprung

Jiří wohnt mit seiner Frau Anna zusammen in einer kleinen Wohnung in Hradec Králové in der Tschechischen Republik. Er versucht sich an einer neuen Disziplin, dem Hochsprung. Sein Ziel ist es, die 1-Meter-Marke zu knacken. Um fit zu bleiben, trainiert er seine Ausdauer beim Treppenlauf im

Plattenbau und achtet sehr auf seine Ernährung. Am meisten fürchtet er sich vor Sportverletzungen, er hat schon einige hinter sich. Jiří ist der einzige der fünf Sportler, der noch eine Lebensgefährtin hat. Seine Frau unterstützt seine sportlichen Pläne, mahnt ihn allerdings auch zur Vorsicht. Sie ist sicher, ohne den Sport würde ihr Mann ein gelangweilter, schlecht gelaunter alter Mann sein. Gern lässt sich Jiří von ihr massieren. Er ist dankbar für ihre Unterstützung.

> Jiří: »Ich bemühe mich, aktiv zu bleiben. Ich will meine Jugend verlängern, aber so einfach ist das nicht. Man sagt, das Leben sei wie Wasser: Wir wollen es in den Händen halten, aber es rinnt uns durch die Finger. Deshalb ballen wir die Hände zu Fäusten, damit es nicht so schnell fließt. Und damit wir noch etwas Nützliches machen können, für uns selbst, für die Familie, für die Enkel, für die Gesellschaft, für die Nation, für Europa, für die Welt, für den blauen Planeten.«

## Gabre Gabric, Italien, 94 Jahre, Diskus

Gabre will auf keinen Fall eine alte Frau sein, dementsprechend macht sie ein Geheimnis aus ihrem Alter. Sie verkündet mit halbgespielter Empörung, dass sie niemandem ihr Alter verrät, bis eine Konkurrentin sie aus Versehen vor laufender Kamera outet. Als Diskuswerferin hat sie große Erfolge gefeiert und bereits in jungen Jahren an den Olympischen Spielen teilgenommen. Nostalgisch erzählt sie, wie sie bei ihrem ersten Wettkampf im Jahr 1936 den Diskus 43 Meter weit geworfen hat. Die zweifache Mutter hat als Journalistin u.a. in den USA gearbeitet und war mit dem Trainer Alessandro Calvesi verheiratet. Ihren Lebensabend verbringt Gabre in Brescia (Italien), wo sie stark im gesellschaftlichen Leben der Stadt verankert ist. Gabre erkennt durchaus, dass mit dem Alter die Leistungen notgedrungen schwächer werden. Allerdings ist sie inzwischen auch etwas trainingsfaul geworden. Sie leitet eine Seniorensportgruppe und legt großen Wert auf ihr Aussehen. Auch zum Wettkampf erscheint sie perfekt geschminkt. Gabre hält noch immer die Weltrekorde in der Altersklasse W95 im Diskuswurf mit 12,86 m und im Kugelstoßen mit 5,23 m.

> Gabre: »Jedes Mal, wenn ich neue Leute treffe, fragt jemand: Wie alt bist du? Das gefällt mir nicht. Ich sage dann: ›Dein Alter interessiert mich auch nicht. Und ich werde dir mein Alter nicht verraten‹. Wenn sie dich nicht als alt sehen würden, sondern so lebhaft wie du bist, dann wäre das egal. Aber nein, sie sehen dich plötzlich an: ›Pass auf hier, pass auf da! Achtung, die Straße!‹ Das ist natürlich schädlich, weil du plötzlich selber denkst: Oh, ich bin ja wirklich alt.«

## Ilse Pleuger, Deutschland, 85 Jahre, Kugelstoßen

Ilse ist verwitwet und erst kürzlich nach Kiel gezogen, sie muss sich erst noch einleben. Der Sport hilft ihr, mit der Trauer über den Verlust ihres Mannes, mit dem sie ein erfülltes Eheleben verbracht und zwei Kinder aufgezogen hat, zurechtzukommen. Sie legt Wert auf ihr Äußeres und macht zu Hause regelmäßig Gymnastik. Die Kugelstoßerin hat sich ein Ziel gesteckt: Sie will bei der anstehenden Weltmeisterschaft in Lahti noch einmal die 6-Meter-Marke erreichen. Ilse ist eine lebenslustige und humorvolle Frau, die sich bei den Wettkämpfen auch gerne mit ihren Mitstreiterinnen unterhält.

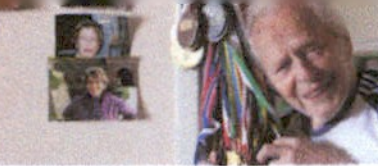



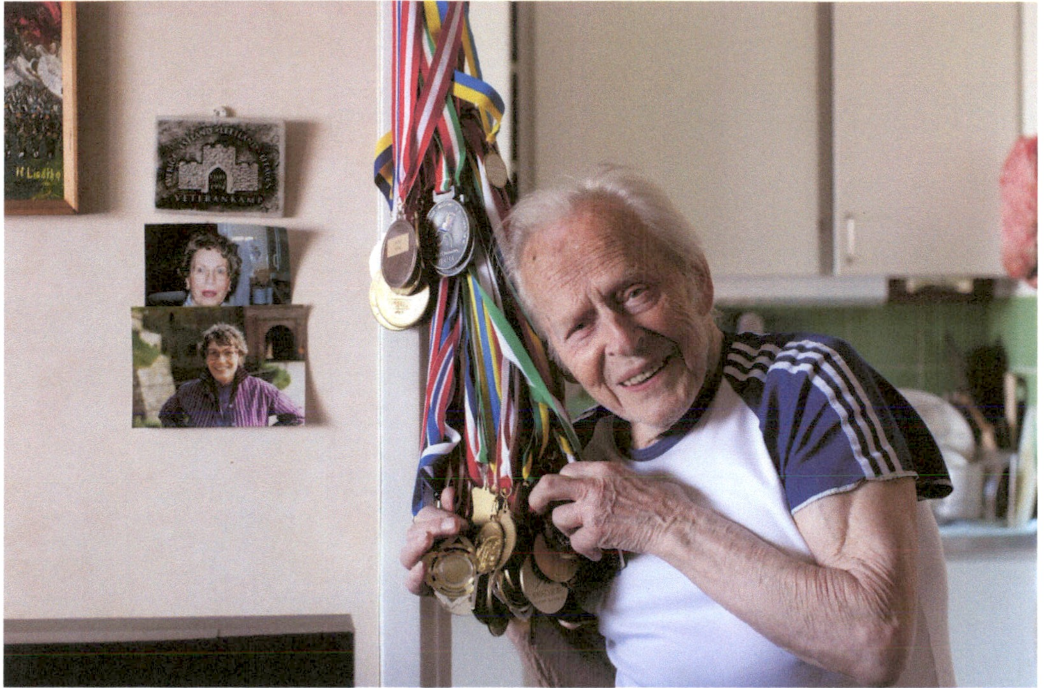

**Abb. 14.2** Filmszene 1 *Herbstgold*. Herbert präsentiert stolz seine Medaillen vor den Bildern seiner geliebten Eva. (© Neue Visionen Filmverleih/dpa/picture alliance)

Ilse: »Der Weltrekord in der 85er–Klasse steht bei 5,89 und ich möchte gerne die 6 Meter im Kugelstoßen noch mal erreichen. Weiß nicht, ob das Ehrgeiz ist, dass man immer eine gute Leistung bringen will, aber ich meine, das ist doch das Bestreben eines jeden Sportlers, wenn er in den Wettkampf geht, dass er eine gute Leistung bringt. Und das ist natürlich auch mein Ziel.«

## Herbert Liedtke, Schweden, 93 Jahre, Sprint

Herbert lebt in einer kleinen Wohnung in einem Altenheim in Stockholm. Er ist seit Kurzem Witwer, seine Frau Eva fehlt ihm sehr. Den Verlust seiner Frau bekämpft auch er mit Sport, Herbert ist Läufer. Er bereitet sich darauf vor, bei der Senioren-Weltmeisterschaft im 100-Meter-Sprint anzutreten. Sein Ehrgeiz erscheint ihm selbst etwas seltsam. Herbert findet, dass er zu klein ist. Der Sport ist für ihn auch ein Mittel, diesen Komplex zu überwinden. Er trainiert im Fitnessstudio, um seine Muskeln zu kräftigen (Abb. 14.2).

Herbert: »Mein Ziel ist es, mein Leben zu verlängern und sicher zu gehen, dass mein Blut jeden Tag durch meinen Körper zirkuliert. Das ist, was ich will. Ich glaube, wenn ich jetzt Schluss machen würde, dann sterbe ich in einem Monat. Aber ich will euch überleben!«

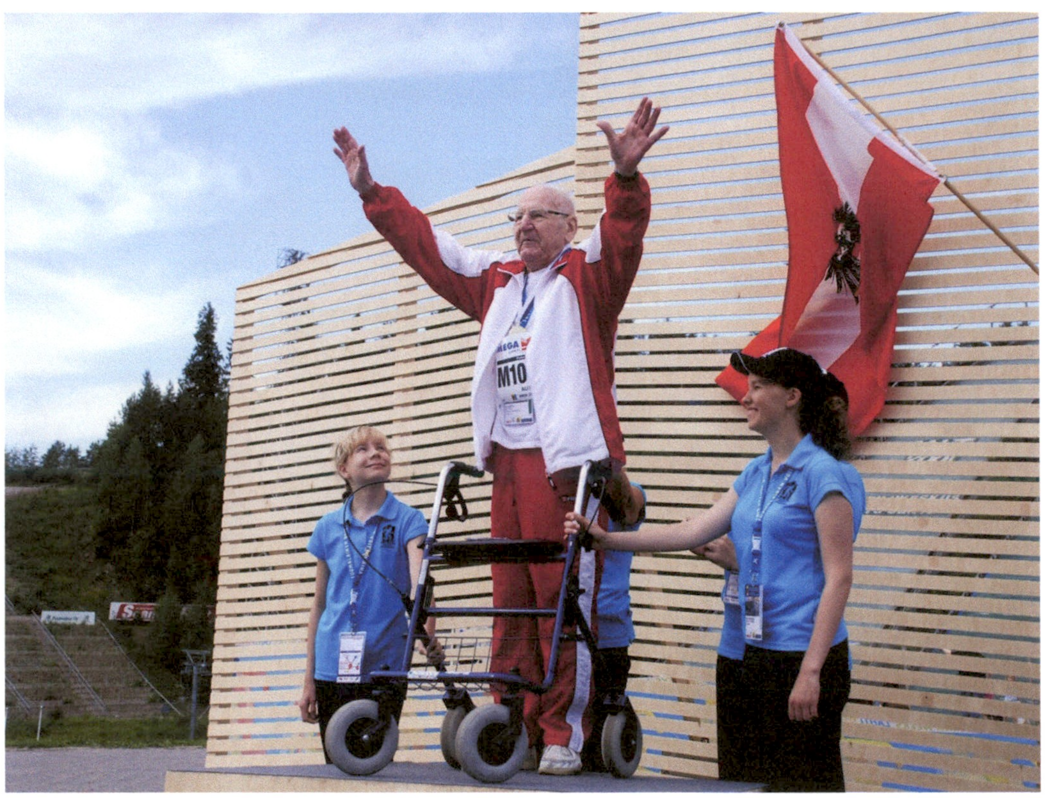



**Abb. 14.3** Filmszene 2 *Herbstgold*. Alfred siegt trotz körperlicher Einschränkungen beim Diskuswurf der Altersklasse M 100. (© Neue Visionen Filmverleih/dpa/picture alliance)

## Alfred Proksch, Österreich, 100 Jahre, Diskus

Alfred ist passionierter Künstler, dem es vor allem die Aktmalerei angetan hat. Er liebt das Leben, hatte viele Frauen, war verheiratet, ist Vater von vier Kindern und spricht noch im hohen Alter offen über Sexualität. Er lebt alleine, erzählt aber, dass er vor nicht allzu langer Zeit noch eine Beziehung hatte. Es ist ihm wichtig, dass er möglichst lange noch in seiner eigenen Wohnung mit all seinen Zeichnungen und Bildern leben kann. Der Sport hatte auch schon früher einen festen Platz in Alfreds Leben. 1936 belegte er bei den Olympischen Sommerspielen in Berlin den 6. Platz im Stabhochsprung. Heute betreibt er Diskuswerfen. Die Teilnahme an der Senioren-Weltmeisterschaft ist für ihn an sich schon ein Erfolg, denn in seiner Altersklasse gibt es nicht mehr viele Teilnehmer. Deshalb lässt sich Alfred auch von gesundheitlichen Problemen nicht aufhalten. Ein halbes Jahr vor der WM lässt er sich ein neues Kniegelenk einsetzen, denn er will »irgendwie weitermachen« und fühlt sich zu jung für den Ruhestand. Frisch operiert mit neuem Kniegelenk reist er nach Finnland zur WM ( Abb. 14.3).

> Alfred: »Kurz gesagt, ohne Übertreibung, ich habe einen unbändigen Ehrgeiz, ich bin ungern Zweiter, ich bin lieber Erster. (lacht) So ist das, das ist der innere Drang.«

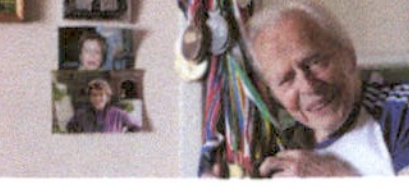

# Der Wettkampf

Die Senioren-Weltmeisterschaft in Lahti stellt für alle Protagonisten den Höhepunkt in ihrer sportlichen Aktivität dar. Endlich gilt es zu überprüfen, ob die anstrengenden Trainingseinheiten den gewünschten Erfolg bringen werden und ein Platz auf dem Siegerpodest eingenommen werden kann. Auch im Film wird der Betrachtung des sportlichen Großereignisses die entsprechende Bedeutung beigemessen. Dabei begleitet der Filmzuschauer die Athleten bei jedem wichtigen Schritt: angefangen beim Ausfüllen der Anmeldeformulare für die Weltmeisterschaft noch in der Heimat, dann bei ihrer Reise nach Lahti und der Ankunft an den Wettkampfstätten. Dabei entsteht ein natürlicher Spannungsbogen, die Emotionen der Protagonisten übertragen sich auch auf den Zuschauer. Man entwickelt gemeinsam mit dem Sportlern die Vorfreude auf die Wettkämpfe, stellt sich Fragen wie »Werden die erhofften Leistungen erbracht werden?«, beäugt die Konkurrenten vor Ort und bangt im Wettkampf selbst um jeden Zentimeter und jede Sekunde.

Herbert startet beim 100m-Lauf der über 90-jährigen und wird Zweiter hinter dem gefürchteten Italiener. Er gratuliert dem Sieger zwar, hat aber sichtlich Mühe, seine Enttäuschung zu verbergen. Etwas verloren steht er nach dem Wettkampf einige Zeit im Stadion. Neben der Enttäuschung über die Niederlage strahlt Herbert aber auch Zuversicht aus und richtet den Blick nach vorn auf den nächsten Wettkampf.

Herbert: » Besser kann ich es nicht. Leider! ... Ach, Scheißdreck! Aber im nächsten Jahr bin ich ein bisschen besser. Hoffentlich.«

Gabre erlebt eine Überraschung: eine neue, ihr bisher unbekannte Konkurrentin, eine Kanadierin namens Olga, ist aufgetaucht, die gleich in 11 Disziplinen antritt. Gabre ist frustriert, denn Olga wirft den Diskus ganze zwei Meter weiter als sie selbst. Dennoch bewundert sie Olga, die einen Weltrekord aufgestellt hat. Olga entgegnet, dass sie ja schließlich auch knapp 5 Jahre jünger sei als Gabre. Diese gesteht, dass sie trainingsfaul sei.

Gabre: »Ja, aber ich sollte trainieren! Das Problem ist, ich trainiere nicht, ich sollte aber trainieren.«

Ilse genießt den Wettkampf sichtlich, obwohl sie sehr nervös ist. Sie wird Weltmeisterin in ihrer Altersklasse. Wie im Training befürchtet, fehlt ihr mit einer erreichten Weite von 5,99 m am Ende jedoch genau ein Zentimeter, um ihr selbst gestecktes Ziel von sechs Metern zu erreichen. Dennoch ist sie zufrieden und glücklich.

Ilse: »Mir hat mal ein Kampfrichter gesagt, im Kugelstoßen kann man einen Zentimeter nicht messen. ... Also sag ich mal, der hat um einen Zentimeter verkehrt gemessen.«

Jiří beobachtet seine Konkurrenten genau. Er spricht viel über seine Ängste vor seinen Konkurrenten und möglichen Verletzungsrisiken während des Wettkampfes. Er verfehlt sein Ziel, die 100 cm im Hochsprung zu überqueren und wird Fünfter in seiner Altersklasse.

Jiří: »Die Konkurrenz ist wirklich Weltniveau. Es kann die Leistung verbessern, aber es kann sie auch verschlechtern, diese Furcht vor den Konkurrenten.«

Alfred ist froh, überhaupt dabei sein zu können. Nach seiner Knieoperation ist er auf einen Rollator beim Gehen angewiesen. Seine Schritte in den Wurfring sind wackelig. Dennoch absolviert er seinen Diskuswettkampf mit Stolz und Selbstbewusstsein und genießt die Aufmerksamkeit des Publikums. Er ist der einzige Teilnehmer seiner Altersklasse, seine erreichte Weite ist zweitrangig.

## Stilistische Mittel

Eine Besonderheit in *Herbstgold* ist der Fakt, dass es keine kommentierende Stimme gibt, die durch die Handlung führt oder Erläuterungen anfügt, wie es in Dokumentationen häufig der Fall ist. Auch werden keine Interviewfragen gezeigt. Der Film beschränkt sich auf die gesprochenen Worte der Protagonisten und der Personen aus ihrem Umfeld. Dadurch gewinnt er an Authentizität, der Zuschauer hat den Eindruck, ganz tief in die Welt der Protagonisten einzutauchen und an ihrem wahren, unverfälschten Leben teilzuhaben.

Die Weltmeisterschaftswettkämpfe werden durch die Verwendung von verschiedenen stilistischen und visuellen Effekten besonders in den Fokus gerückt. So sind die Wettkampfszenen im Zeitlupenmodus mit einer Super-Slow-Motion-Kamera, die bis zu 1000 Bilder pro Sekunde aufzeichnet, aufgenommen worden. Durch die dann im Film übliche Wiedergabe von 25 Bildern pro Sekunde wirken die Szenen gedehnt und die schnell ablaufenden Bewegungen der fünf Sportler können stark verlangsamt dargestellt werden. Die entscheidenden Augenblicke der WM, auf die die Athleten so ausdauernd und hart hingearbeitet haben, werden so in Dramatik und Emotionalität besonders betont. Dieser Effekt wird durch Nahaufnahmen der Protagonisten noch einmal verstärkt.

## Diskussionsansätze

In *Herbstgold* werden die eigenen Altersbilder in Frage gestellt, denn Sport und Alter werden noch immer als widersprüchlich zueinander gesehen. Sport ist mit Attributen wie Leistungsfähigkeit, Erfolg und robuster Jugendlichkeit verbunden. Alter dagegen wird häufig mit Verfall, Krankheit und Einschränkungen der Leistungsfähigkeit assoziiert (Schweer 2008).

 Gabre: »Was ist eine alte Frau? Was soll das bedeuten, ›alte‹ Frau? Sag' mir, wer soll das sein, eine ›alte‹ Frau? Wer? Ich nicht.«

Der Film arbeitet dabei gegen die gängigen Altersstereotype an. Wenn Herbert beim Training auf einen Kasten – der auf Schwedisch auch noch »Brutalbänken« heißt – klettert, seine Beine einklemmt, um dann seinen zerbrechlich wirkenden Körper mit Schwung nach hinten fallen zu lassen, mag man kaum hinsehen. In solchen Szenen wird dem Zuschauer die Widersprüchlichkeit der eigenen Vorurteile gegenüber alten Menschen deutlich vor Augen geführt.

### Motive und Motivation

Wenn Jiří beim Treppenlauf keucht, stürzt, aufsteht und heftig atmend oben ankommt, fragt man sich, warum macht er das? Den Protagonisten des Films gelingt es eindrücklich, dem Zuschauer ihre Motivation für das Sporttreiben und das Sich-mit-anderen-Messen in Wettkämpfen nachvollziehbar zu vermitteln.

Als typische Motive für sportliche Aktivität im Alter werden gesundheitsbezogene Aspekte wie beispielsweise die Verbesserung des allgemeinen Wohlbefindens, die Steigerung der körperlichen Leistungs- und Belastungsfähigkeit sowie der Widerstandsfähigkeit gegenüber Erkrankungen angesehen. Darüber hinaus sind soziale Kontakte, Ausgleich und Abwechslung, aber auch Anstrengung und Leistung zentrale Gründe für ein Sporttreiben im Alter (Denk et al. 1997).

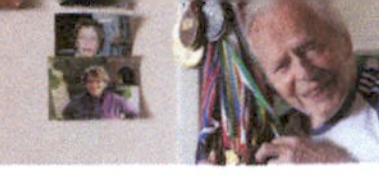

Die fünf porträtierten Sportler gehören zur stetig wachsenden Gruppe (hoch)betagter Menschen, die nicht nur regelmäßig Sport treiben, sondern sich auch mit anderen in Wettkämpfen messen wollen.

Studien zur Motivation älterer Wettkampf-Sportler (im internationalen Sprachgebrauch »Masters«) stellen als zentrale Motive der Athleten zur Teilnahme an Wettkämpfen die Bewältigung des Alterungsprozesses, die Motivation für eine kontinuierliche körperliche Aktivität und das Infragestellen altersbezogener Stereotype dar (Baker 2010). Aber auch Freude, das Streben nach persönlichen (Best-)Leistungen und der Wunsch zu siegen, gesellschaftliche Zugehörigkeit und Anerkennung sowie Gesundheit und Fitness werden als bedeutsame Motive thematisiert (Wilson 2004).

So sehen sich hochbetagte Sportler häufig »als Ausnahme von der Regel«, betonen stolz, dass sie sich von dem »typischen alten Menschen« unterscheiden.

> Herbert: »Es gibt nicht so viele 90-jährige, die immer noch die Beine und Arme und alle anderen Körperteile in Höhe bringen. (lacht)«

Die Teilnahme an Wettkämpfen hält die alten Athleten »jung«, da sie in diesem Kontext mit jüngeren Sportlern in Kontakt kommen und gegen diese antreten. Sie leisten damit einen Beitrag für ihre körperliche, geistige und soziale Gesundheit und fühlen sich vollkommen im Leben stehend (Dionigi 2005, 2006).

Im Film werden die Motive der Protagonisten immer wieder angesprochen. Ein Ziel zu verfolgen richtet den Blick nach vorn, gibt den Alten eine Perspektive. Damit rückt die Zukunft in den Fokus, weg von defizitorientierten Sichtweisen durch Vergleiche mit den Zeiten, in denen alles leichter und besser war.

> Jiří: »Aber ohne den Sport wäre das Leben zu eintönig und zu einfach. Ich hätte auch kein Lebensziel mehr, nichts mehr, was ich mir beweisen muss.«
>
> Alfred: »Ich fühle mich eigentlich nicht annähernd wie 100. Wieso, warum, was soll das sein, wenn man auf einmal 100 ist?! Ich meine, ein, zwei Jahre, habe ich so das Gefühl, müsste es eigentlich noch gehen. Viel weiter will ich nicht darüber denken.«

Der Sport dient nicht nur der Kompensation körperlicher Defizite, er ermöglicht eine Vielzahl neuer und befriedigender Formen des eigenen Erlebens und des sozialen Miteinanders. So trifft sich Herbert mit einer Trainingspartnerin zum Laufen. Gabre leitet seit vielen Jahren eine Seniorensportgruppe, das Motto: »Alle machen alles. Jeder so wie er kann.« Daneben sind Ehrgeiz und das Streben nach Anerkennung zentrale Motive der fünf Athleten. Hier wird deutlich, dass sie sich damit nicht von Leistungssportlern jüngeren Alters unterscheiden.

> Alfred: »Kurz gesagt, ohne Übertreibung, ich habe einen unbändigen Ehrgeiz. Ich bin ungern Zweiter. Ich bin lieber Erster. So ist das, das ist der innere Drang.«
>
> Gabre: »Ich würde sehr gern in Finnland einige Weltrekorde brechen.«
>
> Herbert: »... dass ich so klein bin und ich möchte gerne groß sein und wenn ich immer der Beste bin, dann bekomme ich mehr Applaus als andere, das ist möglich. Ich weiß nicht, das ist etwas Kränkliches in meinem Kopf, ja das muss es sein.«

Der Umgang mit dem Verlust eines geliebten Menschen ist sowohl für Ilse als auch für Herbert ein Antrieb. Nach dem Tod Ihres Mannes ist Ilse nach Kiel gezogen, um näher bei ihrer Tochter zu wohnen. Sie spricht jeden Morgen mit dem Porträtbild ihres verstorbenen Mannes. Auch Herbert leidet sichtlich unter dem Verlust seiner Frau Eva. Sporttreiben hilft ihm darüber hinweg.

Ilse: »Die erste Zeit war ich dankbar, dass ich den Sport hatte. Ich bin ein Jahr lang vormittags auf den Sportplatz und nachmittags ans Grab gegangen, bis ich festgestellt habe, dass mir der Besuch am Grab nichts bringt.«

Herbert: »Es ist furchtbar manchmal, wenn ich nach fünf Stunden aufwache und schaue auf ihr Bett. Das ist kein Schmerz, sondern es ist wie ein großer schwerer Stein. ... Das Laufen in der Natur, das hilft irgendwie. Dann denke ich überhaupt nicht an sie. Ich vergesse. Auf Wiedersehen, Eva! Vielleicht sehen wir uns wieder?! Ich weiß nicht. Wie ist das eigentlich, wenn man tot ist? Wisst ihr das? Nee! (lacht).«

## Sport im Alter – Potentiale

In der heutigen Zeit werden Menschen durch den technischen Fortschritt und die stete Weiterentwicklung im Bereich der Gesundheitsversorgung immer älter. In diesem Zusammenhang kann dem Seniorensport bei der Betrachtung sowohl gesundheitlicher Gesichtspunkte (Prävention, Rehabilitation und Therapie), als auch im Hinblick auf psychosoziale Aspekte eine besondere Bedeutung beigemessen werden. Schaut man sich wissenschaftliche Studien zur sportlichen Aktivität im Alter an, wird deutlich, dass der Anteil der Sporttreibenden unter den Senioren als eher gering einzuschätzen ist. 75 Prozent der 70- bis 79-jährigen treiben keinen Sport. Nur 10 Prozent der 70- bis 79-jährigen Männer und 6 Prozent der altersgleichen Frauen machen mehr als 2 Stunden Sport pro Woche (Jeschke u. Zeilberger 2004).

Ein Grund für die geringe Motivation, im Alter Sport zu treiben, dürfte die verbreitete Sichtweise sein, dass mit zunehmendem Alter ein unaufhaltsamer, rapide fortschreitender Abbauprozess der körperlichen und auch der psychosozialen Fähigkeiten einsetzt, der eher zur Schonung als zur Aktivierung aufruft. Passivität hat wiederum zur Folge, dass entsprechende Abbauprozesse schneller vonstatten gehen. Folglich wird das Potential, das der Alterssport beherbergt, von einem Großteil der Senioren nicht erkannt oder nicht genutzt. Wissenschaftliche Studien belegen, dass sich Sport im Alter auf verschiedene Bereiche positiv auswirken kann. So wird durch sportliche Aktivität das Sterblichkeitsrisiko für im Alter häufig auftretende chronische Erkrankungen, wie die des Herzkreislauf- und des Stoffwechselsystems, aber auch des Stütz- und Bewegungsapparates, gesenkt. Zudem wird durch Sport »erfolgreiches Altern«, das heißt eine hohe Lebenserwartung ohne wesentliche psychische und körperliche Beeinträchtigungen und Einbußen in der Lebensqualität, gefördert. Dabei hat sich regelmäßiges intensives Training als am wirksamsten erwiesen. Es zeichnet sich eindeutig ab, dass weder Alltagsaktivitäten noch das Ausüben einer einzelnen Sportart, sondern nur ein komplexes Trainingsprogramm die Chancen für »erfolgreiches Altern« erhöht. Dennoch wird darauf verwiesen, dass eine vorsorgende Belastbarkeitsdiagnostik bei trainierenden Älteren generell empfohlen wird, da jede Form der akuten körperlichen Aktivität mit zunehmendem Alter ein wachsendes Gesundheitsrisiko birgt.

Neben diesen körperlichen Gesichtspunkten wurden in Studien auch psychische und emotionale Aspekte im Zusammenhang mit Alterssport beleuchtet. So geht mit Sport im Alter auch eine Steigerung des Wohlbefindens und der Lebenszufriedenheit einher. In diesem Zusammenhang spielen sicherlich auch soziale Kontakte, die über den Sport initiiert und aufrechterhalten werden, eine wichtige Rolle. Das Gefühl von Zugehörigkeit und Verbundenheit ist gerade im höheren Alter, wenn die Auseinandersetzung mit Themen wie Verlust, Abschied und Einsamkeit, eine zunehmende Rolle spielt, von beson-

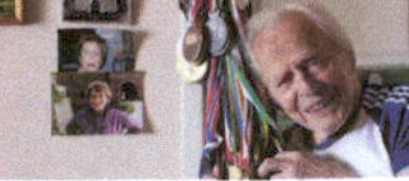

derer Wichtigkeit. Auch kann belegt werden, dass zu den positiven psychischen Effekten von Alterssport Entspannung, Ablenkung, Freude am Leistungszuwachs, Freude an der Gemeinschaft, Gewinn neuer Interessen, Selbstvertrauen und Selbstbestätigung zählen (Schweer 2008).

## Wettlauf gegen die Zeit?

Zwangsläufig wird der Zuschauer im Film auch mit den klassischen Themen des Alters, wie körperlichen Einbußen, Erkrankungen und Verletzungen konfrontiert. So macht zum Beispiel Alfreds Knie Schwierigkeiten, er muss operiert werden. Dies bedeutet einen herben Rückschlag für seine Ambitionen hinsichtlich der WM-Teilnahme. Er ist sich bewusst, dass weitere körperliche Einbußen dazu führen werden, dass er aus seiner Wohnung ausziehen muss und es damit zwangsläufig zu einem Verlust seiner Autonomie kommt.

Auch Jiří hat Angst vor Verletzungen, in den Gesprächen mit seiner Frau kommt die Sprache immer wieder auf die eigene Anfälligkeit und Zerbrechlichkeit.

Jiří's Frau: »Aber denk dran, dass du schon in die Jahre gekommen bist, dass du kein Held mehr bist.«

Ilse weiß, dass irgendwann wohl mit dem Sport Schluss sein wird. Sie hofft aber noch auf ein paar fitte Jahre. Sie stellt aber auch fest, dass ihre Konkurrentinnen immer weniger werden.

Ilse: »Es fehlen ja schon so viele. Meine Konkurrentin, die Italienerin, ... ist nicht mehr dabei, die Neuseeländerin – schon lange nicht mehr dabei. Die Japanerin ist nicht mehr dabei. … Der Kreis wird immer kleiner.«

So ist auch Alfred der einzige Teilnehmer in der Altersklasse M100 in seiner Disziplin. Nach seiner Knieoperation tritt er zwar mit Rollator an, kann aber schließlich seine Diskuswürfe im Wettkampf absolvieren und genießt dafür die Aufmerksamkeit des Publikums. Dem Zuschauer wird klar, dass dies sein letzter großer Auftritt im Wurfring sein wird.

Alfred: »Die Möglichkeit, bei einem sportlichen Wettkampf nochmals mitzumachen und mit einer Nummer umgehängt, die über 100 ist, das wäre schon eine einmalige Sache. Ich glaube nicht, dass irgendwer Zweiter noch in Finnland sein könnte, der mir Konkurrenz macht.«

## Mediale Präsenz

Obwohl der Seniorensport eine beachtliche Alters- und Sportartenspanne umfasst und der Anteil älterer Menschen in der Bevölkerung stetig steigt, hat der Seniorensport in der medialen Berichterstattung nur einen geringen Stellenwert.

Gabre: »Diese Senioren-Meisterschaften haben die höchste Teilnehmerzahl von allen. Sie finden in den Medien aber keinerlei Beachtung. Die Zeitungen berichten nie darüber. Es wird nicht wahrgenommen. Dabei sind bei jeder Meisterschaft 5000 bis 6000 Teilnehmer. Es sind nicht nur zehn. Ich verstehe nicht, weshalb dieser ziemlich anspruchsvolle Wettkampf von den Medien nicht beachtet wird.«

Dass das Thema Alterssport medial jedoch nicht gänzlich missachtet wird, wird durch vereinzelte Berichterstattungen über außergewöhnliche sportliche Leistungen jenseits des Rentenalters deutlich. So erregten die turnerischen Leistungen der Deutschen Johanna Quaas, geb. 1925, sowohl auf nationaler als auch auf internationaler Ebene Aufsehen. Videos der Seniorin, die auch heute noch aktiv turnt und daher als »Turnoma« bezeichnet wird, verbreiteten sich rasant im Internet. Quaas erhielt sogar einen Eintrag im Guinness-Buch der Rekorde als »Älteste Turnerin der Welt«. Ein weiteres Beispiel ist das öffentliche Interesse, das Sigrid Eichner erweckt hat. Die im Jahr 1940 geborene Läuferin ist Weltrekordhalterin mit über 1800 absolvierten Ultra- und Marathonläufen und denkt auch im fortgeschrittenen Alter noch nicht daran, mit dem Laufen aufzuhören. Medial aufmerksam wurde man im Jahr 2015 auch auf die Leistung von Harriette Thompson: Sie nahm im Alter von 92 Jahren und 65 Tagen erfolgreich an einem Marathon in San Diego teil und ist damit die bis dahin älteste Marathonläuferin der Geschichte. Dabei begann Thompson mit dem Laufen erst im Alter von 70 Jahren. Ihr männliches Pendent ist der 1911 geborenen britisch-indische Läufer Fauja Singh, der als erster 100-jähriger einen Marathon absolviert hat. Erst im Alter von 102 Jahren hat er seine Laufkarriere beendet. Dass nicht nur Leichtathletik im hohen Alter die öffentliche Aufmerksamkeit auf sich zieht, zeigt die Geschichte von Kurt Brauße, geb. 1935. Über ihn wurde 2015 medial berichtet, da er der älteste, noch aktive Skispringer ist. Brauße setzte sich lange dafür ein, dass es deutsche Meisterschaften für Seniorenspringer gibt, da seiner Meinung nach alle etwas für den Skisport leisteten und Alt und Jung eine große Familie bildeten. Schließlich fand nach langen Verhandlungen eine deutsche Seniorenmeisterschaft im Skispringen erstmals im Jahr 2002 statt.

## Jan Tenhaven über seine Motivation, »Herbstgold« zu drehen

Zur Frage, wie er darauf gekommen sei, einen Film über Senioren und Leistungssport zu drehen, berichtet der Regisseur Jan Tenhaven im Interview (Zusatzmaterial der DVD), er habe unter der Rubrik »Kurioses« in der Zeitung von der Senioren-Weltmeisterschaft gelesen.

Unter der Annahme, das sei eine nicht ganz so ernst zu nehmende Veranstaltung, habe er dann auch eine solche Meisterschaft besucht. Er sei dann ganz erstaunt gewesen, genau das Gegenteil zu sehen: eine offizielle große Veranstaltung mit mehreren tausend Teilnehmern aus der ganzen Welt, die Weltrekorde aufstellen. Diese unglaubliche Energie zu spüren, war das, was ihn so besonders begeistert habe. Diese Energie, diese Kraft wollte er im Film transportieren. Dabei ging es ihm weniger um den reinen Sport an sich, sondern vielmehr um die Menschen und darum, deren Haltung, diese unglaubliche Lebensfreude, darzustellen.

Dieser Blick nach vorn, der ja bei alten Leuten nicht immer der Fall ist, da werde ja oft gern nur nach hinten geschaut, habe ihn so fasziniert. Im Laufe der Dreharbeiten, so berichtet Tenhaven, habe er den Blick auf das Alter dieser Menschen verloren, es seien für ihn im Laufe der Zeit keine alten Menschen mehr gewesen.

Jan Tenhaven: »Obwohl sie so alt sind, leben sie im Hier und Jetzt, sie schauen in die Zukunft.«

Es gehe im Film eben nicht nur um die sportliche Leistung, sondern auch darum, was dahinter steht, um die Menschen unter dem Trikot mit ihren Geschichten und Träumen.

## Nominierungen und Auszeichnungen

*Herbstgold* wurde auf zahlreichen nationalen wie auch internationalen Filmfestspielen vorgeführt. Der Film von Jan Tenhaven wurde sowohl von den Jurys, aber vor allem auch vom Publikum umjubelt und wurde ein großer Erfolg. Davon zeugen auch die zahlreichen Nominierungen und Auszeichnungen, die der Film erhalten hat. Unter anderem gewann *Herbstgold* im Jahr 2010 den *Grand Prize of the Jury* beim »International Documentary Film Festival Guangzhou« in China. Beim 7. Human Rights Film-Festival

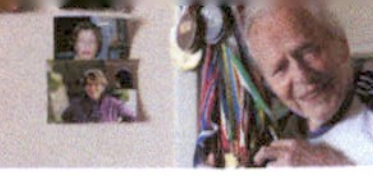

»Inconvenient Films« in der litauischen Hauptstadt Vilnius, bei dem insgesamt 42 internationale Dokumentarfilme gezeigt worden sind, hat *Herbstgold* den Publikumspreis gewonnen. Auch in der Sportfilmszene wurde *Herbstgold* trotz oder gerade wegen des ungewöhnlichen Alters der Protagonisten zu einem Erfolg: So gewann der Film 2013 den *Grand Prix* beim »International Sports Film Festival« in Serbien.

## Fazit

Sport und Alter werden immer noch häufig als widersprüchlich zueinander wahrgenommen. Dabei wird Sport mit Attributen wie Leistungsfähigkeit, Erfolg und Jugendlichkeit verbunden. Der Blick auf das Alter hingegen ist eher defizitorientiert und Alter wird mit Abbauprozessen, Krankheit und Funktionsverlust assoziiert.

Mit der sich verändernden demographischen Entwicklung muss auch der Blick auf das Alter geweitet werden: Es gibt nicht mehr DIE Alten. Vielmehr ist die Gruppe der Alten sehr heterogen, die Spanne hinsichtlich der körperlichen und geistigen Leistungsfähigkeit ist breit. Das Alter ist dabei nicht zwangsläufig dramatisch oder schlimm, sondern es hängt viel mit der eigenen inneren Einstellung zusammen. *Herbstgold* dokumentiert auf eindrückliche Weise die positive Lebenshaltung, sich trotz hohen Alters nicht aufzugeben, noch Ziele zu haben und noch für etwas zu brennen. Solange das der Fall ist, ist man nicht wirklich alt.

Jan Tenhaven: »Herbstgold ist eine Hommage an das Leben, das man tunlichst auch auf der Zielgeraden noch feiern sollte! Eine Ode an die Freude und an den anarchistischen Trotz, der eigenen Vergänglichkeit mit einer sturen ›Jetzt erst recht‹-Haltung zu begegnen.«

## Literatur

**Baker** J, Fraser-Thomas J, Dionigi RA, Horton S (2010) Sport participation and positive development in older persons. European Review of Aging and Physical Activity 7:3–12

**Denk** H, Pache D, Rieder H (1997) Zur Bedeutung von Bewegungs- und Sportaktivitäten im Alter. Zeitschrift für Gerontologie und Geriatrie 30:311–320

**Dionigi** RA (2005) A leisure pursuit that 'goes against the grain': older people and competitive sport. Annual Leisure Research 8:1–22

**Dionigi** RA (2006) Competitive sport as leisure in later life: negotiations, discourse and aging. Leisure Science 28:181–196

**Jeschke** D, Zeilberger K (2004) Altern und körperliche Aktivität. Deutsches Ärzteblatt 102:789–798

**Schweer** MKW (2008) Psychologische Implikationen des Alterssports. Zeitschrift für Gerontologie und Geriatrie 41:162–167

**Singh** K (2011) Turbaned Tornado - The Oldest Marathon Runner Fauja Singh. Rupa Publications India, New Dehli

**Wilson** RC, Sullivan PJ, Myers ND, Feltz DL (2004) Sources of sport confidence of master athletes. Journal of Sport and Exercise Psychology 26:369–384

### Andere Quellen

**Älteste** Langstreckenläuferin der Welt: 92-Jährige rennt Marathon. Spiegel online, Veröffentlicht am 01.06.2015. (http://www.spiegel.de/panorama/92-jaehrige-harriette-thompson-ist-aelteste-marathonlaeuferin-der-welt-a-1036472.html; zugegriffen am 29.01.2016)

**Ältester** Marathonläufer der Welt: Das letzte Rennen des Turban-Tornados. Spiegel online, veröffentlicht am 23.02.2013. (http://www.spiegel.de/sport/sonst/fauja-singh-letzter-marathon-in-hongkong-a-885162.html; zugegriffen am 29.01.2016)

**Guiness** World Records (2012) Oldest Gymnast (http://www.guinnessworldrecords.com/world-records/oldest-gymnast; zugegriffen am 29.01.2016)

**Interview** mit dem Regisseur Jan Tenhaven (2010) Beilage zur DVD

**Purschke** T (2015) Ältester deutscher Skispringer: Kurt Brauße springt immer weiter. Frankfurter Allgemeine Zeitung, veröffentlicht am 04.03.2015 (http://www.faz.net/aktuell/sport/wintersport/kurt-brausse-ist-deutschlands-aeltester-skispringer-13461973.html; zugegriffen am 29.01.2016)

**73-jährige** Ultraläuferin: »Man muss ertragen, wenn es wehtut«. Spiegel online, veröffentlicht am 15.05.20014. (http://www.spiegel.de/gesundheit/ernaehrung/73-jaehrige-ultralaeuferin-sigrid-eichner-startet-bei-100meilenberlin-a-969450.html; zugegriffen am 29.01.2016)

| Originaltitel | Herbstgold |
| --- | --- |
| Erscheinungsjahr | 2010 |
| Länge | 95 Minuten |
| Land | Deutschland |
| Genre | Dokumentation |
| Buch und Regie | Jan Tenhaven |
| Hauptdarsteller | Jiří Soukup, Gabre Gabric, Herbert Liedtke, Ilse Pleuger, Alfred Proksch |
| Verfügbarkeit | DVD in deutscher Sprache erhältlich |

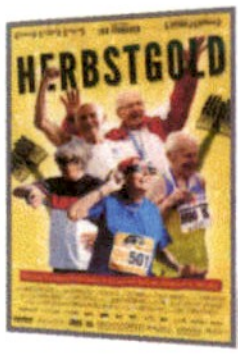

Timo Storck

# Ach du liebe Zeit!



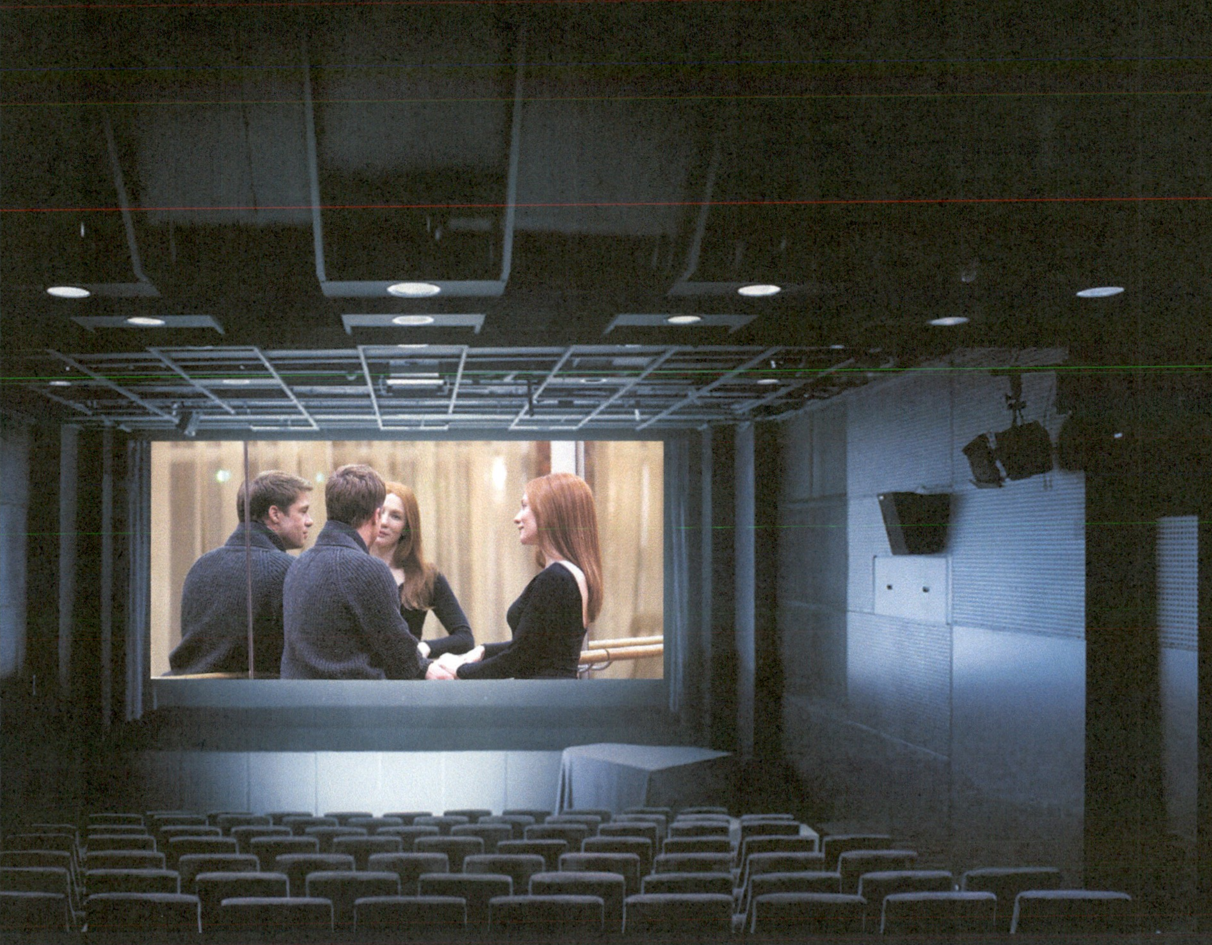


B. Strauß, S. Philipp (Hrsg.), *Wilde Erdbeeren auf Wolke Neun*,
DOI 10.1007/978-3-662-50488-8_15, © Springer-Verlag GmbH Deutschland 2017

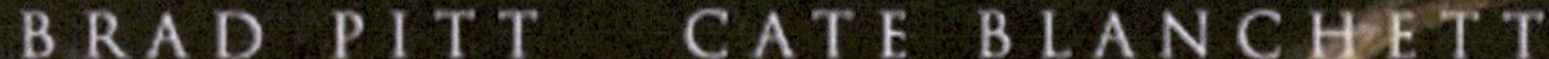


Filmplakat *Der seltsame Fall das Benjamin Button*.
(© Mary Evans Picture Library/picture-alliance)

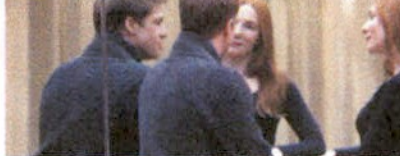

# Der seltsame Fall des Benjamin Button

Das Liebespaar Benjamin (Brad Pitt) und Daisy (Cate Blanchett), beide etwa 40–jährig, liegt, vermutlich nach dem Liebesakt, im Bett, die Szene ist von warmem Licht durchflutet, draußen tobt ein Sturm. Es gibt folgenden Dial og, der in der Geschichte der Liebe und des Liebesfilms wohl als weitgehend einzigartig gelten dürfte:

> Daisy: »Wirst du mich noch lieben, wenn meine Haut alt und schlaff ist?«
> Benjamin: »Wirst du mich noch lieben, wenn ich Akne kriege? Wenn ich ins Bett mache? Wenn ich Angst davor habe, was unter der Treppe lauert?«

Was hat es damit auf sich?

## Der Film

*Der seltsame Fall des Benjamin Button* (Regie: David Fincher, 2008) behandelt die Lebensgeschichte des gleichnamigen Protagonisten, der »rückwärts altert«: Er kommt als greisenhaftes Baby auf die Welt, lebt sein Leben jünger werdend und stirbt schließlich als Säugling. Der Film lehnt sich dabei lose an eine Erzählung F. Scott Fitzgeralds von 1922 an, arbeitet diese aber entscheidend um[1].

Der Film wird davon gerahmt, dass im Jahr 2005 Caroline (Julia Ormond) ihre Mutter Daisy (Cate Blanchett) in einem Krankenhaus in New Orleans im Sterben begleitet, um sie herum verschärft sich zunehmend die Situation angesichts von Hurrikan Katrina. Zunächst erzählt Daisy ihrer Tochter mit brüchiger Stimme die (als eine zweite Rahmung fungierende) Geschichte des blinden Uhrmachers Gateau, der während des ersten Weltkriegs in New Orleans eine Bahnhofsuhr anfertigt. Nachdem er die Nachricht erhalten hat, dass sein einziger Sohn als Soldat ums Leben gekommen ist, entscheidet der Uhrmacher sich dazu, die Uhr so zu bauen, dass sie rückwärts läuft: damit, so berichtet er bei der feierlichen Einweihung, »die Jungs, die im Krieg gefallen sind, vielleicht wieder aufstehen und nach Hause kommen« (◼ Abb. 15.1).

Daisy gibt ihrer Tochter ein Tagebuch zu lesen, das sich als das von Benjamin Button (Brad Pitt) herausstellt, der darin 67-jährig – »so lange ich mich noch erinnern kann« – die Erinnerungen an sein Leben aufschreibt. Caroline liest ihrer Mutter, die es bereits kennt, aus dem Tagebuch vor und auf diese Weise bekommen wir die Geschichte des Films erzählt.

Am Tag des Kriegsendes 1918 kommt ebenfalls in New Orleans Benjamin Button auf die Welt. Seine Mutter stirbt bei der Geburt und als sein Vater Thomas Button (Jason Flemyng) feststellt, dass sein gerade geborener Sohn zwar der Größe und dem Gewicht nach ein Baby, ansonsten aber greisenhaft ist, will er ihn zunächst im Fluss ertränken, legt ihn schließlich jedoch auf den Stufen eines nahen Altenheims ab. Dort findet ihn die schwarze Pflegerin Queenie (Taraji P. Henson), die ihn in der Folge großzieht. Zunächst ist allerdings die Einschätzung des hinzugezogenen Arztes düster: der Junge leide an grauem Star und seine Haut habe alle Elastizität »verloren«, er werde sterben. Doch das tut er nicht: Als greiser Junge mit brüchiger Stimme wächst Benjamin im Altenheim auf, sitzt wie viele der anderen Bewohnerinnen und Bewohner im Rollstuhl, blickt jedoch mit neugierigen Augen umher, die die Welt

---

1     Bei Fitzgerald (1922) ist der Grundton der Geschichte heiterer, Benjamin wächst bei seinen leiblichen Eltern auf und die Geschichte spielt rund 60 Jahre früher in Baltimore. Auch wenn in der Erzählung Benjamin verheiratet ist, taucht die Figur der Daisy darin nicht auf.

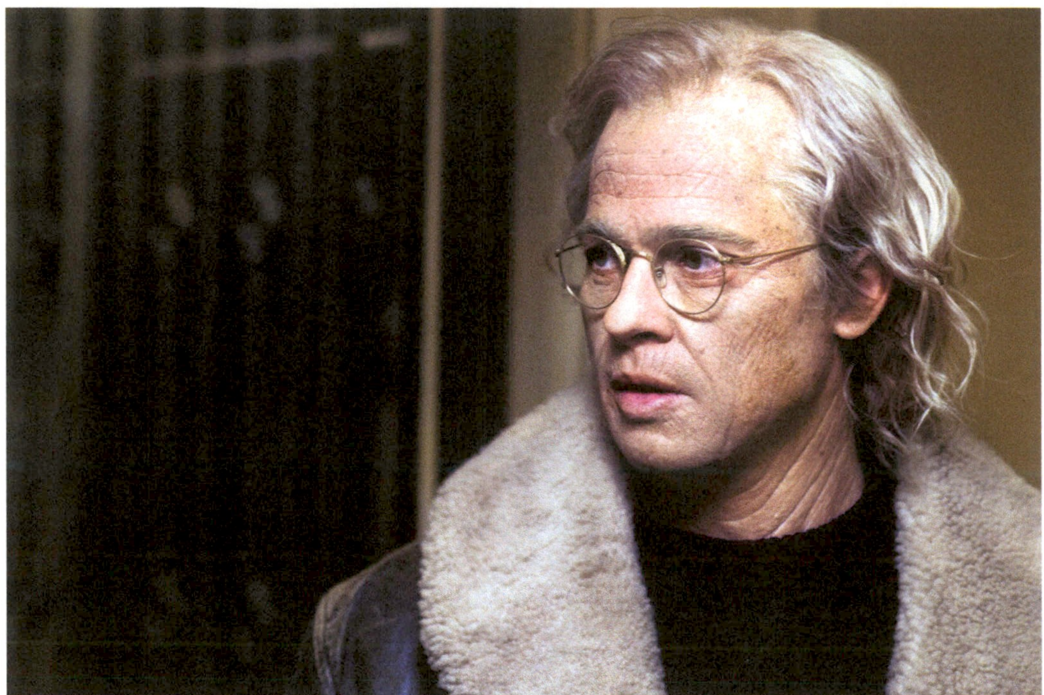

◼ **Abb. 15.2** Benjamin erkundet auf seiner Fahrt mit dem Schlepper die Welt. (© Mary Evans Picture Library/picture-alliance)

erst noch entdecken müssen. Und doch ist er mit Abschieden und dem Tod konfrontiert, wenn die Insassen des Heimes sterben, so etwa die »alte Frau mit Hund«, die Benjamin das Klavierspielen beigebracht hatte. Immer wieder wird die Erzählung während des ganzen Films  unterbrochen durch wiederholte Bemerkungen eines Heimbewohners, der Benjamin berichtet, dass er insgesamt siebenmal vom Blitz getroffen worden sei und dazu jeweils unterschiedliche Beispiele nennt. Im Altenheim zieht die Großmutter der siebenjährigen Daisy ein und diese und Benjamin verbringen viel Zeit miteinander. Als hochbetagter Jugendlicher beginnt Benjamin, auf dem Schlepper von Captain Mike (Jared Harris) zu arbeiten, und erkundet so die Welt, einschließlich der Sexualität;  sein leiblicher Vater tritt wieder in Benjamins Leben, jedoch ohne sich zu offenbaren. 17–jährig fährt Benjamin gemeinsam mit Captain Mike und der Besatzung des Schleppers zur See und verabschiedet sich von Queenie und aus dem Altenheim. Sein Weg führt ihn bis nach Murmansk, wo er sich in Elizabeth Abbott (Tilda Swinton), die Frau eines Handelsministers, verliebt und eine Affäre mit ihr beginnt. Benjamin, inzwischen grau- statt weißhaarig (◼ Abb. 15.2), schreibt Briefe an Daisy, die mittlerweile eine Karriere als Ballerina beginnt, doch endet ein letzter mit der Nachricht, er habe sich in eine Andere verliebt. Nachdem die USA in den zweiten Weltkrieg eingetreten sind, wird der Schlepper zu einem Marineschiff umfunktioniert, Benjamin gerät in ein Seegefecht, bei dem Captain Mike und andere ums Leben kommen. Schließlich kehrt er nach Kriegsende zu Queenie zurück und trifft dort etwas später auch Daisy wieder, die nun in New York lebt. Die unterschiedlichen Kommunikationsweisen der jungen Erwachsenen Daisy und des »gesetzten« Benjamin werden deutlich und auch hinsichtlich der sexuellen Wünsche verfehlen die beiden einander: Daisy erhält von ihm eine Abfuhr und beide gehen wieder auseinander. Benjamin trifft erneut seinen inzwischen schwer kranken Vater, der ihm nun seine Abstammung offenbart und ihn zu seinem Nachfolger im Betrieb (es sind »Button's Buttons«…) machen möchte. Benjamin begleitet nach der ersten Wut und Verunsicherung seinen Vater, als dieser stirbt. Ein paar Jahre später besucht

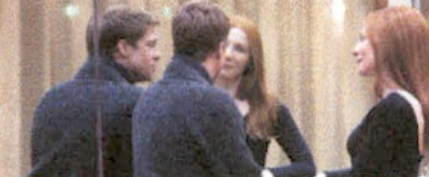

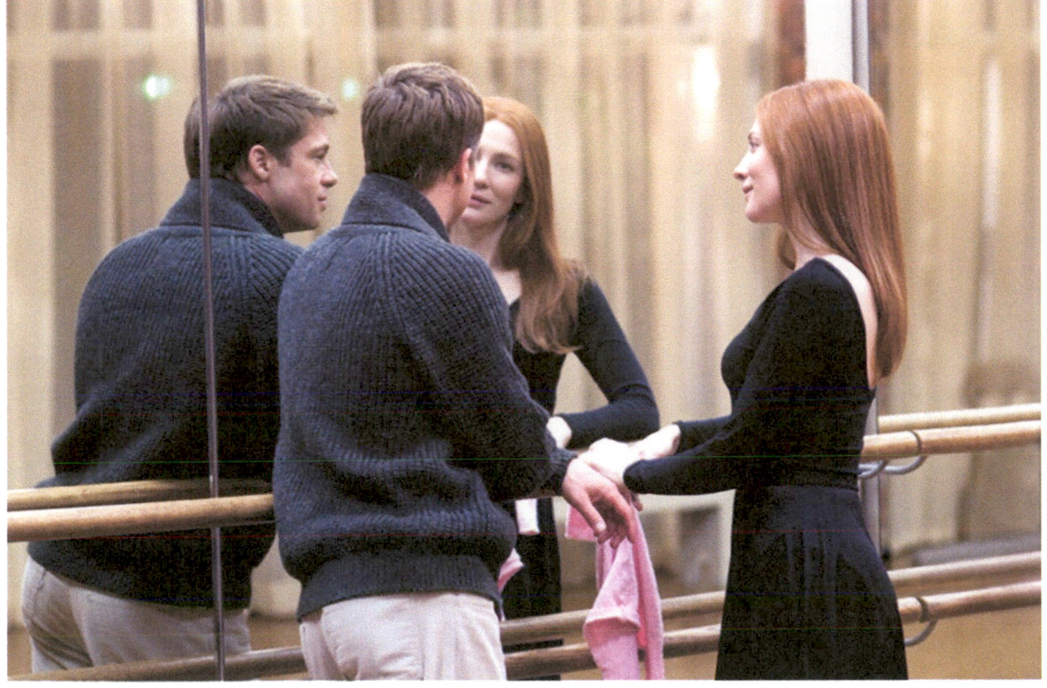



er Daisy in New York und erneut verfehlen die beiden einander, Benjamin wirkt verloren in der Welt von Tanz und Kultur und dieses Mal erhält er die Abfuhr, als Daisy sich ihren Freunden und einer anderen Liebe zuwendet. Wiederum etwas später wird Daisys Bein bei einem Autounfall mehrfach gebrochen, sodass sie ihre Karriere als Tänzerin beenden muss. Benjamin besucht sie erneut im Krankenhaus, doch sie schickt ihn fort. Nach diesen vielen misslungenen Begegnungen ist es erst ein Treffen einige weitere Jahre später, dieses Mal in New Orleans, das beide zueinander führt und zu einem Liebespaar werden lässt. Der nun 44-jährige Benjamin (nimmt man an, dass seine Jahre von einer Geburt mit 85 an »rückwärts« laufen, ist er physisch nun 41) und die sechs Jahre jüngere Daisy verbringen eine Zeit (rund 7 Jahre) als Paar miteinander: sie liegen nun auch altersmäßig auf einer Wellenlänge (Daisy sagt: »Wir treffen uns in der Mitte«; ■ Abb. 15.3). Es zeigt sich in ihrem Glück aber eine Schwermut, wie im eingangs zitierten Dialog deutlich wird, oder als sie Queenies Beerdigung besuchen oder auch in einer Szene, in der beide in Daisys inzwischen eröffneter Tanzschule vor einem Spiegel stehen und Benjamin zu ihr sagt: »Ich will mich an uns erinnern, wie wir jetzt sind.« In derselben Szene teilt Daisy ihm mit, dass sie schwanger sei. Benjamin äußert Bedenken: Daisy könnte nicht für ein Kind *und* für ihn, jünger werdend, sorgen. Schließlich entscheidet er sich, selbst nun 50-jährig, dafür, die Familie zu verlassen, als seine Tochter Caroline ein Jahr alt ist, bevor sie Erinnerungen an ihn haben könne. Caroline, die dies immerhin in Form der Tagebuchaufzeichnungen Benjamins ihrer Mutter vorliest, erfährt auf diese Weise, dass dieser ihr Vater ist, und reagiert wütend auf diese Art der Bekanntmachung, fährt dann aber fort zu lesen. Wir hören, dass Benjamin seine Firma und seine Häuser verkauft hat und so finanziell für seine Familie sorgt. Er selbst reist und wird immer jünger, bis er 62-jährig (physisch also etwa 23-jährig) Daisy nochmals besucht und seine nun etwa 12-jährige Tochter und deren Stiefvater trifft, ohne sich ihr zu erkennen zu geben. Hier enden die Aufzeichnungen Benjamins, die Caroline ihrer Mutter vorliest. Diese setzt die Erzählung fort: Nochmals etwas später erhält sie, inzwischen verwitwet, einen Anruf, dass ein Junge gefunden worden sei, in dessen Besitz sich ein Tagebuch befinde, das ihren Namen und den des Altenheims oft nennt. Sie trifft dort auf Benjamin als Junge, der nun zwar im 73. Lebensjahr, doch physisch rund 12 Jahre alt ist. Man teilt ihr mit, dass der in der Tat nun von Akne gezeichnete Benjamin oft verwirrt sei und die Ärzte sagen, wenn sie es nicht besser wüssten, würden sie von einer beginnenden Demenz ausgehen. Benjamin kann sich an Daisy nicht erinnern (»Es ist, als hätte ich ein ganzes Leben hinter mir, und ich kann mich nicht erinnern, wie es war.«, sagt er ihr mit kindlicher Stimme), sie besucht ihn jeden Tag, bis sie, als er fünf Jahre alt ist, selbst als alte Frau in die Wohneinrichtung einzieht und so verbringen Daisy und Benjamin ihren Lebensabend miteinander. Benjamin wird immer jünger und verlernt das Sprechen und das Laufen, bis zu einer Szene im Jahr 2003, in der er als Säugling in Daisys Armen liegt und die Augen zum letzten Mal schließt.

Der Film endet damit, dass der Hurrikan das Krankenhaus erreicht, in dem Caroline und Daisy sich aufhalten. Auch Daisy stirbt, einen Gruß an Benjamin auf den Lippen. Dessen erzählende Stimme begleitet abschließend Bilder der rückwärts laufenden Bahnhofsuhr, die zwischen abgebaut worden ist, und der Menschen, die ihn in seinem Leben geliebt haben.

## Kommentar zur Rezeptionsgeschichte

Im Weiteren werde ich zunächst einige Bemerkungen zur Rezeption des *Seltsamen Falls* durch die journalistische und filmwissenschaftliche Kritik wiedergeben und kommentieren, um im Anschluss an einen dritten Teil mit einigen knappen methodischen Bemerkungen dann im vierten Teil zur Darstellung einer möglichen Les- und Sehweise des Films im Hinblick auf das Thema Liebe im Alter zu kommen.

Bei insgesamt 13 Nominierungen für den »Oscar« (darunter solche für den besten Film, die beste Regie und den besten männlichen Hauptdarsteller) gewann *Der seltsame Fall des Benjamin Button* 2009 drei der Auszeichnungen: für das beste Szenenbild, das beste Makeup und die besten visuellen Effekte. Im filmischen Werk des Regisseurs David Fincher, der zuvor u.a. durch *Alien 3* (1992), *Sieben* (1995) oder *Fight Club* (1999) gerade stilistisch Kritiker- und Publikumslob hatte zusammenführen können, ist der *Seltsame Fall* tatsächlich seltsam: um die Liebe war es ihm bisher wenig gegangen (auch nicht in der von ihm gestalteten Serie *House of Cards*, ab 2013).

In der Wahrnehmung des Films durch die Kritiken fällt eine Divergenz auf: Während die eher »etablierten« (Print-) Medien (*Spiegel Online, Die Zeit, Süddeutsche Zeitung, NY Times*) ihn teils überschwänglich loben, zeigen sich »alternative« (Online-)Filmportale (critic.de, artechock.de, mannbeisstfilm.de, avclub.com) zum Teil überaus kritisch. Für Beier (2009) ist der *Seltsame Fall* »Hollywoods größter Liebesfilm« seit *Titanic* und »einer der subtilsten und eindringlichsten Filme, die Hollywood je über die Ebenbürtigkeit der Geschlechter gedreht hat«: »Wem dieser Film nicht zu Herzen geht, der hat keins.« In ähnlicher Weise lobt Scott (2008) die Art, in welcher der Film philosophische Fragen aufwirft, und die für ihn glaubhafte Liebesgeschichte. In teils sehr scharfer Kritik werden hingegen die Figuren jedoch auch, so von Suchsland (2009), Kienzl (2009), Nirmalarajah (2009) oder Phipps (2008), als leblos oder eindimensional kritisiert und das Drehbuch als langatmig und langweilig bezeichnet. Wiederholte Kritik erfährt das als maniertiert erlebte Spiel Blanchetts, die »Volkshochschulphilosophie« (Suchsland) oder »oberflächlichen Platitüden« (Nirmalarajah) der erzählerischen Kommentare oder das Verhältnis von Narrativ und Effekttechnik: Eine Reihe von Kritikern mahnt an, die technischen Effekte würden einen emotionalen Zugang zum Film verstellen (Kienzl) bzw. sei dieser eine »eitle Fingerübung« (Suchsland), ein »Anbiederungsversuch« (Narmalarajah) oder bloßer »Gimmick« (Phipps), mit dem Fincher selbstzweckhaft zeige, was die Technik leisten kann, dabei aber die Figuren und die Handlung aus dem Blick verliere.

Lueken (2009) differenziert, indem sie die vermeintlichen Mängel des Films aufzählt (Rahmenhandlung, »Durchhänger« am Ende der ersten Hälfte, das Spiel Blanchetts, einige Kitschmomente), aber es Fincher zugute hält, die Beziehungen seiner Figuren »vor unseren Augen zu entwickeln«. Auch Vahabzadeh (2010) formuliert in ausbalancierter Weise, dass der Film zwar in anti-fitzgerald'scher Manier davon träume, »dass es Liebe als einen Bund verwandter Seelen gibt, die alle Regeln der physischen Attraktion überwindet«: »unverdorbene Emotionen«, an die »Fitzgerald nie geglaubt« hätte. Aber sie sieht im *Seltsamen Fall* auch »eine große Geschichte vom Altwerden, davon, wie schmerzlich es sowieso schon ist und wie fürchterlicher es dadurch wird, dass wir das Verschwinden unserer Jugend immer schlechter akzeptieren können«. Dies findet sich auch auf der Ebene der Form, denn »mit dem Altern, mit Verlust und Tod spielt der Film auf jeder Ebene, in der Handlung, den Bildern, den Dekors«. Brad Pitts Figur, von Suchsland (2009) als »Mischung aus Yoda und Gollum« tituliert, verwandelt sich für Vahabzadeh im Zuge des Films »zu einem fremden wächsernen Kerl, dessen Züge Ähnlichkeit haben mit dem ganz jungen Brad Pitt«. Auch angesichts des Kontrasts zwischen »dem bis ins Groteske glattgepixelten Gesicht von Cate Blanchett als junger Daisy« und den Großaufnahmen der »ungeschminkten Julia Ormond« als erwachsener Caroline kann sie darauf hinweisen, dass es im Hollywood-Kino selten nicht-nachbearbeitete Gesichter gebe. Mit den Möglichkeiten der digitalen Bearbeitung werde im *Seltsamen Fall* »Verwandlung betrieben, wie sie noch vor ein paar Jahren unmöglich war, und gleichzeitig entlarvt der Film ein Stückchen Hollywood, die tote, gespenstische Gleichförmigkeit konservierter Jugend«. Eine vergleichbare Argumentation legt Gilmore (2014; Übers. TS) vor, führt sie aber über das Konstatieren einer Konservierungskritik hinaus. Für ihn kann der *Seltsame Fall* aus filmwissenschaftlicher Perspektive »am besten verstanden werden als ein Film über die Adaptation des Gesichts und dessen Folgen für seine ikonische Kraft im digitalen Kino«. Adaptiert wird für ihn dabei nicht nur aus der Erzählung Fitzgeralds oder aus dem Drehbuch zu *Forrest Gump* (beide Filme stammen aus der Feder desselben Drehbuchautoren), sondern auch aus dem Gesicht Brad Pitts, wie es das Kino bzw. die Medien zuvor gezeigt haben. Neu und spezifisch ist dabei aus Sicht Gilmores, dass auch das Gesicht eines Schauspielers eine »post-zelluloide« Adaptation erfährt. Brad Pitts Gesicht, so ist damit gesagt, wird hier mehr als nur zitiert als Element der Film- und Mediengeschichte, sondern im ganz eigentlichen Sinn anverwandelt, wie es auch mit der literarischen Vorlage geschieht.

Ein weiterer besonderer Aspekt wird von einigen Kritikern zurecht hervorgehoben: Wie steht es mit der pädophilen Dimension der (hier immerhin auch geschlechtlichen) Liebe zwischen den Generationen? Ebert (2008) wirft dabei die Frage auf, welche Fantasien sich während des Geschlechtsverkehr für Daisy und Benjamin ergeben, die immerhin ihre initiale Verliebtheit als vorpubertäres Mädchen und Greis erlebt haben. Eine Liebe im Alter bzw. eine Liebe in (so unterschiedlichen) Altern also, die durchaus problematische Aspekte aufweist, ohne filmimmanent aufgegriffen zu werden. Ein zweiter wiederholt geäußerter Kritikpunkt an Drehbuch und Inszenierung ist, dass etwas vom Blick des Protagonisten auf das jeweilige Amerika seiner Gegenwart verschenkt wird (Rassentrennung und gesellschaftliche Spannungen, Kriege). Doch anders als bei seinem großen filmischen Bruder *Forrest Gump* geht es im *Seltsamen Fall* eben nicht darum, den Protagonisten als Zeitzeugen zu zeigen, sondern in seinem Ringen um eine Verankerung angesichts seiner subjektivistischen Zeitreise eines Ineinanders von Vorwärts und Rückwärts. Diese identitäre Verankerung geschieht im Film in der Liebe, weniger in gesellschaftlichen Prozessen.

Jenseits der journalistischen und filmwissenschaftlichen Kritik finden sich einige wenige Zugänge von psychoanalytischer Seite. Ramin (2012) setzt Schwellensituationen und Reifungsschritte in den Mittelpunkt, mit dem gesonderten Blick auf die ars moriendi als Thema des Films, ebenso wie die filmische Arbeit an Zeitlichkeit und Freiheit. Fenster (2010) thematisiert die Regression in deren Bedeutung für klinisch-psychoanalytische Prozesse, eine Konzeptualisierung, für die der *Seltsame Fall* jedoch nur wenig mehr als den assoziativen Ausgangspunkt liefert und die Anklänge einer Pathologisierung hat, wenn sie schreibt: »Benjamins ständige Verluste verstärken die Heftigkeit seiner Abwehrorganisation.« Vergleichbar formuliert sie auch: »Unfähig, seine frühen Verluste zu betrauern, kann er Queenies Fürsorge, die Weisheit der ›alten Frau mit dem Hund‹ oder Daisys Liebe nicht annehmen«

(a.a.O., S. 648; Übers. TS). Fenster interpretiert dabei das »Rückwärtsaltern« als Ausdruck regressiver Prozesse und sieht es im Zusammenhang des ursprünglichen traumatischen Verlusts der Mutter im Kindbett.

Soweit die Auseinandersetzung mit journalistischen und/oder filmwissenschaftlichen Kritiken und Kommentaren zum *Seltsamen Fall*, die vor allem die spezifische Charakterisierung der Adaptation eines Gesichts in den Mittelpunkt gestellt und auf meine bislang unbegründete These, im Film finde Benjamin eine »Verankerung« in der Zeit über das Lieben und Geliebt-Werden, hingeführt hat, bislang aber noch keiner psychoanalytischen methodischen Vorgehensweise gefolgt ist.

## Bemerkungen zur Methodik

In diesem Rahmen kann ich nur einige knappe Bemerkungen dazu machen, welches die methodischen Grundlagen der folgenden Überlegungen sind. Im Rahmen psychoanalytischer Kultur- oder Kunstforschung (Storck 2010; 2013; 2014; 2016; Lorenzer 1986) ist entscheidend, dass es einen Transfer der Methode, nicht (umstandslos) der Theorie gibt. Was in »Angewandter Psychoanalyse«, als welche die psychoanalytische Kulturinterpretation meist bezeichnet worden ist, zur Anwendung gebracht wird, ist nicht psychoanalytisches Wissen, etwa solches über ödipale Entwicklungskonflikte, sondern die in der klinischen Situation begründete Vorgehensweise eines reflektierten In-Beziehung-Stehens angesichts einer konfliktbedingten Spannung zwischen manifesten und latenten Bedeutungsebenen. Ob hier von Übertragung und Gegenübertragung die Rede sein kann (Reiche 2001), findet sich vielerorts diskutiert: es zu tun, führt aber in gewisse konzeptuelle Schwierigkeiten. Dabei ist ferner Subjektivität das *Mittel*, nicht das Ergebnis eines kulturpsychoanalytischen Zugangs und die Eigenlogik desjenigen Feldes, in das die Methode transferiert wird, bleibt zu berücksichtigen (dazu gehört auch das Medienspezifische eines Kunst- oder Kulturobjekts; Storck 2015; das spielt etwa im Ansatz von Mahler-Bungers und Zwiebel 2007 eine wichtige Rolle; Zwiebel 2014). Einer psychoanalytischen Filminterpretation sollte dann anzusehen sein, dass in ihr ein Film, kein Roman oder Gemälde interpretiert wird. Ein entscheidender »Clou« des Vorgehens und dessen methodischer Legitimation ist dabei, dass ein Kunstwerk als ein Quasi-Gegenüber oder Quasi-Subjekt (Bergande 2007) erlebt wird (Storck 2013). Auf diese Weise wird das reflektierte In-Beziehung-Stehen beispielsweise eines Filmzuschauers zur Reflexion eines Beziehungsgeschehens, in welcher die Frage bedeutsam ist, mit welcher Art von Gegenüber ich es zu tun habe und was dieses mit mir »anstellt«: Erlebe ich den Film wie eine Person (z. B. Schneider 2008), die mich provoziert, zu Tränen rührt, in die ich mich verliebe oder die mir womöglich gleichgültig ist? Solche Beziehungsreflexionen erlauben es, von einer Vorstellung zwischen der Beziehung zwischen Betrachter und (z. B.) Film zu einer Vorstellung zur (latenten) Beziehungsstruktur des Films und möglicher latenter Bedeutungen zu gelangen. Diese Vorstellung ist mitnichten auf personale Beziehungsstrukturen beschränkt, sondern schließt die filmische Beziehung von Farbe und Perspektive usw. ein. Dabei ist es ein wesentlicher Teil psychoanalytischer Kunst- und Kulturinterpretation, dass sie in der Veröffentlichung ihrer Ergebnisse eine methodische Entsprechung der Deutung im klinischen Zusammenhang findet: was im Anschluss an eine solche an »neuem« Material entsteht, ist Teil der Kulturanalyse (Storck 2016).

## Liebe und Tod: Naturgewalten im Alter

Insofern nehme ich zwei meiner Reaktionen angesichts der Filmerfahrung des *Seltsamen Falls* zum Ausgangspunkt einer psychoanalytischen Interpretation, indem ich sie als Kennzeichen einer filmischen Beziehung auffasse.

Erstens ist das die auffallende Häufung von Verlust und Schmerz, wie sie sich in den allfälligen Traueraufgaben Benjamins und in der Rahmung des Films (der tote Sohn des Uhrmachers, das Ster-

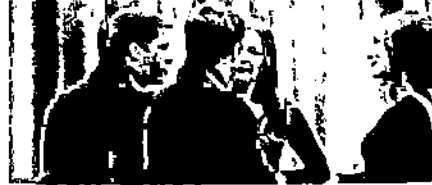

bebett Daisys) zeigt und den Zuschauer direkt erfasst. Eine Folge dessen ist der Eindruck von Benjamin als eines meist einsamen Menschen, der seinerseits oft weggeht und jemanden oder etwas zurücklässt. Der Film, so meine Folgerung, wird auf diese Weise zu einem Objekt, das an Trauer und Verlust erinnert. Seine Figuren und wir als Zusehende situieren sich bzw. uns auf dem schmalen Grat des Gelingens oder Misslingens der Bewältigung dieser Verluste.

Die zweite Auffälligkeit, die als Ausgangspunkt genommen werden kann, betrifft filmische Stilbrüche. Sowohl hinsichtlich der Farbgebung als auch hinsichtlich des (zumindest bei Caroline) fehlenden Einsatzes digitaler Technik sieht der Film in den Szenen, die im Krankenhaus spielen, anders aus als während der Wiedergabe von Benjamins Erinnerungen. Ein zweiter filmischer Stilbruch besteht in den »auf alt« getrimmten Sequenzen, in denen wir sehen, wie der Bewohner des Altenheimes wiederholt vom Blitz getroffen wird (es wirkt wie eine abgespielte alte Filmrolle eines slapstickhaften Stummfilms). Statt dass dies den Ausgangpunkt dafür liefert, dem *Seltsamen Fall* stilistische Inkohärenz zu unterstellen oder ihm vorzuhalten, die Rahmenhandlung im Krankenhaus wäre eigentlich verzichtbar und würde der filmischen Erzählung nichts Wesentliches hinzufügen und die Bezugnahme auf den Hurrikan Katrina wäre überladen, ist zu sagen, dass diese Brüche in der filmischen Darstellung bedeutungsvoll sind. Denn was in ihnen passiert, sind Naturkatastrophen: der aufziehende Hurrikan und seine verheerenden Wirkungen, der einschlagende Blitz, der den armen Mann siebenmal in dessen Leben treffen wird.

Welche Interpretation wird durch diese Reaktionen und Auffälligkeiten möglich? Beide – der Film als Erinnerung an Trauer und Verlust, die Gegenwärtigkeit der Naturkatastrophen – sind auf besondere Weise mit der Erzählung der Liebe zwischen Benjamin und Daisy verbunden: Die erste Schilderung des »Blitzopfers«, das Benjamin im Altenheim kennenlernt und dem er immer wieder begegnen wird, ist im Film direkt im Anschluss an die Szene platziert, in der Benjamin und Daisy einander das erste Mal begegnen. Auch hier schlägt offenkundig der Blitz ein, so soll uns Zuschauern gezeigt werden (und dies ist im selben Moment ein Hinweis darauf, wie der Film auch als kitschig wahrgenommen werden kann oder eher eingleisige Symbolismen nutzt). Und während der Szene, in welcher der hier eingangs wiedergegebene Dialog stattfindet und in der Benjamin und Daisy einander liebevoll und wehmütig nahe sind, tobt draußen ein Sturm. Das Verhältnis von Liebe und Naturgewalt ist hier mehrschichtig gezeigt. Die Liebe *ist* eine Naturgewalt, sie ist aber immer wieder auch davon bedroht: von Benjamins sich im Sturm ankündigendem Rückwärtsaltern und vom Verlust, der sich sowohl im Ende des Lebens zeigt als auch in seinem wiederholten Weggehen. Erlebt man den Film als ein Objekt, das an Trauer und Verlust erinnert, dann ist damit auf der Ebene psychischer Repräsentation eine komplexe Figur aus Anwesenheit und Abwesenheit benannt: Irgendwie gibt es einen tröstenden Effekt in der Seherfahrung, aber auch den Zweifel, ob der Trost denn an den Bedingungen des Schmerzes etwas wird ändern können. Damit sind die Grundbedingungen von Trauerprozessen benannt, die sich schließlich damit auseinanderzusetzen haben, dass ein Fehlen anerkannt wird.

Wie sind dabei nun Liebe und Verlust im Hinblick auf das Alter(n) ins Verhältnis zu setzen? Meine Annahme ist, dass der *Seltsame Fall* die Frage zu diskutieren anstößt, ob die Nähe des bevorstehenden Endes des Lebens die Liebe intensiviert. Oder intensiviert stattdessen die Liebe im Alter den Schmerz über die Unausweichlichkeit des Endes und der Verluste und Abschiede, weil ein Gewahrsein vorherrscht, dass nur wenig Zeit bleibt? Offensichtlich berühren beide Fragen dabei die Verbindung von Liebe und Trauerarbeit.

Der *Seltsame Fall* ist in besonderer Weise ein Film über die Liebe »im Alter«. Zunächst ist Benjamin ein verliebter kindlicher Greis, am Ende ein hilfsbedürftiger dementer Junge und schließlich ein erinnerungsloser Säugling in den Armen seiner ihrerseits greisen Geliebten. In der »Mitte« treffen Benjamin und Daisy einander als gleich altes Liebespaar, ihre Liebe besteht in beiden Richtungen des »hohen Alters«. Ich diskutiere im Folgenden die Bedeutung dieser Liebeserzählung im Hinblick auf die Frage des Verhältnisses von Liebe und Tod als zweier Naturgewalten und komme dabei zu einer Begründung meiner Annahme von der identitären und zeitlichen Verankerung Benjamins in der Liebe.

Der Alterungsprozess ist eine Naturgewalt. Der Arzt, der Benjamin kurz nach dessen Geburt untersucht, sagt zu Queenie: »Sein Körper lässt ihn im Stich, noch bevor sein Leben begonnen hat«. Benjamins Geburt, die Queenie als ein Wunder – »nur nicht die Art Wunder, die man gerne sieht« – bezeichnet, woraufhin es ihre Liebe ist, die ihm einen Weg ins Leben ermöglicht, setzt einen Lauf der Natur in Gang, ein Altern, das zugleich eine Vorwärts- und eine Rückwärtsbewegung ist (ohne Zweifel klingt hier auch eine Bezugnahme zum psychoanalytischen Konzept der Nachträglichkeit an, dessen Anschluss eine weitere Interpretationslinie ermöglichen würde). Man kann nun anführen, dass es eine Verwischung der Generationengrenzen und ein Unbehaglichsein der geschlechtlichen Liebe zwischen einem (kindlichen) Greis und einem präpubertären Mädchen gibt, wie es einige Kommentatoren getan haben, jedoch ist vielleicht darüber hinaus zu sagen, dass es die Liebe ist, nachdem sie Benjamin am Leben gehalten hat, die ihn auch in der Folge im Zeitchaos verankert und es gerade das Stoßen auf generative Unterschiede ist, das dabei eine wichtige Funktion erfüllt.

Auch darüber hinaus werden Daisy und seine Gefühle ihr gegenüber für Benjamin zu einem Halt, auch dann, wenn beide einander so lange Zeit als Paar verfehlen. In der Phase ihrer »Passung« in einer partnerschaftlichen Liebesbeziehung sagt er zu ihr: »Ich will mich an uns erinnern, wie wir jetzt sind« und bringt damit womöglich auf den Punkt, wie Erinnerung für ihn an sie gebunden ist, nicht zuletzt in der materialen Form der Tagebuchaufzeichnungen – allenfalls unterbrochen durch seine »erste Liebe«, wie er selbst sie nennt, zu Elizabeth in Murmansk. Dass beide sich in der Realisierung einer Liebes- und sexuellen Beziehung einige Male verfehlen, scheint in gewisser Weise folgerichtig: es »passt« nicht, es gibt zwischen ihnen kein »Verhältnis«, wie Lacan (z. B. in 1972/73) über Mann und Frau allgemein formuliert (wenn auch absoluter und mit anderer Zielsetzung). Erst Daisys Autounfall als eine Art Schicksalsschlag (der auch angesichts der Darstellung im Film, welche Kleinigkeiten sich anders hätten verhalten können, so dass es nicht zum Unfall gekommen wäre, in seiner faktischen Determiniertheit etwas Naturgewaltiges hat) setzt einen Prozess in Gang, der einige Jahre später zur Begegnung führt. Daisy und Benjamin können eine Liebesbeziehung führen, die sie vorübergehend vergessen lassen kann, dass beide sich altersmäßig voneinander wegbewegen. Nicht von ungefähr ist es die Ankündigung einer Geburt, die Benjamin zur Entscheidung bringt, angesichts seines Alterungsprozesses die Familie zu verlassen. Auf eine paradoxe und entwicklungspsychologisch anzweifelnswerte Weise will Benjamin es seiner Tochter, die er zu verlassen meint, bevor sie Erinnerungen an ihn haben könne, ersparen, ihn zu lieben und dann zu verlieren. Hier zumindest wählt er den Weg, der den Schmerz eines Abschieds vermeidet bzw. ihn nicht weiter verstärken soll. Hier geht es nicht um ein Objekt, das an Verlust oder Vergänglichkeit erinnert, sondern um eines, das Trauer und Verlust als ein gespürtes Fehlen eliminieren zu können meint.

Die letzten Begegnungen zwischen Benjamin und Daisy hingegen sind ausgewogener. Beide treffen einander, um den Lebensabend gemeinsam zu verbringen, aber Benjamin erinnert sich bereits als Teenager nicht mehr an sie. Er hat eine Ahnung davon, ein Leben hinter sich zu haben, ohne Erinnerung daran (wenngleich doch vielleicht eine »Erinnerung in Gefühlen«, wie Klein 1957 es ausdrückt). Beide teilen etwas miteinander, ohne es (verbal) mitteilen zu können. Es gibt angesichts dessen, dass beide nicht solcherart gemeinsam auf ihr Leben zurückblicken können, viel Schmerzhaftes und Tragisches, aber auch berührende Nähe. Daisy, die ihm aus einem Buch aus ihrer gemeinsamen Zeit am selben Ort 80 Jahre zuvor vorliest, oder Benjamin, wie er auf dem Dach des Altenheims sitzt, gleichwohl allen anderen einen Schrecken einjagend, und ruft: »Ich kann alles sehen. Ich seh' den großen Fluss. Ich kann den Friedhof sehen, wo Mama begraben ist und all die anderen.« Die »Liebe im Alter«, die beide miteinander erleben, ist die einer vorgeführten Vergänglichkeit, einer Ahnung von Verlorenem, jedoch berichtet Daisy am Ende, während wir Bilder davon sehen, wie sie den Säugling Benjamin, der gerade zum letzten Mal die Augen schließt, auf dem Schoß hält, seinen letzten Blick erwidernd habe sie gewusst, »dass er wusste, wer ich war«. So ist es ein geteilter Abschied, ein gemeinsamer Lebensabend, und es gelingt Benjamin irgendwie, Abschied aus seinem eigenen Leben zu nehmen. Allerdings ist für

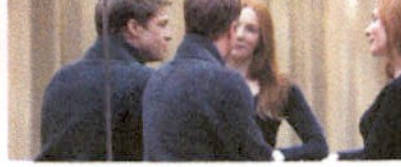

uns Zuschauer der Umstand besonders berührend, dass hier ein Baby stirbt, in all seiner Hilflosigkeit, und dass es in der zeitlichen Vorwärts-Rückwärts-Logik des Films sein Leben weder vor, noch hinter sich liegen sehen kann.

Hat nun die Liebe zu Daisy bzw. die Liebe zwischen beiden, die Benjamin eine Verankerung in seinem eigenen Vorwärts-Rückwärts-Leben ermöglicht hat, etwas von einer gelingenden Bewältigung von Abschied, Verlust, Vergänglichkeit und Sterben? Hat sie, gerade am Ende des Films, den Schmerz des verlorenen Erinnerungsvermögens und den sich darin bemerkbarmachenden Abschied voneinander und aus dem Leben erträglich gemacht? Immerhin ist neben den Traueraufgaben hinsichtlich personaler Verluste, auch die Auseinandersetzung mit Verlusten, die das persönliche Selbstkonzept betreffen, für das Alter leitend, im äußersten Fall der Verlust des Erinnerungsvermögens oder des Gefühls, zeitüberdauernd der- oder dieselbe zu sein.

Benjamin sorgt für eine Verankerung zu Daisy am Ende seines Lebens, wenn er das Tagebuch schreibt und mit sich führt. Er findet so eine Adressatin seiner Erinnerungen und leitet in die Wege, auch nach dem Verlust seiner Erinnerung oder des Gefühls personaler Identität im Verlauf der Zeit ins Altenheim zurückkehren und seinen Lebensabend mit Daisy verbringen zu können (ein anderer Aspekt der zeitlichen Verankerung auf der Ebene der Rezeption liegt überdies im erwähnten Phänomen der Adaptation des Gesichts von Brad Pitt: Er ist noch »derselbe«, wie wir ihn vor über 20 Jahren filmisch »kennengelernt« haben). Am Ende geschieht damit eine Wendung gegenüber Benjamins vorangegangenem Verlassen seiner Tochter, um dieser den Schmerz eines Verlustes zu ersparen. Er mutet sich Daisy nun zu, als dementer Präpubertierender (zwei große Herausforderungen für ein emotional haltendes Gegenüber auf einmal!), weil er eine Vorstellung davon hat, dass nur so die gemeinsame Bewältigung eines Endes gelingen kann.

Was heißt das nun hinsichtlich der Liebe im Alter im nicht-rückwärtslaufenden, »konventionellen« Sinn? Der *Seltsame Fall* erlaubt es, auf deren Dimensionen hinzuweisen: die Aufgabe, persönliche und personelle Verluste zu bewältigen, einschließlich des Endes des Lebens oder der Verlässlichkeit des Erlebens einer Kohärenz oder Kontinuität des Selbst; die Möglichkeit, einen Rückblick aufs Leben gemeinsam zu gestalten – und die Grenzen dessen. Im Kontrast zwischen dem, was Benjamin seiner Tochter nicht zumuten zu können meint, und dem, was er für sich und Daisy gestaltet, kann zum Thema des vorliegenden Bandes gesagt werden: Die Liebe im Alter ist dem Menschen zumutbar.

## Literatur

**Beier** LO (2009) Der Greis ist heiß. Spiegel Online, 28.1.2009. http://www.spiegel.de/kultur/kino/kino-drama-benjamin-button-der-greis-ist-heiss-a-603969.html (2.10.2015)

**Bergande** W (2007) Die Logik des Unbewussten in der Kunst. Subjekttheorie und Ästhetik nach Hegel und Lacan. (Turia & Kant), Wien

**Ebert** R (2008) The curious case of Benjamin Button. http://www.rogerebert.com/reviews/the-curious-case-of-benjamin-button-2008 (2.10.2015)

**Fenster** S (2010) The curious case of Benjamin Button: Regression and the angel of death. Int J Psychoanal, 91, 643–650

**Gilmore** JA (2014) The curious adaptation of Benjamin Button: Or, the dialogics of Brad Pitt's face. Mediascape – UCLA's journal of cinema and media studies. http://www.tft.ucla.edu/mediascape/Fall2014_CuriousAdaptation.html (2.10.2015)

**Kienzl** M (2009) Der seltsame Fall des Benjamin Button. http://www.critic.de/film/der-seltsame-fall-des-benjamin-button-1519/ (2.10.2015)

**Klein** M (1957) Neid und Dankbarkeit. In: dies (1983) Das Seelenleben des Kleinkindes. Stuttgart (Klett-Cotta), S. 225–242

**Lacan** J (1972/73) Das Seminar, Buch XX. Encore. Weinheim, Berlin 1986 (Quadriga)

**Lorenzer** A (1986) Tiefenhermeneutische Kulturanalyse. In ders. (Hg) Kultur-Analysen. Frankfurt a.M. (Fischer), S. 11–98

**Lueken** V (2009) Zeit und Zufall. FAZ, 28.1.2009

**Mahler-Bungers** A & Zwiebel R (2007). die unbewusste Botschaft des Films. Überlegungen zur Film-Psychoanalyse. In: Zwiebel R & Mahler-Bungers A (Hg) Projektion und Wirklichkeit. Die unbewusste Botschaft des Films. Göttingen (Vandenhoek & Ruprecht), S. 14–37

**Nirmalarajah** A (2009) Der seltsame Fall des Benjamin Button. http://www.mannbeisstfilm.de/kritik/David-Fincher/Der-seltsame-Fall-des-Benjamin-Button/1382.html (2.10.2015)

**Phipps** K (2008) The curious case of Benjamin Button. http://www.avclub.com/review/the-curious-case-of-benjamin-button-17078 (2.10.2015)

**Radisch** I (2009) Tod mit Goldrand. Die Zeit, 29.1.2009. http://www.zeit.de/2009/06/Benjamin-Button (2.10.2015).

**Ramin** G (2012) Der seltsame Fall des Benjamin Button. In: Piegler T (Hg) Das Fremde im Film. Psychoanalytische Filminterpretationen. Gießen (Psychosozial), S. 185–198

**Reiche** R (2001) mutterseelenallein. Frankfurt a.M. (Stroemfeld)

**Schneider** G (2008) Filmpsychoanalyse – Zugangswege zur psychoanalytischen Interpretation von Filmen. In: Laszig P & Schneider G (Hg) Film und Psychoanalyse. Kinofilme als kulturelle Symptome. Gießen (Psychosozial), S. 19–38

**Scott** AP (2008) It's the age of a child who grows from a man. New York Times, 24.12.2008. http://www.nytimes.com/2008/12/25/movies/25butt.html?_r=0 (2.10.2015)

**Storck** T (2010) Spiel am Werk. Eine psychoanalytisch-begriffskritische Untersuchung künstlerischer Arbeitsprozesse. Göttingen (Vandenhoek & Ruprecht Unipress)

**Storck** T (2013) Entzugserscheinungen. Oder: was die Psychoanalyse von der Ästhetik hat. Imago – Interdisziplinäres Jahrbuch für Psychoanalyse und Ästhetik, 2, 169–180

**Storck** T (2014) Ceci n'est pas l'une-bévue. Probleme, in der Kunst das Unbewusste zu erforschen, als Probleme in der Kunst, das Unbewusste zu erforschen. Psychoanalyse – Texte zur Sozialforschung 18(1), 21–38

**Storck** T (2015) Das nachtragende Kunstwerk. Fort/Da in Malerei, Film und (Pop-) Musik. In: Leikert S (Hg) Zur Psychoanalyse ästhetischer Prozesse in Musik, Film und Malerei. Gießen: Psychosozial, S. 139–174

**Storck** T (2017) »The Wire« und »Die Wurst« – Was ist Kulturpsychoanalyse? In: Nitzschmann K, Döser J, Schneider G & Walker C (Hg) Was ist Kulturpsychoanalyse? Gießen (Psychosozial)

**Suchsland** R (2009) Rückwärts in die Zukunft. http://www.artechock.de/film/text/kritik/s/sefad2.htm (2.10.2015)

**Vahabzadeh** S (2010) Junge, komm bald wieder. SZ. http://www.sueddeutsche.de/kultur/im-kino-benjamin-button-junge-komm-bald-wieder-1.476320 (2.10.2015)

**Zwiebel** R (2014) Über psychoanalytische Arbeitsmodelle – Eine kurze Einführung in die filmpsychoanalytische Diskussion von *Melancholia*. In: ders & Blothner D (Hg) »Melancholia. Wege zur psychoanalytischen Interpretation des Films. Göttingen (Vandenhoek & Ruprecht), S. 7–25

| Originaltitel | The curious case of Benjamin Button |
| --- | --- |
| Premiere | 25. Dezember 2008 |
| Deutscher Start | 29. Januar 2009 |
| Erscheinungsjahr | DVD 5. Mai 2009 |
| Land | USA |
| Genre | Drama |
| Drehbuch | Eric Roth, Robin Swicord |
| Regie | David Fincher |
| Darsteller | Brad Pitt, Cate Blanchett, Taraji B. Henson, Julia Ormond, Jared Harris, Tilda Swinton |
| Verfügbarkeit | DVD in deutscher Sprache erhältlich |

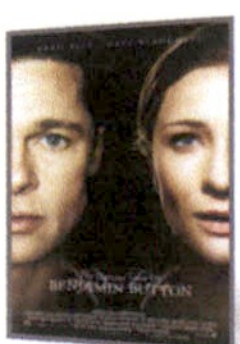

*Andreas Hamburger, Vivian Pramataroff-Hamburger*

# Requiem einer Liebe



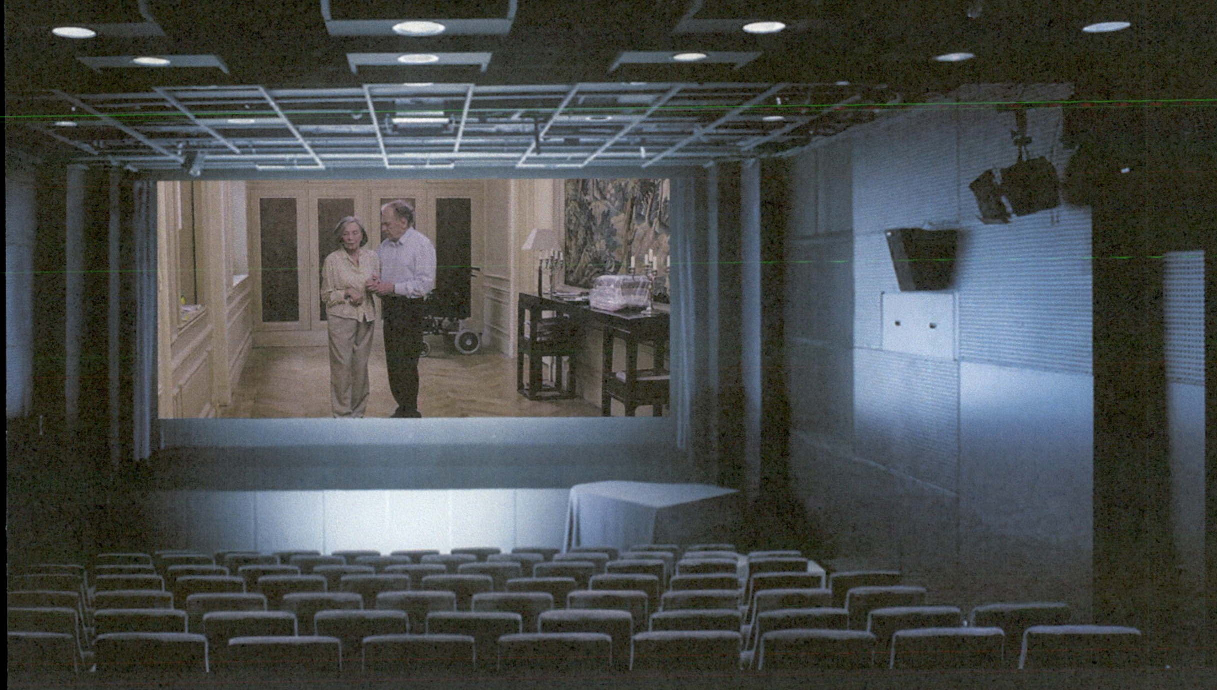


B. Strauß, S. Philipp (Hrsg.), *Wilde Erdbeeren auf Wolke Neun*,
DOI 10.1007/978-3-662-50488-8_16, © Springer-Verlag GmbH Deutschland 2017

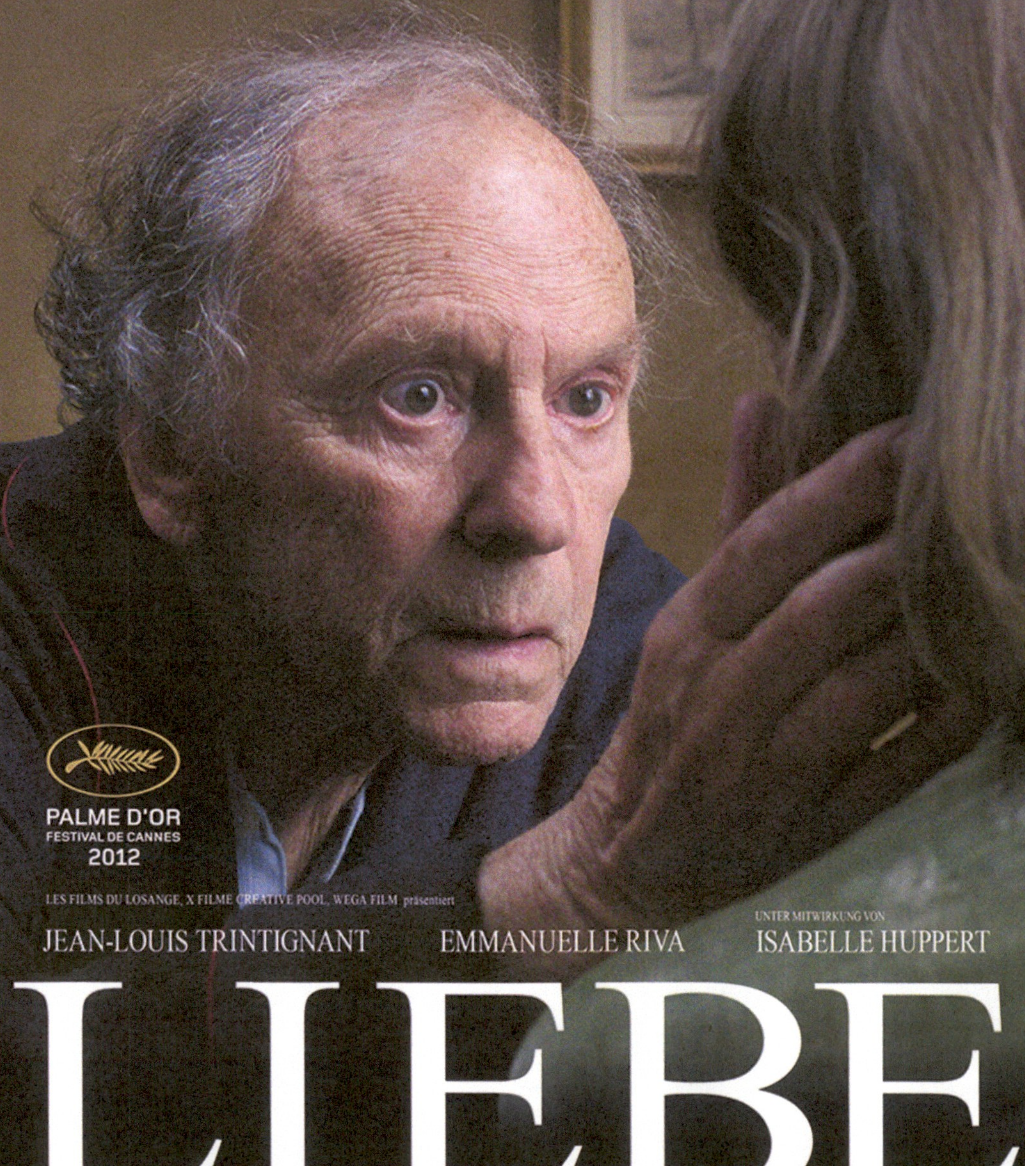


Filmplakat *Amour*.
(Filmbild Fundus/© X Verleih)

# Amour

## Hintergrund

Michael Haneke ist einer der großen Autorenfilmer der Gegenwart. 1942 in München geboren als Sohn der Burgschauspielerin Beatrix Degenfeld und des Regisseurs und Schauspielers Fritz Haneke, wuchs er auf bei seiner Tante in Wiener Neustadt, was für den hier zu besprechenden Film große Bedeutung haben wird. Nach einem etwas labyrinthischen Ausbildungsgang landete Haneke als Dramaturg beim SWF Baden-Baden, wo er später eine Reihe von Fernsehspielen inszenierte, oftmals Literaturverfilmungen wie z.B. *Drei Wege zum See* (A 1976) nach Ingeborg Bachmanns gleichnamiger Erzählung (1972). Parallel begann er auch als Theaterregisseur zu arbeiten. Zum Kinofilm kam er erst mit *Der siebente Kontinent* (A 1989), dem *Bennys Video* (A 1992) und *71 Fragmente einer Chronologie des Zufalls* (A 1994) folgten, eine Trilogie um absurde Gewalttaten – einen Familienselbstmord, den experimentellen Mord eines Jugendlichen und einen Amoklauf. Dazwischen lieferte er einen experimentellen Fernsehfilm ab, *Nachruf auf einen Mörder* (A 1991). Auch in dieser Behandlung des Gewaltthemas ist die medienkritische Wendung überdeutlich: Haneke lässt auf der Tonspur eine *Club2*-Sendung über einen jugendlichen Amokläufer in Originallänge bis zur Nationalhymne (einschließlich) laufen, und zeigt im Bild dazu einen proportionalen Zusammenschnitt aller ORF-Sendungen vom Datum des Blutbades, und davon jeweils die Gewaltszenen. Gewalt, so die Botschaft, ist medial präformiert (■ Abb. 16.1).

Der folgende Film, *Funny Games* (A 1997) vertieft das Gewaltthema (die Handlung ähnelt Truman Capotes »Kaltblütig«), Haneke geht es darum, in bewusstem Gegensatz zu stilisierten und bagatellisierenden Gewaltdarstellungen im Mainstreamkino, die »Nicht-Konsumierbarkeit« von Gewalt darzustellen. Eines seiner wichtigen stilistischen Mittel ist dabei der fragmentarische Erzählstil, den er bereits in *71 Fragmente einer Chronologie des Zufalls* entwickelt hat und 2000 mit *Code inconnu: Récit incomplet de divers voyages* (Code: unbekannt) (F,D,RUM 2000) fortsetzt, in dem es erstmals (wie später in *Caché*) um strukturelle Gewalt geht (Speck 2010).

Sein Durchbruch in Cannes war die Jelinek-Verfilmung *Die Klavierspielerin* (A,D,F,PL 2001). Für *Caché* (F,A,D,I 2005) kamen weitere hohe Preise. *Caché* stellt auch eine Zäsur in Hanekes Œuvre dar: der »französische Haneke« legt die offene Gewaltthematisierung zunehmend ab und wendet sich der latenten Gewalt zu. Hier vermeidet Haneke immer das direkte Erscheinen brutaler Handlungen auf der Leinwand und überlässt das Ausfüllen der Gewaltphantasie dem Zuschauer – die implizite Medienkritik wird dadurch noch umso ätzender. Seine Zuschauer müssen sich eingestehen, dass in ihren medienverseuchten Gehirnen alle Filme von selbst ablaufen, wenn man ihnen nur die Trigger gibt. Hanekes Ruhm erlaubte ihm sogar das in der Filmgeschichte einmalige Kunststück, beim amerikanischen Remake von *Funny Games* (*Funny Games U.S.*), (US,GB,F,A 2007) vertraglich seine formale Strenge so weit durchzusetzen, dass er jede einzelne Einstellung genau nachdrehen und so das Original bis auf die Besetzung erhalten konnte. Mit *Das weisse Band* (D,A,F,I 2009) schließlich gelang Haneke der Durchbruch zum Massenpublikum nicht nur in Deutschland, sondern auch zur Goldenen Palme sowie einer kaum zu überblickenden Menge weiterer Filmpreise. Mediale und strukturelle Gewalt sind hier ebenfalls thematisiert, aber noch verdeckter als in früheren Haneke-Filmen, nämlich im Gewand des Historienfilms. *Amour* steht, wie wir zeigen werden, in dieser Linie, und enthält zahlreiche Parallelen zum Œuvre von Haneke. Darauf verweist schon die einfache Tatsache, dass die beiden Protagonisten, wie immer, Anne und Georges heißen (Haneke begründet die immer gleichen Vornamen seiner Protagonisten kokett: »… weil es mich langweilt, neue zu suchen«, Cieutat, Rouyer 2013, S. 97).

# Amour (2012)

Für *AMOUR* erhielt Haneke seine zweite Goldene Palme. Der Plan, *AMOUR* zu drehen, entsprang dem Regisseur zufolge aus dem Wunsch, mit Jean-Louis Trintignant zu arbeiten. Es gibt aber auch ein biographisches Ereignis, aus dem das Drehbuch gespeist war: Der Suizid von Hanekes 91-jähriger Tante, die ihn großgezogen hatte (Cieutat, Rouyer 2013, S. 341 f.). Nach eigenem Bekunden schlug Haneke sich mit dem Drehbuch zu *AMOUR* lange herum – und nachdem er erfahren hatte, dass es bereits einen ähnlichen Film gab, *LA DERNIÈRE FUGUE* von Léa Pool (LUX, CDN 2010), in dem ein todkranker alter Mann sich auf seiner letzten, von den Angehörigen für ihn organisierten Angelpartie ertränkt, was sein Sohn und seine Frau, die mit im Boot sind, zulassen, ließ er das ganze Projekt sogar fallen und begann an einen anderen Buch zu arbeiten. »Aber immer, wenn ich daran arbeiten wollte, habe ich an meine beiden alten Leute denken müssen. Und eines Tages war die Blockade weg und ich habe ziemlich zügig das Drehbuch fertigstellen können« (ebd., S. 368). Den Titel *AMOUR* wählte Haneke, nachdem er »*Les Vieux (Die Alten)*« nach dem Chanson von Jacques Brell verworfen hatte (in dem es um das alt werdende Paar geht). Später dachte er an *Ces deux (Diese Beiden)*, was aber korrekt hätte lauten müssen *Ces deux-la*, und dann nicht mehr gut geklungen hätte; schließlich *La musique s'arrête (Die Musik hört auf)*. Bis Margaret Menegoz und Tringnitant mit dem Vorschlag *Amour* kamen, der ihn sofort überzeugte (ebd., S. 365). Diese von Haneke selbst berichtete Unschlüssigkeit in der Geschichte der Titelfindung zeigt, dass er sich zwischen den beiden Motiven des Bilanzsuizids und des gemeinsamen Altwerdens bewegt.

Trintignant stand als Hauptdarsteller noch vor der Konzeption des Projekts fest. Die Besetzung der zweiten Hauptrolle mit Emmanuelle Riva, die etwas wie eine zweite Entdeckung dieser Schauspielerin ist, bahnte sich bereits beim Casting zur *KLAVIERSPIELERIN* an, wo die Rolle dann an Annie Girardot ging. Riva war bekannt aus Resnais' *HIROSHIMA MON AMOUR* (F, J 1959). Diese Besetzung kann selbst wie ein Filmzitat verstanden werden. *HIROSHIMA MON AMOUR*, ein prägender Film der Nouvelle Vague, setzt sich unter der Oberfläche einer scheinbar privaten Liebesgeschichte mit dem Nationalsozialismus, der Kollaboration und der Atombombe auseinander, zeigt den Zivilisationsbruch unverlöschlich in das Private eingraviert. Die doppelte Referenz (in Titel und Hauptdarstellerin) zu *AMOUR* besagt: Auch hier haben wir es mit einer Liebesgeschichte mit unerträglichen, unsichtbaren Abgründen zu tun.

## Handlung

Der Film beginnt mit einem Schlag. Eine Tür wird aufgebrochen, aus der Leinwand kommen Feuerwehrleute und Polizei auf den Zuschauer zu, betreten eine gespenstische, offenbar verpestete Wohnung mit abgeklebten Türen. Auch diese werden gewaltsam geöffnet, und die Kamera zeigt das Totenbett einer alten Frau, wie Ophelia mit Blumen bekränzt. Alles danach ist ein Rückblende: Anne und Georges, beide über 80 Jahre alt, kommen aus einem Konzert zurück, das Annes Klavierschüler, inzwischen ein gefeierter Pianist, gegeben hat. Das kultivierte Ehepaar lebt in einer herrschaftlichen Altbauwohnung in Paris. Bei einem gemeinsamen Frühstück erleidet Anne einen Schlaganfall und kommt später aus dem Krankenhaus halbseitig gelähmt zurück. Die gemeinsame Tochter, ebenfalls Musikerin, die mit ihrer Familie in London lebt, kann wenig helfen. Ihre Hilfe wird aber auch nicht gesucht. Georges kümmert sich zunächst ganz alleine um Anne, obwohl er damit an die Grenzen seiner Belastbarkeit stößt. Ihr Zustand verschlechtert sich, sie wird bettlägerig und baut geistig stark ab. Der Versuch, Pflegekräfte einzubinden, scheitert. Mit fast perverser Perfektion zeigt Haneke den Verfall des alternden Körpers und das quälende Verlöschen des Geistes. Eine Schlüsselszene ist, wie Georges der widerstrebenden Frau mit Gewalt Wasser einzuflößen versucht und sie es ihm ins Gesicht spuckt, worauf er ihr sie reflexartig ohrfeigt – ein Moment, auf den beide mit Entsetzen reagieren. Qual und Unsicherheit werden von beiden Seiten erlebt und gezeigt. Die Zuschauer verwickelt der Film in eine chirurgische Operation am offenen Herzen der Liebesbeziehung. Leidenschaftslos präpariert Haneke den unmerklichen Übergang zum gewaltsamen Ende. Nachdem Anne wieder einmal eine ihrer quälenden Schreiattacken hatte, versucht Georges die kaum noch ansprechbare Kranke zu beruhigen, indem er ihre eine liebevolle, aber auch sehr ambivalente Erinnerung aus seiner Kindheit erzählt. Plötzlich presst er vollkommen unerwartet für das Publikum ein Kissen auf ihr Gesicht. Mit der Perfektion Hanekes wird der Zuschauer zum Zeugen von Annes qualvollem Sterben. Danach schmückt Georges den Körper seiner toten Frau mit abgeschnittenen Blumenköpfen (wir sehen nur, wie er diese am Spülbecken vorbereitet), wandert durch die leerer gewordene Wohnung. Eine Taube verirrt sich in den Flur und wird von ihm gefangen, er schreibt einen langen Brief. Plötzlich scheint Anne wieder am Leben zu sein und bittet ihn, mit ihr auszugehen. Er verlässt die Wohnung. In der folgenden letzten Einstellung sehen wir, wie die Tochter ratlos durch die inzwischen gesäuberte Wohnung streift, die mit jetzt hell und geräumig erscheint.

## Interpretation

Unsere Auffassung von Amour als einem Film mehr über einen Abgrund als über die Liebe wollen wir entsprechend unserer filmpsychoanalytischen Methode darlegen, bei der wir von einer systematischen Reflexion der Filmwirkung auf das Unbewusste der Zuschauer[1] ausgehen und diese an einer Detailanalyse des Films validieren (Hamburger 2013, Hamburger und Leube-Sonnleitner 2014, Hamburger und Wernz 2015, Buchholz und Hamburger 2016).

## Die Liebe und der Tod

Die großen Liebesgeschichten der Weltliteratur, auch der Oper, führen nicht zum Happy End. Romeo und Julia, Tristan und Isolde, Anna Karenina, Violeta oder Othello und Desdemona – alle sterben frühzeitig, fast immer einen gewaltsamen Tod. Das Glück miteinander alt zu werden steht ihnen nicht zu. Sie sterben jung, und sie sterben schön. Als Zuschauer werden wir davon ergriffen, im Saal bleibt kein Auge trocken. Junge und schöne Verliebte dürfen nicht einfach so sterben. Und doch wollen wir es genauso: Der Topos verlangt, dass die große Liebe von kurzer Dauer ist und keinen Alltag haben darf. Die einzige abweichende Erzählung ist der Mythos von Philemon und Baucis, den Ovid im 8. Buch der *Metamorphosen* berichtet: ein altes, gutherziges Paar wird von den Göttern belohnt, indem sie ihnen den einzigen Wunsch erfüllen, niemals getrennt zu werden. Sie werden in zwei nebeneinander wachsende Bäume verwandelt.

Haneke erzählt eine ganz andere Geschichte, die Geschichte einer Liebe, die ein ganzes Leben bleibt. »Bis dass der Tod sie scheidet« – allerdings nicht ohne Nachhilfe. Eine solche Beziehung hat die Aura einer magischen Symbiose, ohne Platz für Dritte, auch nicht für das Kind. Nicht einmal für ein anderes Lebewesen. Die zugeflogene Taube wird zuerst verjagt, dann gefangen. Eine Beziehung, die keinen freien Raum zwischen den Partnern lässt. Nicht einmal den Raum, alleine sterben zu dürfen, wenn die Natur es will. Der Film scheint zu halten, was der Titel verspricht: Eine Liebesgeschichte. Die Geschichte aber, die sich in diesem hermetischen Liebesraum abspielt, ist abgründig.

1    Amour wurde im Rahmen der Reihe Film & Psychoanalyse am Münchner Filmmuseum von den Autoren am 18. Januar 2015 vorgestellt. Wir danken der Münchner Filmgruppe (www.psychoanalyse-film.eu) und dem Publikum für die rege Diskussion und dem Filmmuseum für die nun schon acht Jahre währende Gastfreundschaft.

# Die Wohnung als soziales Universum

Es wäre freilich kein Haneke-Film, wenn es nur um die Psychologie oder die Beziehung der Protagonisten ginge. Haneke geht es immer darum, was das Publikum im Kinosaal erlebt, seiner Versuchsanordnung. Das zeigt er noch mit den ersten Einstellungen.

Der Film beginnt mit einem geräuschvollen Einbruch – die Feuerwehr dringt in eine Wohnung ein, und wir sind auf der Innenseite der schlagartig aufgebrochenen Tür. Wir erleben das Eindringen durch die Feuerwehr, wir sehen, dass Pestgeruch in der Wohnung herrscht. Dann sehen wir den Wind an den rasch geöffneten Fenstern die Gardinen blähen. Unser Blick schweift durch die menschenleere, aber geschichtsvolle verlassene Wohnung. Das ist keine Wohnung mehr, sondern ein hermetisch abgeschlossenes Grab. Wir sehen auch en passant erstaunlich frische Früchte am Tisch. Haben sie sich im Verwesungsgestank, in der sauerstoffarmen Atmosphäre konserviert? Jetzt erst, auch die zweite Tür ist gesprengt, erfasst die Kamera eine geschmückte Tote, wie Ophelia. Dort liegt die Mumie einer Geliebten. Schnitt, Schwarzbild, Titel: *Amour*.

Aus dem Schwarz blendet das Bild jetzt auf ein Publikum. Im Off eine Stimme, die Ton- und Videoaufnahmen untersagt – eine für Haneke typische Ironie, zugleich uns selbst, die Zuschauer, in einer auffallend langen Einstellung zu zeigen, und zugleich aus dem Off ein Verbot von Videoaufnahmen zu erteilen. Wir sehen uns wie in einem Spiegel, erwartungsvoll auf etwas harrend. Schuberts »Impromptu Nr. 1« setzt ein. Auch dies zuerst ein Schlag, und dann ein sanfter, konzentrierter Spaziergang. Wir hören es weiter, sehen nach dem Konzert ein altes Paar in einer Reihe auf den Pianisten warten und mit ihm einige Worte tauschen, die wir nicht hören können, auch die Unterhaltung in der Straßenbahn nicht, in der wir dasselbe Paar hinter einer Glasscheibe sitzen sehen.

Das Kammerspiel, das Haneke uns vorführt, ist zugleich eine Art Skinnerbox. Der gesamte Film spielt – mit der Ausnahme des Konzertbesuchs am Anfang – im geschlossenen, labyrinthischen Raum einer Wohnung, in der wir uns selbst befinden, auch sozial in einem nach außen fast unverbundenen Zustand. Die Handlung entfaltet sich in diesem sozialen Milieu wie in einem Kabinett, einer Versuchsanordnung. Das Universum der Wohnung ist zugleich offener Raum und Gefängnis. Die Spezifität von *Amour* gegenüber anderen Filmen, die sich mit dem Thema des Verfalls und des Ausgeliefertseins befassen, etwa *Intouchables* (*Ziemlich beste Freunde*) (F 2011), liegt genau darin, dass es hier eben nicht nur um materiellen Reichtum geht, dessen Verfügungsgewalt ins Leere greift, sobald menschliche Beziehungen gefordert sind; hier ist es das geistige Kapital, das entwertet wird, und damit das Prinzip der Zivilisation.

Psychoanalytisch bedeutet das, dass der Film die Herrschaft der Vernunft und des Bewusstseins in Frage stellt. Er führt uns vor Augen, dass wir unserem Körper ausgeliefert sind. Sogar noch im Idealfall, wenn Menschen kultiviert, einfühlungsfähig, humorvoll, sozial geachtet und reflexiv sind, ist die basale Abhängigkeit, das Ausgeliefertsein an die Kontingenz des Körpers unaufhebbar.

Der Film erzählt das Fortschreiten von Annes Krankheit nicht nur durch die sichtbare Einschränkung von Annes Beweglichkeit, sondern auch durch die Ausstattung: Ein Rollstuhl taucht auf, dann ein elektrischer Rollstuhl, Windeln, eine Pflegerin. Das Schlafzimmer wird zum Krankenzimmer. Das Ausgeliefertsein beider Protagonisten zeigt der Film überdeutlich durch die Raumwege in der geschlossenen Wohnung (00:15:01). Alle Wege führen über den verwinkelten Flur, durch schmale, dunkle Türen und Gänge – und erst in der letzten Einstellung, die Handlung ist abgeschlossen, Annes Leiche ist schon verschwunden, ebenso wie Georges, die Tochter geht ratlos durch die menschenleere Wohnung, sind auf einmal alle Flügeltüren offen (01:59:15) und wir können in gerader Blickachse durch alle drei Zimmer der Wohnung sehen.

Der experimentale Raum des Kammerspiels ist zugleich ein Spiel mit der Virtualität. Der Zuschauer ist in einem Bildraum gefangen – und dabei berichtet Haneke In seinem Gespräch mit Cieutat von einem geradezu obsessiven Beharren auf der Echtheit der abgefilmten Gegenstände, obwohl der ganze

Film im Studio gedreht wurde. Auch Hanekes Bühnenbildner, Jean-Vincent Puzos, teilte die Obsession mit dem Echten. Er ließ etwa die große Bibliothek aus massiver Eiche schreinern. Haneke:

> »Sein Anspruch hat mich verblüfft und begeistert. Ich habe darauf bestanden, die Bücher nach Thema und alphabetisch zu sortieren, obwohl es keine einzige Einstellung gibt, in der man die Titel auf den Buchrücken lesen kann! Ich bin trotzdem fest davon überzeugt, dass man solche Details in den Bildern spürt« (Cieutat, Rouyer, 2013 [2012], S. 355).

Auch mussten für die Montagesequenz nach der Ohrfeige Bilder herangeschafft werden, die das Erschrecken des Zuschauers durch eine fortschreitende Öffnung in leere Landschaften auffangen. Haneke bestand darauf, diese Bilder im Original am Set zu hängen (ebd., S. 354).

Die Landschaftsbilder sind ein wichtiges Gegengewicht zur geschlossenen Wohnung. Hier wie auch in der Musik zitiert der Film übrigens Tarkowskijs Soljaris (UDSSR 1972). Während die Bildserie der dunklen, nächtlichen Wohnung nach dem ersten Schlaganfall (vordergründig den Krankenhausaufenthalt symbolisierend) das Gefängnis der Wohnung vorführt, zeigt die Serie der Gemälde nach der Ohrfeige den Ausweg: Die schlummernde Gewalt, die unerträgliche Schwere des Seins, hat sich erstmals Bahn durch den Firnis der Zivilisation gebrochen. Jetzt ist der Weg ins Freie vorgezeichnet.

## Das Paar

Die Paarbeziehung, die der Film etabliert, wirkt genauso hermetisch wie die Wohnung. Als wir das Paar kennenlernen, ist es unsichtbar in der Menge des Konzertpublikums versteckt. Dann sehen wir es den Pianisten Alexandre begrüßen, aber ohne Ton. Schließlich, als sie zu ihrer Wohnungstür kommen, die Spuren eines Einbruchsversuchs aufweist, der erste hörbare Dialog. Die Frau ist ängstlich, der Mann beruhigt sie, sie will nicht mit ihm trinken, sondern zu Bett gehen, auf sein offenbar überraschendes Kompliment, sie sehe heute gut aus, antwortet sie nur »Was ist denn mit dir los?« Hier, wo wir vielleicht eine Annäherung phantasieren, oder auch eine Abweisung, und nun gespannt sein dürften, wie sich die Situation entwickelt, bricht das Bild ab, schneidet in eine lange dunkle Einstellung, in der wir schließlich Annes angstvolles Gesicht erkennen. Georges: »Was ist los?« – Anne: »rien«. Am nächsten Morgen scheint alles friedlich. Frühstück, Anne kocht ihm ein Ei. Er merkt, dass der Salzstreuer leer ist, steht auf und holt Salz, redet weiter. Aber sie reagiert nicht. Schließlich wird klar: Anne ist eingefroren, nimmt ihn nicht mehr wahr.

Aus diesen wenigen Punkten können wir Zuschauer uns nun Phantasien über die Beziehung des Paares konstruieren. Sie fallen sehr unterschiedlich aus. In den öffentlichen psychoanalytischen Filmdiskussionen werden ganz unterschiedliche Beziehungsphantasien thematisiert, von der folie á deux bis zur großen Liebe.

Später, als Anne schon krank ist und die Tochter zu Besuch kommt, erfahren wir mehr über die Paarbeziehung, nämlich dass die beiden sich sexuell gemocht haben. Die Tochter sagt etwas unvermittelt, nachdem sie sich wie fremd in der elterlichen Wohnung umgesehen hat: »...als ich in die Wohnung kam vorhin, fiel mir ein wie ich Euch als Kind immer zugehört hab, wenn ihr miteinander geschlafen habt. Für mich war das beruhigend. Es hat mir das Gefühl gegeben dass Ihr euch liebt und dass wir für immer zusammenbleiben« (00:19:40). Liebe (»Amour«) also als verbindendes Element, Garant gegen den Zerfall und die Vereinzelung. Psychoanalytisch steht sie als Integrationsmoment der fragmentierten Erfahrungen des Kleinkindes. Die Phantasie der sexuellen Vereinigung als Paradigma der Verbundenheit.

Diese sexuelle Dimension ist auch in der Krankheit nicht ganz verloren, etwa wenn die beiden die Hilfeleistungen – etwa den Gang zur Toilette – in einen Tanz verwandeln (◘ Abb. 16.2). Auch diese Verbundenheit löst sich später auf (◘ Abb. 16.3).

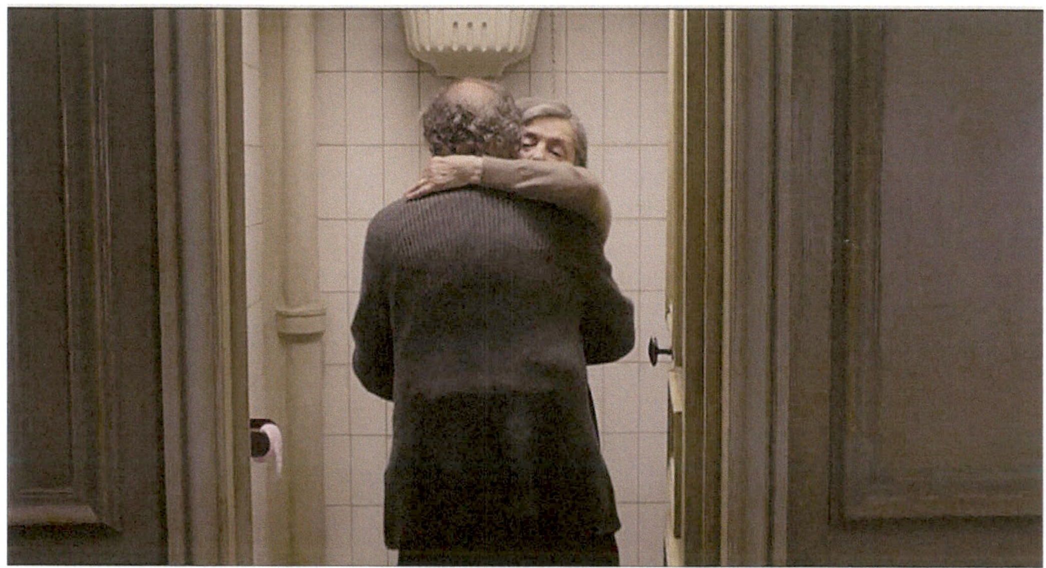

**▣ Abb. 16.2** Ein Tanz … . *Amour* 00:30:32 (©Les Films du Losange, X-Filme Creative Pool, WEGA-Filmproduktion)

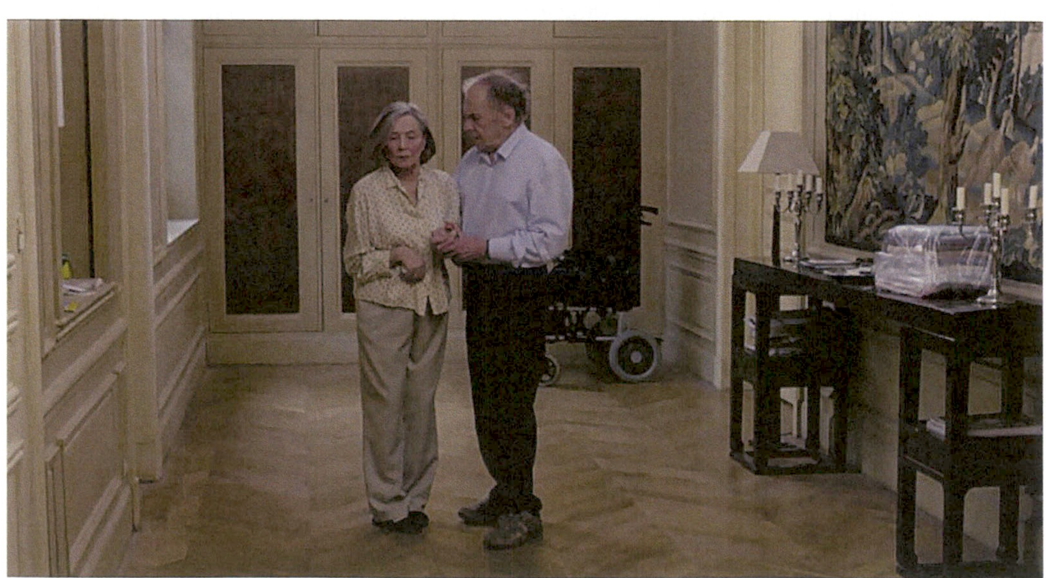

**▣ Abb. 16.3** … löst sich auf. *Amour* 00:56:52. (©Les Films du Losange, X-Filme Creative Pool, WEGA-Filmproduktion)

Die Paarbeziehung ist äußerlich von vollendeter Höflichkeit charakterisiert. Mit dem Fortschreiten der Erkrankung wächst allerdings der Druck – und als Georges Anne gegenüber offene Aggression zeigt, weil sie, statt Hilfe zu holen, aus dem Bett gefallen ist und eine Lampe zerbrochen hat, folgt unmittelbar darauf sein beklemmender Alptraum, in dem man sieht, wie das Haus entkernt und verfallen ist und er von einer Hand erstickt wird. In diesem Traum sind viele Elemente der Paarbeziehung versammelt: Der drohende Verfall, die Entkernung durch die Krankheit, das unkontrolliert in die Gänge flutende Wasser und schließlich das Erstickt-Werden – als Inszenierung der Erlebnisperspektive des

Träumers Georges zeigen sie den Zerfall der als schützend und strukturierend gelebten Beziehung ebenso wie des bürgerlichen Hauses. Zugleich, aber das kann das Publikum erst später entschlüsseln, enthält der Traum einen Vorverweis auf das abrupte Ende dieser Paarbeziehung, den Tod. Im weiteren Verlauf des Films kommt es dann auch zu der Ohrfeige, einem der Wendepunkte, der ebenfalls wie ein Zivilisationsverfall in das ziselierte, kultivierte Beziehungsgebäude einbricht.

Insgesamt wird die Paarbeziehung, wie erwähnt, sehr unterschiedlich interpretiert. Für die einen wird sie als Traumbeziehung vorgeführt: Das gemeinsam friedlich und verbunden alternde Paar. Für andere wirkt die Beziehung von Anfang an eher steif und distanziert. Eine dritte Position vertritt der Psychoanalytiker Danielle Quinodoz (2014), der sie als Kollusion beschreibt, in der der depressive, isolierte George von der liebevollen Anne sozusagen befreit wird, und als ihre Kräfte nachlassen, ermordet er sie in einem Anfall von Brutalität, wie sie bei unterwürfigen Personen manchmal vorkomme.[2]

## Dritte

Die hermetisch geschlossene Paarbeziehung wird auch durch die gezielte Einführung von Dritten perspektiviert. Die wichtigste Nebenfigur des Films ist die Tochter; sie vertritt vielleicht die Zuschauer in der Handlung. Wir sehen sie wiederholt auftreten, ohne dass sie eigentlich Kontakt zu den Eltern findet, während diese sich immer mehr in die folie á deux zurückziehen. Erst als beide Eltern verschwunden sind und die Wohnung verlassen ist, sehen wir durch ihre Augen die Wohnung, und damit auch die Beziehung, wie eine leere Hülle voller schöner Gegenstände, die ihren Sinn verloren haben. Aus ihrer Erzählung im Film freilich haben wir erfahren, dass das Elternpaar ursprünglich als sexuell lebendiges für das Kind ein Garant des Weiterlebens war. Im Krankheitsverlauf wird es dem Kind gegenüber zu einer unerreichbaren und unverständlichen, in sich geschlossenen Kapsel. Wenn sie die Mutter besucht, murmelt diese nur noch Sprachfetzen, der Vater sperrt sie aus dem Krankenzimmer aus und geht nicht ans Telefon. Mehr und mehr gerät auch der Zuschauer, der ja viel mehr weiß als die Tochter, dem sich abschließenden Paar gegenüber in die Rolle des ausgeschlossenen Dritten. Wir verstehen emotional nicht mehr, was geschieht. Die Elternfiguren mutieren zu einem gespenstischen Vatermutter-Gesamtobjekt.

Diese Ausschließung des Dritten zeigt sich nicht nur an der immer dünner werdenden Beziehung zur Tochter, sondern zuvor schon im Kontakt zum musikalischen Sohn-Ersatz, dem Pianisten Alexandre. Sein Besuch bleibt formell. Auf die Frage, was sie denn hat, antwortet Anne: »Lassen sie uns von was anderem reden« (00:46:49) und bittet ihn, die Bagatelle von Beethoven zu spielen.

Auch die CD des Konzertes, die Alexandre übersendet, bleibt ungehört. Diese Weigerung, das Konzert ihres Schülers erneut zu hören, ist bedeutsam. Durch ihre Lähmung ist Anne aus der aktiven Teilhabe an der Kultur ausgeschlossen, die sie als Alexandres Lehrerin mit geschaffen hat. Was sie subjektiv zeigt, ist Scham über die verlorene Fähigkeit, selbst sinnlich die Musik zu erzeugen, die sie trägt. Dies wird im Film jedoch nicht problematisiert. Wir sehen keine Szene, in der sie etwa versuchen würde, mit der gelähmten Hand einen Ton anzuschlagen, oder wo wir mit ihr erleben müssten, wie bitter die Einschränkung für eine Pianistin ist, nur noch die Linke zur Verfügung zu haben (immerhin gibt es von Ravel ein Klavierkonzert für die linke Hand). Was wir sehen, ist auf einer basalen Ebene angesiedelt: Sie kann sich nicht mehr alleine anziehen, zur Toilette gehen, sich waschen oder essen.

Nebenfiguren wie das Hausmeister-Ehepaar, das Fürsorge anbietet, aber an der Tür abgefertigt wird, und die Pflegerin, die bevormundend-grob mit Anne umgeht und von Georges empört vor die Tür gesetzt wird, zeigen nur immer deutlicher, dass im Inneren der Wohnung sich ein Drama abspielt, zu dem Dritte keinen Zugang haben.

---

2  Eine protagonistenpsychologische Deutung freilich, für die Quinodoz keine filmischen Belege anführt, und die daher eher ins Gebiet der »wilden Filmpsychoanalyse« fallen dürfte (vgl. Schneider 2008, Hamburger 2013, Hamburger u. Leube 2014).

# Der Mord

Unter der Schicht der Liebesbeziehung spielt sich ein Kampf ab: mit dem Verfall, dem Kind-Werden, dem Tod. Georges steht zu dem Versprechen, dass er Anne eigentlich nie wirklich gegeben hat. Sie hatte nach dem ersten Krankenhausaufenthalt kategorisch verlangt, dass er sie nie wieder einliefern lassen dürfe. Er hatte hilflos widersprochen: »Aber was soll ich da sagen?« Daraufhin hatte Anne mit einem »Nichts. Sag nichts, ja?« das Thema beendet, so dass die Sache offenblieb (00:24:50). Dennoch hält er sich im Verlauf des Films daran: Er pflegt sie aufmerksam und aufopfernd, und das einzige Mal, wo ihm die Nerven durchgehen (die Ohrfeige, als sie ihm das mühsam eingeflößte Wasser entgegenspuckt), bereut er zutiefst. Dennoch bringt gerade diese Szene – Haneke hat sie als die schrecklichste in dem ganzen Film bezeichnet (Cieutat, Rouyer, 2013 [2012], S. 354) – auch den Kampf um Leben und Tod zwischen den Beiden zum Vorschein: Annes Verlangen, sterben zu dürfen, kann Georges nicht erfüllen.

Der Kampf ist zugleich ein metaphysischer: Was ist der Sinn des Lebens? Wann ist es nicht mehr wert, gelebt zu werden? Der Film verweigert uns raffiniert alle Fixpunkte, an denen wir diese Frage eindeutig entscheiden könnten. Ein Kriterium etwa wäre der Wille des Patienten – aber genau der wird, je reduzierter Anne wird, immer infantiler, und es kann am Schluss gar nicht mehr sicher sein, dass sie wirklich nicht mehr leben will. Sie freut sich kindlich an »Sur le pont d'Avignon« (01:21:47) und verrät dabei deutlichen Lebenswillen. Ein weiteres Kriterium, an dem die Legitimität der Tötungshandlung zu messen wäre, wäre die Befreiung von unerträglichem Leiden. Tatsächlich ruft Anne schließlich nur noch »Mal! Mal!«– Aber Leiden ließe sich, wie wir wissen, palliativmedizinisch lindern. In der Realität würde weder die Klage der Leidenden noch ihre zuvor geäußerte Absicht Georges das Recht geben, sie aktiv zu töten. Er wäre verpflichtet, ihr Leiden zu lindern, und er wäre berechtigt, eine lebensverlängernde Behandlung abzulehnen. Nicht aber, sie umzubringen. Solchen moralischen Abwägungen und Abgrenzungen kann sich auch das Publikum nicht entziehen, zugleich aber wird es filmisch in ein Verschmelzungserleben hineingezogen, in dem es ununterscheidbar wird, was wessen Wille ist. Im Publikum werden oft beide Positionen energisch gegeneinander vertreten: »Er darf das nicht tun!« vs. » Er muss das tun!« – Im Film aber geht es genau darum, dass die Unentscheidbarkeit so eindringlich inszeniert wird, dass der Zuschauer sich diesem Experiment nicht entziehen kann. Er muss sich den Gedanken zu eigen machen: Das ist kein Leben mehr. Und damit ist *AMOUR* ein echter Haneke-Film. Er infiziert uns mit dem Euthanasie-Gedanken, so wie der frühe Haneke uns mit Gewaltimpulsen infiziert hat, und gibt uns an keiner Stelle die Auflösung in die Hand. Unter der kultivierten Oberfläche der intakten Paarbeziehung nistet als Abgewehrtes, Undenkbares das Muster der Liebe als Duell (Baudrillard), das in Filmen wie *WHO IS AFRAID OF VIRGINIA WOOLF* (USA 1966) und Polanskis *GOTT DES GEMETZELS* (F, D, PL 2011) nach Yasmina Reza offen zum Ausbruch kommt – nicht aber so drastisch wie hier, wo die idealisierte Liebesbeziehung in einen Mord mündet. Wenn Anne einmal liebevoll bemerkt »Tu es un monstre parfois« (00:33:14), so deutet sie ganz unschuldig etwas an, das sich erschreckend bewahrweiten wird.

Die Kulminationsszene des Films beginnt mit einer scheinbaren Entspannung. Georges sitzt an Annes Bett, sie freut sich kindlich an einer Erzählung, die Hände finden sich (01:39:25). Dann schneidet die Kamera auf Georges im Bad, der sich rasiert. Nächster Morgen? Monate später? Wir wissen es nicht. Aus dem Zimmer ruft Anne »Mal! Mal!«, ihr letztes, stets und in wechselnder Dringlichkeit wiederholtes, einziges Wort (■ Abb. 16.4).

Er setzt sich wieder zu ihr, erzählt ihr eine Geschichte – wie zuvor am Frühstückstisch, wieder eine schlimme Geschichte:

Eine Erinnerung aus einem Ferienlager, wo er im Alter von acht Jahren den verhassten Milchreis essen sollte und sich weigert. Zur Strafe musste er solange im Speisesaal sitzen bleiben, bis er aufgegessen hatte. Am nächsten Tag hatte er hohes Fieber und musste im Bett bleiben. Er schrieb seiner Mutter

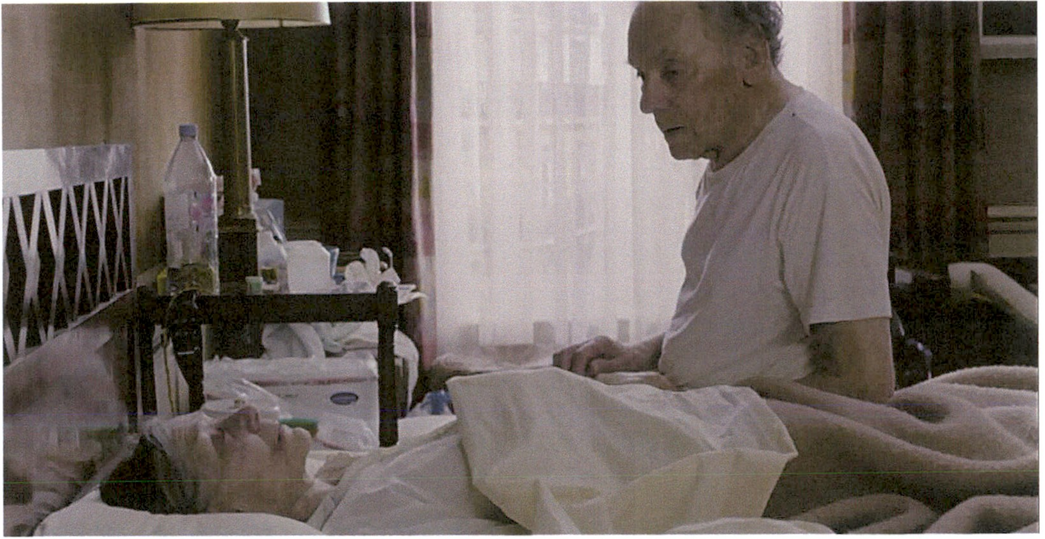



eine Postkarte mit dem vereinbarten Code als Hilferuf. Sie kam, aber inzwischen hatte sich herausgestellt, dass er Scharlach hat und sie konnte ihn auf der Isolierstation nicht besuchen.

In dieser Geschichte steckt die ganze Essenz der Situation, an die der Film seine Protagonisten und Zuschauer inzwischen geführt hat: Anne kann nur noch mit einem Code um Hilfe rufen, sie hält es nicht mehr aus. Georges hält es offenbar auch nicht mehr aus, die trostlose Isolation seiner Frau zu ertragen und ihr nicht helfen zu können – wie damals die Mutter, die nicht in die Isolierstation durfte. Und auch der Zuschauer erträgt es nicht mehr, in diese Aussichtslosigkeit, statisch gefilmt vom starren Blick einer unbewegten Kamera, verwickelt zu sein.

In der Geschichte steht die zu seiner Rettung herbeigeeilte Mutter vor der Glasscheibe der Isolierstation. Sie darf nicht zu ihm, das kranke Kind nicht berühren, nicht zu sich nehmen. Sie bleibt getrennt von ihm. Diese Glasscheibe ist im Film bereits eingeführt: Schon in der Straßenbahn wird Anne dem Zuschauer gegenüber von einer Glasscheibe abgetrennt (◼ Abb. 16.5).

Ein weiterer Hinweis auf dieses Motiv des Blicks durch die Scheibe ist der mythische Auftritt einer Taube am Fenster zum rückwärtigen Lichtschacht – ein Auftritt, der gegen Ende des Films noch einmal mit hoher metaphorischer Aufladung wiederholt werden wird. Die erste Tauben-Szene folgt direkt auf eine Einstellung, in der eine übergriffige Pflegerin Anne zwingen will, in einen Spiegel zu schauen (00:22:15). Die Reihe dieser Vorverweise auf die der Tötung unmittelbar vorausgehende Kindheitserinnerung muss ergänzt werden durch den Hinweis auf die Rezeptionssituation, auf die der Film hier verdichtet anspielt: Im Kino sitzen auch wir vor einer Scheibe, wir sind einem Bild ausgeliefert, das wir nie berühren, einem Verfall, den wir nicht aufhalten können.

Haneke setzt uns einer Medienkritik aus: In unserer medialisierten Welt sind wir immer abgeschnitten vom wirklichen Anderen, vom wirklichen Leid. Wir ersetzen es automatisch durch ein Bild davon. Zugleich aber sind wir in einen double bind eingeschlossen: Denn die Situation, in der Georges schließlich seine Frau mit einem Kissen erstickt, ist eine vertraute, beruhigende Erzählsituation; wie ein Kind, das zu Bett gebracht wird und eine Gutenachtgeschichte hört. Anne beruhigt sich tatsächlich. Es ist nicht der Inhalt, der sie entspannt, sondern der vertraute Klang. Auch wir entspannen uns, die Unerträglichkeit, die uns zuvor ergriffen hatte, löst sich, wenn wir dem strukturierten Narrativ lauschen. Umso unerwarteter kommt der tödliche Angriff.

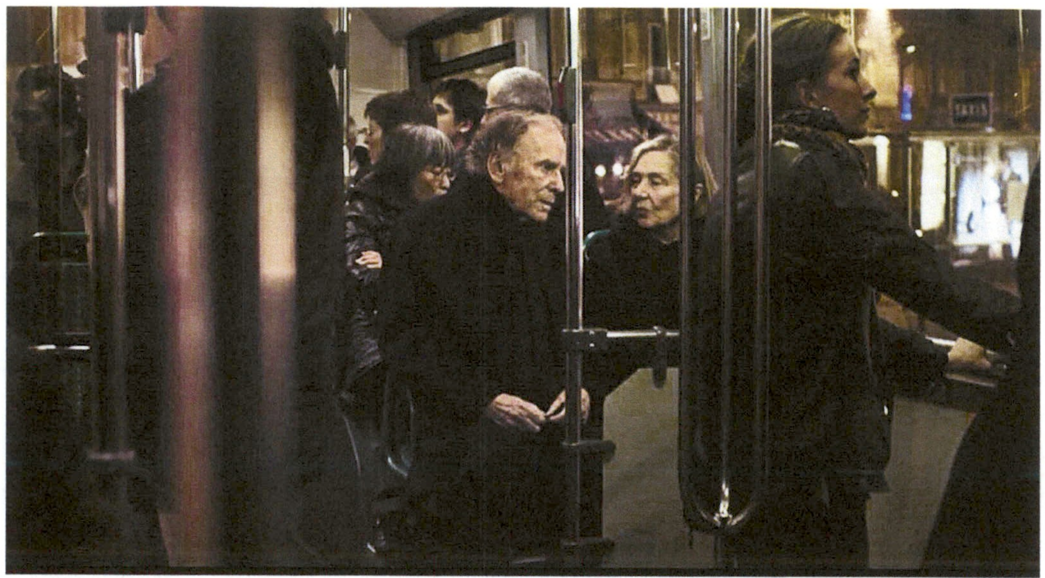

**Abb. 16.5** Hinter Glas. *Amour* 00:05:03. ©Les Films du Losange, X-Filme Creative Pool, WEGA-Filmproduktion

## Rezeption

Mit welchem Gefühl geht der Zuschauer aus diesem Film? Welchen Film hat er gesehen? Tatsächlich sind es verschiedene Filme. Von vielen Zuschauern und Kritikern wird AMOUR als Liebesfilm verstanden. Im *Lancet* erschien 2012 eine Besprechung des Films unter dem Titel »Grow old with me«, in der der ganze Film nur unter dem Aspekt der Liebesbeziehung und des Altwerdens gewürdigt wird. Die Kopfkissenszene wird in dieser Kritik nicht einmal erwähnt. Der Artikel ist von einem 70-jährigen Paar geschrieben (Rose, Rose 2012). Haneke selbst leistet einer solchen positiven Interpretation deutlich Vorschub, wenn er in einem Interview hervorhebt, dass »die Fähigkeit Positives darzustellen, ohne in Kitsch abzugleiten, … mit den künstlerischen Fähigkeiten (steigt), über die man verfügt« (Cieutat, Rouyer 2013, S. 345). Ist es aber wirklich nur die Meisterschaft des gereiften Regisseurs, Positives darzustellen, oder versteckt er doch Hinweise auf einen Abgrund? Etwa wenn er Beethovens *Bagatelle*, eines der seltenen Musikstücke im Film, programmatisch zitiert als Verweis darauf, wie der Zuschauer das tragische Ende erleben soll: als moralische Bagatelle.

Es gibt aber auch ganz andere Wahrnehmungen. Justin Wolfers (2012) berichtet seine Seherfahrung so:

»After seeing Michael Haneke's Amour (2012) a few years ago at the Sydney Film Festival, a mass hugging session ensued on the street outside with my friends who'd also survived it, sitting in various other corners of the State Theatre. We were all tender, brutalised, and somewhat elated by the shared experience of being ripped open. Even if it was too much, we felt that it was worth the trauma.«

Eine Reihe von Kritikern verstand den Film sogar als klares Plädoyer für Euthanasie, und manche sahen darin durchaus ein Problem (Bamforth 2013; Bosch 2013; Forcen 2012; Wolfers 2012; Kroenert 2013; Gullette 2014).

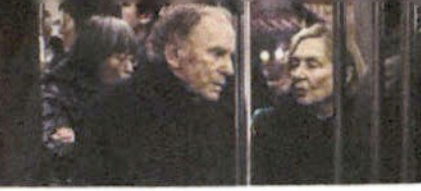

Wieder andere Interpreten sehen, wie wir, *Amour* als subtile Fortsetzung jenes »Experiments mit dem Publikum«, das auch die frühen Filme von Haneke auszeichnet (Grønstad 2013) – eine filmische Operation am offenen Herzen des Zuschauers (Hamburger 2016). Haneke zeigt mit seinem Film, dass Morden nicht so einfach geht wie es im Mainstream-Kino gern vorgeführt wird. Er verwickelt uns in die Tat, mit allen Anteilen: Wir wollen sie, und wir ertragen sie nicht. Die Mordszene ist für uns einerseits überraschend. Sie ist nicht vorbereitet, eingebettet in eine Entspannung. Georges tröstet Anne durch eine Gutenachtgeschichte, und drückt ihr das Kissen aufs Gesicht, als sie sich endlich beruhigt hat und eingeschlafen ist. Durch diesen Schock wird der Zuschauer jedoch zugleich wie ertappt: Denn schon lange vorher hat er sich gedacht, dass man diesem Leiden ein Ende setzen müsse. Dass Georges den Gedanken dann so brutal umsetzt, kann zwar erschrecken, aber es löscht den Gedanken nicht. Eigentlich hat er getan, was wir auch tun wollten, aber das nicht wirklich zu denken wagten.

Haneke selbst teilt übrigens in seinen Interviews – er ist bekanntlich als Regisseur nicht geizig mit Hinweisen zur Interpretation, die jeweils in die Aussage münden, die Interpretation sei ganz dem Zuschauer überlassen – die Auffassung, es gehe in Amour um Liebe, und nicht um Mord. Hier ist er ganz eindeutig. Befragt zum Thema Sterbehilfe, sagt er:

---

»Darum ging es mir eigentlich weniger. Aber natürlich formuliert der Film das Recht jedes Menschen, seinem Leben selbst ein Ende zu setzen. Die Frau sagt ganz klar, sie will sich umbringen, schafft es aber nicht.«

---

Als aber sein Gesprächspartner Michel Cieutat nachhakt und die Aussage noch deutlicher machen will: »Wenn der Ehemann das Kopfkissen nimmt, ist das übrigens eine echte Liebesgeste. Er hat endlich eingewilligt in das was sie sich wünscht ...« nimmt Haneke sich sofort wieder zurück. »Das ist Ihre Interpretation!« (ebd.).

## Literatur

**Bachmann** I (1972) Drei Wege zum See. In: Koschel C, von Weidenbaum I, Münster C (Hrsg) *Ingeborg Bachmann, Werke* Bd. 2. Piper, München, Zürich 1978. S. 394–486

**Bamforth** I (2013) Amour. *British Journal of General Practice 63*(611): 323–323

**Bosch** JV (2013) Amour killing? *The Gerontologist 53*(3): 518–519

**Cieutat** M, Rouyer P (2013) *Haneke über Haneke. Gespräche mit Michel Cieutat und Pierre Rouyer.* Alexander Verlag, Berlin, Köln

**Forcen** FE (2013) AMOUR by Michael Haneke. *The Journal of Humanistic Psychiatry* 1(2): 19

**Grønstad** A (2013) Haneke's Amour and the Ethics of Dying. Sullivan D, Greenberg J (Hrsg) *Death in Classic and Contemporary Film: Fade to Black.* Palgrave Macmillan, London, S 185–196

**Gullette** MM (2014) Euthanasia as a Caregiving Fantasy in the Era of the New Longevity. Age, Culture, Humanities. An Interdisciplinary Journal, 1. http://ageculturehumanities.org/WP/euthanasia-as-a-caregiving-fantasy-in-the-era-of-the-new-longevity/ (letzter Zugriff: 8.4.2014)

**Hamburger** A, Leube-Sonnleitner K (2014) Wie im Kino. Zur Filmanalyse in der Gruppe. Methodologie der psychoanalytischen Filminterpretation anhand von Lars von Triers *Melancholia*. In: Zwiebel R, Blothner D (Hrsg) *»Melancholia« – Wege zur psychoanalytischen Interpretation des Films.* Vandenhoeck & Ruprecht, Göttingen, S 72–109

**Hamburger** A, Wernz C (2015) Aus der Zeit. Mechanik und Temporalität des Komischen in »Les Vacances de Monsieur Hulot«. *Psyche – Z Psychoanal 69 (3):* 213–238

**Hamburger** A (2013) Arbeit in der Tiefe. Vorüberlegungen zu einer skeptischen Kulturanalyse. In: Hierdeis, H (Hrsg) *Psychoanalytische Skepsis.* Vandenhoeck & Ruprecht, Göttingen S 123–183

**Hamburger** A (2014) Männersachen. Das Unsichtbare in *No Country for Old Men*. In: Bär P, Schneider G (Hrsg) *Die Coen-Brüder. Im Dialog: Psychoanalyse und Filmtheorie Band 11.* Psychosozial, Gießen, S 95–115

**Hamburger** A (2016). »Sehn wie's ist«– Michael Hanekes BENNY'S VIDEO(1992). In: Bär, P & Schneider, G (Hrsg) *Haneke. Im Dialog: Psychoanalyse und Filmtheorie Band 12.* Psychosozial, Gießen, 41–54

**Kroenert** T (2013) Love and euthanasia. *Eureka Street*, 23(3): 5.

**Metelmann** J (2003) *Zur Kritik der Kino-Gewalt. Die Filme von Michael Haneke.* Fink, München

**Müller** K (2014) *Haneke. Keine Biographie.* Transcript, Bielefeld
**Ossenagg** K (2008) Der wahre Horror liegt im Blick. Michael Hanekes Ästhetik der Gewalt. In: Wessely, C ,Larcher, G, Grabner, F (Hrsg) *Michael Haneke und seine Filme. Eine Pathologie der Konsumgesellschaft. 2., verb. Aufl.* Schüren, Marburg S 53–82
**Quinodoz** D (2014) Amour. *Int J Psychoanal* 95, 375–383
**Reiche** R (2000). *Mutterseelenallein. Kunst, Form und Psychoanalyse.* Stroemfeld, Frankfurt a.M.
**Reiche** R (2011). *Mutterseelenallein 2. Das Tabu der Schönheit in Kunst und Psychoanalyse.* Stroemfeld, Frankfurt a.M.
**Rose** H, Rose S (2012) Grow old with me. *The Lancet*, 380: 1219
**Schneider** G (2008) Filmpsychoanalyse – Zugangswege zur psychoanalytischen Interpretation von Filmen. In: Laszig P, Schneider G (Hrsg) *Film und Psychoanalyse. Kinofilme als kulturelle Symptome.* Psychosozial-Verlag, Gießen, S 19–33

| Originaltitel | Amour |
|---|---|
| Erscheinungsjahr | 2012 |
| Länge | 127 min. |
| Land | Frankreich, Deutschland, Österreich |
| Genre | Drama |
| Buch und Regie | Michael Haneke |
| Hauptdarsteller | Emmanuelle Riva, Isabelle Huppert, Jean-Louis Trintignant |
| Verfügbarkeit | DVD |

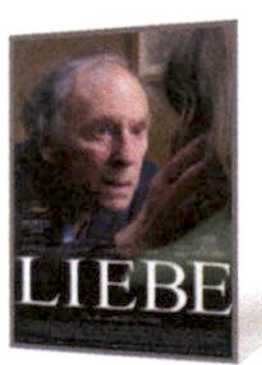

Gereon Heuft und Helga Heuft, Münster

# Gegenwart trifft Ewigkeit



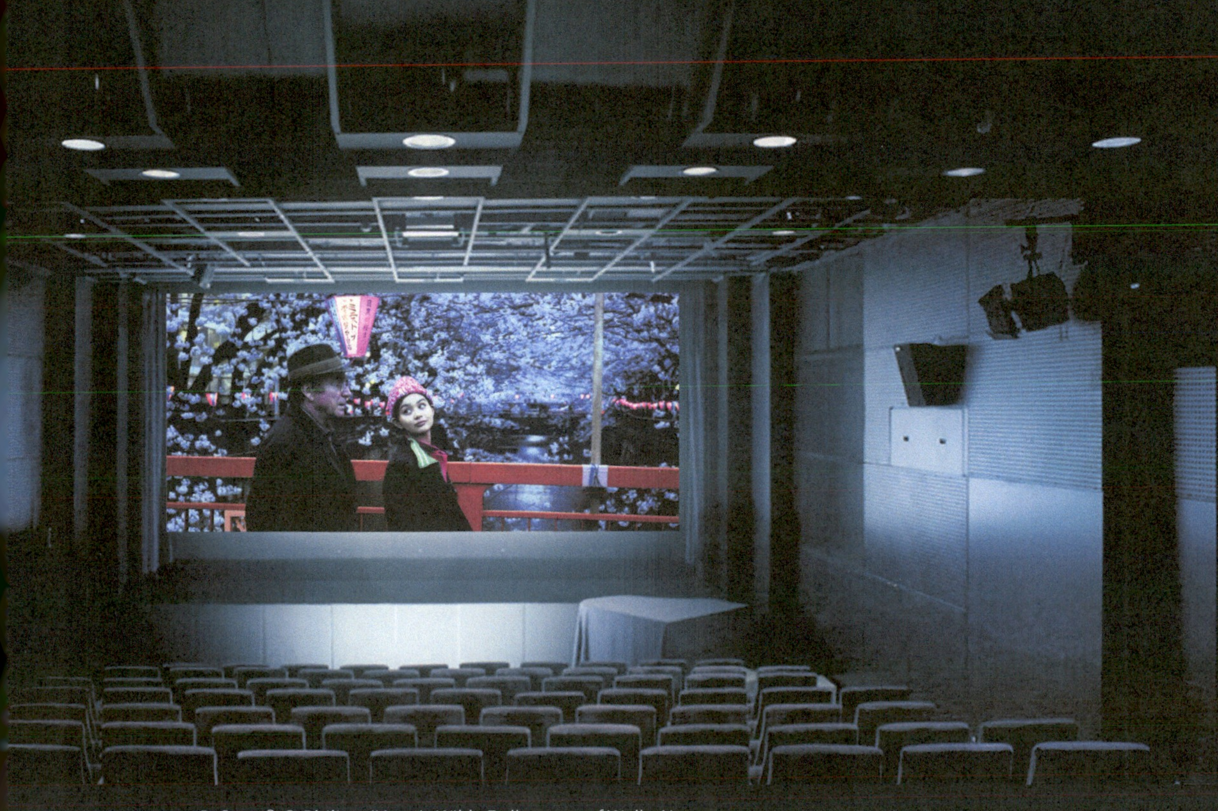

B. Strauß, S. Philipp (Hrsg.), *Wilde Erdbeeren auf Wolke Neun*,
DOI 10.1007/978-3-662-50488-8_17, © Springer-Verlag GmbH Deutschland 2017

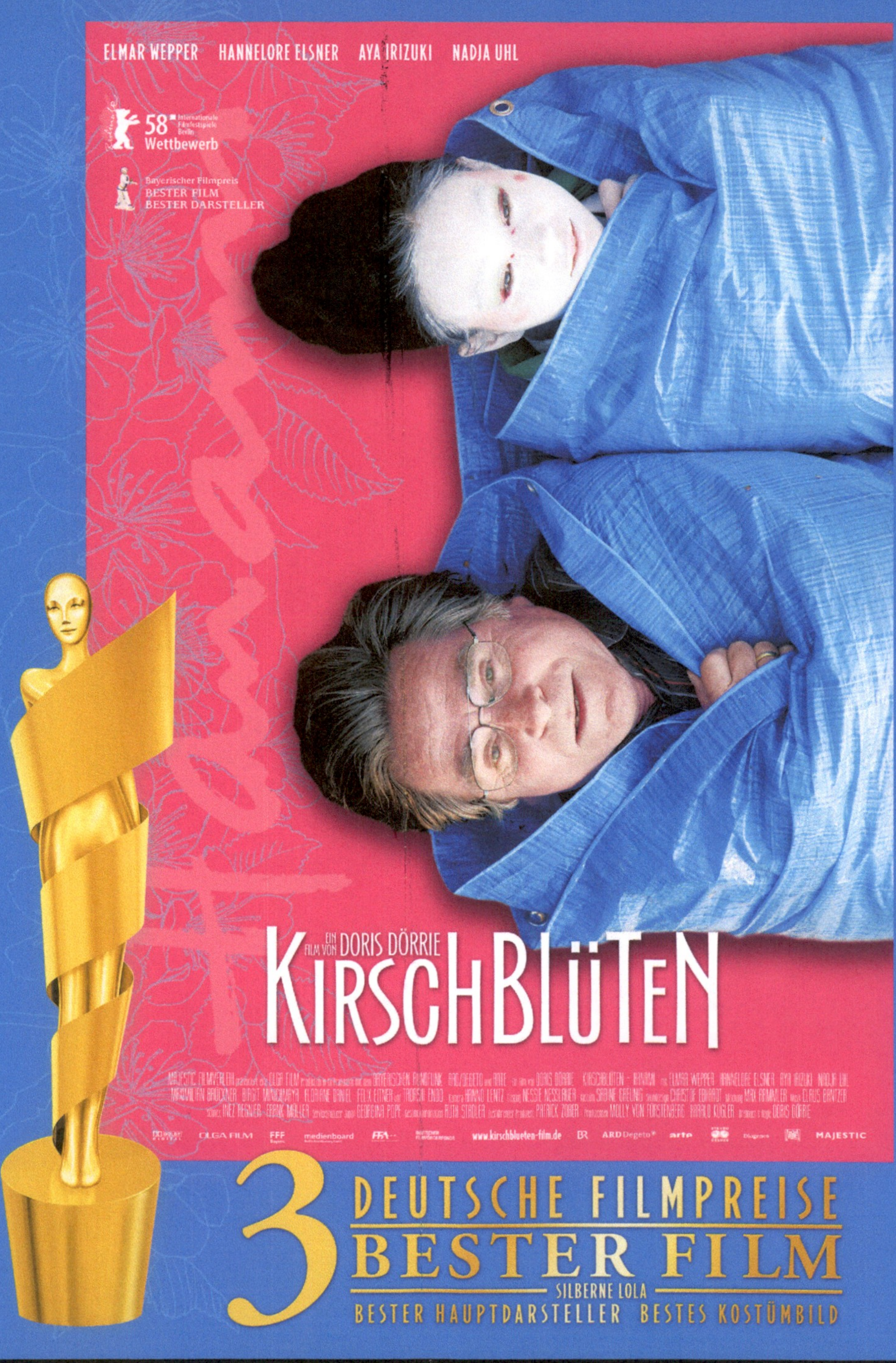


Filmplakat *Kirschblüten*.
(Filmbild Fundus/© Majestic Filmverleih)

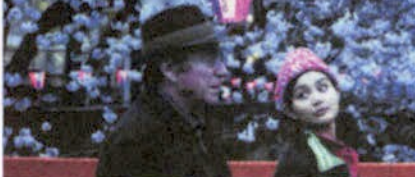

# Kirschblüten – Hanami

## Warum dieser Film?

Neben vielen anderen Aspekten ist der Film *Kirschblüten – Hanami* auch ein Film über die Lebenszeit, Entwicklungsmöglichkeiten im Alter, die Endlichkeit und den Tod. Diese Themen sind nicht durchweg genuin altersspezifisch. Aber mit steigendem Alter werden sie häufiger Anlass zu einer bewussten Auseinandersetzung, die zumindest immer unausweichlicher erscheint ( Abb. 17.1).

Die Drehbuchautorin und Regisseurin des Films, Doris Dörrie, verlor ihren Mann, den Kameramann Helge Weindler 1996 an einer Hirnhautentzündung im spanischen Almería. Zunächst hatte sie das Gefühl, ohne ihren Mann keine weiteren Filme mehr inszenieren zu können. In der Folgezeit wurde sie von Werner Penzel, ein Freund ihres verstorbenen Mannes, überzeugt, Spielfilme wie das Roadmovie *Erleuchtung garantiert* mit einfachen filmischen Mitteln ohne festgelegtes Drehbuch und mit spontan sich inszenierenden Charakteren zu drehen. Inspiriert durch den Film *Die Reise nach Tokyo* (1953 von Yasijiro Ozus) mit seiner Ost-West-Spannung übernahm Doris Dörries insbesondere die Anfangskonstellation eines verwitweten Vaters – dem Vorbild der Rolle von Rudi im hier besprochenen Film – und das Thema Familie. Die Geschichte des Films von Ozus basiert wiederum auf der US-amerikanischen Produktion *Kein Platz für Eltern* (1927 von Leo Mc Carey), der die Geschichte einer Reise von West nach Ost und wieder zurück erzählt.

*Kirschblüten* wurde während des Kirschblütenfestes (Hanami) ab März 2007 zunächst in Japan, dann mit den Szenen in Berlin und schließlich im Allgäu in der Nähe von Doris Dörries langjährigem Wohnort Bernbeuren im oberbayrischen Landkreis Weilheim-Schongau gedreht.

## Zwei Mitsechziger, den Tod vor Augen, ohne ihn zu sehen – die Handlung

Der Film gliedert sich in 16 Kapitel, wobei jede Zusammenfassung unweigerlich schon einer Intention folgen muss. Die hier gewählte Perspektive, unter der der Film »Kirschblüten« interpretiert wird, bilden die Themen Familie, Altern und der Tod. Über die ganze Spanne des Films wird durch die plötzlichen Schauplatzwechsel »Tempo« aufgebaut, das den Zuschauer auch wegen des schwebenden Geheimnisses der unausgesprochenen Lebensgefährdung Rudis bei aller Ruhe, die viele Szenen ausdrücken, über die ganzen 122 Minuten Dauer in einen beständigen Bann zieht.

**Die Diagnose** Trudi bekommt von zwei Ärzten ein Ganzkörper-Szintigramm ihres Ehemannes Rudi gezeigt mit offensichtlichen pathologischen Anreicherungen, die auf ein Tumorwachstum schließen lassen. Offensichtlich hat sich Rudi selbst der Diagnosemitteilung entzogen und die Ärzte beauftragt, seine Frau zu informieren.

> Unwillkürlich entfährt es Trudi: »Dann werden wir nicht mehr nach Japan kommen; einmal wollte ich mit ihm die Kirschblüte sehen; ohne ihn dorthin zu fahren, wäre mir nicht in den Sinn gekommen.«

Als ob die Ärzte dies nicht weiter bemerkt hätten, empfehlen sie, gemeinsam vielleicht noch ein Abenteuer zu erleben. Trudi, wie zu sich selbst: »Er liebt keine Abenteuer. Am liebsten ist ihm, wenn sich nichts ändert.« Jeden Morgen fährt er um 07:28 Uhr zu seinem Arbeitsplatz als Hauptabteilungsleiter einer Behörde. Nur einmal in 20 Jahren war Rudi wegen einer Grippe eine Woche arbeitsunfähig. Im Folgenden imaginiert sie seinen exakten Tagesablauf mit den genau terminierten Mahlzeiten und kennt seine stereotypen Sprüche: »One apple a day, keeps the doctor away!«

Von der Arbeit in sein dörfliches Milieu zurückkommend, empfängt Trudi ihn an der Garderobe und hilft ihm in die Strickjacke, bevor sie sich zum Essen setzen. Sie hat erkennbar Sorge um ihn, aber beide finden keine Worte. – Ein Szenenwechsel zeigt das Ehepaar beim Besuch von Neuschwanstein, wo er lustlos darauf drängt, wieder nach Hause zu kommen.

**Weißwurst in Berlin**   Mit dem Schnitt läuft der Zug im damals neuen Berliner Hauptbahnhof ein. Offensichtlich hat Trudi ihren Mann überzeugen können, noch einmal zwei ihrer beiden in Berlin lebenden Kinder, Karolin und Klaus, zu besuchen. Die Kommunikationsstörung zwischen den Eltern und den erwachsenen Kindern beginnt bereits bei der Abholung am Hauptbahnhof, wo sie sich fast mit Klaus verpassen. Angekommen in der Wohnung des verheirateten Sohnes spielen Enkelsohn und Enkeltochter, beide im Vorschulalter, fasziniert weiter mit ihren elektronischen Konsolen. Sowohl der Sohn, als auch seine Frau Emma und die später hinzukommende Enkelin bewegt nur eine Frage: Wir haben keine Zeit, und wann gehen die wieder?. – Die mitgebrachten Weißwürste mag keines der beiden Kinder.

**Eltern zu Besuch**   Da der eigentliche Anlass des Besuches unausgesprochen bleibt, überlegen die Kinder, wie sie die Eltern über Tag beschäftigen können. Dabei klingt auch der Wunsch von Trudi an, in die Vorstellung eines berühmten Butoh-Tänzers zu gehen. Neben weiteren Anspielungen auf Japan ist bedeutsam, dass Trudi einen rosafarbenen Morgenmantel mit japanischen Blütenmotiven im Schulterbereich trägt. Trudi äußert abends, sie erkenne ihre Kinder nicht mehr wieder. Darauf antwortet Rudi: »Hauptsache gesund.« Unter den Geschwistern wird auch eifersüchtig thematisiert, dass nur der dritte Bruder Karl, der in Tokyo lebt, von Interesse sei für die Eltern.

**Volles Programm**   Die homosexuelle Partnerin von Karolin, Franzi, übernimmt eine Stadtführung durch Berlin, bevor sie bei der Tochter und ihrer Freundin nachmittags Kaffee trinken. Das mitgebrachte exquisite Kuchensample stachelt die aggressive Spannung der Tochter offensichtlich nur noch an, sodass beide Eltern abrupt aufbrechen. Zurück bleibt eine weinende Tochter mit der Enttäuschung über sich selbst, keine herzlichere Beziehung zu den Eltern aufbauen zu können. Beide Berliner Kinder sind sich einig, dass sich die Eltern nie für sie interessiert hätten.

Abends besucht Trudi mit Franzi die ersehnte Butoh-Tanzdarbietung, die einen Todeskampf symbolisiert, der sie zu Tränen bewegt, während Rudi draußen auf einer Bank gelangweilt wartet.

Enttäuscht von den Beziehungen zu den nachfolgenden Generationen schlägt Trudi vor, an die nahe Ostsee zu fahren. Ahnend, dass Rudi lieber nach Hause fahren würde, fragt sie ihn nach seinen Wünschen: »Ich mach eh immer, was Du sagst.«

**An der Ostsee**   An der Seebrücke von Koserow auf Usedom stehen beide in Trudis Jacke gehüllt mit dem Blick aufs Meer, wobei er sinniert: »Wieviel Zeit haben wir noch?« Auf die Frage seiner Frau, was er bei begrenzter Zeit noch machen wolle, erwidert er: »Ich täte nichts anderes machen.« (🔴 Abb. 17.2).

Abends im Hotelzimmer trägt sie wieder den besagten Kimono-ähnlichen Morgenmantel und animiert ihn zu einem gemeinsamen Butoh-Tanz. Erst widerstrebend (»Was ist mit dir los?«) lässt er sich von ihr führen. Ein Kuss symbolisiert die Innigkeit der Begegnung. Mit Blick auf die Kinder stellt er fest: »Sie kennen uns nicht und wir sie nicht.«

In der Nacht steht Trudi auf und imaginiert sich selbst als Butoh-Tänzerin, was sie ausweislich später in den Film eingeführter Fotoaufnahmen wohl in Kursen eingeübt hat. Der Tanz übt eine lockende Faszination auf Trudi aus. Nach eingeblendetem aufgewühlten nächtlichen Meerwasser und

Wellen findet Rudi seine Frau morgens tot neben sich: »Das Meer ist so ruhig.« Von dieser Szene an wird Trudi im weiteren Verlauf immer wieder durch den Wind symbolisiert.

Alle Kinder, auch Karl aus Japan, stehen um den Sarg. Karl macht sich erkennbare Selbstvorwürfe: »Hätte ich sie doch mal nach Tokyo geholt, jetzt kann ich nichts mehr für sie tun.« Die jüngste Tochter: »Wenn ich das gewusst hätte, wäre ich netter zu ihr gewesen.« Während alle nach der Trauerfeier im Restaurant zusammensitzen, verlässt Rudi kurzzeitig die Runde, möglicherweise um Kleidungsstücke seiner Frau zu seinen Sachen zu packen. Währenddessen äußert die Tochter unten am Tisch gegenüber den Geschwistern, dass sie gerne den Kimono der Mutter bekäme. – Alle Geschwister sind sich einig: Wenn die Mutter verwitwet wäre, käme sie sicher zurecht, aber was solle nun mit dem Vater werden?! Rudi, an den Tisch zurückgekehrt: »Macht euch keine Sorgen um mich, ich werde mich daran gewöhnen müssen« (unter Tränen).

**Eine andere Frau**  Von der Ostsee zurückgekehrt in sein Dorf, wiederholt sich die Anfangsszene an der Garderobe, wobei er sich jetzt die Strickjacke etwas mühsam alleine anzieht. – Zur Urnenbeisetzung ist die Freundin der Schwester als einziges »Familienmitglied« nach Bayern gekommen: Karl ist wieder in Japan, der Berliner Bruder Klaus hat eine Sitzung wahrzunehmen und Karolin ist auch verhindert. – Nach der Trauerfeier sitzt Rudi noch mit Franzi zusammen. Im Gespräch vermittelt sie Rudi ihren Eindruck: Vielleicht gab es in seiner Frau ja noch eine ganz andere Frau mit ihren Sehnsüchten nach Japan. Diese Rückmeldung öffnet Rudi die Augen – die Verabschiedung von Franzi am Bahnhof ist sehr herzlich-umarmend.

Es kommt das Fujiyama-Bild über den Küchentisch in den Blick. Rudi legt sich ins Ehebett, neben ihm der drapierte Kimono: »Trudi, wo bist du?«

**Trauer in Tokyo**  Ein krasser Schnitt verdeutlicht den Wechsel aus dem ruhigen Dorf in die quirlige Millionenstadt Tokyo. Abgehetzt und verspätet holt Karl ihn am Flugplatz ab und lässt ihn dann alsbald in seiner kleinen Hochhauswohnung alleine zurück, da er wieder arbeiten gehen müsse. Wie um seinen Sohn wenigstens auf andere Weise näher zu sein, durchstöbert Rudi einige Schubladen und findet eine Postkarte von Trudi an Karl. Das dort notierte Gedicht über die Eintagsfliege, das während des Berlin-Besuchs zwischen den Eltern und Geschwistern bereits einmal den Versuch einer gemeinsam geteilten Kindheitserinnerung symbolisiert hat, lässt ihn weinen.

Beim abendlichen Essen in einem Lokal fragt Karl, warum die Eltern ihn nie besucht hätten. Darauf antwortet Rudi: »Ich dachte, wir hätten noch Zeit.« Es steht im Raum: Für die Toten kann man nichts mehr tun. – Nachts liegt Rudi neben der Strickjacke und dem Rock seiner Frau im Bett.

**Verloren in Tokyo**  Nachdem ihn sein Sohn in einer Sky-Bar mit Blick auf eines der Hochhäuser, in denen er arbeitet, abgesetzt hat, entgegen der Zusage bis in die Nacht hinein jedoch seinen Vater nicht mehr abgeholt hat, beginnt Rudi ziemlich alkoholisiert allein durch das quirlige Nachtleben von Tokyo zu laufen. Zunächst in einem Lokal mit Table-Dancing gelandet, wird er dann von zwei unbekleideten Frauen fast wie ein Kleinkind mit Seife massiert, bis er dort schließlich weinend flüchtet.

Am nächsten Morgen wie ein Stadtstreicher vor der Eingangstür des Hochhauskomplexes seines Sohnes von diesem wieder aufgefunden (»Die japanischen Klingelschilder kann man ja nicht lesen!«), zerrt ihn Karl voller vermeintlicher Sorge und Wut wieder in seine Wohnung und bastelt ihm ein großes Namensschild aus Wellpappe mit der Telefonnummer des Sohnes und einer Kordel, wie es die Kinder bei der »Kinderlandverschickung« während der Nazi-Diktatur um den Hals hängend vor der Brust trugen. Danach wieder alleine in der Wohnung, zieht Rudi die Strickjacke und den Rock seiner Frau an: »Wo ist Trudi, wo ist ihr Körper?«

**Die Kirschblüte**   Rudi und Karl sind Teil einer unter blühenden Kirschbäumen feiernden Menge, wobei die Kirschblüte in ihrer Schönheit zugleich als Symbol der Vergänglichkeit angesprochen wird. Am Abend des Festes erreichen der ziemlich alkoholisierte Karl und Rudi wieder die Wohnung. Rudi versucht, den krakeelenden Sohn ins Bett zu bringen, während dieser schimpft: »Du hast Mama garnicht gekannt.« Über weiteren Vorwürfen schläft er dann ein.

Am nächsten Morgen bereitet Rudi ihm fürsorglich mit umgebundener Schürze ein Frühstück zum Mitnehmen und räumt dann penibelst die Wohnung auf.

Verborgen unter seinem Mantel geht er, mit Jacke und Rock von Trudi bekleidet, anschließend wieder in den Park zu den Kirschbäumen. Als er den Mantel öffnet, fährt ein kräftiger Wind durch die Zweige und Rudi, mit in den Nacken gelegtem Kopf, sagt: »Das ist für dich.«

Als ihn der Sohn abends fragt, was er den ganzen Tag tue, antwortet er: »Ich erinnere mich an deine Mutter, ich habe wirklich viel zu tun. – Ich zeige ihr die Stadt.« – Auf seine Nachfrage erläutert ihm der Sohn, es seien zwei Stunden bis zum Fujiyama, ohne sich jedoch weiter für die Frage seines Vaters zu interessieren.

**Die Butoh-Lehrerin**   Erneut ist Rudi in der Stadt unterwegs, u.a. auf einem Friedhof, auf dem ebenfalls Kirschbäume blühen. In den Zweigen tummeln sich zwei schwarze Raben. Sein Weg führt ihn zu einem Park voller Kirschbäume, von einem breiten Wasserdurchzug, auf dem schwanenförmige Tretboote von den Besuchern bewegt werden. Plötzlich fällt sein Blick auf eine im Gesicht weiß geschminkte Tänzerin im Kimono, deren Choreographie mit einem rosa Telefonhörer in der Hand, dessen Schnur mit dem anderen Telefonhörer verbunden in einem der Kirschbaumzweige hängt, ihn fasziniert. Vorsichtig nähert sich Rudi und lässt sich von ihr erklären, dass sie einen Shadow-Tanz aufführe. Beide bemühen sich auf Englisch zu verstehen, was die Tänzerin Rudi vermitteln will: Es gibt keinen Menschen ohne Schatten; jeder könne tanzen, da jeder einen Schatten habe. Sie tanze mit dem Tod in Gedenken an ihre vor einem Jahr verstorbene Mutter. Als Rudi seine verstorbene Ehefrau erwähnt, fragt sie: »Wo ist deine Frau?« Rudi erwidert: »Ich weiß es nicht.«

Am Abend bringt die Tänzerin, die sich mit dem englisch wie »you« klingenden Vornamen »Yu« (Rudi: »Du wie ich«) vorstellt, Rudi zum Bahnhof (◘ Abb. 17.2). Im Unterschied zu einer Rudi nervenden Mühe, eine Berliner S-Bahn Fahrkarte zu ziehen, läuft der Fahrkartenkauf in Tokyo problemlos.

Auf dem Heimweg kauft Rudi mit Hilfe von Bildtafeln einen Weißkohlkopf und kocht für sich und seinen Sohn Kohlwickel. Erst will der Sohn gleich wieder weg, lässt sich dann jedoch zum Abendessen überreden und beginnt nach dem Essen zu weinen: »Ich vermisse Mama so! Aus Angst, mich von ihr nicht lösen zu können, bin ich so weit weg gegangen wie möglich.«

**Kimono und Kohlrouladen**   Man sieht Yu und Rudi erneut im Kirschblütenpark beieinander sitzen, wobei Yu einige der mitgebrachten Kohlrouladen isst. Animiert von den Erläuterungsversuchen Rudis, wie solche Kohlrouladen hergestellt werden, springt Yu plötzlich auf und legt sich auf die riesige blaue Plastikplane am Boden, die sonst ihre Bühne bildet, und fängt von dem einen Ende an, sich einzurollen, sodass nur der Kopf oben herausschaut. Animiert von dieser Bewegung zögert Rudi nicht lange und beginnt spiegelbildlich, sich von der anderen Seite der blauen Plane her ebenso einzuwickeln, bis sich beide in der Mitte dicht nebeneinander liegend treffen. Yu/Trudi und Rudi sind zwei Kohlrouladen – währenddessen der Wind Kirschblütenblätter ins Wasser fallen lässt, vgl. Darstellung auf dem Filmplakat.

**Zeit zu gehen**   Beim erneuten ausführlichen Saubermachen der Wohnung fängt Rudi an zu tanzen, wie es ihm die Butoh-Tänzerin gezeigt hat. Obwohl er regelmäßig seine Medikamente nimmt, erleidet er einen Schwächeanfall. Nachdem er sich davon erholt hat, sieht man Yu und Rudi in einem der Schwanenboote über das Wasser im Park gleiten. Yu symbolisiert ihre verstorbene Mutter als Ente und schließt aus den Hinweisen von Rudi: Deine Frau war eine Wildkatze im Käfig. Später zieht sie sich

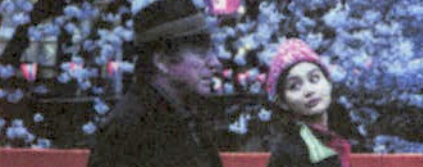

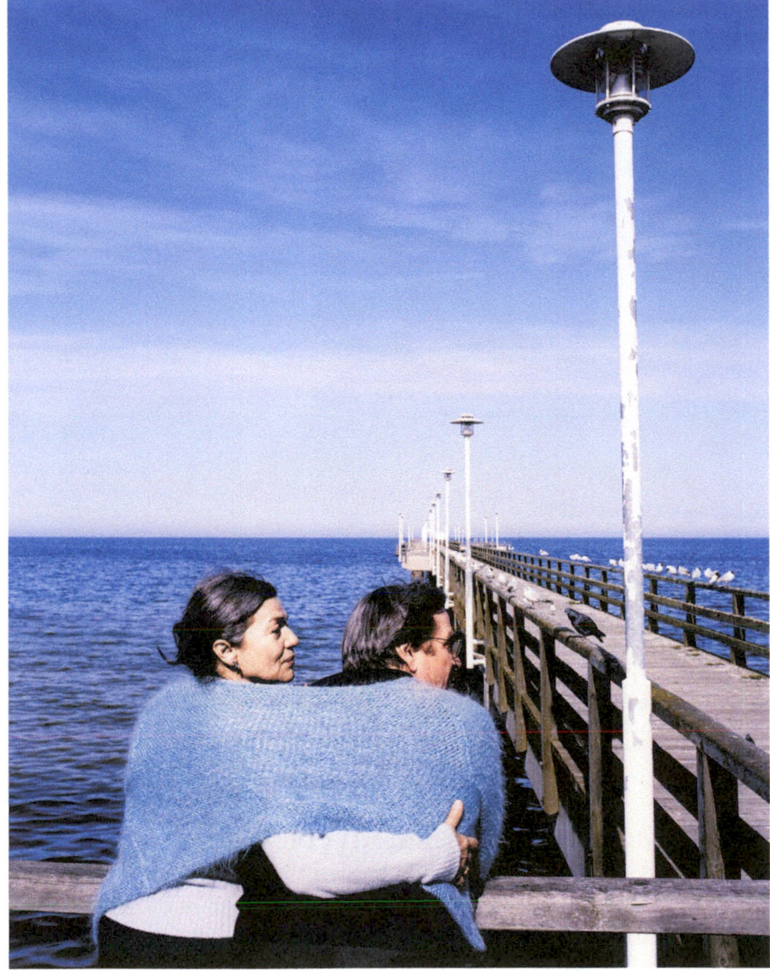



wieder als Tänzerin um und tanzt mit ihm zusammen, indem er einen der Telefonhörer in der Hand hält und Yu den anderen, die Telefonschnur immer wieder um ihn herum werfend.

Nachdem Yu ihn abends erneut bis zur U-Bahn begleitet hat, um dann im Menschengewühl zu verschwinden, verlässt er die noch stehende U-Bahn durch einen anderen Ausgang wieder und geht ihr durch die Menschenmenge hinterher. Dabei entdeckt er, dass sie in einer Parkecke neben anderen in einem kleinen Zelt haust und bringt sie mit in die Wohnung des Sohnes. Während Yu duscht, kommt Karl nach Hause und ist außerordentlich aufgebracht: Niemand müsse in Tokyo in einem Zelt wohnen, wenn dies nicht selbst gewählt wäre. Während des Streites verlässt Yu unbemerkt die Wohnung. In der Nacht steht Rudi auf, verabschiedet sich mit einem innigen Händedruck von seinem auf der Couch schlafenden Sohn und wird am nächsten Morgen auf der Bank neben Yus Zelt von der Tänzerin bemerkt. – Sie ist bereit, mit ihm zum Fujiyama zu fahren.

**Mr. Fuji** Im Schnellzug Richtung Fujiyama erklärt Yu, der Berg sei »männlich« (»him«). Und um zu illustrieren, dass er »very shay« sei, da oft wolkenverhangen, legt sie sich eine Serviette über den Kopf.

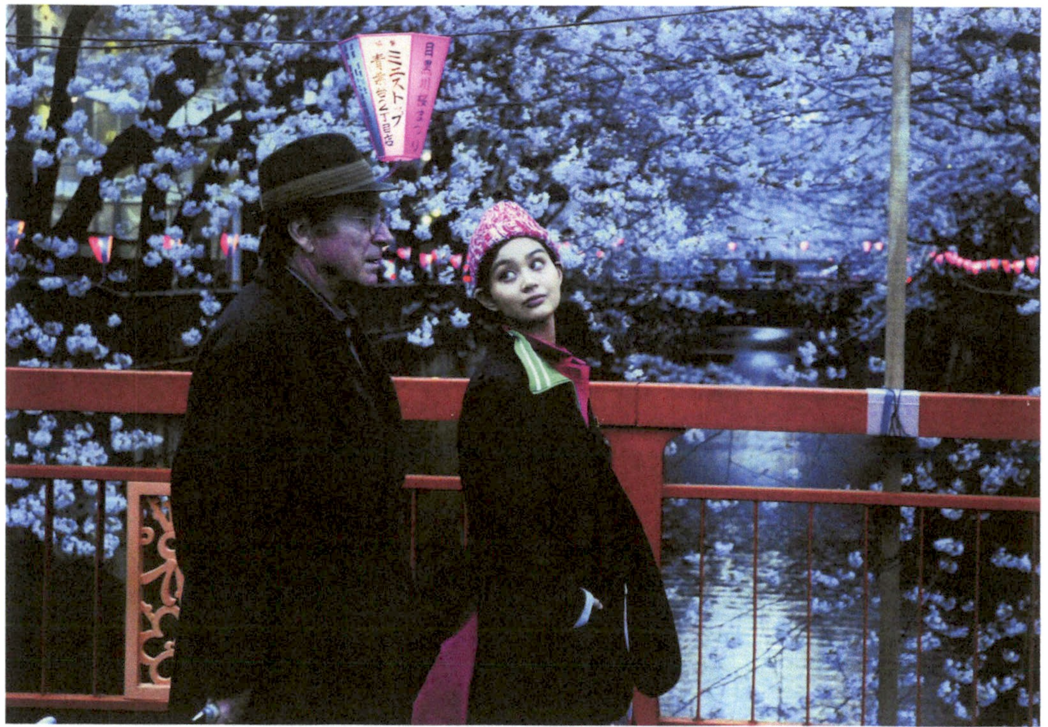

**Abb. 17.3** Filmszene 2 *Kirschblüten*. (Filmbild Fundus/© Majestic Filmverleih)

So ist es nicht verwunderlich, dass sie bei der Ankunft im Hotel am Fuße des Fujiyama »nichts« sehen. Im Hotel ziehen sie beide den gleichen Kimono an, den auch alle anderen Hotelgäste tragen. Beim gemeinsamen Essen mit den anderen Hotelgästen isst Rudi problemlos die japanischen Gerichte.

Fast wie ein Ritual schauen sie über Tage mehrfach hintereinander immer wieder aus dem Fenster, ohne dass sich der Berg sehen lässt.

**Fieber** Nach einigen Tagen entwickelt Rudi nachts Fieber. Yu besorgt einen Eisbeutel, um seine Stirn zu kühlen. Später in der Nacht geht Rudi zum Fenster: Im Mondschein liegt der Fujiyama im strahlenden Weiß der schneebedeckten Spitze vor ihm.

**Der letzte Tanz** Leise verlässt er in den rosa Kimono seiner Frau gehüllt das Hotel und beginnt an dem nahgelegenen See, in dessen völlig ruhigem Wasser sich der Fujiyama spiegelt, bei aufgehender Sonne einen Butoh-Tanz. Vor Verlassen des Hotels hatte er sich das Gesicht, wie vormals Trudi als Butoh-Tänzerin und die Tänzerin Yu, weiß geschminkt (Abb. 17.3).

Während er gedankenverloren vor sich hin tanzt, erscheint plötzlich Trudis Arm und schließlich die ganze Trudi im weißen (Toten-)Hemd, um mit ihm genauso zu tanzen wie in ihrer letzten gemeinsamen Nacht an der Ostsee – nur dass jetzt Rudi führt. Die weiß geschminkten Gesichter wirken vergleichsweise jugendlich. Einmal sackt Trudi in sich zusammen und wird von Rudi wieder aufgerichtet. Die nächste Einstellung zeigt Rudi allein am Ufer des Sees auf dem Boden liegend – die Musik ist abgebrochen – Rudi ist tot.

Etwa um die gleiche Zeit wacht Yu auf und beginnt, Rudi angstvoll zunächst im Hotel und dann in der Umgebung zu suchen, bis sie ihn verstorben am Seeufer liegend findet.

**Abspann** Jetzt hat Yu, im Hotelzimmer sitzend, Rudis Mantel an, das Pappschild mit der Telefonnummer von Karl um den Hals gehängt und Rudis Hut auf ihrem Kopf. Interessiert schaut sie die Dinge in Rudis Koffer durch, findet Fotografien von Trudi als Tänzerin mit weiß geschminktem Gesicht und eine größere Menge Bargeld, die Rudi ihr hinterlässt.

In der nächsten Szene werden die sterblichen Überreste von Rudi aus dem Krematorium in einen Zeremonienraum gebracht, in dem Karl und Yu mit »Essstäbchen« die knöchernen Überreste von Rudi gemeinsam in eine Urne legen. Auf der Rückfahrt im Taxi bis vor die Wohnung von Karl versichert Yu dem neben ihr auf der Rückbank sitzenden Karl: »Ihr Vater ist glücklich« – und wählt zur Verdeutlichung das Bild der zwei Kohlrouladen nebeneinander. Vor der Wohnung des Sohnes angekommen, trennen sich ihre Wege. Yu trägt noch immer Rudis Sachen, bis man sie in der letzten Einstellung wieder mit dem Telefon im Park tanzen sieht – wie versunken mit einem glücklichen Lächeln, und der Wind weht durch die Kirschblüten.

Auch die in Bayern beigesetzte Urne trägt ein Kirschblütendekor. Diesmal sind alle Kinder, die Schwiegertochter Emma und Franzi nach der Urnenbeisetzung beieinander: »Nun sind wir in kurzer Zeit Waisen geworden.« Es kommt Unverständnis auf: »Wir kennen Papa ja gar nicht wieder, man fand ihn in Frauenkleidern – und mit einer 18-jährigen in einem Hotel.« Dass es sich um Trudis Kimono gehandelt hat, scheint keiner zu realisieren. – In das allgemeine Unverständnis mischt sich ein angedeuteter Gedanke: Vielleicht war er am Ende sogar glücklich?!

## Familien-, Generationen- und Altersperspektive der Hauptfiguren

Je nach dem, unter welchem Gesichtspunkt der Zuschauer den Film »sieht«, sind alle im Drehbuch namentlich genannten Rollen als »Hauptfiguren« anzusprechen. Dabei fokussiert der Film vor allem auf eine Drei-Generationen-Familie mit den beiden Großeltern Trudi und Rudi, deren zwei Söhnen und einer Tochter sowie der Enkeltochter und dem Enkelsohn von dem in Partnerschaft mit Emma lebenden Klaus in Berlin.

Die drei erwachsenen Kinder repräsentieren die ganze Spanne denkbarer Partnerschaftsmodelle. Während der in Tokyo lebende Sohn Karl in seiner kleinen Wohnung allein lebt und Andeutungen gegenüber seinem Vater, er sei eigentlich zum Essen (auswärts) verabredet, allenfalls ahnen lassen, dass es vielleicht flüchtige Bekanntschaften gleich welchen Geschlechtes geben mag, bleibt der Familienstand von Klaus und seiner Partnerin Emma in Berlin mit ihren beiden Kindern offen. Die Tochter Karolin lebt in Berlin in einer homosexuellen Beziehung, die von Trudi und Rudi, die das traditionelle Rollenbild eines Ehepaares verkörpern, zumindest nicht thematisiert, möglicherweise verleugnet wird. – Die einzige von außerhalb der (erweiterten) »Familie« kommende Person ist Yu. Sie repräsentiert im Film das (von Trudi lange Zeit heimlich) ersehnte »ferne Andere«, dass sich mit ausdrucksstarkem Tanz und seiner Musik sanft meldet. So haben auch die Annäherung von Rudi an die im Kirschblütenpark wie selbstvergessen tanzende Yu im Laufe der Geschichte und deren Reaktionen etwas fröhlich-leichtes, behutsames und zartes.

Entscheidet man sich, den Film neben den angesprochenen Familien- und Genderaspekten vor allem unter dem Aspekt des Alterns zu fokussieren, rücken die beiden Hauptfiguren Trudi und Rudi ins Zentrum. Beide führen bis zum plötzlichen Einbruch der körperlichen Erkrankung Rudis ein offensichtlich monotones Leben im dörflichen Kontext. Während Trudi früher Kurse im Butoh-Tanz wahrgenommen hatte und hier und da ihre Sehnsucht nach dem Fujiyama (z. B. Bild in der Küche der Wohnung; Kimono-Morgenmantel) zum Ausdruck bringt, lebt Rudi ein völlig kontrolliertes Leben mit einer genauen Tagesstruktur nach der Zeit sowie stereotypen (Arbeits-)Abläufen und Sätzen. Unter einer psychodynamischen Perspektive ist er wohl am ehesten bemüht, die Dinge »im Griff« und unter Kontrolle zu haben, wobei diese Konflikt-Thematik noch nicht die Kriterien eines repetitiv-dysfunktionalen Konfliktes im Sinne eines Kontrolle- versus Unterwerfungskonfliktes im aktiven Modus gemäß Achse III der Operationalisierten Psychodynamischen Diagnostik (OPD-2 2006) zu erfüllen scheint. Angesichts des im Verlauf erkennbaren Entwicklungspotenzials von Rudi relativiert sich auch der mögliche anfängliche Eindruck, Rudi könne in seiner übermäßigen Rigidität eine zwanghafte Persönlichkeitsstörung (ICD-10: F60.5) (WHO 1993) mit den führenden Abwehrmechanismen der Rationalisierung, Intellektualisierung und Verleugnung repräsentieren. Je mehr Material zusammenkommt, desto eher ist seine psychische Struktur gemäß der Achse IV der OPD-2 (2006) als gut bis mäßig integriert einzustufen. – Auch die differentialdiagnostische Überlegung bei derart kontrolliert imponierenden Menschen, inwiefern eine eingeschränkte Konflikt- und Gefühlswahrnehmung (Alexithymie) vorliegen könnte, scheint bei der Person Rudi keine wesentliche, symptombegründende Rolle zu spielen. Abgesehen von der körperlichen Erkrankung sind die beiden Älteren weder psychisch noch psychosomatisch erkrankt.

In der Ehepaar-Dynamik hat sich Trudi mit ihrer Liebe zum Ausdruckstanz und zur Sinnlichkeit über die Jahre dem Kontrollbedürfnis ihres Gatten untergeordnet. Sie verfolgt ihre Träume nicht (mehr) vehement. Nach dem Kollusionsmodell von Willi (2011) ergänzen sich somit ein eher zwanghaft disponierter Mann und eine tendenziell histrionische Frau, wobei Trudi und Rudi die aus dieser Polarität entspringende mögliche kreative Spannung »neutralisiert« haben. Beiden gemeinsam ist eine eklatante Tendenz zur Verleugnung: Rudi schickt seine Frau, um bei den Ärzten seine Gesundheitsbefunde zu erfahren, und Trudi entschließt sich, Rudis lebensbedrohliche Erkrankung vor ihm selbst zu verbergen. Obwohl Trudi erkennbar besorgt ist, fragt Rudi nicht nach – z. B., warum Trudi plötzlich Reisepläne zu den Kindern nach Berlin macht, nachdem sie bei den Ärzten war.

Das Thema der zu Ende gehenden Zeit klingt gleich zu Beginn  des Films das erste Mal an, als Trudi nach der Information durch die Ärzte leise wie zu sich selbst verhalten trauert: dann kommen wir wohl nicht mehr zusammen nach Japan. Allein nach Japan zu fahren (wie später Rudi) sei ihr nie in den Sinn gekommen. – Während die erwachsenen Kinder explizit unter einem chronischen Zeitmangel leiden, ihr Leben rastlos und wie getrieben führen und daher der unerwartete Besuch der Eltern ein »Zeitfresser« ist, fragt Rudi an der Seebrücke von Koserow mit dem Blick auf die Ostsee Trudi und sich selbst, wieviel Zeit sie wohl noch (gemeinsam) hätten. Später nach Trudis Tod wiederholt er gegenüber Karl in Tokyo entschuldigend, dass sie ihn nicht früher besucht hätten: »Wir dachten, wir hätten noch so viel Zeit.« Damit wird das viele Menschen beschäftigende Thema des Aufschiebens von Lebensplänen (z. B.: Nach der Berentung machen wir dies oder jenes…) problematisiert.

## Altersbezogene Thematik

Unter einer entwicklungspsychologischen Perspektive der Lebensspanne stehen Rudi und Trudi erst gerade am Beginn des Alterns, das nach internationalen Gepflogenheiten aufgrund der großen Variabilität der Lebensläufe und Erwerbsbiographien nicht mehr soziologisch (wie z. B. durch den Berentungsbeginn; den Auszug des letzten Kindes etc.), sondern rein chronologisch mit dem 60. Lebensjahr definiert wird. Sie gehören zur  Gruppe der sogenannten »young agers«. Diese jungen Alten gehen heute durchschnittlich biologisch relativ gesund – wäre da nicht Rudis schwere Erkrankung – in »das Alter« hinein, verbunden mit einer hohen Lebenszufriedenheit. Zwischen dem 70. und 75. Lebensjahr kommt es bei zunehmenden somatischen Einschränkungen zu einem signifikanten Abfall der Lebenszufriedenheit, wobei der körperliche Alternsprozess als eine »biologische Zumutung« im doppelten Wortsinne so belastend empfunden werden kann, dass diese neue Entwicklungsaufgabe im Lebenslauf im Sinne eines Aktualkonfliktes eine psychische oder psychosomatische Symptomatik begründen kann. Wird diese durch den körperlichen Alternsprozess als Organisator der Entwicklung in der zweiten Hälfte des Erwachsenenalters ausgelöste Krise mit eigenen Ressourcen oder ggf. einer psychotherapeutischen Behandlung erfolgreich bewältigt, steigt die Lebenszufriedenheit bei hochaltrigen

Menschen (im sog. »vierte Lebensalter«) trotz weiterer körperlicher Einschränkungen erstaunlicherweise wieder an (Heuft et al. 2006).

Diese Entwicklungsaufgaben und Chancen haben Trudi und Rudi nicht. Woran Trudi so plötzlich – vielleicht knapp über 60 Jahre alt – stirbt, sozusagen aus dem vollen Leben einer sich um ihren gesundheitlich angeschlagenen Mann kümmernden (ihm immer die Medikamente richtenden) Frau gerissen wird, bleibt unerklärt. Dazu sagt der Film ausdrücklich nichts. Nimmt man die im Raum stehende offene Frage ernst und versucht nicht, sie mit Erklärungen zuzuhängen, dann könnte eine Antwort sein: Ja, es ist möglich, dass Menschen auch ohne Vorzeichen einer Erkrankung plötzlich sterben. Alternativ kann man auch diskutieren, dass Trudi sich in ihrem Altruismus zu wenig – mit irgendeiner Symptomatik (wie z.B. einer Herzrhythmusstörung) konfrontiert – selbst wahrnehmen konnte oder durfte und ganz in der Fürsorge um Rudi aufging?

Unter dem Aspekt der Krankheitsverarbeitung zeigt Rudi das bekannte Stadium der Verleugnung (Eckhardt-Henn et. al. 2009), wobei dieser Coping-Stil oft durch ein Fortschreiten der Krankheitssymptome abgelöst wird von einem bewussten »Kämpfen gegen die Krankheit« o.ä. Aber für diese (medizinische) Dimension eines Krankheitsprozesses scheint sich der Film nicht weiter zu interessieren, so als ob die verheimlichte Diagnose und deren reales Korrelat von Rudi keinen weiteren Tribut außer der regelmäßigen Medikamenteneinnahme, die Rudi nach Trudis Tod selbstverantwortlich übernimmt, und einem einmaligen Schwächeanfall in Karls Wohnung in Tokyo vor dem finalen Fieberanfall fordert.

Stattdessen interessiert sich der Film ganz ausdrücklich für das Entwicklungspotenzial eines Menschen, der sich 1 bis 2 Jahre vor seiner Berentung stehend durch einen plötzlichen Partnerverlust vor der Aufgabe sieht, auf das seine rigide Lebensweise ergänzende emotionale Moment, das Trudi für und mit ihm lebte, mit Trudi zu beerdigen oder sich diese Ressource zu bewahren als Introjekt seiner verstorbenen Frau. Für diesen Prozess der Verinnerlichung steht – bar jeder Zweideutigkeit – das Tragen von Trudis Kleidern, die – sterbend als Wind über die Ostseewellen gegangen – ihm immer wieder, als er ihr Tokyo und die Kirschblüte zeigt, im Wind nahe ist und antwortet. Rudi stand somit vor der Wahl, das, was er bisher auf Trudi an Lebendigkeit delegiert hatte, endgültig zu verlieren, oder seine Haltung, sich (be-)leben zu lassen, aufzugeben und sich selbst auf den Weg zu machen, auf die Reise zu begeben. Dass das von außen kommende Belebt-Werden durch »Frauen« nicht mehr funktioniert, macht die Badeszene im Vergnügungsviertel Tokyos deutlich, aus der Rudi weinend flieht.

Rudi, der noch auf dem Berlin-Trip eher hilflos und verloren in der großen Stadt wirkte (wie er z.B. draußen auf der Bank wartete, während Trudi die Butoh-Tanzaufführung besuchte), entwickelt ungeahnte Kompetenzen, wenn er sich mit Knoten aus seinen Taschentüchern an markanten Straßenecken alleine in Tokyo zu orientieren sucht, »um Trudi Tokyo zu zeigen«. Die Anspielung auf die sich selbst überlassenen Kinder mit dem Pappschild um den Hals während der Kinderlandverschickung durch die Nationalsozialisten angesichts der durch seinen Sohn Karl aufgezwungenen Regression straft Rudi Lügen, wenn er sich erst zaghaft, dann immer mutiger als erwachsener Mann in Tokyo emanzipiert.

Reizvoll ist es, noch zu der Farbe Weiß zu assoziieren. Die weiße Maske der Butoh-Tänzer verwandelt erst Trudi in ihr alter ego, mit dem sie sich sterbend im Butoh-Tanz vereinigt, dann Yu und schließlich Rudi selbst vor seinem letzten Tanz mit der ebenfalls weiß geschminkten Trudi im weißen Totenhemd vor dem schneeweißen Gipfel des Fujiyama. Während das Weiß der Kirschblüten von einer flüchtigen Schönheit kündet, die bald verweht, und im Film während des Hanani ausdrücklich als Symbol der Vergänglichkeit angesprochen wird, könnten die Gesichtsmasken, die Trudi und Rudi viel jünger aussehen lassen, eine Zeitlosigkeit zum Ausdruck bringen, die wie »him, der Berg«, alle Zeit der Welt hat, der seit Ewigkeiten dort steht und aus menschlicher Perspektive – auch wenn er (wieder so ein Gegensatz) ein Vulkan ist – noch Ewigkeiten weiter dort stehen wird.

## Szenische Mittel

Da die Geschichte des Films ohne »Nebenrollen« im engeren Sinne auskommt, können sich die Zuschauer wie bei einem Kammerspiel mit einer überschaubaren Zahl von Protagonisten, in denen sich alle Altersstufen des ab 12 Jahre freigegebenen Films widerspiegeln, identifizieren. Mit ruhigen Kameraeinstellungen nimmt der Zuschauer am Leben der Personen teil, wird unversehens »eingeladen«, mit am Familientisch zu sitzen oder den trauernden Rudi durch das quirlige Tokyo zu begleiten. Die Intimität der Bilder hat in ihrer Leichtigkeit und Schönheit nichts Peinliches. Wie die nach kurzer Blüte fallenden Kirschblütenblätter ziehen die Bilder in ihrer Flüchtigkeit vorbei: das Leben lässt sich auch in seinen schönsten Momenten nicht festhalten.

Weder die sanfte Musik noch rasche Filmschnitte versuchen, den Zuschauer mitzureißen und in (vor-)bestimmte Gefühle zu versetzen. Alles gleicht eher einer Einladung, mitzugehen, die Protagonisten in ihrem stillen Leiden und in ihrer Rat- und Sprachlosigkeit untereinander und zwischen den Generationen zu begleiten und sich angesichts der verrinnenden Zeit selbst zu fragen, welche Anteile mir bei mir selbst als miterlebendem Zuschauer bewusst werden. – So ist verständlich, dass einerseits die Einträge vieler Zuschauer in den sozialen Medien davon sprechen, der Film sei emotional berührend oder herzzerreißend, während andere eher kühl einzelne Stilblüten wie die anfängliche Rigidität von Rudi oder vermeintliche Japan-Stereotypien herausgreifen und von einem mühsamen Anfang des Films sprechen. Macht man sich jedoch klar, dass Trudi in der ersten Szene völlig unerwartet durch eine Röntgenaufnahme mit Rudis schwer krankem Körper konfrontiert ist, und weiß, was sich in solchen Momenten einer plötzlich bewusst werdenden absehbarer Lebenserwartung in Menschen abspielen kann, vermutet man sicher zurecht, dass diejenigen, die den Anfang als zu »langsam« empfinden, als Zuschauer die in den ruhigen Szenen »gehaltene« Lebensdramatik abwehren müssen.

Das Leben ist eben in aller Regel nicht so, wie es uns das »ganz große Kino« weismachen will: Es ist über weite Strecken nicht bestimmt durch Schlachten und den endzeitlich anmutenden Kampf des Bösen gegen das Gute. Sondern es stellt an uns die Frage: wie willst Du Deine begrenzte Lebenszeit gestalten? Eine spannendere Frage kann es eigentlich nicht geben. Diese Frage kann sich aber nur »melden«, wenn ich zur Ruhe komme, mir einen Raum der Stille eröffne. *Kirschblüten* lässt die Antwort offen – und genau deswegen wühlt der Film im guten Sinne auf.

## Interpretation

Die Vermutung, Doris Dörrie hätte einen Film über die fernöstliche Philosophie machen wollen oder diese gar als idealisierte Alternative zu dem permanenten Zeitdruck der Protagonisten aus der mittleren Generation anbieten wollen, geht sicher fehl. Die grundsätzliche Aussage des Films, dass in Zeiten zunehmender Individualisierung der einzelne sich selbst nicht genug sein kann, sondern der ihn ergänzenden Beziehung bedarf, ist nicht auf die durch Ying und Yang symbolisierte, sich ergänzende Polarität der fernöstlichen Philosophie einzugrenzen. Der Film spielt permanent verbal und nonverbal mit notwendigerweise auf Ergänzung angelegten Polaritäten, wobei zunächst überwiegend das Scheitern dargestellt wird.

Angefangen von dem Wortspiel der beiden Namen *Rudi* und *Trudi* – Mann und Frau in ihrer Sprachlosigkeit, zugleich das Spannungsfeld von Emotionalität und Rationalität verkörpernd, über das sprach- und beziehungslose Spannungsfeld von Eltern und Kindern, Deutschland und Japan als den gegenüberliegenden Weltgegenden, bis hin zu der kurzen Zeitspanne von Hanami, dem Aufblühen und dem Tod. Die Perspektive des sich nicht wirklich Ergänzenden und damit Scheiternden findet ihren Kontrapunkt in dem gemeinsamen Tanz von Rudi und Trudi in den Tod hinein. Schon christlichen Mystikern wie Nikolaus von Kues (Cusanus 1440/2002) erschloss sich die Einsicht, dass (erst) in Gott alle Gegensätze zusammenfallen bzw. sich auf einer transzendenten Ebene aufheben.

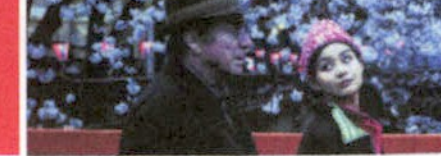

Insofern sind wir als Menschen über die gesamte Lebensspanne darauf angewiesen, uns durch andere wichtige Objekte ergänzt zu wissen und die daraus resultierende Spannung aufgrund unserer strukturellen Fähigkeiten (Achse IV – Strukturachse – der OPD-2, 2006) halten zu können. Völlig unaufdringlich und undramatisch vermittelt *Kirschblüten* den leisen Schmerz, der aus der permanenten Verleugnung der eigentlich fruchtbaren Spannungen zwischen den Generationen, den Geschlechtern und über den Lebenslauf resultiert. Man kann ahnen, wenn man das möchte, wie Menschen an solchen Beziehungsdefiziten zu sich selbst und anderen psychisch oder psychosomatisch erkranken können.

Die mit dem letzten Tanz verbundene Aussage geht viel tiefer als die vordergründige Schlussfolge, Trudi und Rudi finden im Alter oder im Tod erst oder endlich (wieder) emotional zueinander. Insbesondere Rudis über die Maßen solipsistische Einstellung wird erst in der zweiten Hälfte seines Erwachsenenlebens für ihn selbst »durchsichtig« auf die Notwendigkeit »des Anderen« hin und damit offen für eine transzendente Dimension des Lebens, die der einzelne niemals in sich selbst finden kann. Aufgrund dieser sie ergänzenden, auf sie zukommenden, ihnen geschenkten Fülle können sich Trudi und Rudi jeweils sterbend getrost und heiter überlassen.

Dieses »heitere Wissen« spiegelt sich auch auf dem Gesicht der jungen Butoh-Tänzerin Yu während der abschließenden Tanz-Szene wider, in der sie im Kontakt mit der Transzendenz und den dort aufgehobenen Verstorbenen zu stehen scheint – wiederum im Kontrast zu den ratlos vor sich hinredenden »verwaisten« erwachsenen Kindern von Trudi und Rudi, die am Ende des Films gerade Rudis Urnenbeisetzung weniger gestaltet als hinter sich gebracht haben.

Die Premiere erfolgte auf den Internationalen Filmfestspielen Berlin 2008, wo der Film für den Goldenen Bären der Berlinale nominiert war. Im gleichen Jahr erhielt Elmar Wepper als *Bester Darsteller* und Olga Film-Molly von Fürstenberg/Harald Kügler als *Bester Produzent* den Bayrischen Filmpreis und als *Bester männlicher Hauptdarsteller* Elmar Wepper den Deutschen Filmpreis. Ebenfalls 2008 wurde *Kirschblüten* mit dem Filmpreis in Silber (silberne Lola) in der Kategorie Bester Spielfilm sowie dem Filmpreis für *Bestes Kostümbild* sowie dem Gilde-Filmpreis ausgezeichnet. 2009 erfolgte die Ehrung von Elmar Wepper als *Bester Darsteller* mit dem Preis der Deutschen Filmkritik.

Parallel zum Kino-Start im März 2008 war die Resonanz in den Print-Medien nahezu einhellig positiv und bis zum Jahresende sahen den Film in Deutschland mehr als 1,08 Mio. Kinobesucher. Damit kam er bis Platz sieben der Deutschen Kinocharts. – Die Erstausstrahlung im Deutschen Fernsehen folgte am 25.02.2010 auf dem Sender ARTE, zur Hauptsendezeit von 1,55 Mio. Zuschauer verfolgt.

## Kirschblüten – auch ein spiritueller Film

Wir würden der Interpretation des Films Kirschblüten gerne noch eine Facette hinzufügen, die wir bisher nicht gelesen oder gehört haben: es ist (auch) ein Film über die Ewigkeit – weil er den Zuschauer Räume und Dimensionen ahnen lässt, die sich in den (weißen) Gesichtern von Trudi, Rudi und Yu spiegeln, für die es in den verschiedenen Kulturen und Religionen schon viele Beschreibungsversuche gegeben hat und die doch kein Begriff so ganz fassen kann: Hoffnung, Ruhe, Begegnung mit dem Nichts, Erfüllung, Erlösung – oder eben das Zusammenfallen aller Gegensätze in eins.

## Literatur

**Arbeitskreis** zur Operationalisierung Psychodynamischer Diagnostik (2006) Operationalisierte Psychodynamische Diagnostik OPD-2. Das Manual für Diagnostik und Therapieplanung. Huber, Bern
**Eckhard-Henn** A, Heuft G, Hochapfel G, Hoffmann SO (2009) Neurotische Störungen und Psychosomatische Medizin. Schattauer, Stuttgart
**Heuft** G, Kruse A, Radebold H (2006) Lehrbuch der Gerontopsychosomatik und Alterspsychotherapie. Reinhardt, München (2. Aufl.)
**Kues** N v(1440/2002) De docta ignorantia [Die belehrte Unwissenheit]. In: von Kues N: Philosophisch-theologische Werke, Bd. 1. Meiner, Hamburg
**Weltgesundheitsorganisation** (1993): Internationale Klassifikation psychischer Störungen (ICD-10). 2. Auflage. Huber, Bern
**Willi** J (2011) Die Zweierbeziehung. Das unbewusste Zusammenspiel von Partnern als Kollusion. Rowohlt, Frankfurt (2. Aufl.)

| Originaltitel | Kirschblüten – Hanami |
|---|---|
| Premiere | 2008 |
| Deutscher Start | März 2008 |
| Erscheinungsjahr | 2008 |
| Land | Deutschland |
| Genre | Spielfilm |
| Drehbuch | Doris Dörrie |
| Regie | Doris Dörrie |
| Darsteller | Elmar Wepper (Rudi Angermeier), Hannelore Elsner (Trudi Angermeier), Aya Irizuki (Yu), Maximilian Brückner (Karl Angermeier), Felix Eitner (Klaus Angermeier), Birgit Minimayr (Karoline Angermaier), Nadja Uhl (Franzi) |
| Verfügbarkeit | Auf DVD verfügbar;<br>Auf der DVD ist auch eine Audiodeskription des Bayrischen Rundfunks (z. B. für Blinde), die für den deutschen Hörfilmpreis nominiert wurde, verfügbar. |

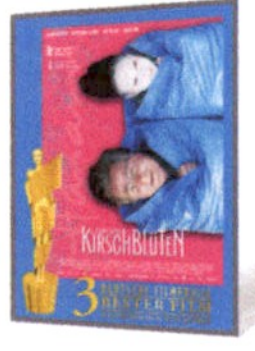

*Götz Fabry*

# Young Boy meets Old Girl



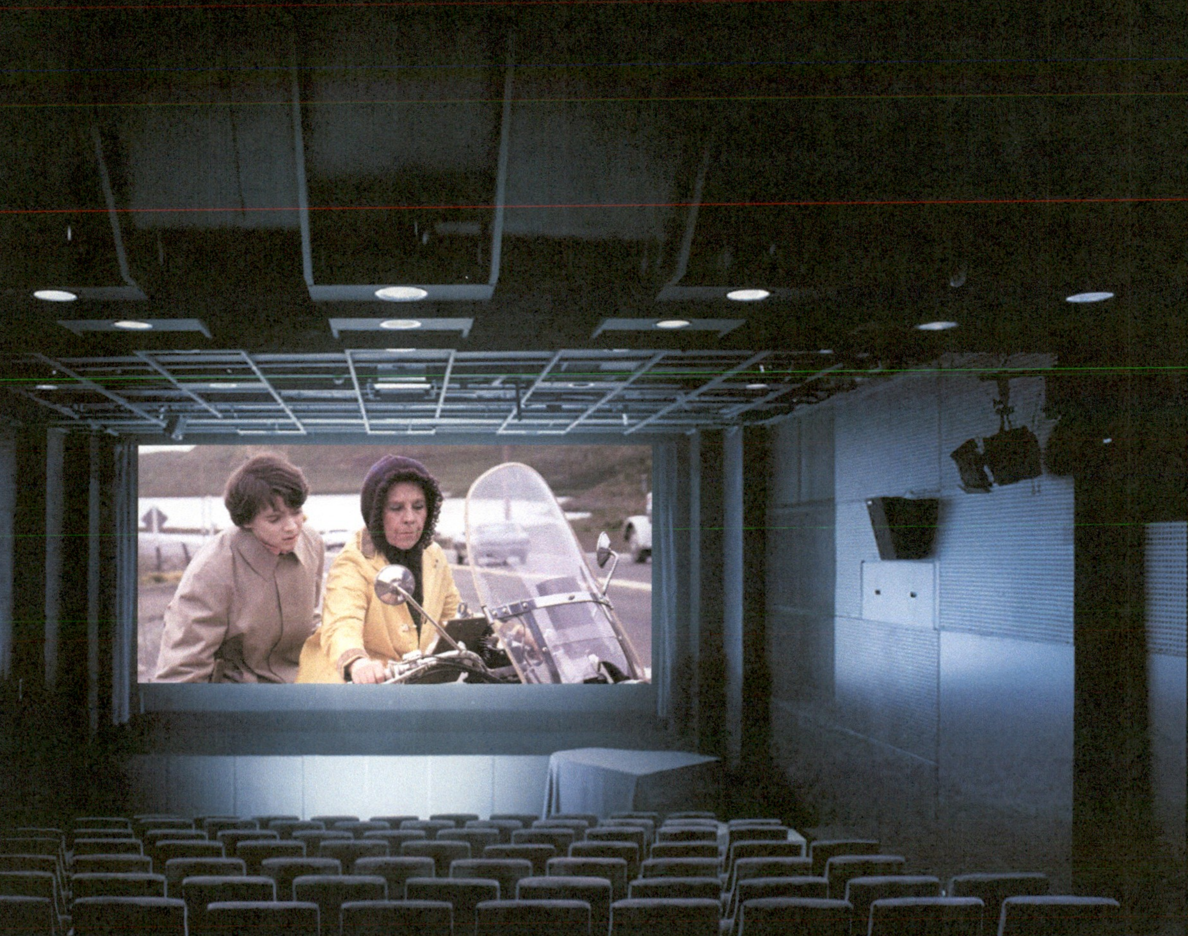


B. Strauß, S. Philipp (Hrsg.), *Wilde Erdbeeren auf Wolke Neun*,
DOI 10.1007/978-3-662-50488-8_18, © Springer-Verlag GmbH Deutschland 2017

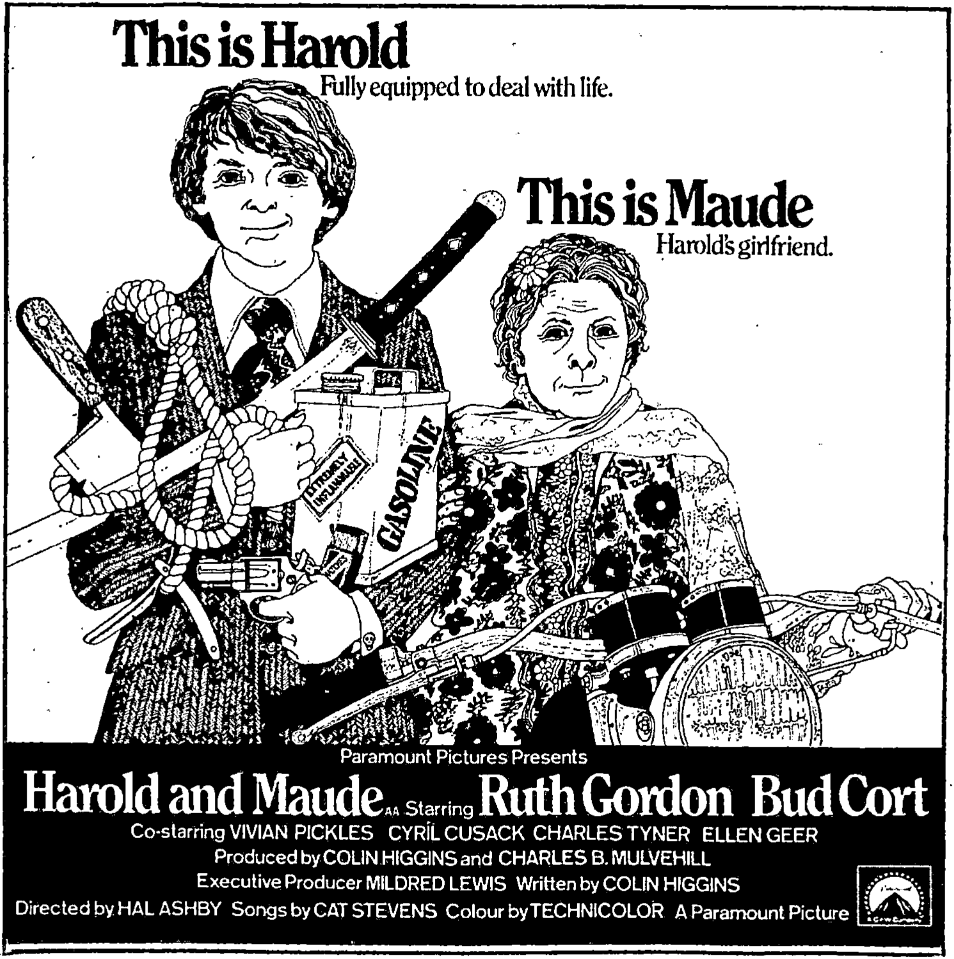

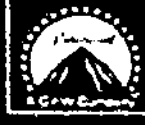



Filmplakat *Harold & Maude*.
(© Mary Evans Picture Library/picture-alliance)

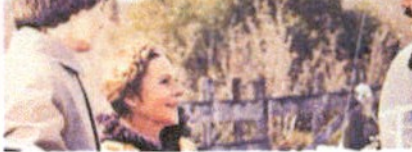

# Harold and Maude

## Handlung

Der an der Schwelle zum Erwachsenwerden stehende Harold (Bud Cort) lebt mit seiner Mutter (Vivian Pickles) in einem an englischen Vorbildern orientierten luxuriösen Herrenhaus in den USA. Allerdings scheint die Beziehung zwischen den beiden nicht die beste zu sein, denn wir lernen Harold gleich zu Beginn des Films durch eine Reihe von theatralisch inszenierten, vorgetäuschten Suizidversuchen kennen. Das Ziel dieser Suiziddramen, die distanzierte, offenbar ausschließlich an materiellen Dingen interessierte Mutter zu provozieren, sie vor allem aber auf seine Seelennöte aufmerksam zu machen, erreicht er damit allerdings kaum. Genervt von den aufdringlichen Appellen ihres Sohnes versucht die Mutter zum einen, Harold mit Hilfe eines Onkels in die Armee abzuschieben, wo ihm männliche Tugenden beigebracht werden sollen, und zum anderen, mittels einer computerbasierten Partnerschaftssuche, eine Frau für ihn zu finden (◘ Abb. 18.1).

Harold, der offensichtlich nachhaltig von Sterben und Tod fasziniert ist, fährt derweil mit einem alten Leichenwagen, den er einem Schrotthändler abgekauft hat, auf die Beerdigungen von Menschen, die er gar nicht kannte. Dort lernt er die fast 80-jährige Maude (Ruth Gordon) kennen, die seine Vorliebe für Begräbnisse fremder Menschen zu teilen scheint. Zwischen der in jeglicher Hinsicht unkonventionellen und resoluten alten Frau und dem orientierungslosen und melancholischen jungen Mann, entwickelt sich langsam zunächst eine Freundschaft und dann eine Liebesbeziehung. Maude, die in einem mit zahllosen Erinnerungsstücken aus ihrem langen Leben vollgestopften alten Eisenbahnwaggon lebt, öffnet Harold die Augen für die Lebensfreude, die im Erleben des Hier und Jetzt liegt und verführt ihn zu verschiedenen kleinen Abenteuern, z. B. der Befreiung eines verkümmerten Straßenbaums, den die beiden in einem gestohlenen Auto zurück in den Wald bringen.

Zwischenzeitlich gelingt es Harold, die von seiner Mutter für ihn ausgesuchten Partnerinnen jeweils durch vorgetäuschte und immer absurder werdende suizidale Handlungen zu vergraulen. Und auch den mütterlichen Versuch, ihn zum Soldaten zu machen, kann er nicht zuletzt dank der Unterstützung Maudes endgültig vereiteln.

Schließlich informiert er seine sichtlich schockierte Mutter über seine Beziehung zu Maude und seine Absichten, Maude zu heiraten. Alles scheint auf ein glückliches Ende hinauszulaufen. Doch an Maudes achtzigstem Geburtstag kommt es zu einer jähen Wende, als diese ihren lang gehegten Plan, genau an diesem Tag selbstbestimmt aus dem Leben zu scheiden, in die Tat umsetzt. Der vollkommen verzweifelte Harold bringt sie noch ins Krankenhaus, kann aber ihren Tod nicht mehr abwenden. Er rast mit seinem Auto zur Küste, wo er es eine steile Klippe hinunterstürzen lässt. Harold selbst jedoch ist zuvor ausgestiegen und macht sich, offensichtlich beschwingt von der durch Maude gewonnenen inneren Freiheit, in ein neues Leben auf.

## Filmische Umsetzung

Die Handlung des Films lässt sich zunächst als eine Variante klassischer Hollywood-Sujets verstehen, z. B. »Boy meets Girl« bzw. »Boy looses Girl« sowie als eine »Coming-of-Age«-Erzählung. Die Erzählstruktur orientiert sich dabei am typischen Aufbau vieler erfolgreicher Filme, der »Heldenreise« (Campbell 1949): Mit Hilfe Maudes bricht Harold aus seiner unerträglich gewordenen alten Welt aus, wobei er einige Prüfungen bestehen und Schwierigkeiten überwinden muss, bevor er sich schließlich häuten und von seinem alten Leben befreien kann (◘ Abb. 18.2). Ungewöhnlich und regelrecht provo-

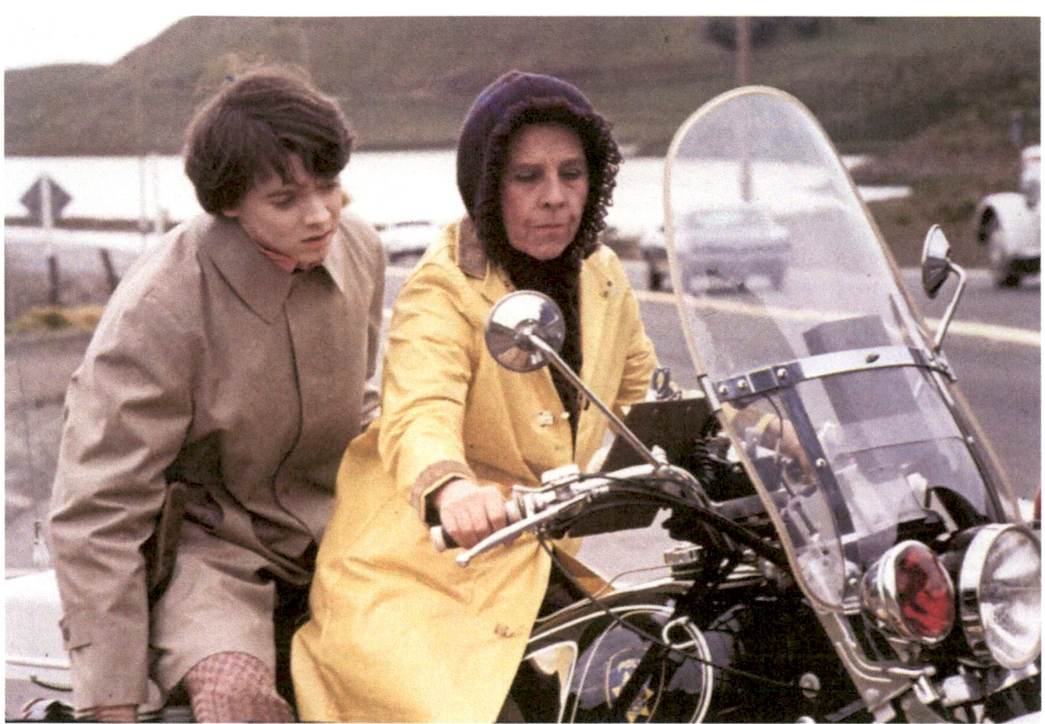



zierend – wenn auch aus heutiger Sicht weit weniger als zu Beginn der 1970er-Jahre – sind dagegen die handelnden Personen. Erzählt wird immerhin die (intime) Liebesbeziehung eines gerade erwachsen gewordenen jungen Mannes zu einer achtzig Jahre alten Frau. Eine weitere Provokation liegt zudem im Show-Down der Filmhandlung, in den buchstäblich letzten Filmminuten: Das selbstbestimmte Lebensende Maudes ist ein radikaler Ausdruck ihres freien Willens, der weder durch ein deutliches Leiden an altersbedingten Gebrechen oder Krankheit motiviert ist, noch Rücksichten auf Harolds Befindlichkeit nimmt, der sich eigentlich kurz vor der Eheschließung wähnt.

Die Struktur der Filmhandlung lässt sich wie bei vielen Filmen in drei Akte unterteilen (Field 1979): In der Exposition (bis Filmminute 14) wird Harold in seiner alten Welt portraitiert. Seine bisherige Art zu leben wird als insuffizient geschildert, dafür stehen neben seiner offensichtlichen Einsamkeit und der fehlenden Lebensfreude, die grotesken Suiziddramen, seine Vorliebe für Beerdigungen und den Leichenwagen, sowie die Tatsache, dass er sich außerdem in einer offensichtlich vollkommen wirkungslosen psychoanalytischen Behandlung befindet.

Der zweite Akt (Filmminute 14 bis 82) beginnt mit dem zweiten Zusammentreffen von Harold und Maude anlässlich einer weiteren Trauerfeier. Zwar hatte Harold Maude auch schon auf der ersten Beerdigung gesehen, aber erst beim zweiten Zusammentreffen, während der Trauerfeier, kommt es zu einem Kontakt der beiden, der von Maude initiiert wird. Bereits hier wird übrigens erstmalig von Maude auf das überraschende Ende des Films verwiesen, indem sie bezugnehmend auf das Alter des Verstorbenen Harold gegenüber äußert: »I'll be eighty next week, good time to move on. Don't you think?«. Das später als jäh empfundene Ende ihrer Beziehung wird somit schon bei der ersten Kontakt-aufnahme angekündigt, allerdings sind sich dessen weder Harold noch die Zuschauer bewusst. Die Filmhandlung erzählt nun von der sich langsam entwickelnden Beziehung von Harold und Maude.

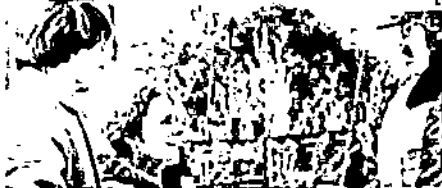

Als zentralen Wendepunkt dieses zweiten Aktes kann man dabei das zweite der beiden in Maudes Eisenbahnwaggon stattfindenden längeren Gespräche kennzeichnen (ab Filmminute 54). In diesem Gespräch offenbart Harold seine »Backstory Wound«, ein vor der Filmhandlung in der Vergangenheit liegendes Ereignis (eine bislang unverarbeitete Verletzung bzw. Kränkung), die sein bisheriges, bizarres Verhalten glaubwürdig motiviert. In seiner Schulzeit erlebte er, wie seine Mutter auf die Nachricht von seinem angeblichen, durch einen Unfall verursachten Tod, offensichtlich betroffen in Ohnmacht fiel. Damals habe er für sich entschieden, dass er es genieße, tot zu sein (»I decided I enjoyed being dead«). So wichtig dieser Einblick in Harolds Hintergrundgeschichte für das Verständnis der Filmfigur auch ist, für die Filmhandlung erweist sich die darauf folgende Selbsterkenntnis Harolds als noch wichtiger: »I haven't lived«. Denn hinter diese Einsicht kann Harold nicht mehr zurück. Folgerichtig wirkt Harold nach dem Gespräch zunehmend befreiter und aktiver bei den gemeinsamen Unternehmungen mit Maude (z. B. bei der Inszenierung, die ihn vor der Armee retten wird), während er in der ersten Hälfte des zweiten Aktes eher noch der Bedenkenträger war, als er Maude z. B. darauf aufmerksam macht, dass ihre Angewohnheit, immer wieder andere fremde Autos »auszuprobieren«, deren Besitzer gegen sie aufbringt. Mit der Einsicht, dass er bisher nicht gelebt habe, erleben wir Harold dagegen vor Lebensfreude purzelbaumschlagend wie es sich für einen frisch verliebten Teenager gehört und auch die fast achtzigjährige Maude erlebt Frühlingsgefühle: »You make me feel like a schoolgirl«. Folgerichtig wandelt sich die Beziehung der beiden zu einer echten Liebesbeziehung, die nicht nur in einer Liebesnacht gipfelt, sondern zumindest auf Seiten Harolds auch in Heiratsplänen. Als Harold seine Mutter von seiner Absicht unterrichtet, Maude zu heiraten, jetzt ganz in der Pose des selbstbewussten, rebellischen Jugendlichen, wiederholt diese den Satz, mit dem der Film auch begonnen hat: »I suppose you think that's very funny, Harold.« Mit der Feier zu Maudes 80. Geburtstag endet der zweite Akt. Zu dem von Harold offensichtlich vorbereiteten Heiratsantrag, kommt es nicht mehr, denn Maude verkündet dem vollkommen schockierten Harold, dass sie den nächsten Tag nicht mehr erleben wird: »At midnight I'll be gone.«

Mit der dadurch ausgelösten Fahrt in die Klinik (ab Filmminute 85) beginnt der dritte, sehr kurze Akt, der fast nur noch in mit Musik unterlegten Bildern erzählt wird. Zu sehen sind einerseits aufgeräumte, sterile Klinik-Interieurs in kalten Farben, in denen nur wenige Menschen zu sehen sind und die in scharfem Kontrast zum Sekunden zuvor gezeigten Beziehungsglück stehen. Die gegengeschnittene finale Fahrt Harolds in seinem zum Leichenwagen umgebauten Jaguar führt zunächst durch neblige und regnerische Landschaften, endet aber im Sonnenschein an den Klippen, über die das Auto hinunterstürzt. Dass Harold nicht im Wagen sitzt, ist als Last-Minute-Rescue eine erneute jähe Wende des Geschehens, die aber vor dem Hintergrund der »Heldenreise« folgerichtig ist. Denn diesem Paradigma zufolge muss der Held der Geschichte am Ende der Reise aus eigener Kraft die zuvor durchlebten Schwierigkeiten überwinden, um zu neuen Ufern aufbrechen zu können. Von daher ist natürlich auch das jähe Ende der Beziehung mit Maude nicht nur folgerichtig, sondern auch notwendig: Harolds zu Beginn des Films etablierter Konflikt, dass er in der verwickelten Beziehung zur Mutter einerseits nicht glücklich werden kann, sich auf der anderen Seite aus alleiniger Kraft aber auch nicht aus der Beziehung lösen kann, erfordert ein offenes Ende, das mit der dauerhaften Bindung an eine über 60 Jahre ältere Frau nur schwer vorstellbar wäre. Insofern erzählt der Film also in erster Linie vom Erwachsenwerden Harolds, für das er in Maude eine wichtige Beraterin und Begleiterin findet, von der er sich am Ende aber wieder lösen muss, damit er den wesentlichen Schritt alleine tun kann. Diese Lesart wird auch dadurch unterstützt, dass Maude sich im Gegensatz zu Harold während des Films in ihrer Persönlichkeit nicht verändert. Zwar werden im ersten Gespräch zwischen Harold und Maude in deren Eisenbahnwaggon auch Hinweise auf die Vergangenheit Maudes gegeben und in der Szene, in der Harold und Maude den Sonnenuntergang am Meer betrachten (Filmminute 69), wird kurz eine auf ihrem Unterarm tätowierte Nummer gezeigt, die offensichtlich darauf verweist, dass Maude in einem Konzentrationslager gewesen ist. Doch trotz dieser Backstory Wound, die ihr rebellisches Verhalten gegen Institutionen, Autoritäten und Ungerechtigkeiten plausibel erklären kann, führt diese Offenbarung nicht wie bei Harold zu einer tiefgreifenden Veränderung ihrer Person. Im Gegenteil, ihren schon im ersten Drittel des Films angedeuteten Entschluss, freiwillig und selbstbestimmt aus dem Leben zu scheiden, hält sie trotz der intensiven Beziehung zu Harold aufrecht. Während der Film also erzählt, wie Harold sich unter dem Einfluss Maudes verändert und reifer wird, bleibt Maude wie sie von Anfang an ist.

Die Filmhandlung ist durch eine Reihe von Kontrasten gekennzeichnet, von denen der Altersunterschied zwischen Harold und Maude nur der offensichtlichste ist. Weitere Polaritäten finden sich zwischen der luxuriösen und sterilen Atmosphäre von Harolds Zuhause, die dem chaotischen aber liebenswerten Eisenbahnwaggon Maudes gegenübergestellt wird, der kaltherzigen, nur an oberflächlichen Dingen interessierten Mutter, die dem warmherzigen, von Äußerlichkeiten gänzlich unbeeindruckten Wesen Maudes kontrastiert, sowie in dem durch Konventionen vorgezeichneten Lebensweg einer reichen Oberschicht, der im Widerspruch zum selbstbestimmten freien Leben steht, das von Maude bis zum Extrem verkörpert wird. Schließlich ist auch der gesamte Charakter des Films von dieser Polarität geprägt, da er zum einen mit absurdem Witz operiert, gleichzeitig aber sehr ernste Themen und Fragen aufwirft, die überhaupt nicht lustig sind. Insofern changiert er auch bezüglich des Genres zwischen Komödie und Tragödie.

Diese inhaltlichen Polaritäten werden durch die filmischen Mittel unterstrichen: Harolds Welt wird in kalten Farben gezeichnet, das Licht ist grau, die Sonne scheint nie. Zudem sind die Bilder aus dieser Welt sehr »ordentlich« gefilmt, indem klare, oft symmetrische Bildaufbauten dominieren.

Maudes Welt dagegen wird durch warme Farben charakterisiert: Inmitten der Friedhofsbesucher beispielsweise fällt sie allein schon wegen ihres gelben Regenschirms auf, der in scharfem Kontrast zu den hier eigentlich üblichen und von allen anderen Besuchern getragenen dunklen Farben steht. Und auch Harolds Gesichtsfarbe verwandelt sich im Laufe des Films von einer unnatürlich kränklichen Blässe hin zu einem rosigen, natürlicheren Ton gegen Ende des Films. Eine der bekanntesten Szenen des Films arbeitet ebenfalls mit dieser Kontrastierung: Harold und Maude sind in einer Gärtnerei von zahllosen weißen Blüten umgeben, die zum Anlass für ein Gespräch über die Individualität jedes Menschen werden. Diese Szene wird in das Gräberfeld eines Soldatenfriedhofs überblendet, auf dem unzählige weiße Kreuze zum Sinnbild für die dehumanisierende, jede Individualität negierende Destruktivität des Krieges werden.

Eine prominente Rolle im Film spielt die Musik. Bis auf wenige Ausnahmen, z. B. die Swimming-pool-Szene, in der Harolds Mutter zu den majestätischen Klängen von Tschaikowskys Klavierkonzert Nr. 1 ins Wasser steigt, besteht die gesamte Filmmusik ausschließlich aus Songs von Cat Stevens. Zwei dieser Songs wurden eigens für den Film geschrieben: »If you want to sing out, sing out« und »Don't be shy«. Die Texte dieser und der weiteren für den Film ausgewählten Lieder z. B. »Trouble« und »Where do the Children play?« greifen die Themen des Films auf und verstärken sie damit, z. B. das Leiden an den Widrigkeiten des Lebens, die Ermutigung zu freiem, spontanem Leben, sowie die Sinnlosigkeit einer allein auf materielle Werte gründenden Gesellschaft.

## Entstehung

*Harold and Maude* ist der zweite Film des Regisseurs Hal Ashby (1929–1988), der als ein Vertreter des »New Hollywood«-Kinos gilt (Kirshner 2012). Filme, die dieser Richtung (etwa zwischen 1965 und 1980) zugerechnet werden, zeichnen sich gegenüber den früheren Hollywood-Produktionen unter anderem durch stärkere politische und sozialkritische Inhalte aus, sowie eine realistischere Filmsprache und einen größeren Anteil von Location-Shootings, Aufnahmen also, die außerhalb von Studiobühnen in realen Umgebungen gedreht wurden. Alle diese Aspekte finden sich auch in *Harold and Maude*. Ashby fühlte sich dem Wertekanon der Hippie-Generation stark verbunden, was auch im Film zum

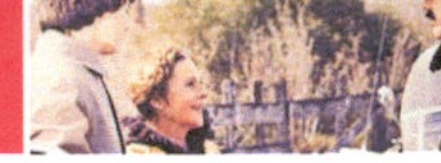

Ausdruck kommt, der die spontane Lebensfreude und ein selbstbestimmtes, von Autoritäten und Konventionen befreites Leben feiert. Ashby hat im Film auch einen kurzen Cameo-Auftritt: In der Jahrmarktszene (Filmminute 76) ist er als staunender Betrachter einer Modelleisenbahn zu sehen und aufgrund seines »hippiesken« Aussehens unschwer zu erkennen.

Das Drehbuch entstand ursprünglich als Abschlussarbeit des damals noch an der University of California in Los Angeles als Student der Filmwissenschaft eingeschriebenen Colin Higgins (1941–1988). Es wurde nach dem Film auch als Erzählung veröffentlicht und darüber hinaus mehrfach als Theaterstück aufgeführt. Higgins war zunächst selbst als Regisseur vorgesehen, konnte aber nach einem Probedreh offenbar die Erwartungen der Paramount Studios nicht erfüllen und wurde durch Hal Ashby ersetzt, der allerdings bei den Dreharbeiten eng mit Higgins zusammenarbeitete (Dawson 2009).

Für die Rolle des Harold wurde der damals gerade 22-jährige Bud Cort (geb. 1948) gecastet, der zuvor erst zwei kleinere Filmrollen unter der Regie von Robert Altman gespielt hatte. Die Rolle Maudes wurde mit der damals 74jährigen Ruth Gordon (1896–1985) besetzt, die in zahlreichen Filmen mitgewirkt hatte und für ihre Darstellung in Roman Polanskis Film *Rosemarys Baby* mit einem Oscar für die beste Nebendarstellerin ausgezeichnet worden war. Für die Hauptdarsteller war der Film ein Höhepunkt in ihrer Karriere, beide wurden 1972 für den Golden Globe nominiert.

Die Dreharbeiten fanden während drei Monaten von Januar bis März 1971 in der Gegend von San Francisco statt, wo sich auch das Herrenhaus »Rosecourt Mansion« befindet, in dem die Innen- und Außenaufnahmen von Harolds Zuhause gedreht wurden. Der Film wurde Ende des Jahres 1971 fertiggestellt und kam unmittelbar danach in die US-amerikanischen Kinos, um noch vom Weihnachtsgeschäft profitieren zu können und außerdem rechtzeitig für die Oscar-Nominierungen veröffentlicht worden zu sein (Dawson 2009).

## Rezeption

Aus heutiger Sicht ist die Tatsache überraschend, dass der Film, der heute Kultstatus besitzt, bei seinem Kinostart 1971 weder bei der Kritik noch beim Publikum gut angekommen ist. Zwar gab es auch damals bereits einige sehr gute Rezensionen und ein Kritiker war sogar der Ansicht, *Harold and Maude* sei der beste Film, den Hollywood seit Jahren produziert habe (Shedlin 1972). Die meisten Besprechungen, vor allem in den wichtigen überregionalen Tageszeitungen und Magazinen waren jedoch sehr negativ: Der Film sei »nicht lustig« (McGuiness 1971), biete zwar einige gute Gags, die aber durch einen anmaßenden, höhnischen und insgesamt übertriebenen Witz verdorben würden (anon. 1970). Die Leistung der beiden Hauptdarsteller sei »widerwärtig, gruselig und abstoßend« (Canby 1971) und der Film lasse die Darsteller aussehen, als kämen sie aus einem Wachsfigurenkabinett (Ebert 1972). Das Magazin »Time« verstieg sich sogar zu der Aussage, Paramount solle dankbar sein, dass man den Film gar nicht erst bespreche. Die Reaktion beim Publikum fiel größtenteils ähnlich verhalten aus, so dass der Film bereits eine Woche nach dem Start wieder aus den Programmen der meisten Kinos verschwand (Dawson 2009).

Die fehlende Resonanz kam für die Macher des Films insofern vollkommen überraschend, als die Probeaufführungen an verschiedenen Universitäten enthusiastische Reaktionen hervorgerufen hatten. Offensichtlich war für den initialen Flop daher auch die Werbepolitik der Paramount-Studios verantwortlich, die den Film nämlich als weihnachtliches »Feelgood-Movie« für ein breites Publikum vermarkten wollten und damit das Provokationspotential des Films offensichtlich vollkommen falsch eingeschätzt hatten (Dawson 2009). Denn ein Grund für die anfängliche Ablehnung des Films ist interessanterweise genau in dem Thema zu suchen, dass der Film in den Mittelpunkt stellt: Die Liebesbeziehung zwischen einer alten Frau und einem jungen Mann. Ursprünglich war dieser Aspekt im Film sogar noch stärker vertreten gewesen. Ashby hatte eine intensive Kussszene zwischen Harold und Maude gedreht, diese aber auf Intervention der Paramount-Studios wieder entfernen müssen (diese Szene ist noch im Original Kinotrailer zu sehen). Im Film werden die Intimitäten zwischen den beiden nur noch durch eine Szene angedeutet, die das gemeinsame morgendliche, offensichtlich postkoitale Erwachen zeigt (Filmminute 79). Die im Film von einem Priester geäußerte Abscheu vor der Vereinigung jungen und alten »Fleisches« (Filmminute 81) scheint also bei aller satirischen Überhöhung so viel Wahrheit zu enthalten, dass sich damit die anfängliche Ablehnung des Films zumindest teilweise erklären lässt. Die Werte der Hippie-Generation der späten sechziger Jahre, denen der Film deutlichen Ausdruck verleiht, waren zum Zeitpunkt seiner Veröffentlichung unter der Präsidentschaft Richard Nixons bereits wieder von einem konservativen Rollback abgelöst worden, sodass dem Film letztendlich seine Nachträglichkeit zum anfänglichen Verhängnis wurde.

Nach und nach gewann der Film allerdings doch noch sein Publikum, zunächst hauptsächlich in den Filmklubs nordamerikanischer Universitäten. Das wachsende Interesse an dem Film führte schließlich dazu, dass er 1974 und 1978 jeweils erneut offiziell in die Kinos kam und jetzt eine zunehmend begeisterte Aufnahme erfuhr. Allerdings hatte er erst 1983, also zwölf Jahre nach seiner Fertigstellung seine Produktionskosten von etwa 1,5 Mio. Dollar wieder eingespielt (anon. 1983). Seither hat er sich zu einem Kultfilm entwickelt, der eine große Fangemeinde hat und in verschiedenen Filmrankings hohe Platzierungen belegt (Dawson 2009).

## Diskussion

Der Film kann auf unterschiedlichen Ebenen rezipiert und diskutiert werden. Zunächst einmal ist er vor allem eine mit schwarzem, absurdem Humor operierende Komödie, durchdrungen von den Werten der Hippie-Generation. Abgesehen von Harold und Maude wird der Film ausschließlich von Chargen bevölkert, überzeichneten, lächerlichen Karikaturen der Institutionen, die sie jeweils repräsentieren (■ Abb. 18.3). Witzig sind dabei jeweils weniger die erwartbaren Klischees, der auf ihre je eigenen Weise autoritätsfixierten Vertreter des Militärs, der Kirche, der Psychoanalyse und der Polizei, als vielmehr einige schöne dramaturgische Einfälle. So etwa die Apparatur, die es dem kriegsversehrten Onkel Victor immer noch erlaubt, vor dem amerikanischen Nationalhelden Nathan Hale zu salutieren oder die Tatsache, dass Harolds Kleidung jeweils exakt der seines Analytikers entspricht. Auch die absurden Suiziddramen Harolds, insbesondere die Aufführungen, die anlässlich der von der Mutter bestellten Heiratskandidatinnen stattfinden, tragen zur absurden Komik des Films bei.

Darüber hinaus transportiert der Film aber auch eine inhaltliche Botschaft, die man etwas klischeehaft auf die bekannte Formel »Sorge dich nicht, lebe!« bringen könnte. Dass gerade eine achtzigjährige Frau dieses Prinzip verkörpert und damit wesentlich jünger und frischer wirkt als alle anderen Charaktere des Films (Harold eingeschlossen) ist die zentrale Pointe des Films. Daher kommt eine Ehe zwischen Harold und Maude nicht nur aus den bereits angeführten dramaturgischen Gründen nicht in Frage, sondern dem stehen auch inhaltliche Gründe entgegen, weil ansonsten Maude gegen ihre eigenen Prinzipien verstoßen müsste und der Film damit seine zentrale Botschaft verraten würde. Maude aber bleibt bis zuletzt konsequent: »Go and love some more!« beschwört sie den vollkommen aufgelösten Harold noch auf dem Weg ins Krankenhaus.

Schließlich kann man den Film auch noch im Hinblick auf die beiden von ihm aufgeworfenen kontroversen Themen diskutieren: Die intime Liebesbeziehung über zwei Generationengrenzen hinweg auf der einen und das selbstbestimmte Lebensende Maudes auf der anderen Seite. Wie schon angesprochen wurde, war die Tatsache, dass Harold und Maude eben nicht nur eine freundschaftliche, sondern auch eine intime Beziehung miteinander haben, bereits bei der Entstehung des Films ein Stein des Anstoßes. Zwar zeigt der Film keine direkten Intimitäten der beiden Protagonisten, allerdings lässt er mit dem gemeinsamen Erwachen in Maudes Bett auch keinen Zweifel daran, dass solche zumindest einmal stattgefunden haben. Auch heute noch kann eine Beziehung wie die zwischen Harold und Maude kontroverse Diskussionen und Bewertungen auslösen, was allein schon damit zu tun hat, dass Sexualität im Alter wenn auch nicht mehr unbedingt tabuisiert, so doch weit weniger selbstverständlich

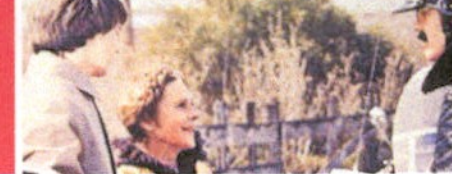

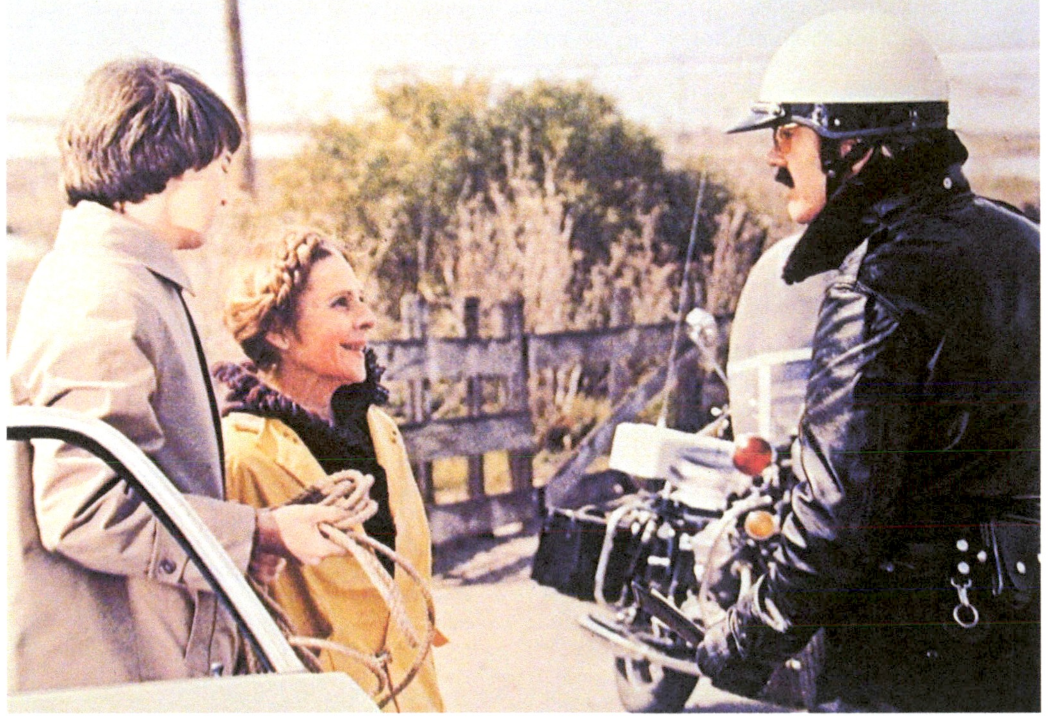



akzeptiert wird als bei jüngeren Menschen. Insofern ermöglicht es der Film zu reflektieren, warum intime Beziehungen mit einem derartig großen Altersunterschied bei manchen Zuschauern Unbehagen hervorrufen.

Gleiches gilt für den Freitod Maudes. Dieser erscheint im Film als besonders radikal, da man Maude nicht nur als eine offensichtlich lebenslustige und von keinen sichtlichen Gebrechen beeinträchtigte Frau kennengelernt hat, sondern vor allem, weil sie eine so intensive Beziehung zu Harold eingeht, bei der sie zumindest zu Beginn auch die treibende Kraft ist und auf dessen Gefühle sie keinerlei Rücksicht zu nehmen scheint. Dass sie an ihrem achtzigsten Geburtstag freiwillig aus dem Leben scheidet, erscheint damit als ein radikaler Akt ihres freien Willens, da das, was wir von ihr und ihrer Vergangenheit im Film erfahren, nicht hinreicht, um diese Handlung anderweitig zu motivieren. Insofern passt dieses letztendlich trotz aller Hinweise überraschende Verhalten Maudes aber auch zu ihrem Programm der persönlichen Freiheit und Individualität eines jeden Menschen.

Im Hinblick auf Harold könnte man aber auch von einem Opfer Maudes sprechen, weil sie weiß, dass sie ihm durch die Trennung, die hier radikal durch ihren Tod herbeigeführt wird, letztendlich mehr helfen kann, als wenn sie die Beziehung mit ihm weiterführen würde (Werthmann-Resch 2008). Denn erst die Trennung von Maude ist es, die Harold vor die Wahl stellt, ihr in den Tod zu folgen oder entsprechend seiner Selbsterkenntnis, bisher nicht gelebt zu haben, in ein selbstbestimmtes Leben aufzubrechen. Harold entscheidet sich für letzteres: Er lässt den zum Leichenwagen umgebauten Jaguar, der symbolisch für sein bisheriges Leben stehen kann, über die Klippe in die Tiefe stürzen. Er selbst dagegen macht sich auf den Weg, wobei offen bleibt, wohin ihn dieser führen wird. Noch unsicher, sucht er auf dem von Maude geschenkten Banjo nach der richtigen Melodie, die Maude ihm nur wenige

Tage zuvor lauthals vorgesungen hatte: »If you want to sing out, sing out and if you want to be free, be free. 'Cause there's a million things to be, you know that there are…«

## Literatur

**anon.** (1970) Harold and Maude has all the fun and gaiety of a burning orphanage. Variety (30.Dezember): http://variety.com/1970/film/reviews/harold-and-maude-1200422491/. Zugegriffen 27.06.2016

**anon.** (1983) After 12 years, a profit for »Harold and Maude«. The New York Times 132 (8. August):C14

**Campbell** J (1949) The hero with a thousand faces. Princeton University Press, Princeton. Dt.: ders. (1953) Der Heros in tausend Gestalten. Fischer, Frankfurt a.M.

**Dawson** N (2009) Being Hal Ashby. Life of a Hollywood Rebel. The University Press of Kentucky, Lexington

**Ebert** R (1972) Harold and Maude. Chicago Sun-Times (1. Januar): http://www.rogerebert.com/reviews/harold-and-maude-1972. Zugegriffen 27.06.2016

**Field** S (1979) Screenplay: The Foundations of Screenwriting. New York, Dell. Dt.: ders. (1996) Das Drehbuch. In: Field S, Märthesheimer P, Längsfeld W (Hrsg) Drehbuchschreiben für Fernsehen und Film. Leipzig, List, S 11–120

**Kirshner** J (2012) Hollywood's Last Golden Age: Politics, Society, and the Seventies Film in America. Cornell University Press, Ithaca

**McGuinness** R (1971) Creatures nosing for crumbs. The Village Voice 16(51): http://www.villagevoice.com/news/harold-and-maude-has-a-thin-conceit-not-very-funny-6717038. Zugegriffen 27.06.2016

**Shedlin** M (1972) Review: Harold and Maude by Hal Ashby. Film Quarterly 26(1):51–53

**Vincent** C (1971) Harold and Maude. The New York Times (21. Dezember): http://www.nytimes.com/movie/review?res=990CE7DF1138EF34BC4951DFB467838A669EDE. Zugegriffen 27.06.2016

**Werthmann-Resch** L (2008) Wenn das mütterliche Objekt verschwindet: Trennungsprozesse in der Pubertät. Psychoanalytische Filminterpretationen am Beispiel von Harold and Maude, Gilbert Grape – Irgendwo in Iowa und Whale Rider. Analytische Kinder- und Jugendlichen-Psychotherapie 39(2):279–295

| Originaltitel | Harold and Maude |
| --- | --- |
| Premiere | Dezember 1971 |
| Deutsche Synchronfassung | 1974 |
| Land | USA |
| Genre | Komödie |
| Drehbuch | Colin Higgins |
| Regie | Hal Ashby |
| Darsteller | Bud Cort, Ruth Gordon, Vivian Pickles, Charles Tyner, Ellen Geer, Eric Christmas, George Wood, Tom Skerritt (im Filmabspann unter dem Pseudonym »M. Bormann«) |
| Medien | DVD (2004)<br>Blu-ray (2013)<br>Englischsprachige Blu-ray (2012) in der »Criterion Collection« mit interessantem Bonusmaterial und ausführlichem Begleitheft |

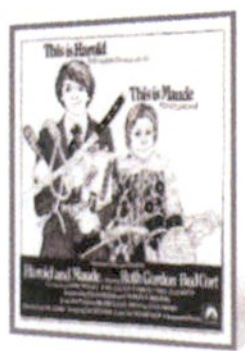

*Harald J. Freyberger*

# Das Alter schützt vor Torheit nicht



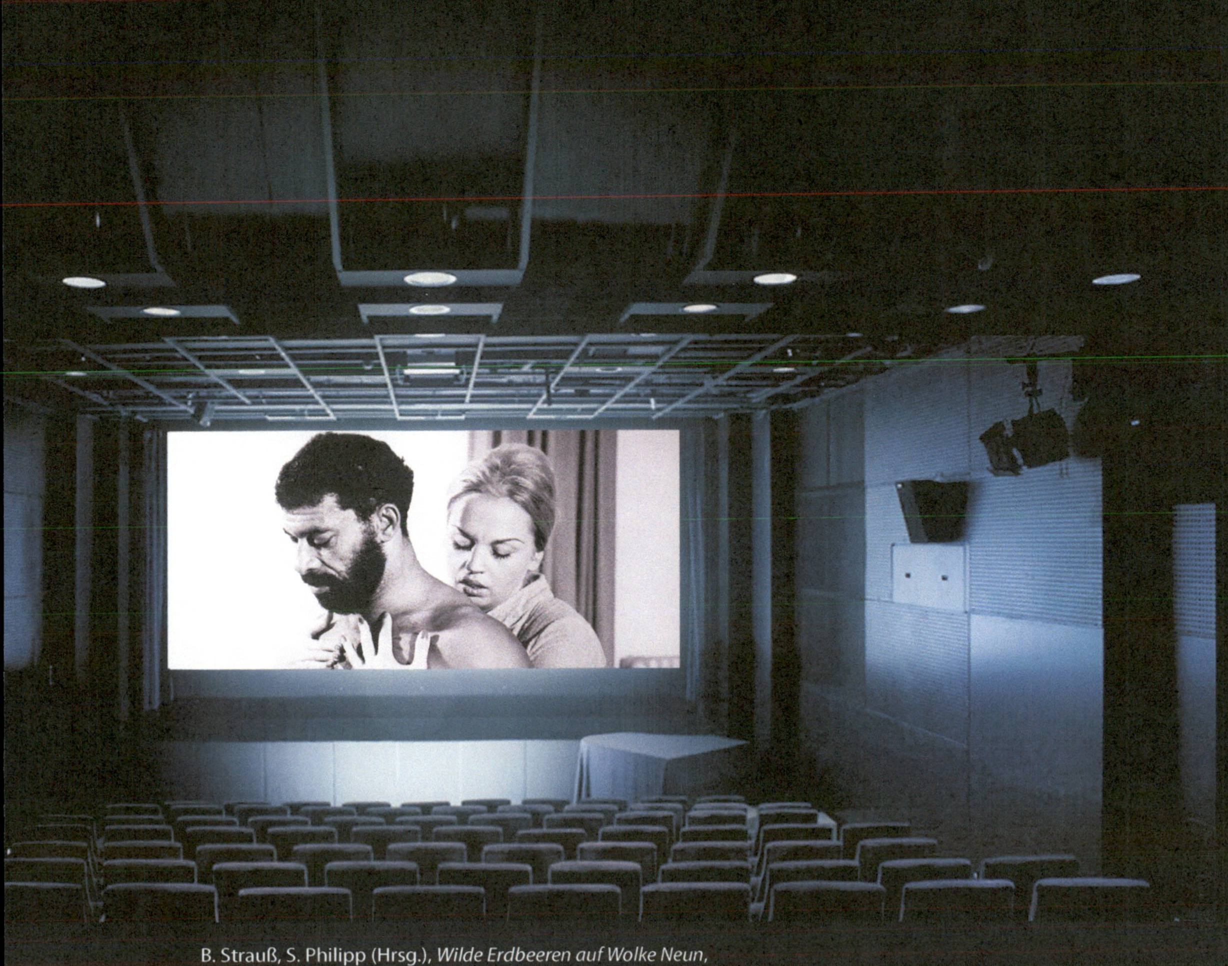

B. Strauß, S. Philipp (Hrsg.), *Wilde Erdbeeren auf Wolke Neun*,
DOI 10.1007/978-3-662-50488-8_19, © Springer-Verlag GmbH Deutschland 2017

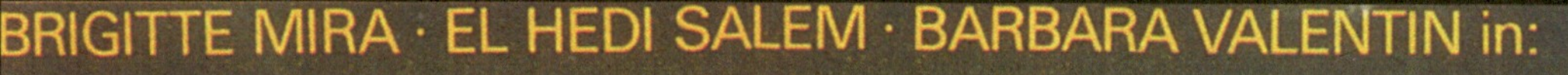

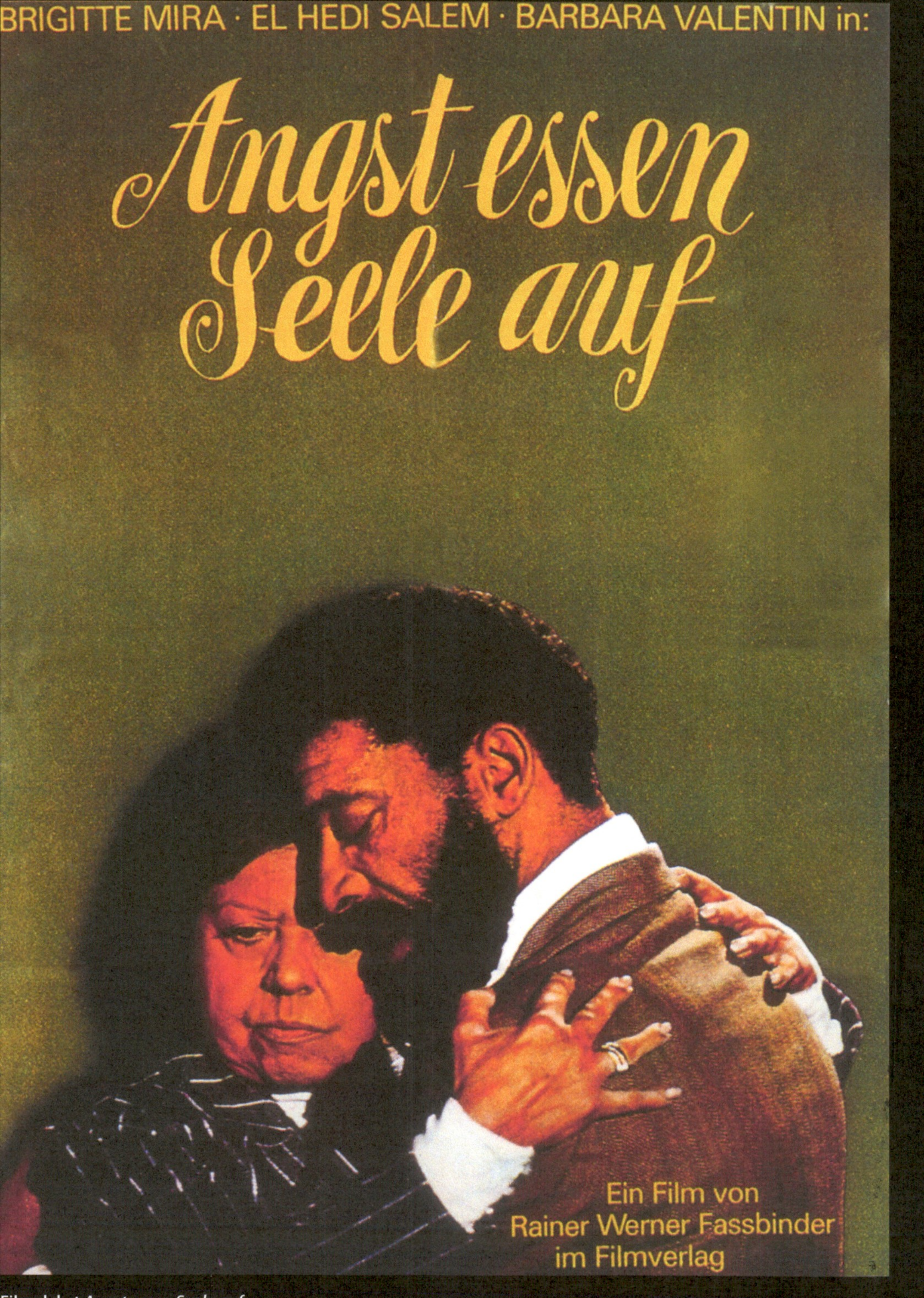

Filmplakat *Angst essen Seele auf*.
(Filmbild Fundus/© Filmverlag der Autoren)

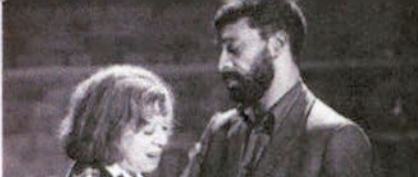

# Angst essen Seele auf

## Handlung

Der 1974 von Rainer Werner Fassbinder (1945–1982) gedrehte Film *Angst essen Seele auf* erzählt die melodramatisch inszenierte Beziehungsgeschichte der über 60-jährigen verwitweten und vereinsamten Putzfrau Emmi Kurowski (gespielt von Brigitte Mira) und dem wenigstens 20 Jahre jüngeren marokkanischen »Gastarbeiter« Ali (gespielt von El Hedi ben Salem). Bei einem Spaziergang durch die Stadt München betritt die Protagonistin, angezogen von der arabischen Musik und vor dem Regen flüchtend ein Lokal. Schon auf den ersten Blick wird deutlich, dass hier vor allem aus dem Ausland stammende Menschen einen Platz gefunden haben. Sie stößt dabei zunächst auf eine Atmosphäre des Erstaunens in einer etwas lasziven, von deutlich jüngeren Gästen dominierten Umgebung, bevor sie von der Wirtin Barbara (gespielt von Barbara Valentin) bedient wird. Animiert von einer Bekannten fordert der gebrochen deutsch sprechende Ali Emmi Kurowski zum Tanzen auf (»... Du tanzen mit mir? ...«), um anschließend den Dialog an einem Tisch fortzusetzen. Zwischen den beiden entwickelt sich ein fast anrührendes Gespräch und schließlich begleitet Ali Emmi Kurowski formvollendet nach Hause. Er wird von ihr noch zu einem Cognac eingeladen und übernachtet schließlich bei ihr. Fassbinder löst schon in dieser ersten Begegnung die soziale Distanz zwischen den beiden Protagonisten schrittweise auf, in dem er die Nacht in einem gemeinsamen Bett enden lässt. Der sich als isoliert und stigmatisiert erlebende Ausländer und die alternde Emma Kurowski entwickeln eine Beziehung (»... Du nicht alte Frau, viel gut, großes Herz ...«), deren Beginn und Verlauf von aversiven Reaktionen der Umgebung begleitet wird. Schon bei der ersten Begegnung kommt es im Treppenhaus zu abwertenden Bemerkungen der Nachbarin Frau Kargus (gespielt von Elma Karlowa). Als Emmi Kurowski am darauf folgenden Tag im Gespräch mit ihren Kolleginnen von der Putzkolonne einiges von ihrer neuen Bekanntschaft berichtet, wird sie mit der vollen Wucht der Vorurteile konfrontiert (»...ich tät mich schämen, wenn ich so eine wär...«). Bei einem Besuch bei Tochter Krista (gespielt von Irm Herrmann) und Schwiegersohn Eugen (gespielt von Rainer Werner Fassbinder selbst) wird Emma Kurowski bei dem Geständnis ihres Verliebtseins in einen deutlich jüngeren Ausländer mit einer Mischung aus Erstaunen und Ablehnung konfrontiert (»... Deine Mutter hat nicht mehr alle Tassen im Schrank ...«). Trotz aller Widrigkeiten bleiben die beiden ein Paar und heiraten schließlich (◘ Abb. 19.1).

Doch das Szenario der Ablehnung reißt nicht ab: Der Krämer Angermeyer (gespielt von Walter Sedlmayr) und seine Frau (gespielt von Doris Mattes) weigern sich, das ungleiche Paar im Lebensmittelladen zu bedienen. Sohn Bruno (gespielt von Peter Gaue) zerstört aus Wut über den ungeliebten Eindringling den Fernseher seiner Mutter und schließlich kulminiert der Verlauf bei einem Biergartenbesuch, bei dem das Paar von den Kellnern nicht bedient, sondern nur angegafft wird, so dass Emma Kuwoski schließlich weinend zusammenbricht. Die beiden beschließen, ihre Hochzeitsreise nachzuholen und so nach einem Break auch innerhalb ihrer Beziehung einen neuen Anfang mit ihrer Umgebung zu wagen.

Nach ihrer Rückkehr scheint sich die Welt verändert zu haben. Doch schnell wird deutlich, dass es vor allem funktionale Motive sind, die hinter dem veränderten Verhalten der Anderen stehen. So bugsiert der Krämer Angermayer Elli Kurowski wieder in seinen Laden hinein, da er auf sie als gute Kundin nicht verzichten möchte. Die Nachbarn nutzen Ali als starken und belastbaren Mann für Arbeiten im Mietshaus und die Kinder benötigen sie u. a. als kostenlosen Babysitter. Die Arbeitskolleginnen schließlich nutzen das Paar einerseits, um sich hinter dem Rücken das Maul zerreißen zu können, relativieren aber andererseits mit dem zunehmenden Kennenlernen von Ali ihre Vorurteile an der immer sichtbareren Alltagsrealität des Paares.

Mit der vordergründigen Akzeptanz der sozialen Umgebung kommt es dann innerhalb der Paarbeziehung zu einer schrittweisen Entfremdung: die Atmosphäre zwischen Emma und Ali wird distanzierter und kühler, sie funktionalisiert ihn zunehmend als nützliches Objekt, ohne auf seine emotionalen Bedürfnisse zu achten. Ali beginnt sich zu distanzieren und wieder zunehmend das bekannte Lokal aufzusuchen, in dem sich beide kennengelernt haben. Er beginnt ein Verhältnis mit der Wirtin Barbara und kehrt schließlich nicht mehr in sein neues Zuhause zu ihr zurück. Emmi Kurowski ergreift verzweifelt die Initiative und besucht dieses Lokal, in dem sie, wie in der Anfangsszene der Beziehung wieder von Ali zum Tanzen aufgefordert wird. Sie wirbt um ihn und bittet ihn um seine Rückkehr. Ali bricht zusammen, wird in ein Krankenhaus eingeliefert. Dort erläutert der zuständige Arzt (gespielt von Hark Bohm), das Ali, wie so viele »Gastarbeiter« unter ihren problematischen Lebensbedingungen an einem Magengeschwür erkrankt ist. Ein Kuraufenthalt werde aber für »Gastarbeiter« nicht gewährt, so dass man operieren müsse, das Magengeschwür aber immer wieder kommen werde. Die Film endet mit der weinenden Emma, die im Krankenhaus am Bett ihres Ehemannes sitzt.

## Die Protagonisten

Der damalige Lebensgefährte Fassbinders Hedi ben Salem (1936–1976), in Tunesien als Sohn eines marokkanischen Vaters geboren, heiratete bereits mit 15 Jahren eine um 2 Jahre jüngere Algerierin, bekam mit ihr 3 Söhne und eine Tochter. Er wanderte 18-jährig nach Frankreich aus, kehrte aber immer wieder zu Familienbesuchen nach Tunesien und Algerien zurück. Salems Beziehung zu Fassbinder begann 1971, nachdem sie sich angeblich in Paris, wo er als Fabrikarbeiter tätig war, in einer Schwulensauna kennengelernt hatten und Salem zu Fassbinder nach Deutschland gezogen war. Die Beziehung endete 1973. Nach der Trennung und einer Verwicklung in eine Messerstecherei in Berlin im Winter 1973/1974 floh Salem nach Frankreich, raubte dort mit seinem Neffen einen Juwelierladen aus, wurde verhaftet und verurteilt. 1976 starb er im Gefängnis an den Folgen eines Herzinfarkts. Fassbinder, der wahrscheinlich erst 1982 vom Tod des ehemaligen Freundes erfuhr, widmete 1982 seiner Freundschaft zu Salem seinen letzten Film *Querelle*, der eine komplexe Geschichte um Gewalt, Sexualität und Macht erzählt.

Salem wirkte in mehreren Filmen Fassbinders mit, wie zum Beispiel als Aufnahmeleiter in *Die bitteren Tränen der Petra von Kant* (1971) und als Schauspieler in *Wildwechsel* (1972) und *Welt am Draht* (1973). Da er wenig Deutsch sprach, sind alle seine Filme synchronisiert.

Im Film werden fast deckungsgleich Teile seiner Herkunft und Lebensgeschichte abgebildet, seine 5 Schwestern kommen zur Sprache, seine Emigrationsgeschichte und zahlreiche Erlebnisse, die er selbst in Deutschland hatte. Viele Zitate des Films, wie auch etwa »Angst essen Seele auf« stammen von ihm. Fassbinder hat mehrfach betont, dass er vor allem durch seine künstlerische Kraft des Ausdrucks sehr beeindruckt wurde.

Auch für die Schauspielerin, Kabarettistin und Chanson-Sängerin Brigitte Mira (1910–2005), die insgesamt fünf Mal verheiratet war und sich als »Halbjüdin« mit falschen Papieren durch das NS-Regime retten musste, berührte dieser Film biographische Aspekte, die sie im Anschluss an die Premiere in einem Interview wie folgt darstellte:

»… Das Problem des Films ist mein privates Problem. Mein Mann ist 16 Jahre jünger als ich und auch Ausländer, Italo-Amerikaner. Es war manchmal so, dass ich zu Rainer gesagt habe: ich kann mich sehr gut entsinnen an diese Szene, aus meinem eigenen Leben, vieles davon habe ich selbst erfahren. Zum Beispiel diese ungeheure Zugehörigkeit, die viel stärker ist, weil man ja doch für diesen Menschen, der im Ausland lebt, auch ein bisschen das Nest ist. Oder auch, dass es doch gar nicht so wichtig ist, ob da mal eine Andere ist, weil der Mann genau weiß, wo er im Grund genommen Ruhe findet. Auch dass

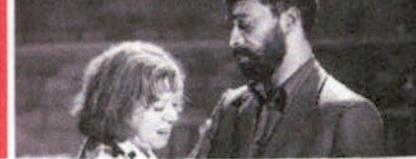

die Menschen immer glauben, wenn es ein jüngerer Mann ist und noch dazu ein Ausländer, dass das dann ein Zuhälter sein muss. Ich hatte auch Kolleginnen, die dann sagten: ‚Ach, ist der Sohn von der Mira aber alt geworden!‘. Ich hab das alles mitgemacht und ich muss sagen, ich war eigentlich nie beleidigt darüber. Ich hab immer sehr gelacht« (Arthaus Collection, 2009, Booklet, S. 7).

Fassbinder hatte sie 1972 am Schauspielhaus Bochum bei Peter Zadek kennengelernt. Sie erhielt für ihre Rolle im Film als beste Darstellerin den deutschen Filmpreis 1976. 1974 heiratete sie übrigens den bereits oben erwähnten, über 20 Jahre jüngeren italo-amerikanischen Regisseur Frank Guerente, mit dem sie bis zu seinem Tod im Jahr 1983 verheiratet war und über 25 Jahre zusammenlebte.

## Das Vorbild von Douglas Sirk

Bereits in seinem Film *Händler der vier Jahreszeiten* (1971) hatte Fassbinder als strukturelles Vorbild einen Film von Douglas Sirk (1897–1987) aufgegriffen, der das melodramatische Kino der 1950er-Jahre in Hollywood repräsentierte. Mit *Angst essen Seele auf* setzte Fassbinder seine Adaptionen mit dem 1955 gedrehten Film *Was der Himmel erlaubt* (1955) fort. Sirk erzählt hier die Geschichte einer reichen Witwe, die sich in ihren erheblich jüngeren Gärtner verliebt und mit den aversiven Reaktionen ihrer Umgebung konfrontiert wird. Selbst die engste Freundin wird als ambivalent gegenüber der Beziehung dargestellt und die Kinder der Protagonistin gehen zu ihr in eine massive Konfrontation, nachdem sie sich entschlossen hat, den Gärtner zu heiraten. Obwohl sie schließlich auf ihre große Liebe verzichtet, wird sie von den Kindern verlassen. Als sie erfährt, dass der Gärtner einen schweren Unfall hatte, entschließt sie sich doch, für ihre Liebe einzustehen und ihn gesundzupflegen.

Fassbinder ließ nie einen Zweifel daran, von Sirks Werk stark beeindruckt zu sein und äußerte dies mehrfach öffentlich, sodass das bis dahin in der öffentlichen Rezeption als Trivialkino abgewertete Schaffen Sirks mit seinen artifiziellen und mit satten Technicolorfarben angereicherten Welten eine Aufwertung erfuhr. Von 1974 bis 1978 unterrichtete Sirk als Gastdozent an der Hochschule für Fernsehen und Film München, wo Fassbinder einen seiner Kurse besuchte. Sirks Vorgehen, die technischen Prinzipien des Films so aufeinander abzustimmen, dass die Seelen der doch nur in Kulissen lebenden Protagonisten offengelegt werden, hat Fassbinder immer wieder aufgegriffen, aber mit der deutschen Alltagswelt konfrontiert.

## Der Regisseur: Rainer Werner Fassbinder

Rainer Werner Fassbinder (1945-1982), der Repräsentant des deutschen »Antitheaters«, befand sich in der Phase zwischen 1971 und 1974 auf dem Höhepunkt seiner öffentlichen Rezeption. In diesen Jahren entstanden die Spielfilme *Die bitteren Tränen der Petra von Kant* (1972), *Angst essen Seele auf* (1973) und *Faustrecht der Freiheit* (1974). Sie sind 3 der wichtigsten von insgesamt 41 Filmen Fassbinders, die insgesamt in nur 13 Jahren gedreht wurden. Er war gleichzeitig an vielen Theatern als Regisseur tätig, führte ein in jeder Hinsicht exzessives Leben mit fulminantem polyvalenten Drogenkonsum und einer offenen und expansiv gelebten Bisexualität und starb am Ende mit nur 37 Jahren. Dass er sich bereits mit 29 Jahren, und dies kommt in *Angst essen Seele auf* klar zum Ausdruck, mit dem Altern beschäftigte, ist bemerkenswert.

Fassbinders Filmen ist gemeinsam, dass sie in der Regel mit Budgets gedreht wurden, die heute nicht einmal für das Catering einer einzigen Folge des »Tatort« ausreichen würden, wie vor kurzem ein FAZ-Redakteur bemerkte. *Angst essen Seele auf* benötigte lediglich ein Budget von DM 260.000.

Allen Filmen von Fassbinder ist gemeinsam, das sie Außenseiterpositionen aufgreifen, sie wollen irritieren und provozieren, in Frage stellen und stehen damit in einer Tradition der 1968er-Generation. In *Angst essen Seele auf* geschieht dies auf zweifache Weise: Die Liaison eines Ausländers und einer Deutschen bei einem gleichzeitig mindestens 20 Jahre umfassenden Altersunterschied.

Fassbinder arbeitete zum Teil mit Laiendarstellern, wie das Beispiel der ehemaligen ADAC-Sekretärin Irm Herrmann (*1942) illustriert, die er auf einem Dramenwettbewerb kennenlernte und nahezu sofort in seine Filme integrierte. In *Angst essen Seele auf* ist sie als Tochter Krista zu sehen. Er bildete eine Gruppe von Schauspielern, die in zahlreichen seiner Filme zu sehen sind. Hierzu gehört zum Beispiel Walter Sedlmayr (1926–1990; im Film als der Krämer Angermayer zu sehen), Kurt Raab (1941–1988; im Film in einer Nebenrolle als Automechaniker zu sehen) und Ingrid Caven (*1938), mit der er von 1970 bis 1972 verheiratet war.

## Diskussion und Interpretationsmöglichkeiten

Rainer Werner Fassbinders *Angst essen Seelen auf* hat auch nach mehr als 40 Jahren nach seinem Erscheinen nichts an Aktualität eingebüßt, wie die breite öffentliche Diskussion etwa der sog. »Pegida«-Bewegung zeigt. Die Kombination von ökonomischer Verunsicherung und sozialer Abstiegsfurcht und der Angst vor dem Fremden und Unbekannten führt kollektiv wie individuell zu der Problematik der Integration in das Konzept der Gruppen- oder Selbstidentität (Speerforck et al., 2016). Fassbinder zeigt dies in doppelter Weise, indem er entgegen der gängigen Rollenerwartungen der 1970er-Jahre ausgerechnet eine ältere Frau und einen jungen Mann zu einem Paar werden lässt und seinen Held Ali auch noch mit einem dunklen Hautkolorit als gebrochen deutsch sprechenden marokkanischen »Gastarbeiter« inszeniert. Die einsetzenden Projektionen der Umgebung erfassen dabei das ganze Spektrum von offener und hasserfüllter Verachtung (repräsentiert durch eine Szene, in der das Paar im Biergarten nicht bedient wird) bis zu einer versteckten Bewunderung, die in den triebhaft getönten Phantasien über die Sexualität des Paares zum Ausdruck kommen (repräsentiert durch die Eingangsszene im Treppenhaus, in der sich die Nachbarinnen unterhalten).

*Angst essen Seele auf* ist natürlich in jedem Moment des filmischen Geschehens ein Statement für die Toleranz und gegen die Diskriminierung. Als Zuschauer kommt auch nur bei den kleinsten eigenen rassistisch getönten Phantasien unmittelbar ein Gefühl der Selbstbeschämung und Schuld auf. Dies erreicht Fassbinder auch dadurch, dass er eine Verbindung zwischen der strukturellen Diskriminierung des Fremdenhasses, der individuellen Stigmatisierung seines Helden und dem dann als Folge einsetzenden Prozess der Selbststigmatisierung innerhalb der Paardynamik schafft. Gerade in dem Moment, in dem innerhalb des Films die Klischees und Zuschreibungen der sozialen Umgebung zu bröckeln beginnen, wird eine Art von Selbststigmatisierung dadurch erkennbar, das Emmi Kurowski sich zunehmend von ihrem Mann distanziert und in Beziehungspositionen gerät, die zuvor von Personen der feindlichen Außenwelt repräsentiert wurden. Es scheint fast so, als ob sie von den Fremdstigmatisierungsprozessen der äußeren Welt angesteckt wird und diese in das Innere der Beziehung zu transferieren beginnt.

*Angst essen Seele auf* ist dabei auch ein Film, der über zwei vereinsamte Menschen berichtet, die beinahe eine Art Notgemeinschaft bilden, sich dann finden und fast wieder verlieren. Erst in dem Moment, in dem die strukturelle Diskriminierung (repräsentiert durch die Krankenhausszene und den Umstand, das »Gastarbeitern« keine Kurbehandlungen zustehen) durch die Umgebung wieder hoch emotional valent wird, löst sich die Selbststigmatisierung wieder auf und Emmi Kurowski kann eindeutig zu ihrem Mann stehen.

Ganz im Stil Brechts Theaters, spart Fassbinder bei seinen Stilmitteln nicht an eigenen, zum Teil deftigen Klischeebildungen, die die Antithese zur Außenwelt darstellen. Ist bereits der Name »Ali« eine Provokation, so wird diese noch durch die Sprache des Helden verstärkt, die exakt dem entspricht, was in einer kleinbürgerlichen Welt für das an deutscher Sprachfertigkeit gehalten wird, was sich Ausländer maximal aneignen können. Aber auch das Interieur des Lokals, das in ein laszives Rot getaucht ist und die dort bereits in der initialen Szene stattfindenden sexuellen Anspielungen durchaus doppelbödiger Art tragen zum szenischen Verständnis bei: sie sind sowohl Hinweis auf die einfachen sozialen Räume,

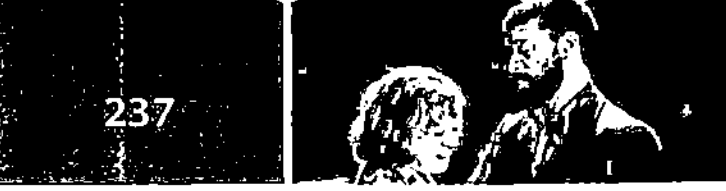

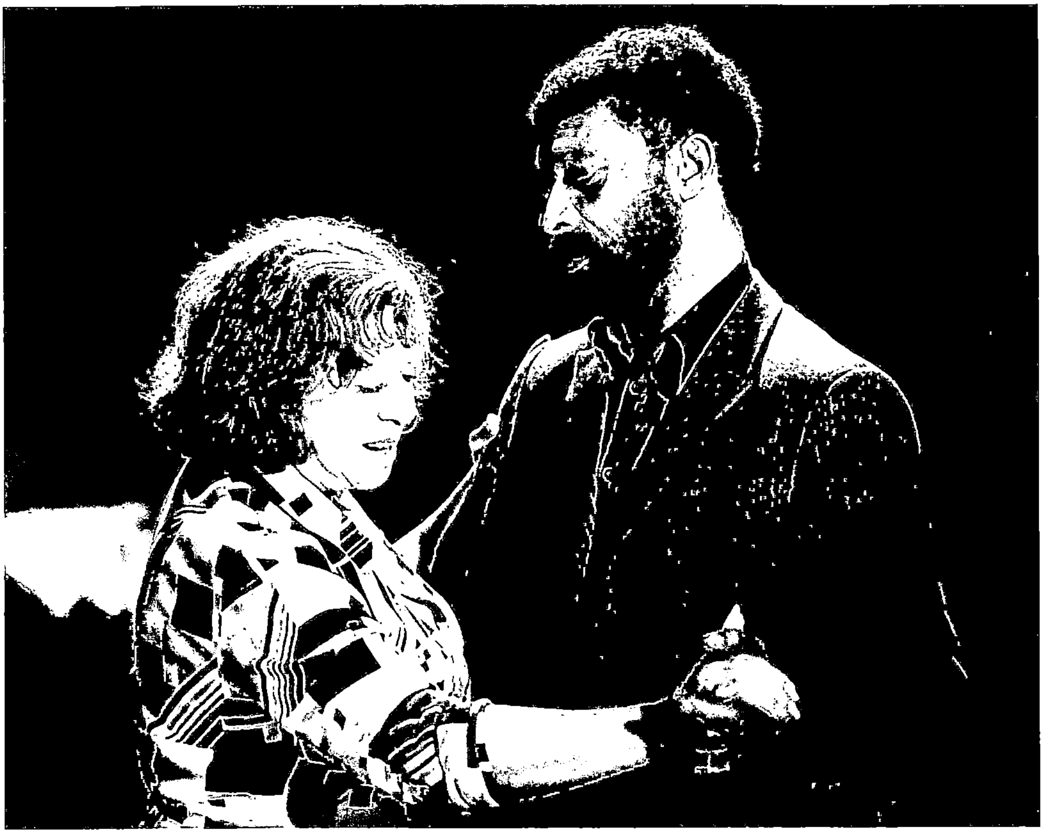

© **Abb. 19.2** Filmszene 1 *Angst essen Seele auf.* (Mary Evans Picture Library/picture-alliance)

die »Gastarbeitern« zugewiesen werden, als auch Futter für das, was in den Phantasien zu den »Sexual-bräuchen fremder Naturvölker« steckt. Fassbinder sexualisiert früh in seinem Film bereits in der An-fangsszene, in dem er deutlich werden lässt, das Ali mit der Bekannten, die ihn darauf bringt, Emmi zum Tanzen aufzufordern, ein Verhältnis hatte. Ihre zuvor gestellte Frage, ob Ali nicht Lust hätte, mit ihr zu schlafen, beantwortet dieser mit »... heute Schwanz kaputt ...« und wendet sich dann Emmi zu (Abb. 19.2).

Der William Shakespeare zugeschriebene Satz »...das Alter schützt vor Torheit nicht«, von Fassbin-der mehrfach aufgegriffen, steht fast plakativ für sein dialektisches, sich zwischen den Polen Abscheu und Bewunderung bewegendes Gleichnis des Alterns, das in diesem Film zum Ausdruck kommt. Der von Shakespaere ironisch in dem Drama Antonius und Cleopatra formulierte Satz macht sich über das Alter einerseits lustig und betont die andererseits die Fähigkeit, im Alter noch bemerkenswerte Torheiten begehen zu können. Szenisch wird dies in Angst essen Seele auf daran deutlich, das die über 60-jährige Emmi Kurowsky jenseits aller äußeren Konventionen mit einem über 20 Jahre jüngeren Mann eine lebendige Partnerschaft mit einer ebenso lebendigen Sexualität realisiert, gleichzeitig aber auch ihr eigenes Altern damit zumindest partiell verleugnet. Auch darauf machen sie die aversiven Reaktionen der Umgebung aufmerksam. Fassbinders Blick auf die Personen lässt die Beziehung kei-neswegs wegen des Alterns oder des Altersunterschieds in die Krise geraten, sondern er fokussiert dabei die das Paar zermürbenden Reaktionen der sozialen Umgebung und die dazugehörigen Stigma-tisierungsprozesse. Fassbinder selbst wählte eine ältere Schauspielerin für die Hauptrolle, die diese

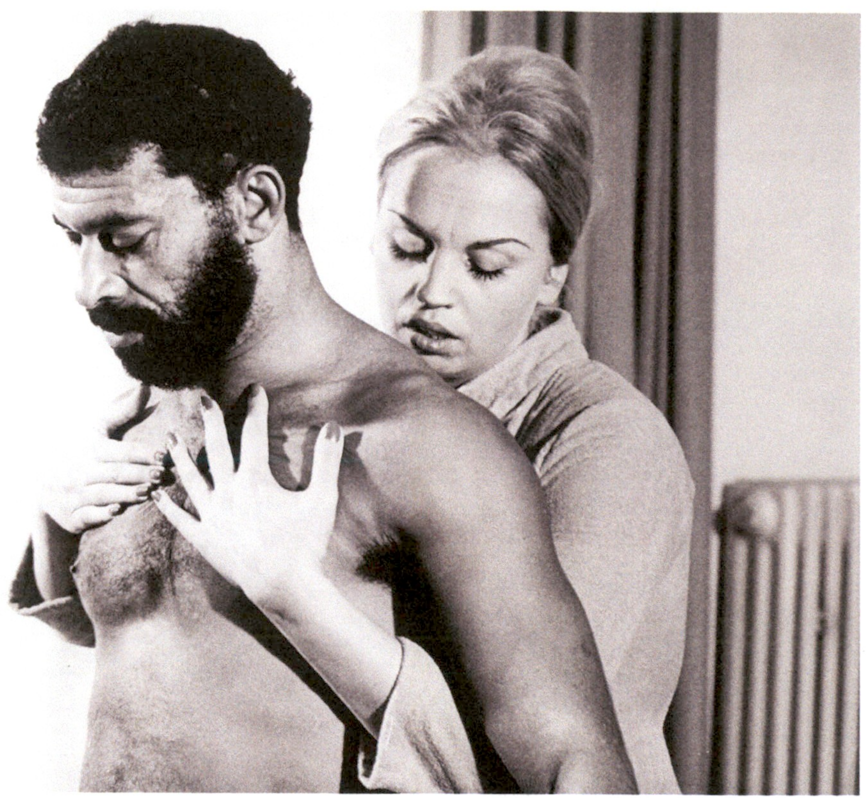

**Abb. 19.3** Filmszene 2 *Angst essen Seele auf.* (eystone/picture alliance)

Beziehungskonstellation in ihrem realen Leben umsetzte und stellte ihr seinen damaligen Lebenspartner an die Seite. Indem er, wie in seinen anderen Filmen auch, Privat- und Spielraum vermischte, kommt seine persönliche Vision des Alterns indirekt zum Ausdruck. Dass er dies aus einem in jeder Hinsicht exzessiven Leben mit gerade einmal 29 Jahren tat und er selbst nur 37 Jahre alt wurde, zeigt seine eigene Zwiespältigkeit dem Altern gegenüber (Abb. 19.3).

Interessant ist auch, dass in Fassbinders *Angst essen Seele auf* die alternde Protagonistin ihre blendende Gesundheit ohne jeden Hinweis auf alterstypische Erkrankungen präsentiert, während ihr jüngerer Partner unter den Stressbelastungen (psychosomatisch an einem Magengeschwür) erkrankt. Genau dies gibt dem Film auch den Titel, denn »Angst essen Seele auf« ist ein Zitat Alis, in dem er Bezug auf die Diskriminierungen nimmt und seinen eigenen Zustand beschreibt. Die alternde Emmi, so scheint es am Ende des Films, ist dem Geschehen viel eher gewachsen als ihr jüngerer Lebenspartner.

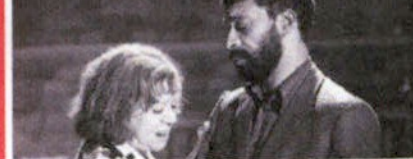

# Literatur

**Arthaus** Collection (2009) Angst essen Seele auf. Ein Film von Rainer Werner Fassbinder. DVD und Booklet mit exklusiven Texten zum Film. Kino Welt Home Entertainent, Leipzig

**Braad** Thomsen C (1992) Rainer Werner Fassbinder: Leben und Werk eines maßlosen Genies. Rogner & Bernhard, München

**Dokumentarfilm** Jannat 'Ali (Ali im Paradies/My Name is not Ali) über El Hedi ben Salem, Viola Shafik, Ägypten/Deutschland, 2011

**Douglas** Sirk (Wikipedia-Eintrag, 2015) https://de.wikipedia.org/wiki/Douglas_Sirk

**El** Hedi ben salem (Wikipedia-Eintrag, 2015) https://de.wikipedia.org/wiki/El_Hedi_ben_Salem

**Körte** P (2015) Rainer Werner Fassbinder. Luftdicht in Vitrinen. FAZ Feuilleton 05.05.2012 (http://www.faz.net/aktuell/feuilleton/kunst/ausstellung-zu-rainer-werner-fassbinder-13571266.html)

**Prüß** S, Speerforck S, Bahlmann J, Freyberger HJ, Schomerus G (2014) Werden Psychotherapeuten, Psychiater oder die Psychotherapie stigmatisiert? Psychotherapeut 59:275–282

**Speerforck** S, Schomerus G, Freyberger HJ (2016) Wir brauchen eine Grundhaltung der vorurteilsfreien Begegnung im öffentlichen Raum, auch in Zeiten des »Wutbürgers« – eine sozialpsychiatrische Sichtweise. Zeitschrift für Psychiatrie, Psychologie Psychotherapie 64:67–71

**Töteberg** M (2002) Rainer Werner Fassbinder. Rowohlt, Hamburg

**Trimborn** J (2012) Ein Tag ist ein Jahr ist ein Leben: Rainer Werner Fassbinder. Die Biographie. Propyläen, Berlin

| Originaltitel | Angst essen Seele auf |
|---|---|
| Premiere | 5.3.1974 München |
| Land | Deutschland |
| Genre | Melodram |
| Drehbuch | Rainer Werner Fassbinder |
| Regie | Rainer Werner Fassbinder |
| Darsteller | Brigitte Mira, El Hedi ben Salem, Barbara Valentin, Irm Hermann, Rainer Werner Fassbinder, Karl Scheydt, Elma Karlowa, Anita Bucher, Gusti Kreissl, Walter Sedlmayr, Doris Mattes, Liselotte Eder, Marquard Bohm, Hannes Gromball, Katharina Herberg, Rudolf Waldemar Brem, Peter Moland, Margit Symo, Peter Gauhe, Helga Ballhaus, Elisabeth Bertram, Hark Bohm, Kurt Raab, Ingrid Caven |

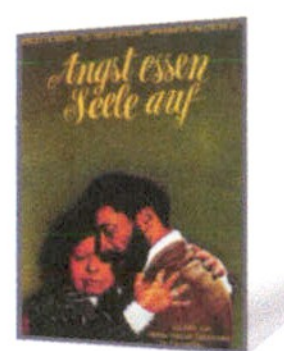

*Hertha Richter-Appelt*

# Ödipale Wünsche vergehen nicht: Verliebtheit und Sex im Alter



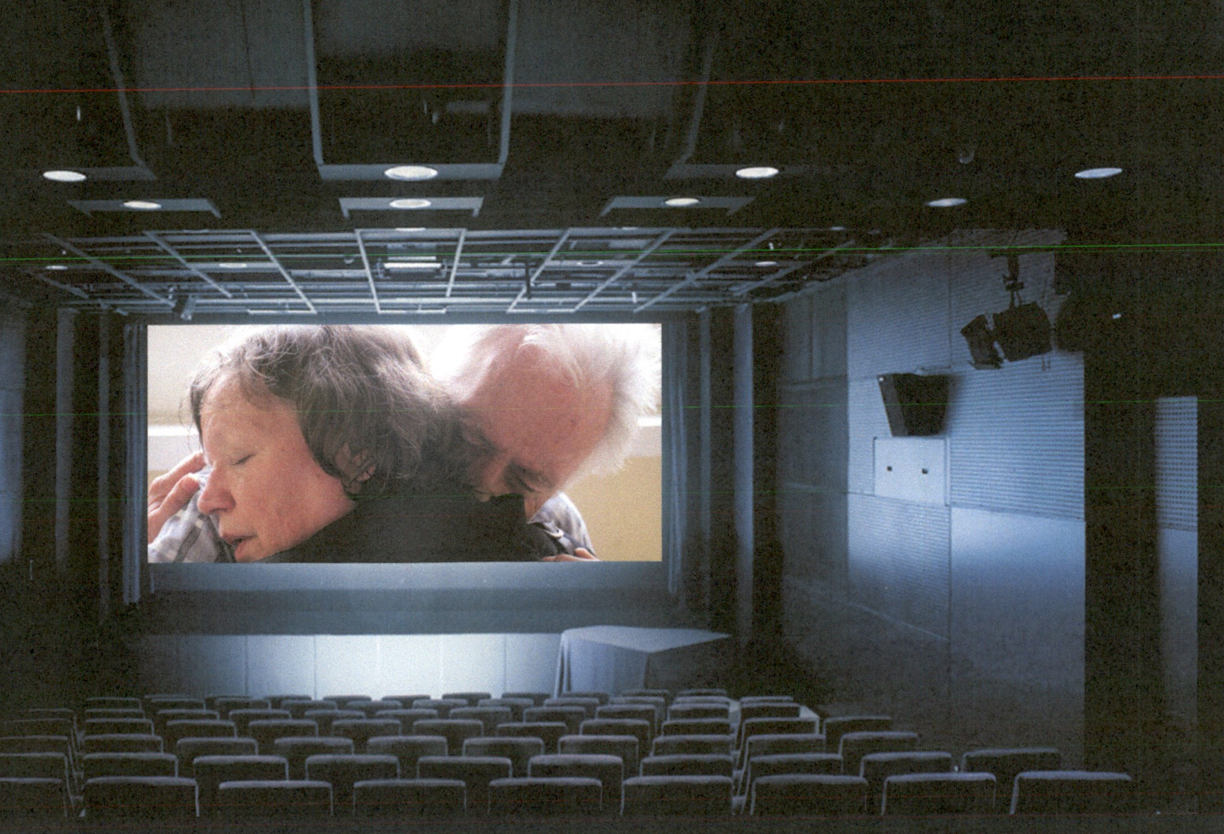


B. Strauß, S. Philipp (Hrsg.), *Wilde Erdbeeren auf Wolke Neun*,
DOI 10.1007/978-3-662-50488-8_20, © Springer-Verlag GmbH Deutschland 2017

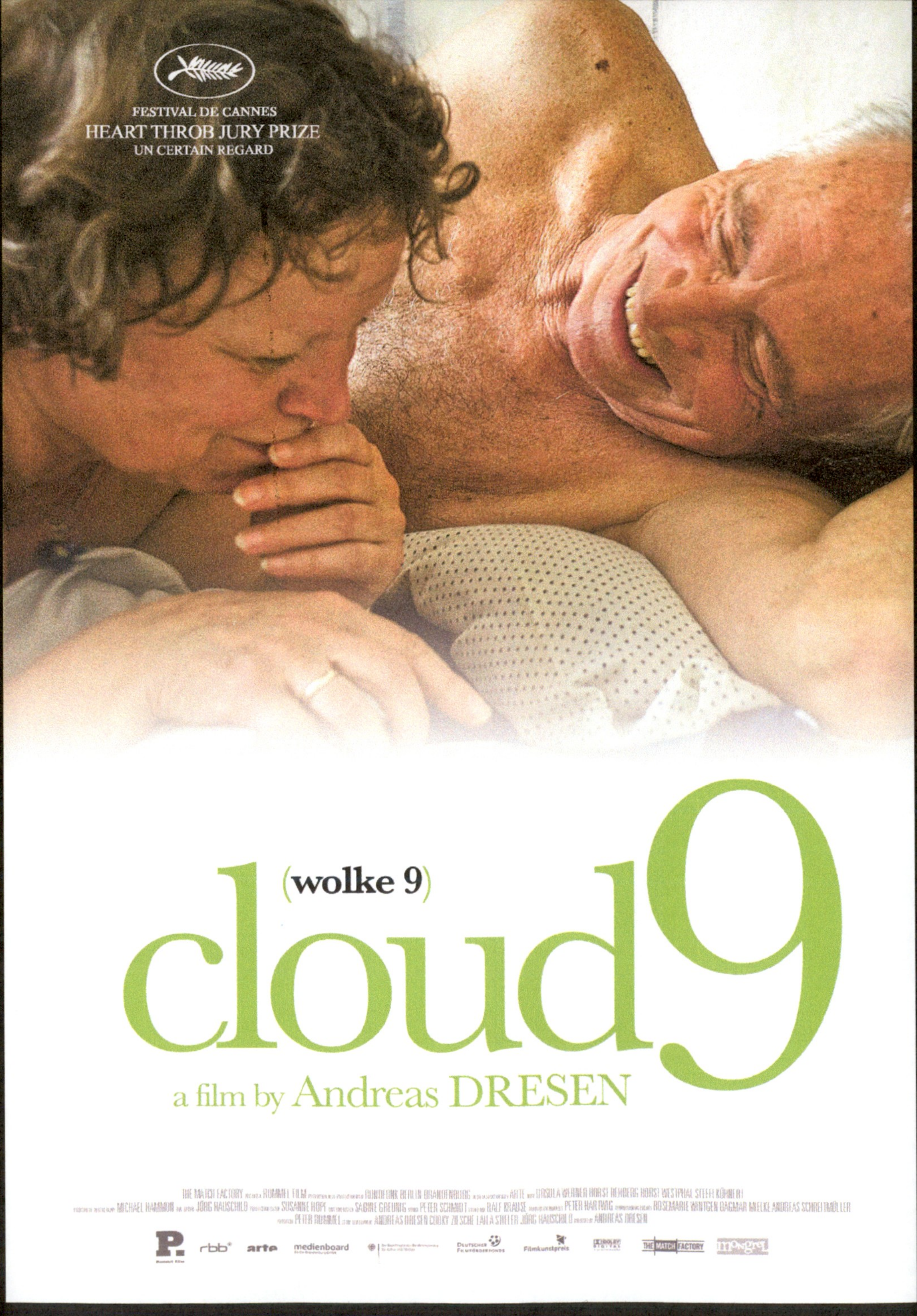

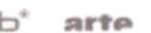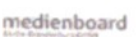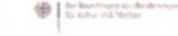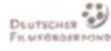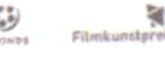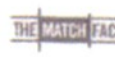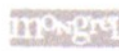

Filmplakat *Wolke 9*.
(Filmbild Fundus/© Senator Film)

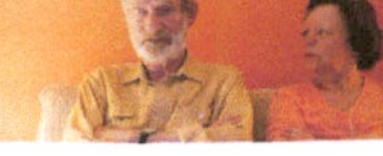

# Wolke 9

## Hintergrund

Das Besondere an dem Film *Wolke 9* von Andreas Dresen ist ein Tabubruch, Verliebtheit und v.a. auch Sexualität zwischen alten, nicht auf jung getrimmte Menschen darzustellen. Man wird mit der Tatsache konfrontiert: Verliebtheit ist nicht an ein Alter gebunden. In dem Film handelt es sich nicht um Liebe im Alter, nicht um die Darstellung einer lange andauernden Beziehung, nicht darum, dass ein Partner hingebungsvoll bei seinem langjährigen Partner bleibt, auch wenn dieser immer mehr Alterserscheinungen zeigt, wie etwa in dem Film *Auslöschung* von Nikolaus Leytner mit Karl Maria Brandauer und Martina Gedeck oder dem Film *Liebe* von Michael Haneke mit Jean Louis Trintignant und Emanuelle Riva. Es geht vielmehr um ein fast dokumentarisch wirkendes Ausbrechen einer über 65-jährigen Frau aus ihrer langjährigen ehelichen Beziehung, die nicht einmal unglücklich zu sein scheint, zu einem noch älteren, aber vitaleren Mann. Im Grunde genommen handelt es sich um eine banale Liebesaffäre, wenn man das Alter der Hauptprotagonisten außer Acht lässt. Dresen meinte allerdings dazu:

> »Es hat mich angeödet, dass die Gesellschaft immer älter wird, es aber nicht die dazugehörigen Bilder gibt – Liebe und Sex hören ab einem bestimmten Alter scheinbar auf zu existieren« (2006)

Warum trägt der Film den Titel *Wolke 9*? Dresen soll sich dabei auf den Song von John Lennon bezogen haben »Nobody loves you when you're down and out«, wo es in der letzten Zeile heißt: »Nobody knows you when you're on cloud nine«. Nur kommt dieses Lied im Film leider nicht vor (◘ Abb. 20.1).

Im Deutschen ließe das wohl auf eine Abwandlung des Ausdrucks »auf Wolke 7 schweben« schließen, was aber uneingeschränktes Glück bedeuten würde. Genau das trifft jedoch für diesen Film nicht zu. Hier geht es vielmehr um Sehnsucht nach Glück, v.a. danach noch einmal etwas zu erleben, bevor es zu spät ist. Dabei spielen ungestillte Sehnsüchte, Vergänglichkeit, Angst vor Verlust, Schmerz und Leid sowie nicht zuletzt Schuld eine wichtige Rolle. Das mag der Grund sein, warum der Titel *Wolke 9* gewählt worden ist.

Inge (Ursula Werner) lebt weder glücklich noch unglücklich seit 30 Jahren in einer ehelichen Beziehung mit Werner (Horst Rehberg). Trister langweiliger Alltag ist eingekehrt in einer einfachen kleinen Wohnung (in Ostberlin). Das Leben ist von immer wiederkehrenden Ritualen bestimmt. Das Ehepaar nimmt am Küchentisch gemeinsam Mahlzeiten ein, sitzt entspannt vor dem Fernseher, sie löst Kreuzworträtsel, während er sich zurückzieht und liest, sie fahren gemeinsam Zug, besuchen seinen dementen Vater im Altersheim etc.. Dort macht Werner zu seiner Frau die Bemerkung: »Wenn ich mal so enden sollte wie mein Vater, kannst Du mich in den Wald führen und erschießen«. Und dann taucht Karl (Horst Westphal) auf (◘ Abb. 20.2).

Das Ungewöhnliche an diesem Film ist, dass es kein ausgearbeitetes Drehbuch gab, sondern die Schauspieler, die sich bereit erklärt hatten, auch bei Nacktszenen mitzumachen, nur eine Rahmenhandlung vorgegeben bekamen. Sie sollten sich dann selbst in die Situation hineindenken und möglichst authentisch spielen. Dadurch haben sie eine Natürlichkeit erreicht, die bestechend ist. Auch überzeugt die Einfachheit der Darstellung dieser Lebenssituation. Es ist nicht der Mann, der die Frau verführt sondern die Frau, die die Initiative ergreift, sexuell zu verkehren. Nach dem ersten Verkehr geht er ins Badezimmer und sie verschwindet einfach. Er bleibt verdattert zurück.

Es soll nicht einfach gewesen sein, Schauspieler in dem Alter zu finden, die sich bereit erklärten, sich darauf einzulassen. Sie sollen aber bald Gefallen gefunden haben an diesem Unternehmen.

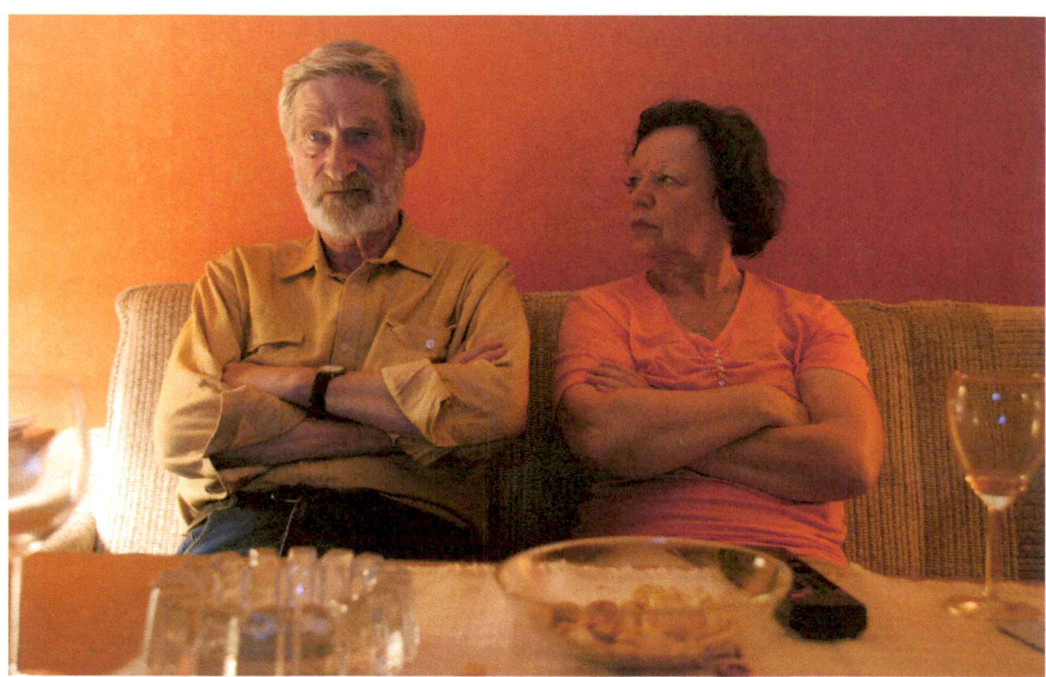

■ **Abb. 20.2** Filmszene 1 *Wolke 9*. (Filmbild Fundus/© Senator Film)

## Musikalische Umrahmung

Der Film ist umrahmt von Liedern, gesungen von einem Chor alter Frauen. Schon diese Lieder stimmen ein in den monotonen Alltag dieser Menschen und drücken die (ungestillte) Sehnsucht nach Liebe und Glück aus: »Oh du schöner Rosengarten...«, »Ich tanze mit Dir in den Morgen hinein«, »Drei Zigeuner fand ich einmal« und schließlich aus der Ode an die Freude »...Wem der große Wurf gelungen, stimme in den Jubel ein...«. Eine Ansammlung von Liedern, die von Illusionen handeln. Die Hauptdarstellerin ist Mitglied dieses Chores. Dieses Singen hat allerdings etwas Befremdendes. Es wird nicht falsch gesungen, aber ohne einen Ansatz von Musikalität, was einen im Gegensatz zu dem Text dieser Lieder eher erschauern lässt. Es wird in dem Film allerdings nicht nur eine monotone Darbietung von Liedern geboten, sondern auch Alltagsgeräusche und Alltagsräumlichkeiten, Alltagssituationen. So das Rattern der Nähmaschine der Hauptdarstellerin, einer Schneiderin oder das Gurren der Kaffeefiltermaschine sowie das Quietschen vorbeifahrender Züge – keine Geräusche, die aufregende Emotionen hervorrufen, wenn überhaupt nur Langeweile und Traurigkeit.

## Die Geschichte des Films

Nach Einstimmung durch das oben genannte Lied »Oh du schöner Rosengarten« kommt das Ehepaar von einer Beerdigung. Werner meint nachdenklich »Nun bin ich der letzte von den Kollegen, der noch übrig ist«. Wie Inge diesen Satz aufnimmt, erfährt man nicht, man kann nur vermuten, dass er Mitauslöser ist für die folgenden Ereignisse. Inge ist Schneiderin, macht Ausbesserungsarbeiten und bügelt. Sie begegnet einem zunächst nicht besonders gepflegt, mit strähnigen Haaren. Sie bringt einem Kunden, dem 76-jährigen Karl, die ausgebesserte Hose in die Wohnung. Er ist im Unterhemd, bittet sie in die Wohnung und zieht sich an. Die Wohnung ist ähnlich bieder wie bei Inge zu Hause, wie im realen

Leben einfacher Leute. Sie hilft ihm dabei, die reparierte Hose zu probieren. Man spürt eine gewisse Spannung zwischen den Beiden bei dieser körperlichen Nähe. Sie schaut ihn sehnsüchtig an – er streichelt sie, sie ihn. Man hat den Eindruck, dass sie ihn verführt – sie küssen sich – ziehen sich aus und haben ziemlich unvermittelt Sex miteinander. Dresen nennt die Darstellung »unvoyeuristisch in der Halbtotalen«. Und dennoch, man sieht viel nackte (!) Haut alter Menschen – sie mühen sich ab beim sexuellen Verkehr. Sie kommt zum Höhepunkt. Er geht ins Bad. Sie verschwindet lautlos aus der Wohnung. Er bleibt verdutzt allein zurück. Man bekommt den alten nackten (!) Mann zu sehen. Ein freundlicher Blick hat ausgereicht, dass Inge sich in Karl verliebt, was deutlich macht, wie ausgehungert sie ist. Karl scheint allein zu sein und nach einer neuen Begegnung zu suchen.

Inge kommt mit ihrem Mann nach Hause – geht in die Küche und kocht Wasser. Er bereitet ein Bad vor. Er steigt nackt (!) in die Badewanne, sie wäscht ihm die Haare – eine zunächst liebevoll wirkende Szene. Sie ist in Unterwäsche und streicht über seinen Körper. Man gewinnt den Eindruck, dass sie mit Ihren Gedanken bei Karl ist, nun aber stellvertretend Werner küsst und liebkost.

Ihre Fantasien sollen wohl durch den darauffolgenden eingeblendeten Chorgesang zum Ausdruck gebracht werden. »Ich tanze mit dir in den Morgen, mit Dir in das Glück«. Sie singt verträumt mit.

Karl ergreift nun die Initiative. Er kommt zu ihr in die Wohnung, um eine Jacke zum Ausbessern zu bringen. Sie ist irritiert, sagt, dass das nicht gehe und schickt ihn weg. Ihrem Mann, der erstaunt nachfragt, warum sie ihn weggeschickt habe, erklärt sie, dass sie keine Ausbesserungsarbeiten mehr machen wolle, was dieser überrascht zur Kenntnis nimmt.

Die Gedanken an Karl scheinen sie jedoch nicht loszulassen. Sie stellt sich nackt (!) vor den Spiegel und man kann nur erraten, dass sie sich fragt, ob sie wirklich noch attraktiv genug sei, einen Mann sexuell erregen zu können.

Während die Enkelkinder zu Besuch sind, kommt ein Anruf von Karl. Sie blockt ihn ab, und sagt, dass das nicht gehe. Werner, der Großvater, liest dem Enkel aus einem Buch vor, die Großmutter beschäftigt sich gedankenverloren mit der Enkelin.

Das Ehepaar sitzt gemeinsam vor dem Fernseher und sie schauen sich eine Sendung über Lokomotiven in der DDR an. Inge ist gelangweilt, hält eine Zeitung, ohne wirklich darin zu lesen. Man sieht sie im Ehebett, sie schmiegt sich an ihn und verführt ihn zum Geschlechtsverkehr. Wieder wird man mit den alten nackten (!) Körpern beim Sex konfrontiert. Die Szene wirkt angestrengt und man kann nur vermuten, dass Inge mit ihren Fantasien bei Karl ist.

Karl ruft sie an, um sich mit ihr zu verabreden. Sie winkt ab. Er fordert sie auf, auf den Sportplatz zu kommen, wo er als Platzwart aktiv ist. Sie zögert zunächst, geht dann aber hin, als ihr Mann weggefahren ist, um seinen Sohn zu besuchen. Nach einem Regenguss fahren sie und Karl gemeinsam völlig durchnässt mit dem Auto – wieder körperliches Näherkommen. Er bringt sie nach Hause. Und es wird das Lied »Oh du schöner Rosengarten...« eingeblendet.

Bei diesem Regenabenteuer hat sie sich wohl erkältet, liegt krank im Bett und wird liebevoll von ihrem Ehemann versorgt, der noch nichts ahnt.

Bei ihrem nächsten Besuch bei Karl, wofür sie die 2 Stunden Zeit (der geschwänzten Chorprobe) »mitbringt«, kommt es wieder zum Geschlechtsverkehr. An ihr kann man in der Zwischenzeit kleine Veränderungen bemerken, sie achtet mehr auf ihr Äußeres, wäscht sich die Haare. Karl reagiert darauf mit »Meine Schöne«. Er hat Erektionsschwierigkeiten, sie probiert ihm behilflich zu sein, und reagiert mit Nachsicht. Er erzählt einen Witz und beide können über die Sexualität alter Menschen lachen. »Weißt Du wie 80-Jährige miteinander vögeln? Sie macht einen Kopfstand und er hängt ihn einfach oben rein.« Sie erfährt sein Alter und er meint, sie hätten noch 4 Jahre Zeit.

Inge kehrt nach Hause zurück und erzählt beim Abendessen den Witz über den Sex von 80-Jährigen. Der Ehemann reagiert verstört und fragt nach, ob sie sich solche Witze beim Chor erzählen würden. Sie bekommt daraufhin einen Lachkrampf, wie wir ihn von pubertierenden Mädchen kennen, die Witze über Sexualität machen, und kann sich kaum beruhigen.

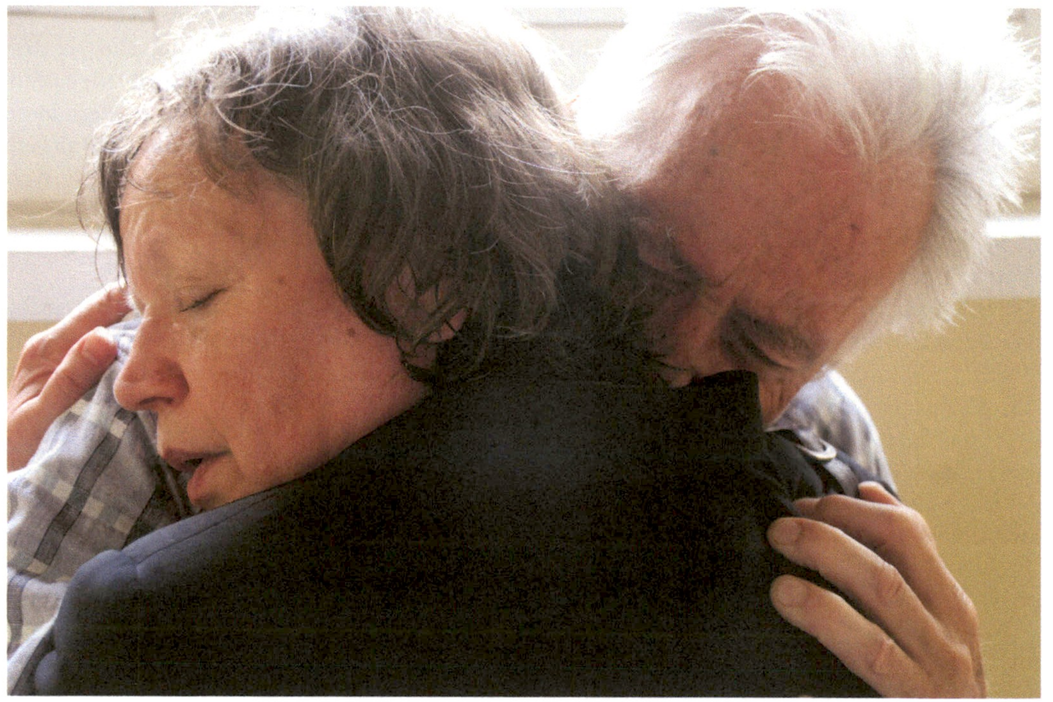



■ **Abb. 20.3** Filmszene 2 *Wolke 9*. (Filmbild Fundus/© Senator Film)

Inge telefoniert nun auch in der Nacht mit Karl, um ihm zu sagen, wie sehr sie ihn liebe (■ Abb. 20.3).

Sie machen gemeinsam eine Fahrradtour und genießen das nackte (!) Baden im See wie ein junges verliebtes Paar. Doch nun tauchen erstmals bei ihr Schuldgefühle auf, sie müsse immer wieder an Werner, ihren Mann denken. Für Karl sei das ja alles kein Problem. Sie werde mit Werner wieder Zug fahren, das Hobby ihres Mannes. Das würden sie ohne Ziel praktizieren und dabei in die Landschaft schauen. Karl meint, dass er sich lieber draußen aufhalte, selbst Bewegung mache. Inge plappert Sätze ihres Mannes nach, wie schön doch Zug fahren sei.

Nun reagiert Inge zunehmend gereizt, wenn sie mit ihrem Mann vor den Fernseher sitzt. Als sie wieder gemeinsam Zug fahren, fängt sie plötzlich an zu weinen. Werner kann nicht verstehen, was mit ihr los ist.

Inge sucht ihre Tochter bei der Arbeit im Reisebüro auf, um ihr von der Situation zu erzählen. Die Tochter rät Inge, die Affäre vor ihrem Mann geheim zu halten. Sie solle es doch einfach genießen, ohne Werner zu verletzen. Inge kehrt nach Hause zurück und befriedigt sich selbst in der Badewanne. Wieder wird man mit dem nackten(!) Köper einer alten Frau bei der Masturbation konfrontiert. Es erübrigt sich extra zu erwähnen, dass sie mit ihren Gedanken wohl bei Karl verweilt.

Schließlich gesteht sie ihrem Mann die Affäre mit dem Argument, nur so ihrem Mann weiter in die Augen schauen zu können. Dieser rastet aus, beschimpft sie. Meint zunächst, sie hätte sicherlich einen Jüngeren gefunden, der besser »vögeln« könne. Er behandelt sie wie ein kleines Mädchen, beschimpft sie als kleine Göre.

Sie erwartet eine väterliche Reaktion von Werner, wie ein kleines Mädchen, das von ihrem Vater getröstet werden möchte, wenn es etwas angestellt hat. »Lass uns nicht so gehässig miteinander umgehen«. Sie hofft auf ein verständnisvolles Gespräch. Sie lehnt jede Verantwortung ab und meint wiederholt, es sei einfach so passiert. Werner fordert, sie müsse sich entscheiden, was sie wolle. Sie übernachten in getrennten Zimmern. In der Früh ist Werner schon weg, als sie aufsteht. Sie ruft ihre Tochter an, ob Werner bei ihr sei. Diese macht ihr Vorwürfe, sie verstehe die Mutter nicht.

Nach einer weiteren heftigen Auseinandersetzung mit Werner meint Inge: »Nur weil ich 60 bin, soll ich versauern?«. Sie findet Werner gemein, dass er sich so aggressiv verhält. Dieser erwidert nur, dass er ihr nicht helfen könne. Sie entschließt sich, zu Karl zu ziehen. Dieser bereitet ihr ein Zimmer und empfängt sie mit einer weißen Rose, hat ein Essen vorbereitet und ein Glas Wein bereitgestellt. Schließlich meint er, er sei 76 und wisse nicht, wie viele Jahre er noch habe.

Noch einmal geht Inge gemeinsam mit ihrem Mann zum Kindergeburtstag ihrer Enkelin. Gemeinsam singen sie am Geburtstagstisch Kinderlieder, waschen gemeinsam das Geschirr. Werner wirkt bedrückt. Wieder macht die Tochter Inge Vorhaltungen, warum sie die Affäre nicht geheim gehalten habe, »wie verabredet«.

Inge kommt noch einmal in die eheliche Wohnung. Werner hat sich beruhigt und möchte mit Inge noch gemeinsam ein Glas Wein trinken. Er sagt zu ihr: »Ich hab mich in den letzten Wochen oft gewundert, dass Du ausgesehen hast wie ein junges Mädchen – jetzt weiß ich warum«. Sie antwortet nur, »ich wollte das nicht«. Er: »Was hab ich falsch gemacht? Ich hätte nie gedacht, dass uns das noch einmal passieren würde« und sie hofft: »Vielleicht kannst Du mir irgendwann mal verzeihen?«.

Inge tanzt mit Karl in einem Lokal, sie sitzen gemeinsam auf einer Bank im Freien und tauschen sich über ihre Gefühle aus.

Es folgt wieder eine Choreinlage. Diesmal fast zynisch »Wem der große Wurf gelungen, stimme in den Jubel ein...«

Inge übernachtet bei Karl. Mitten in der Nacht klingelt das Telefon. Sie erhält einen Anruf, dass ihr Mann gestorben sei. Man vermutet Selbstmord, auch wenn dies nicht explizit ausgesprochen wird. Der Film endet damit, dass Inge am Grab mit ihrer Tochter steht und schließlich von Karl getröstet werden möchte.

## Aufklärungsfilm oder Konfrontation mit der Altersrealität

Wenn man die Nacktszenen unerwähnt lässt, ist das keine besonders tiefgehende Geschichte, die so, wenn man das Alter außer Acht lässt, wahrscheinlich unzählige Male stattfindet, oder wie die Hauptdarstellerin zu sagen pflegt »passiert«. Warum also all die Aufregung um diesen Film, der in Cannes 2008 viel beachtet und danach für den Europäischen Filmpreis nominiert wurde. Ist es der schonungslose Umgang mit den nackten Körpern älterer Menschen? Die Konfrontation damit, dass auch alte Menschen noch Sex haben können und auch, wenn es Probleme mit der sexuellen Funktion gibt, diesen genießen können? Außerdem wird einem vorgeführt, dass auch eine über 60-jährige Frau sich noch selbst befriedigen kann. Soll das Publikum also nicht nur mit Sexualität im Alter sondern auch mit Nacktheit im Alter konfrontiert werden, was an einen Aufklärungsfilm für Pubertierende erinnert, nur dass man hier nicht wirklich etwas über Alterssexualität erfährt.

Nicht zuletzt wird aber auch deutlich, dass (ödipale) Wünsche einer Frau nach einem älteren, lebendigen, unterstützenden Partner auch im hohen Alter noch revitalisiert werden können. Ängste, den Partner wegen des eigenen Aussehens, der eigenen Ausstrahlung nicht mehr sexuell erregen zu können, verlieren angesichts eines noch älteren Partners an Bedeutung. Zärtlichkeit und Erotik gewinnen die Überhand über beeinträchtigtes sexuelles Funktionieren. Im Unterschied dazu suchen ältere Männer gerne jüngere Frauen, in der Hoffnung durch diese auch im hohen Alter noch sexuell erregt zu werden.

Bereits vor Jahren wurde bei amerikanischen Collegestudentinnen und Studenten eine Befragung durchgeführt, über ihre Meinung, ob und wie häufig ihre Eltern sexuell verkehren würden. Auch die Eltern wurden gefragt. Das Ergebnis: es bestand ein deutlicher Unterschied in den Antworten. Die jungen Studierenden unterschätzten die sexuellen Aktivitäten ihrer Eltern drastisch (Pocs & Godow, 1976).

Ob auch heute noch so ein Befund gefunden würde, ist fraglich. Der Altersunterschied zwischen dem Filmemacher und den Schauspielern entspricht ungefähr dem Altersunterschied zwischen den Studierenden und ihren Eltern. Es dürfte auch seine Altersgruppe sein, die diesen Film ansprechend findet. Jüngere dürften sich kaum dafür interessieren, Ältere ihn langweilig finden, da er nichts besonders Neues, Überraschendes für sie bringt. Vielleicht fühlen sie sich auch verletzt, weil man sie mit ihrer Sexualität, ihren alten Körpern der Öffentlichkeit preisgibt.

In der Zwischenzeit wurde Sexualität im Alter sowohl in der Wissenschaft als auch in den öffentlichen Medien aufgegriffen, und es liegen genügend Studien vor, die zeigen, dass auch ältere Menschen, und damit sind hier die über 60-Jährigen gemeint, noch Interesse an Sexualität haben und diese auch ausleben.

Schmidt u.a. (2002) haben 30-jährige, 45-jährige und 60-jährige Paare nach ihrem Sexualverhalten befragt und festgestellt, dass 65 % der 45-Jährigen und 50 % der 60-Jährigen noch einmal pro Woche sexuell miteinander verkehren. Sie konnten aber auch feststellen, dass frisch verliebte 60-Jährige in der ersten Zeit des Kennenlernens fast genauso häufig miteinander sexuell verkehren wie frisch verliebte 30-Jährige. In beiden Fällen nimmt die sexuelle Aktivität mit der Zeit ab – bei den Älteren schneller als bei den Jüngeren.

Ältere Frauen haben eher Angst, nicht mehr attraktiv genug für ihre männlichen Partner zu sein, sie nicht mehr zu erregen, Männer haben eher Angst, sexuell nicht zu funktionieren. Genau diese Ängste werden in diesem Film aufgegriffen. Der immerhin schon 76-Jährige findet die neue »Partnerin« (in diesem Alter von Freundin zu sprechen, ist etwas komisch) schön – es mache ihm Spaß mit ihr sexuell zu verkehren. Sie reagiert ganz gelassen auf die Beeinträchtigung seiner sexuellen Funktion, beide können darüber lachen, Witze machen. Es wird nicht die durch Viagra so oft betonte Funktionsfähigkeit in den Vordergrund gestellt, sondern die körperliche Zuneigung.

In dem Film kommt es schnell zu Körperkontakt und Sexualität. Das wäre nichts Besonderes, wenn es sich nicht um zwei Menschen mit alten Körpern handeln würde, ein ungewöhnlicher Anblick, der so manchen Zuschauer verstören mag. Inge ist zunächst irritiert, sagt dann aber, das habe sie sich immer noch einmal gewünscht, sich noch einmal zu verlieben.

Doch wen beeindrucken alte nackte Körper: wahrscheinlich interessieren sich Junge kaum für diesen Film, eher die Zuschauer mittleren Alters, die wahrscheinlich auch in der Jury in Cannes saßen und sich die Frage stellen, wie es denn bei ihnen mit der Sexualität in ein paar Jahren aussehen würde.

Jedoch ist das nicht Alles. Geht es nicht vielmehr auch darum, dass eben diese Situation des sich Verliebens mit über 60 etwas anderes bedeutet als bei einer 30-Jährigen?

Ist es wirklich nur das gesellschaftliche Tabu, dass ältere Männer jüngere Partnerinnen wählen dürfen und Frauen nicht, wie es Riehl-Emde (2013, S. 68) in ihrer Darstellung des Filmes meint: »Die neuen Lebensmöglichkeiten entfalten in Anbetracht des Bewusstseins für die begrenzte Lebenszeit eine besondere Qualität und Dringlichkeit.«

Ist Inge nicht ein Beispiel für die Sehnsucht vieler Frauen, von einem (väterlichen) Mann geführt und umsorgt zu werden, die auch noch im Alter besteht? Und dennoch, statistisch gesehen verlassen mehr Männer ihre alternden Frauen, wenn sie erkranken und gepflegt werden müssen, als umgekehrt. Das hat sicherlich etwas mit ökonomischen Faktoren zu tun, aber auch damit, dass Frauen eher bereit sind, in der Mutterrolle alternde Männer zu versorgen – das dürfte auch für die vielen jungen Frauen zutreffen, die sich deutlich ältere Partner suchen.

## Geschlechtsverkehr statt Zugverkehr?

Inge hingegen scheint zu hoffen, bei Karl – auch wenn dieser älter ist – noch einmal Lebendigkeit, aber auch väterliches Umsorgt-Werden zu erleben. Im Unterschied zu ihrem Mann geht er auf den Sportplatz, fährt Fahrrad und nicht Zug, interessiert sich für die Natur und nicht nur für Zugfahrten. Sie

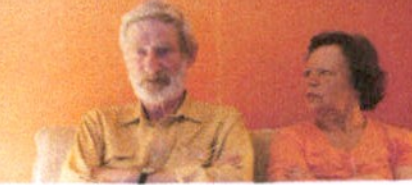

genießt es, noch einmal in ihrem Leben Bewunderung und Verliebtheit zu erleben. Doch wer ist diese Inge? Was sind ihre Gedanken, Interessen? Sowohl in der Beziehung zu Werner, als auch in der Beziehung zu Karl, scheinen die Interessen dieser Männer sie auszufüllen, zu faszinieren, nur dass die Hobbies ihres Ehemannes mit der Zeit eintönig und langweilig für sie werden. Vermutlich spielt die abnehmende Lebendigkeit ihres Ehemannes eine entscheidende Rolle für ihre ungestillten Sehnsüchte. Sie bedenkt jedoch nicht, dass es für ihren Mann recht unwahrscheinlich ist, so leicht über diese Trennung hinwegzukommen und es ist vorauszusehen, dass er mit der Einsamkeit nicht umgehen kann.

Wenngleich Trennung, wenn ein Dritter im Spiel ist, nicht nur mit Schuldgefühlen sondern auch mit Schuld verbunden ist, so bekommt dieser Aspekt im hohen Alter eine besondere Färbung. Da die Lebenserwartung von Frauen höher ist als die von Männern und Frauen im Durchschnitt immer noch ältere Partner haben, die dementsprechend meist früher versterben, gibt es deutlich mehr ältere alleinstehende Frauen als Männer. Wenn nur Verliebtheit und Sexualität im Alter hätten dargestellt werden sollen, hätte es ausgereicht, eine ältere alleinstehende Frau zu zeigen, die sich neu verliebt. Hier geht es aber um mehr, vielleicht um eine Verweigerung, im Alter die fürsorgende »Mutterrolle« für einen nicht mehr so aktiven alternden Mann zu übernehmen, um eine Hoffnung mit jugendlichem Übermut noch einmal Verliebtheit, Zärtlichkeit und Sexualität zu erleben, selbst auf die Gefahr hin, den Ehepartner dabei »tödlich« zu verletzen.

## Erregung und Begierde

Der Analytiker, der sich am ausgiebigsten mit der Sexualität in der Paarbeziehung, vor allem auch der Bedeutung der Aggression in der partnerschaftlichen Sexualität auseinandergesetzt hat, ist sicherlich Kernberg (1992). Er meint, dass Sadomasochismus zur »normalen« Sexualität dazu gehöre und weist auf die universelle Natur der Aggression bei der sexuellen Erregung hin. Um die Psychodynamik des »normalen« Sadomasochismus näher zu erklären, grenzt Kernberg die sexuelle Erregung von der erotischen Begierde ab.

Für ihn ist sexuelle Erregung »ein grundlegender Affekt …, der es ermöglicht die primitive Spaltung zwischen Liebe und Hass zu überwinden und Ambivalenz zu ertragen«(ebd. S.326). Sexuelle Erregung zielt auf ein primitives Teilobjekt, das unbewusst die Verschmelzungserlebnisse der Symbiose und die Verschmelzungswünsche der Individuationsphase widerspiegelt. Sie kommt jedoch nie ohne eine implizite, bewusste oder unbewusste Objektbeziehung aus. Das erotische Begehren ist auf ein Objekt gerichtet, das penetriert, also im Inneren besetzt werden soll, bzw. umgekehrt. Kernberg interpretiert das erotische Begehren als ein Verlangen nach Nähe, Verschmelzung oder Vereinigung. Gilt dies auch noch im hohen Alter?

Die Befriedigung des sexuellen Aktes sieht Kernberg als Identifizierung mit dem anderen Geschlecht, als Komplementierung der eigenen Unvollkommenheit (da man nur eine Seite besitzt) im »Verschmelzungsakt der Ekstase«. Damit kann sie auch als Abwehr oder besser als Form der Bewältigung von Neid auf das andere Geschlecht verstanden werden. Angesichts der Erfahrung, trotz der gegenseitigen Identifikation man selbst bleiben zu dürfen, spricht Kernberg von einem Gefühl der »intersubjektiven Transzendenz«. Schließlich hebt er die Überwindung von Verboten im sexuellen Akt hervor, die eng mit ödipalen Konflikten verknüpft sind. Die Übertretung moralischer Grenzen (Entkleiden, Berühren, Eindringen etc.) sollen einen aggressiven Akt dem Partner gegenüber ausdrücken, der mit der Fähigkeit einhergehen sollte, diesen aggressiven Akt mit sexueller Lust zu verbinden, also Lust im Schmerz zu empfinden und diese Fähigkeit auf das Objekt zu projizieren. Er bezeichnet dies als die Inkorporation der Aggression in Liebe und die Garantie von Sicherheit angesichts unvermeidlicher Ambivalenz. Ein zentraler Bestandteil des erotischen Begehrens ist für Kernberg, dass sich in der kindlichen Entwicklung die Idealisierung der Mutter auf die Körperoberfläche und die abgespaltenen Aggressionen sich auf das Innere der Mutter beziehen.

Weiter spiele der Wunsch, »aufzureizen« bzw. »aufgereizt zu werden« für die Entwicklung der Sexualität eine zentrale Rolle. In beiden Phänomenen sei das Überwinden von moralischen Verbotsschranken wirksam, da das Sexualobjekt im tieferen Sinn immer ein ödipales und damit verbotenes Objekt ist. Somit kann man sagen, dass der Film zeigen konnte, dass diese Mechanismen keinem Alter unterliegen, die Verbotsschranken vielleicht sogar mit zunehmendem Alter, aus Angst vor Verlassen-Werden und Einsamkeit wieder zunehmen.

So wie das Ausleben sexueller Wünsche auch bei Jüngeren der Abwehr von Nähe dienen kann, könnte man meinen, dass die Darstellung alter nackter Körper, sexueller Handlungen von alten Menschen, ablenken könnte von der eigentlichen Thematik dieser Menschen, nämlich der Auseinandersetzung mit bevorstehender Trennung durch Krankheit und Tod, Einsamkeit und körperlichem Abbau.

Es ist ein Film, der sehr unterschiedliche Reaktionen hervorgerufen hat. Die einen sind ganz begeistert, dass es jemand wagt, nackte und nicht dem Schönheitsideal entsprechende alte Körper und die Sexualität alter Menschen zu zeigen. Andere finden den Film unspektakulär bis überflüssig, wenn man sich eben diese Szenen wegdenkt. Es ist ein Film, der »spaltet«. Die einen meinen, auch die 65-jährige Frau habe ein Recht auf Glück, andere meinen, dass Glück unter den gegebenen Umständen gar nicht möglich sei.

## Literatur

**Kernberg** O (1992) Liebe und Aggression in der Zweierbeziehung. Psyche, 46, 797–820
**Kernberg** O und Trunk C (2007) Liebesbeziehungen: Normalität und Pathologie. Klett-Kotta, Stuttgart
**Nassoufis** A (2008) »Wolke 9« über Liebe und Sex im Alter. In: Märkische Allgemeine vom 19. Mai 2008
**Pocs** O und Godow AG (1976) The shock of recognizing parents as sexual beings. (Hektogr. Mask.)
**Richter-Appelt** H (2001) Psychoanalyse und sexuelle Funktionsstörungen. In V. Sigusch (Hrsg.), *Sexuelle Störungen und ihre Behandlung* (S. 145–154) Thieme, Stuttgart
**Riehl-Emde** A (2013) Liebe im Alter. In: Döring St., Möller H. (Hrsg.). Mon Amour trifft Pretty Woman (S. 59–70). Springer, Heidelberg
**Schmidt** G, Matthiesen S; Dekker A, Starke K (2006) Spätmoderne Beziehungswelten. Report über Partnerschaft und Sexualität in drei Generationen. Verlag für Sozialwissenschaften

| Originaltitel | Wolke 9 |
|---|---|
| Erscheinungsjahr | 2008 |
| Länge (dt. Version) | 99 Minuten |
| Land | Deutschland |
| Genre | Spielfilm |
| Buch und Regie | Andreas Dresen |
| Hauptdarsteller | Ursula Werner (Inge), Horst Rehberg (Werner), Horst Westphal (Karl), Steffi Kühnert (Petra) |
| Verfügbarkeit | DVD in deutscher Sprache erhältlich |

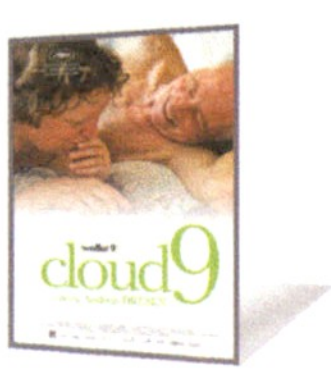

*Markus Fäh*

# Wer stark begehrt und kraftvoll liebt, altert gut



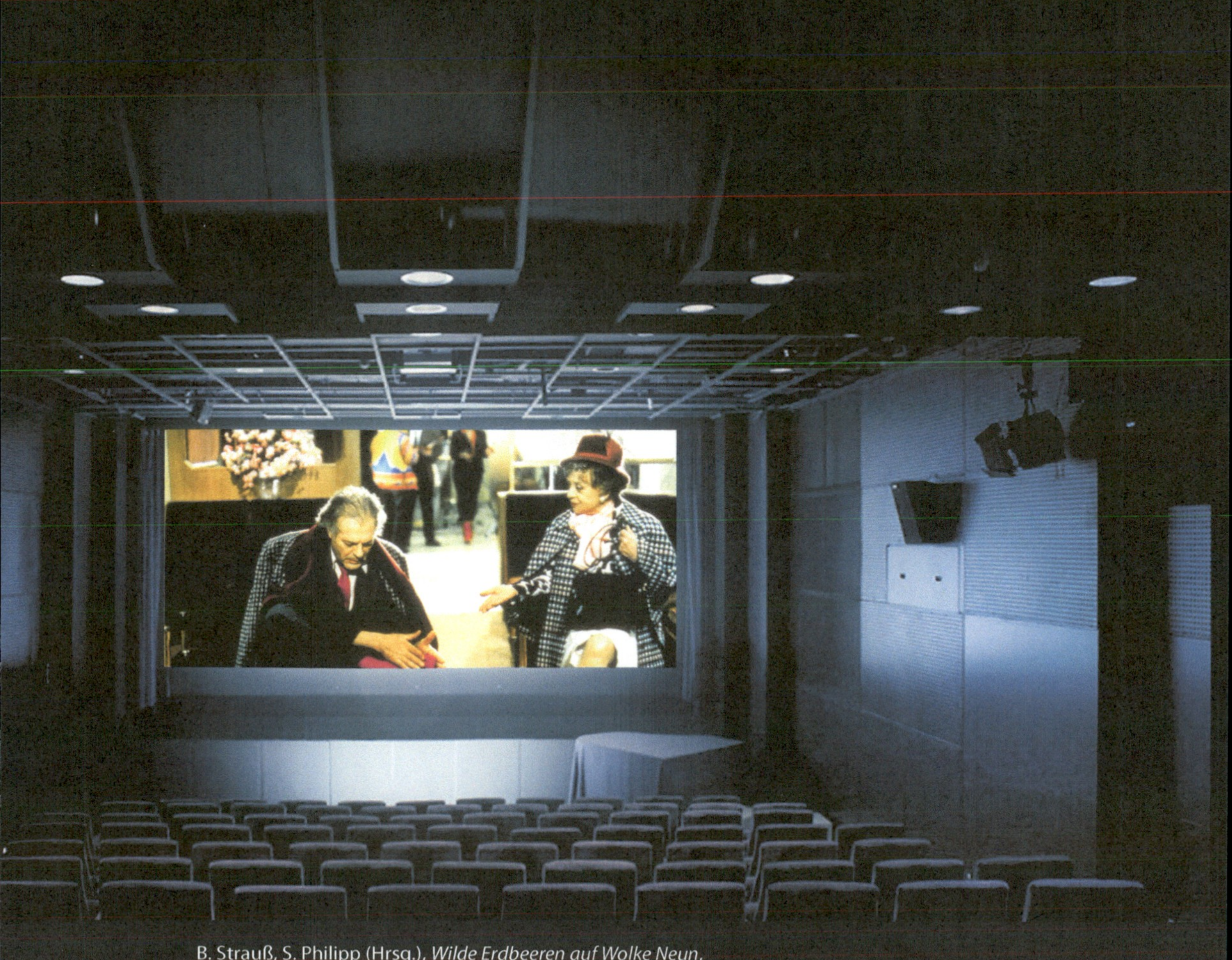


B. Strauß, S. Philipp (Hrsg.), *Wilde Erdbeeren auf Wolke Neun*,
DOI 10.1007/978-3-662-50488-8_21, © Springer-Verlag GmbH Deutschland 2017

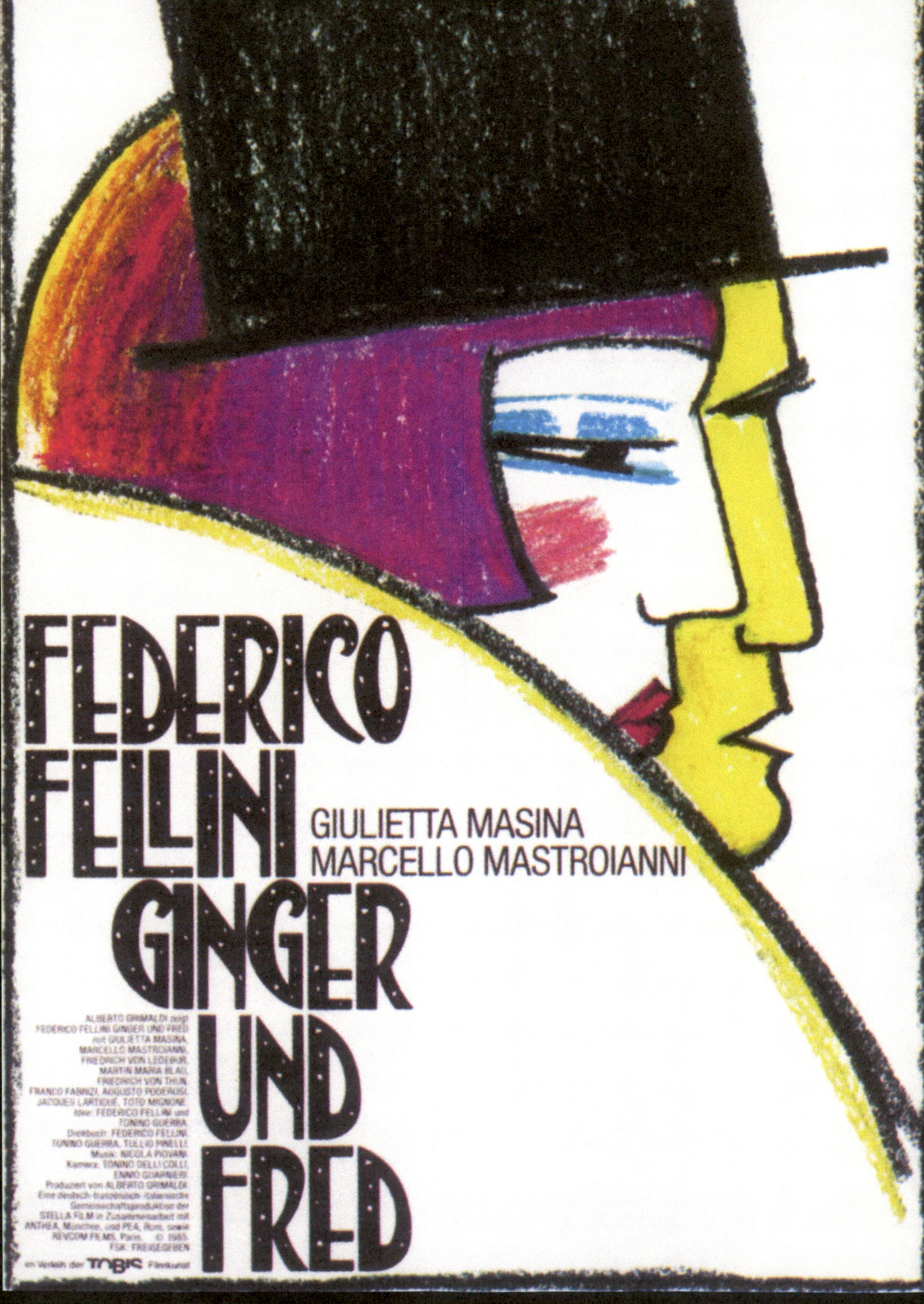


Filmplakat *Ginger und Fred*.
(Filmbild Fundus/© Kinowelt Home Entertainment)

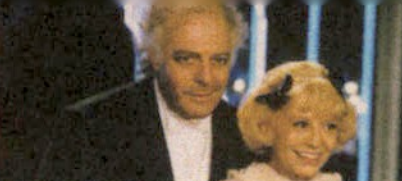

# Ginger e Fred

## Der Film

Amelia Bonetti (Giulietta Masina) und Pippo Botticella (Marcello Mastroianni) waren in den 1940er- und 1950er-Jahren des letzten Jahrhunderts ein professionelles Tanzpaar. Sie waren auch privat liiert. Die größten Erfolge feierten sie mit Imitationen der Stepptanznummern der amerikanischen Filmstars Ginger Rogers und Fred Astaire. Nach ihrer Trennung gingen ihre Wege auseinander. Zu einer Wiederbegegnung kommt es dreißig Jahre später in Rom, im Rahmen der Fernsehshow *Ed ecco a voi*. Sie sollen dort nochmals als Ginger und Fred auftreten. Ahnungslos kommen Sie am Vorabend der Sendung an und werden zusammen mit den anderen Teilnehmern der Sendung in einem seelenlosen Hotel einquartiert. Sie erfahren erst im Laufe der sich chaotisch und schier endlos hinziehenden Vorbereitungen der Fernsehproduktion, dass sie nicht die Stars des Abends sind, sondern nur einen Nebenauftritt haben, nämlich mit ihrem Tanz die Vorstellung eines steinalten als Held verehrten Admirals aus der Zeit des zweiten Weltkrieges einleiten sollen. Fellini entfaltet ein Panoptikum an Geschmacklosigkeiten und Skurrilitäten und legt sich in der schneidend scharfen Kritik am Verdummungsfernsehen keinerlei Zwang auf. Amelia und Pippo irren durch das Labyrinth des Molochs Fernsehproduktion, werden unablässig mit seichtem Geschwätz bombardiert und fühlen sich in ihrem künstlerischen Selbstverständnis durch die Banalität der Sendung gedemütigt. Das Ganze ist eine Feuerprobe für ihre Charakterfestigkeit und Beziehung. Während Amelia zunächst Haltung bewahrt, dann zunehmend entnervt alles hinschmeißen will, schützt Pippo seine Würde mit beißender Ironie und provokativer Direktheit. Sie schaffen es sogar, inmitten des Durcheinanders ihren Auftritt zu proben, und als sie nach der zermürbenden Warterei endlich ihren Auftritt haben, fällt das Licht aus. Doch sie meistern auch diese Hürde mit der Grandezza der vom Leben Geläuterten, und legen nach der Wiederaufnahme der Sendung einen anrührenden und eleganten Auftritt hin, der das Publikum begeistert. Nach der Sendung trennen sich ihre Wege wieder (▪ Abb. 21.1).

## Kommentar

Eine Schlüsselszene des Films, versteckt in der fulminanten und manchmal nervtötend opulenten Ton- und Bilderflut: Fred alias Pippo alias Marcello Mastroianni sagt irgendwann während der quälend langen Wartezeit vor ihrem Auftritt in der Fernsehshow *Ed ecco a voi* auf die Frage einer hübschen Journalistin – »Warum ausgerechnet Stepptanz?«:

»Ah, eine sehr gute Frage. Denn es ist wirklich Zeit, endlich einmal ernsthaft über Stepptanz zu reden ...« Ginger alias Amelia alias Giulietta Masina wirft ein: »Ganz recht!«, und Fred alias Pippo fährt fort: »Denn Sie müssen wissen, dass der Stepptanz ... kein bloßer Tanz ist, da steckt viel mehr dahinter ... irgendwie mehr ...«, und er schnalzt mit den Fingern, »mehr ...«, und Ginger alias Amelia unterbricht ihn und fährt fort: »Drücke Dich doch etwas deutlicher aus! Denn wissen Sie, Signora ...« – zur Journalistin sich wendend – »ich glaube auch, dass Stepptanz irgendwie ... mehr ist ... – und zu Fred gewandt: »Stimmt's?« Fred nickt zustimmend: »Ja, ja ... Stepptanz ist mehr ... – und zur Journalistin gewandt: »Klar?«.

Natürlich ist es der Journalistin alles andere als klar, und sie bittet um weitere Erläuterungen. Fred alias Pippo packt eine seiner Geschichten aus und erklärt ihr den Stepptanz als nonverbale Kommunikationsform der Sklaven … doch das Entscheidende ist, dass Ginger und Fred im Stepptanz etwas gefunden haben, das für sie beide *mehr* ist. Was ist dieses *Mehr*? Und warum dreht Fellini einen Film, der beim ersten Ansehen eher langatmig und irritierend wirkt, einen Film über zwei alternde Menschen, die eine gemeinsame Geschichte haben, dreißig Jahre zurück, in der sie im Rampenlicht standen und eine gute Zeit zusammen hatten? Und warum packt Fellini diese Geschichte in eine Fernsehshow der 1980er-Jahre, und führt uns bis zum Überdruss das Fernsehen als Verdummungsanstalt, als Kulturvernichtungsapparat vor, in dem Abgeschmacktes, Banales, Lächerliches für ein Massenpublikum aufbereitet wird, das auf Skandale und Skurrilitäten scharf ist und sich für nichts als Konsum interessiert und auf gar keinen Fall sich mit irgendetwas vertieft auseinandersetzen will? Und was hat das alles mit unser aller Leben zu tun? Was hat das mit dem Altwerden, dem Alter zu tun? Auf diese Fragen versuche ich in meinem Beitrag einzugehen. Und ich gehe von dieser entlarvenden Antwort von Ginger und Fred aus, von dem Mehr, das der Stepptanz für die beiden ist. Der Stepptanz ist für beide der *McGuffin* in der Manier Hitchcocks, er ist die Ursache ihres wechselseitigen Begehrens. Die Ursache des Begehrens im jeweils Anderen zu finden, haben Ginger und Fred in ihren jungen Jahren geschafft, und dieses Begehren haben sie über all die Jahre unterschwellig wachgehalten, auch wenn sie nicht mehr getanzt haben. Es brauchte nur die Anfrage einer dummen Fernsehshow, und es reizt sie wieder; die Bühne, der Tanz, die Musik, die Suche nach diesem Mehr an Lebenslust, das ihre damalige Beziehung ausmachte. Der Film von Fellini zeigt meisterlich, wie sich im Alter offenbart, wer man geworden ist und wie man sein Leben gelebt hat. Insbesondere wirft das Alter ein Licht auf das Schicksal der seelischen Herausforderungen, und wie man diese gemeistert hat. Mit dem Alter ist es nicht wie mit dem Wein: Der eigene Charakter wird nicht einfach besser, je länger man gelebt hat. Es ist mehr wie mit einem diffizilen Bauwerk, wie etwa einer Brücke. Im Alter zeigen sich die Schwächen und Stärken ihrer Konstruktion: ob man sie unterhalten, die tragenden Elemente gepflegt und weiterentwickelt hat, sodass sie den immer neuen und wachsenden Belastungen standhielten: Ob man Haarrisse ernstgenommen, notwendige Revisionen unternommen hat oder sich vernachlässigt und der Korrosion preisgegeben hat. Ich werde auf fünf Themen eingehen: Zeit, Trieb, Liebe, Selbstbewusstsein, Tod (◼ Abb. 21.2).

## 1. Eine Skulptur aus Zeit

Der Film ist eine Aneinanderreihung von Szenen, eine Skulptur aus Lebens-Zeit (Tarkovskij 1989). Alle großen Filmemacher möchten das Leben abbilden, sie möchten uns einen Spiegel vorhalten, wie wir leben. Sie ermöglichen uns, wie der Traum, wie die Methode der Psychoanalyse überhaupt, einen Zugang zu unserem unbewussten Subjekt zu finden, jenem unsichtbaren unserem rationalen Ego unzugänglichen Teil, der unsere Art zu leben bestimmt. So gesehen möchte ein guter Film die Produktion von Unbewusstheit, die sich in unserem Leben anhäuft, zu einem Teil rückgängig machen.

Andrej Tarkovskij als einer der größten Filmemacher hat in seinem Epos *Stalker* paradigmatisch dargestellt, wie aus einer einfachen Rahmengeschichte ein Film über unsere Art zu leben wird. Der Stalker führt Besucher in die »Zone«, in der vor einiger Zeit Außerirdische für ein Picknick gelandet sind, und die nun ein für alle Mal zu einem »Unort«, aber auch einem Ort der Sehnsüchte geworden ist. Die langen poetischen und wortarmen Einstellungen des Films lassen uns langsam selbst zu Stalkern, zu Besuchern der Zone werden, konfrontieren uns mit jenem unbekannten Ort in uns, den wir suchen und gleichzeitig fürchten, den Ort unserer Triebwünsche, Leidenschaften und Ängste.

Fellini arbeitet in seinen Filmen mit dem gleichen Ziel, aber völlig anders. Er veranstaltet aus einer simplen Geschichte ein opulentes und skurriles Panoptikum von Figuren, Bildern, Texten und Klängen, doch am Schluss hat er wie Tarkovskij (wie Bergman, wie Kubrick) einen Kosmos geschaffen, in dem wir uns selbst finden können. Ein Film ist eine Containing-Contained-Maschine (Bion 1963, Grotstein 2007). Wir können unsere Sehnsüchte und abgespaltenen Anteile in den Film hineinprojizieren und

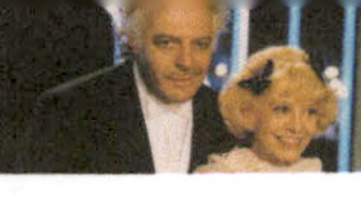

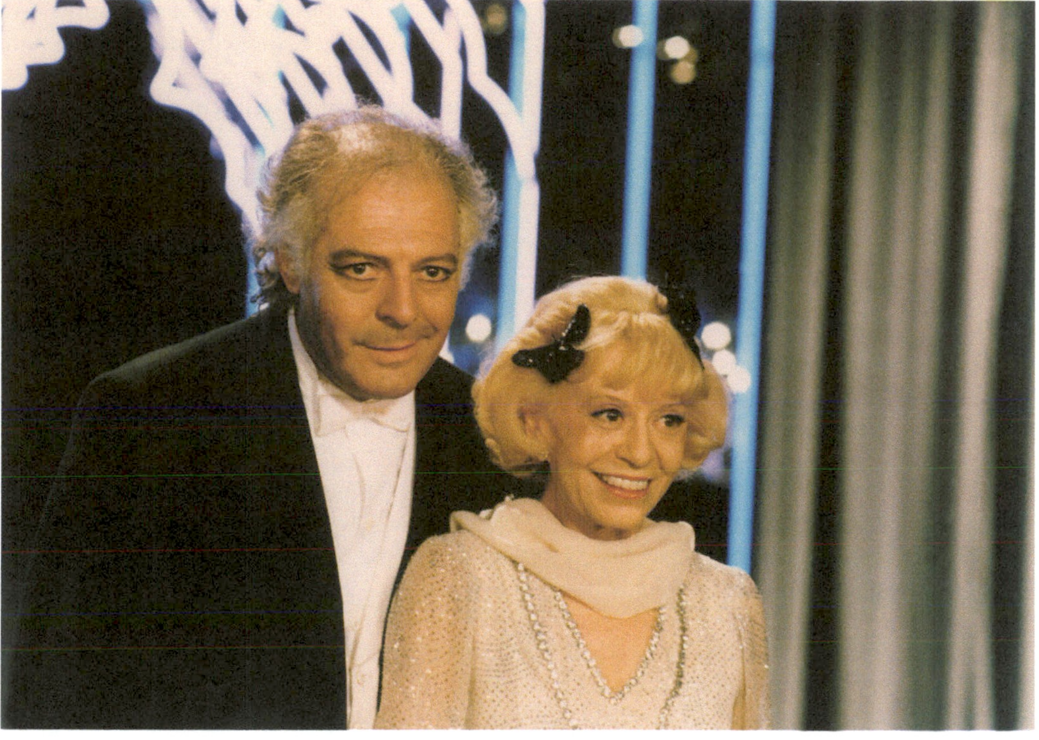



**Abb. 21.2** Filmszene 1 *Ginger und Fred*. (Filmbild Fundus/© Kinowelt Home Entertainment)

dieser gibt sie uns in verdaubarer Form zurück. Der Film wirkt aber auch auf uns ein, er kommuniziert die unbewusste Aussage des Filmemachers, und wir nehmen sie auf und legen sie wieder in den Film hinein. Bernardo Bertolucci sagte einmal (in London 2005, am Filmfestival der British Psychoanalytical Society, dessen Ehrenpräsident er ist):

Am Anfang meiner Laufbahn waren meine Filme expressiv, jetzt sind sie kommunikativ!

Auch Fellinis Filme sind kommunikativ.

In den zwei Stunden, die wir vor der Leinwand mit Ginger und Fred verbringen, entfaltet Fellini Zeitlichkeit auf mehreren Ebenen: Da ist die *Real Time* der Fernsehproduktion, die aktuelle Zeit, das Hier und Jetzt, die Gegenwart des Lebens der beiden. Nachdem sie sich dreißig Jahre nicht mehr gesehen haben, bringt sie der Zufall (die technische und wirtschaftliche Entwicklung, die Sensationslust des Publikums, die Maschinerie des Fernsehens) zusammen. Sie selber haben nichts unternommen, um sich wieder zu begegnen. Der Moloch Fernsehen, der jedem Menschen 15 Minuten Berühmtheit ermöglichen kann, zwingt und bringt sie jedoch wieder zusammen. So spielt das Leben: Irgendetwas fällt uns zu, und unser Leben nimmt eine unvorhergesehene Richtung, äußerlich und innerlich. Äußerlich: Beide reisen aus ihren individuellen Lebenskontexten an, Amelia aus ihrem geordneten bürgerlichen Leben als Kleinunternehmerin, Witwe und Großmutter, Fred aus seiner fragilen Existenz als einsamer alternder Frauenheld, der sich wirtschaftlich mehr recht als schlecht durchschlägt. Innerlich: Der Zufall öffnet einen Zeithorizont in die Vergangenheit; die innere (und nicht mehr in die äußere Realität gebrachte, auf Eis gelegte) Beziehung der beiden kommt wieder auf den Tisch, die Erinnerungen werden wieder präsent, ebenso wie die nicht gesuchte Frage nach der Zukunft: Wer waren wir damals? Was sind wir jetzt? Was wollen wir zusammen in der Zukunft? Ein einziger Kieselsteinwurf in den See ihrer aktuellen Lebensrealität zieht Kreise durch ihren ganzen Lebenslauf, und sie sind gezwungen – bewusst und unbewusst – sich mit ihrem eigenen Leben, ihrer Beziehung, ihrem Gelingen und Scheitern auseinanderzusetzen. Fellini multipliziert diesen Effekt der mehrfachen Zeitebenen im Leben der beiden Protagonisten durch die Themen der unsäglichen Fernsehproduktion: Auch in der Sendung werden Menschen mit einer hoch individuellen Lebensgeschichte ins grelle Studiolicht gezerrt, um dem degustationslüsternen Publikum ein Stück fremdes Leben zum Fraß vorzuwerfen. Wie nun thematisiert Fellini das Erleben der Zeit im Alter, den manchmal ungewollten Rückblick, die drängende Frage der Lebensbilanz, die Realität der schrumpfenden Zukunft? Wir begegnen im Film zuerst Ginger und begleiten sie ins Hotel. Sie wartet auf Fred, sucht ihn, geht nach mehreren erfolglosen Anläufen ihn zu finden, ins Bett, findet keinen Schlaf, weil der Zimmernachbar laut schnarcht, poltert an die Wand und dann an seine Zimmertür, und – Knalleffekt – *er* öffnet, und sie steht vor *ihm*. Die Wieder-Vereinigung der Liebenden hat stattgefunden. Eine wunderbare Einstellung: Die Empörung über die Ruhestörung weicht im Gesicht von Amelia der strahlenden unbändigen Wiedersehensfreude. Auch das ist ein Aspekt der psychischen Zeit, wie sie die Psychoanalyse versteht: In einer kleinen Szene spiegelt sich die Struktur der Beziehung der beiden: Sie die Selbstbewusste, etwas Zwanghafte, um den Mann Bemühte, er der Spontane, vordergründig nachlässige Charmeur. Eine Beziehungsfantasie ist im Psychischen zeitlos präsent, sie organisiert sich unter dem Einfluss des Wiederholungszwangs immer wieder neu mit kleineren Variationen im Lebensvollzug: Amelia ist die »Erwachsene«, Fordernde und Nörgelnde, Fred der ewige jugendliche Rebell. Sie sind aufeinander eingespielt. Wenn Fred sich verweigert, schimpft Amelia. Wenn Amelia mit ihrem Latein am Ende ist, entspannt Fred mit einem Spruch die Situation. Während Amelia sich wie ein Schulmädchen auf ihren Pippo freut, erkennt Pippo sie nicht auf Anhieb, oder er tut zumindest so. Er ist der Provokateur, sie die Dame von Welt. Die Wiedererkennungs-Szene macht den Auftakt zur behutsamen Annäherung der beiden, sie müssen die große Zeitlücke in ihrer Beziehung füllen, den damaligen Pippo mit dem heutigen, die damalige Amelia mit der heutigen zusammenbringen. Sie können der Frage der Endlichkeit nicht ausweichen: Wer bin ich in Deinen Augen geworden? Wer bist Du in meinen Augen geworden? Amelia ist zunehmend besorgt: Während sie sich gut gehalten hat, nach der Trennung geheiratet hat und Mutter geworden ist, ihren Mann verloren hat, ein Geschäft übernommen hat und dieses noch heute führt, d. h. ihr Leben trotz Schicksalsschlägen souverän meistert, scheint Pippo von der Spur abgekommen zu sein: Sie erfährt von Totò über seinen Aufenthalt in der Psychiatrie, den er ihr zunächst verheimlicht, sie bemerkt seinen Hang zum Alkohol, seine Fahrigkeit, seine ungezügelten Provokationen. Sie zweifelt an ihm, liebt sie ihn noch immer, oder ist er ein Anderer geworden? Oder hat sie ihn schon damals wegen seines unzuverlässigen Wesens, seiner Vergnügungssucht, seiner fehlenden Lebensdisziplin verlassen und sieht nun, dass sie Recht hatte? Fühlt sie sich schuldig, weil sie ihn ins Elend gestoßen hat? Alle diese Fragen werden nicht ausgesprochen, sie schweben im Raum. Das Genie von Fellini zeigt sich darin, dass die Aussagen mehrdeutig bleiben, die Antworten in der Mimik und den Gesten der Protagonisten angedeutet werden. Sie wachsen im Verlauf der Produktion der Sendung als Paar für kurze Zeit wieder zusammen. Köstlich die Garderoben-Szene, als die beiden sich nicht – wie vermutlich früher – voreinander ausziehen, sondern sich schamhaft voreinander verstecken umkleiden. Sie finden ihren verbindenden Humor wieder, sie scherzen über ihre Unzulänglichkeiten, und als Pippo Amelia unter Aufbietung seiner letzten Kräfte in die Höhe stemmt und nachher röchelnd fast zusammenbricht, wird deutlich: Sie tragen einander noch immer. Was auch immer kommt, an diesem Abend halten sie zusammen. Auf der Bühne wachsen sie dann über sich hinaus. Den Stromausfall wollen sie noch zur Flucht nutzen, doch das Leben hat etwas anderes vor mit ihnen; sie stellen sich der Herausforderung und meistern ihren Auftritt mit Grazie. Der Sturz von Pippo bringt das Reale in die Sendung, das Altern, die Zerbrechlichkeit, den nahenden Tod, und er durchbricht die überbordenden Klischees und Simulakra der Fernsehshow, und

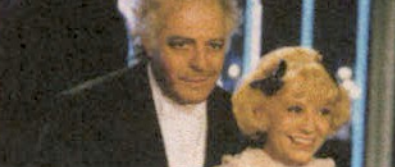

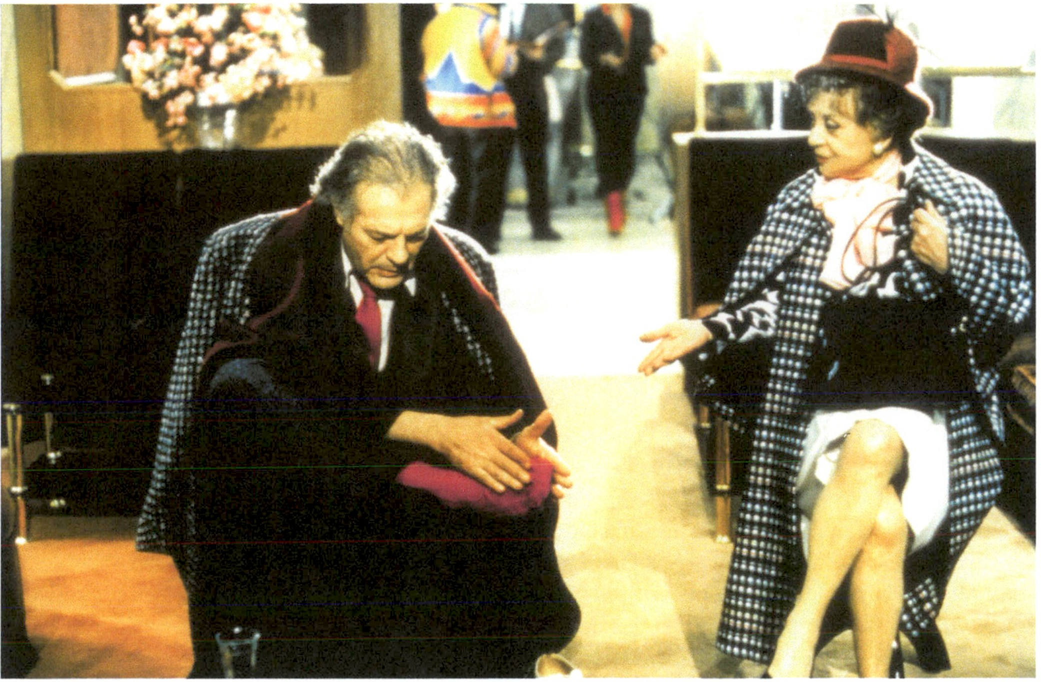



schafft es, inmitten des ganzen Nonsens, Menschlichkeit spüren zu lassen, ein grelles Scheinwerferlicht auf die condition humaine zu werfen, und das Publikum emotional echt zu berühren. Dann ist das Fest vorbei, und Amelia und Pippo finden sich wieder draußen vor der Tür. Sie haben sich fast nichts mehr zu sagen, sind aufgewühlt. Doch dieser intensive Tag hat sie nicht wieder auf Dauer zusammengebracht, zu viel Zeit ist vergangen seit ihren glorreichen Tagen, sie wissen beide, trotz der üblichen Floskeln, sie werden einander nicht wiedersehen, und ohne großes Aufheben gehen sie wieder ihrer Wege. Keine herzzerreißende Trauerszene, aber auch keine kühle Gleichgültigkeit, einfach nur Wissen um die Realitäten des Lebens, gut gehaltene Trauer ohne Drama. Da zeigt Fellini wieder seine ganze Meisterhaftigkeit in der Charakterzeichnung. Besser kann man Altersreife nicht darstellen: das kurze Glück annehmen, dem Unausweichlichen nicht mehr nachweinen, still und undramatisch durch den Schmerz gehen (■ Abb. 21.3).

## 2. Triebschicksale

Man kann meiner Meinung nach die menschliche Entwicklung, und somit auch das Altern, nur unter Einbezug der Theorie des Ödipuskomplexes gründlich verstehen.

Sie wurde von Freud (u.a. 1905, 1908, 1923, 1923a, 1924) in ihrer klassischen Form ausgearbeitet und von anderen psychoanalytischen Denkern, – ich möchte hier nur Klein (1928, 1945) und Chasseguet-Smirgel (1988) hervorheben –, weiter entwickelt, schließlich von Le Soldat (1993, 1994, 2015) zur heutigen differenzierten Fassung ausgearbeitet. Die Struktur unserer Persönlichkeit entwickelt sich im Alter zwischen drei und sieben Jahren. In dieser Zeit muss die kindliche Person seelische Lösungen für einige Hauptprobleme des Menschseins finden. Ein Problem der menschlichen Grundverfassung ist die Tatsache, dass wir innerseelisch von zwei Trieben bedrängt und herausgefordert werden, dem sexuellen bzw. libidinösen und dem aggressiven Trieb. Ziel des Ersteren ist es, libidinöse

Befriedigung zu finden, z. B. zu vereinen, zu penetrieren bzw. penetriert zu werden, Ziel des Letzteren ist es, aggressive Lust zu empfinden, beispielsweise zu schlagen, zu kastrieren, zu rauben, zu töten und in der passiven Form, geschlagen, kastriert, beraubt, getötet zu werden. Diese Triebe sind bei beiden Geschlechtern gleich, unsere Anatomie ist jedoch nicht hinreichend geschaffen für die vollumfängliche Erfüllung beider Triebe. Der Mann ist körperlich nicht hinreichend für die passiven sexuellen Triebziele ausgestattet, die Frau ungenügend für die aktiven sexuellen Triebziele. Hinzu kommt, dass das Kind seine voll entwickelten Triebe auf die ersten Personen, meist zuerst die Mutter und dann den Vater richtet, ohne dass diese die Triebwünsche erfüllen. Das Kind muss also Triebfrustration und Liebeskränkung in großem Ausmaß ertragen, ist aus diesem Grund erfüllt von Rachegelüsten und Zerstörungswünschen und muss mit den Folgen seiner (vor allem fantasierten) aggressiven Handlungen, Verfolgungs- und Kastrationsängsten sowie Schuldgefühlen zurechtkommen. Das kindliche Gewissen ist ausgesprochen streng und sadistisch und verfolgt alle aggressiven Triebfantasien mit entsprechend aggressiven Strafen. Es bleibt ein treuer Begleiter das ganze Leben lang. Es ist die Herausforderung jeder individuellen Entwicklung, dass der Mensch ein genügend starkes Ich entwickeln muss, um seinen Triebwünschen, den Gewissensforderungen und -bissen, und den Anforderungen der äußeren Realität gewachsen zu sein. Der Ödipuskomplex beschreibt die innere Welt, die sich in dieser Zeit bildet, die Fantasielösungen im Umgang mit der Frustration durch die elterlichen Personen und die in dieser Zeit erfolgten Prägungen. Die post-ödipale Situation – die Adoleszenz, das Erwachsensein, das Alter – sie stellt uns psychoanalytisch betrachtet vor drei Herausforderungen: Erstens souverän mit den Triebwünschen umzugehen. Zweitens die Auseinandersetzung mit dem Gewissen und dem Ich-Ideal meistern. Drittens den Kastrationsängsten standhalten.

Zu den Trieben: Das Alter konfrontiert uns unbarmherzig mit unserem Triebschicksal, den Lösungen, die wir für die ödipalen Probleme gefunden haben. Ist es uns gelungen, uns von den Eltern abzulösen und erfolgreiche neue Liebesobjekte zu finden, tragfähige Beziehungen aufzubauen? Haben wir einen beruflichen Weg eingeschlagen, der uns befriedigt und der neben existenzieller Sicherheit auch innere Befriedigung, z. B. Lust an der Arbeit, Anerkennung durch Andere und Selbstbewusstsein verschafft? Sind wir in dem, was wir tun, wirklich gut geworden, haben wir lebenslänglich dazugelernt? Haben wir uns zu phallisch potenten Menschen entwickelt, die anderen Menschen Befriedigung und Liebe geben können? Um dieses Ziel zu erreichen: Waren wir diszipliniert und streng genug mit uns selbst, uns immer wieder herauszufordern und weiterzuentwickeln? Oder sind wir in der Liebe und in der Arbeit stehengeblieben, was automatisch bedeutet: Haben wir stagniert? Fellini zeigt uns mit Ginger und Fred ein alterndes Paar, dessen Wege sich getrennt haben, und das sich per Zufall zu einer Lebensbilanz zusammenfindet. Die Bilanzen der beiden könnten nicht gegensätzlicher sein, und doch haben sie auch etwas Gemeinsames.

Oberflächlich betrachtet hat Amelia einen erfolgreichen Weg gemacht, sie hat gute Lösungen für ihre passiven und aktiven Wünsche gefunden, mit einem Mann eine Familie gegründet und ist auch beruflich ihren Weg gegangen. Sie hat sich den Herausforderungen gestellt, hat sich den Auseinandersetzungen mit ihren Idealen und dem Gewissen gestellt, ist daran gewachsen und ein selbstbewusster Mensch geworden. Dieses Selbstbewusstsein trägt sie unaufdringlich zur Schau. Sie lässt sich nicht aus der Bahn werfen, und hat eine Linie im Umgang mit sich und mit Menschen. Sie bleibt höflich, auch wenn sie provoziert wird. Ruht man im Alter auf einer solchen Basis an Charakter, ist man schwer angreifbar. Man hat den Schatz gewissermaßen in sich, auf den man zurückgreifen kann. Le Soldat spricht von der Beute, die wir uns auf dem Höhepunkt des Ödipuskomplexes durch die Kastration des Vaters holen, und die die Frau imaginär in ihrem Innern versteckt (2015, S. 135ff) Alles, was wir uns auch später im Leben holen und mit dem wir etwas Gutes machen, repräsentiert diese ödipale Beute, auf die wir stolz sind, die uns aber auch zur Demut mahnt, weil wir die Schuld mit uns herumtragen, den Vater kastriert zu haben. Pippo hingegen konnte nach seiner Glanzzeit mit Amelia nicht an sein erfolgreiches Leben anknüpfen, er verkam. Ihm passierte, was vielen Männern in der Lebensmitte passiert. Sie ringen zu wenig mit ihrem Gewissen, fliehen vor den Kastrationsängsten, sie verlangen sich zu wenig ab, sie stellen sich nicht mehr den Herausforderungen, weichen den Ängsten und Schuldkomplexen aus und entwickeln schleichend eine phallische Hemmung. So werden sie oft seelisch und auch körperlich impotent, d. h. sie identifizieren sich unbewusst mit dem kastrierten Vater und kastrieren sich selbst, um der Kritik des Über-Ichs und den quälenden Straf- und Kastrationsängsten auszuweichen. Pippo hat keine befriedigende Lösung für die aggressive Thematik gefunden. Er hat sich im Leben, zumindest bis zur Lebensmitte, einiges genommen und damit Erfolg gehabt. Aber sein unbewusstes Strafbedürfnis und seine passiv-aggressiven Wünsche treiben ihn immer wieder zu Provokationen, die ihm das Missfallen der Umgebung und keinen guten Ruf eintragen. Bei ihm scheint das alles zwar durch seinen Charme, durch seine gesunde Struktur und seine Intelligenz gemildert. Doch scheint seine Entwicklung stagniert zu sein. Er spielt den ewigen Rebell, übertreibt es mit seiner verächtlichen Ablehnung der Leistungen Anderer, und wirft sich nicht mehr wirklich an die Front des Lebens. Solche Männer werden im Alter oft zu mühsamen Schwerenötern, einsam und verbittert. Bei Pippo, der sich immer wieder aufrappelt, wenn ihm das Wasser bis zum Hals steht, scheint eine fragile Balance zwischen seiner gesunden Selbstliebe und den selbst-destruktiven Anteilen zu bestehen.

Kommen wir zu den passiven Wünschen. Wer sich bis zum Alter gesicherte Quellen für die passiven Wünsche verschafft hat, ist – wie man so schön sagt – gut versorgt. Amelia scheint gut vorgesorgt zu haben. Sie nimmt Telefonanrufe entgegen, denen man entnehmen kann, dass sie gute herzliche Beziehungen pflegt. Sie hat die Trauer über ihren verstorbenen Ehemann durchlebt, sie hat getrauert, sie ahnt, dass in ihrem Leben vermutlich keine große Liebe mehr kommen wird, und sie akzeptiert dies. Sie akzeptiert auch mit einem leisen Bedauern, dass ihre Ehe nicht die große Leidenschaft war. Sie deutet es nur an, als Pippo sie fragt: »Mit Deinem Mann, wie ist es da gegangen?«. Sie zupft an ihrer Frisur, blickt wehmütig in den Spiegel: »Du und ich, wir waren so jung, damals … Mit ihm war alles ganz anders …«. Sie hat genug vom Wesentlichen im Leben bekommen, sie kann jetzt auch verzichten, und das nehmen, was ihr das Leben noch bringt. Deshalb nimmt sie das Geschenk dieses sublimierten Eintagsfliegen-Liebesabenteuers, dieses Déjà-Vu an, und kostet es aus, posiert vor Pippo alias Fred: »Wie sehe ich aus?« Pippos Lösung hingegen ist nur halbwegs gelungen. Er ist unzufrieden. Er schimpft herum. Sein Liebeswunsch scheint auf der Strecke geblieben zu sein. Als das Licht ausgeht, und die beiden sich flüsternd auf der dunklen Bühne fragen, ob sie sich davonschleichen wollen, offenbart er sich Amelia: »Totò hat Dir erzählt, dass ich in der Klapsmühle war, stimmt's? Es ist wahr … Wer weiß, was in mich gefahren ist, damals als Du mich verlassen hast! Syndrom der Verlassenheit, der Einsamkeit …« Und beim Abschied auf dem Bahnhof auf die Nachfrage von Amelia nach seiner Frau: »Ach ja! Ich habe es Dir noch gar nicht erzählt. Sie hat mich verlassen … vor ein paar Jahren …«.

Pippo kann die Frauen nicht halten, er ist zu egozentrisch, zu aggressiv, zu schwierig. Männer, die den passiven Wunsch nicht in ihr Leben integrieren und ihn nicht symbolisch befriedigen können, fallen ihren Frauen auf die Nerven, da sie ihnen unbewusst ständig vorwerfen, keine mit einem Penis ausgerüsteten Männer zu sein und zur passiven Befriedigung nichts zu taugen. Sie flüchten sich in andere Frauengeschichten oder andere Abenteuer, suchen ständig den neuen Kick, sind übellaunig und entwerten ihre Frauen. Fellini deutet diese Charakterzüge von Pippo dezent und liebenswürdig an, aber sie sind deutlich, und sie führen dazu, dass seine Qualitäten, der Humor, die Galanterie, der Charme, die Intelligenz und auch die Liebesfähigkeit durch die unterschwellige Aggressivierung konterkariert werden. Dies zeigt sich auch durch den manchmal unhöflichen und rüden Umgang von Pippo mit Amelia, der etwas Schamloses und Würdeloses hat – erste Züge der Verwahrlosung. Während der Abschiedsszene fängt er an, über das fehlende Honorar zu klagen und provoziert bei Amelia, dass sie ihm Geld leiht. Und er wehrt den Abschiedsschmerz ab, sodass er sie nicht einmal zum Zug begleitet und anständig verabschiedet. Stattdessen steuert er schnurstracks die Bar an. Während sie beim Einsteigen nochmals mit den Blicken nach ihm sucht, hat er bereits dem Passanten, der ihn zuvor um ein Autogramm gebeten hat, ein Bier spendiert.

Kommen wir zum dritten Triebwunsch, den wir alle, Mann und Frau, bewältigen müssen. Was bedeutet der Kern des Filmplots, der Entscheid der beiden, diesen Auftritt in der Fernsehsendung zu wagen, im Zusammenhang mit ihrem Triebschicksal?

Jede echte Herausforderung im Leben braucht Mut. Und diesen Mut müssen Amelia und Pippo zusammennehmen, um ihre altersmüden Gelenke und Glieder nochmals einer Bühnenshow auszusetzen. Le Soldat (2015, S. 157ff) hat in ihrer Theorie des Ödipuskomplexes einen Wunsch postuliert, den alle Menschen ausgangs des Komplexes entwickeln, den so genannten Apoll-Wunsch. Es ist der Wunsch, eine ultimative passiv-aggressive Erfahrung zu machen und dies in einem – unbewusst anal fantasierten – Geschlechtsakt zu erleben. Man könnte ihn als einen Vergewaltigungswunsch, als eine Sehnsucht nach dem maximalen, passiven und erlösenden Gewalt-Orgasmus begreifen. Für diesen Wunsch gibt es kein Real-Objekt, seine wirkliche Erfüllung wäre für unseren Körper unaushaltbar, darum müssen wir diesen Wunsch, wenn wir seelisch hinreichend gesund sind, in mutigen Herausforderungen befriedigen, bei denen wir das Risiko abwägen können und auch unserer Selbsterhaltung Genüge tun können. Eine Prüfung, eine wirklich schwierige Parforce-Leistung, die auch das Risiko des Scheiterns beinhaltet, kann durch den Apoll-Wunsch energetisiert werden. Amelia und Pippo lassen sich auf das Unternehmen Fernsehauftritt ein, weil sie durch diesen unerfüllbaren Wunsch getrieben werden: einer ganz großen Aggressiv-Penetration. Dies zeigt sich darin, dass beide diese Show als einen großen Show-Down fantasieren, als Chance, aber auch als passiv-aggressive Erfahrung; sie müssen leiden, sie sind ganz unten, und es könnte auch in einem totalen Debakel enden. Pippo fantasiert während des Stromausfalls auf der Bühne gar einen terroristischen Anschlag. Es winkt einerseits ein Triumph, nochmals die Beute zu erlangen, andererseits aber auch die unbewusste Chance, ihr Waterloo zu erleiden, ihren Ruf völlig zu vernichten und gemeinsam unterzugehen. Doch sie wagen es, und da ihre libidinösen Wünsche und Selbsterhaltungstriebe die Oberhand haben, machen es beide gut. Sie lassen sich nicht »verheizen«. Selbsterhaltungswunsch und der Apoll-Wunsch halten sich die Waage. Sie proben, sie reißen sich zusammen und werfen sich nicht einfach dem Publikum zum Fraß vor. Ihre hundertprozentig konzentrierte Präsenz macht den Erfolg aus. Am Schluss bekommen sie ihren Applaus, doch gleichzeitig spüren wir als Zuschauer auch eine Enttäuschung. Ihr Apoll-Wunsch, die Sehnsucht nach dem ultimativen Kick, ist erneut nicht in Erfüllung gegangen; ihr Alltag kehrt wieder ein, und die Trivialität des Lebens hat sie wieder zurück.

## 3. Liebe und Begehren

Gabriel Garcia Marquez hat einen wunderbaren Roman über Altersliebe geschrieben, der gewissermaßen das alternative Ende der Geschichte von Ginger und Fred sein könnte: Die Liebe in den Zeiten der Cholera (1987). Ein seit der Kindheit verliebtes Paar verliert sich während des Lebens aus den Augen und findet erst im hohen Alter endlich zusammen. Fellini dagegen liefert kein Happy-End. Die Liebenden finden nur kurz zusammen, wie ein letztes Aufflackern einer Liebe vor dem endgültigen Erlöschen. Gerade durch dieses illusionslose Ende zeigt er sich als Meister der Darstellung dieses merkwürdigen Gefühls und dieser seltsamen Position, die wir Liebe nennen. Liebe ist psychoanalytisch gesehen radikale Objektalität. Man schenkt sein Interesse einer anderen Person, man besetzt diese so sehr, dass deren Wohlergehen einem mindestens so wichtig ist wie das eigene. Die Psychoanalyse – allen voran ihr Begründer – hat sich schwer getan mit dem Verständnis der Liebe. Freud hat die komplexen Zusammenhänge und Verschachtelungen gespürt, die sich unter dem elegant zusammenfassenden Begriff *Liebe* verbergen. Insbesondere war er sich des komplexen Verhältnisses zwischen Liebe und Selbstliebe bewusst. Er schrieb:

»Ein starker Egoismus schützt vor Erkrankung, aber endlich muss man beginnen zu lieben, um nicht krank zu werden, und muss erkranken, wenn man infolge Versagung nicht lieben kann.« (1915, S. 151f.)

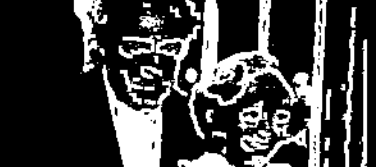

Damit ist festgestellt: Liebe, die sich nicht in der Realität, in Entscheidungen, Wahlen und Handlungen realisiert, ist nur ein Gefühl. Eine solche realisierte Liebe setzt das Selbstgefühl zunächst herab, dieses kann nur durch die Gegenliebe des Geliebten wieder gehoben werden. Das Liebesgefühl kann uns überkommen, es kann uns berauschen, wir fühlen uns gut darin und mit ihm. Doch das Liebesgefühl ist nur Schall und Rauch, wenn die Liebenden es nicht schaffen, es in die Realität zu bringen, eine liebende Position zu entwickeln und die Liebe in der Realität zu verankern. Egoisten können nicht lieben, aber auch Egoisten müssen beginnen zu lieben, wenn ihr Ego nicht austrocknen soll, und sie müssen tätig lieben, damit sie durch Gegenlieben auch Befriedigung erlangen können, die ihrerseits ihre Liebe am Leben hält.

Amelia und Pippo haben ihre Liebe über ein drittes verbindendes Element, den Stepptanz, in der Realität verankert. Der Stepptanz war das *Mehr*, das Produkt ihrer Beziehung wie auch ihre Inspirationsquelle, ihr Terrain und ihr Rahmen. Vermittels der Kunst war ihre Liebe ein Geben und Nehmen. Das Ende ihrer gemeinsamen Karriere beendete auch ihre Liebesbeziehung; das Unaussprechliche, das *Mehr*, das die beiden im Stepptanz verband, wurde zu einem Mangel, der nicht behoben werden konnte. Das Begehren aber blieb, die Sehnsucht nach dem Leben im gemeinsamen Fantasma, dem Glamour-Paar Ginger und Fred. Ginger, auf Deutsch Ingwer, wirkt potenzsteigernd. Von Ginger begehrt, wurde Fred Alias Pippo zum potenten Mann, der auch die spröde Amelia auftauen konnte. Aber: Weder Ginger noch Fred konnten für sich allein die Liebespotenz aufrechterhalten, sie fielen in ihre alten Identitäten zurück – Amelia und Pippo. Ist darin das Geheimnis einer potenten Liebe zu entdecken? Wenn es einem Paar gelingt, im Fantasma wechselweise für den Anderen mit einem Phallus ausgestattet zu sein, dann findet eine permanente Interpenetration statt, ein dauerhafter imaginärer wechselseitiger Koitus, eine lebendige erotische Existenz als Paar. Fällt man aus diesem Fantasma heraus, fällt auch das Begehren in sich zusammen. Es kann nur durch die – im Film durch die Fernsehshow provozierte – Wiederbelebung des Fantasmas wieder hergestellt werden. Deshalb werden die beiden auch während der ganzen Show ständig gefragt, ob sie verheiratet seien. Sie wirken verheiratet, sie sind vereint, wenn sie im Fantasma Ginger und Fred unterwegs sind. Die beiden wissen auch, dass sie nur als Ginger und Fred füreinander begehrenswert sind. Beim Abschied sagt Ginger (als Fred sich weigert, sie zum Zug zu begleiten): »Na schön, dann verabschieden wir uns eben hier. Aber schreib mir! Oder besuch mich mal, das würde mich sehr freuen … ehrlich …« Die üblichen Floskeln, wenn man weiß, dass man sich nicht wieder sehen wird. Dieses »ehrlich« zeigt, dass sie selbst nicht daran glaubt, dass sie es sich zwar wünscht, aber weiß, dass dies die letzte Begegnung war. Sie fährt fort: »Denn … ich glaube nicht, dass wir noch einmal Gelegenheit haben werden … zusammen zu tanzen. Also … lieber Pippo … äh … Ciao!« Beide haben feuchte Augen. Fred bettelt: »Aber gib mir doch wenigstens ein Küsschen!« Sie umarmen einander zärtlich. Dann trennen sie sich.

Geht es im Alter nicht darum, wenn man nicht das Glück hat, dass man noch in einer guten Liebesbeziehung lebt, wenigstens in der Gewissheit leben kann, gut geliebt zu haben, und die verflossenen Lieben in sich aufbewahrt als tragende gute innere Objekte? Weh dem, der in seinem Leben nicht wenigstens eine Liebesbeziehung hatte, die diesen Namen verdient. Er bzw. sie kann auf nichts zurückgreifen. Das vergangene gute Liebesleben hingegen kann über die Verluste hinweg trösten und gegen das nagende Alter, die Verluste, die Einsamkeit und den Verfall immunisieren. Die introjizierten guten Lieben sind Bestandteil des unzerstörbaren Kerns der eigenen Persönlichkeit geworden.

## 4. Selbstbewusstsein und Über-Ich

Wir leben in einer Zeit, in der das Alter für die meisten Menschen eine Spanne von zwanzig bis dreißig Jahren umfasst. Man begnügt sich heute nicht damit, das Pensionsalter erreicht zu haben und die Beine hoch zu lagern. Auch im Alter muss man sich heute verwirklichen. Man muss sich selbst (und den Anderen) eine positive Lebensbilanz vorweisen, man muss fit sein, das Leben genießen und von anderen gebraucht werden. Der ganze Hype um den glücklichen Senior verstärkt diesen Druck. Dieses

Ideal entspricht mehr den Profitinteressen einer Industrie, die auch von den Alten Mehrwert generieren will. Sie hat aber wenig mit der psychologischen Realität des Alters zu tun. Die psychologische Realität des Alters ist auch im Zeitalter des medizinischen Fortschritts um das Thema des Verlustes zentriert: Liebespartner und Freunde sterben weg, die Reihen lichten sich, die eigene Leistungsfähigkeit baut ab, und die vor einem liegende Zeit bis zum Tod schrumpft und ist absehbar. Wenn man es im Leben bis zum Beginn des Alters nicht geschafft hat, mit sich selbst zufrieden sein zu können, kommt es zu einer narzisstischen Krise, im schlimmsten Fall zu einer Altersdepression.

Die entscheidende Größe in der psychischen Gleichung der Zufriedenheit ist das Selbstbewusstsein. Was ist echtes Selbstbewusstsein? Wie entsteht es? Was können wir dafür tun? Selbstbewusstsein lässt sich definieren als der Grad der Selbstbehauptung gegenüber den Anwürfen des Über-Ich. Das Über-Ich ist die psychische Struktur, die sich ausgangs des Ödipuskomplexes als aggressives inneres Objekt gebildet hat, die unbarmherzig kritisiert und auch undestruktive und gelungene aggressive Befriedigungen, d. h. echte Lebensleistungen, mit Schuldvorwürfen und Kastrationsängsten quittiert. Das Ausmaß des Selbstbewusstseins bemisst sich an der Stärke der Fähigkeit des Ichs, sich den Kastrationsängsten und Über-Ich-Vorwürfen (d. h. der inneren Kritikinstanz) zu stellen, diesen nicht auszuweichen, sie weder zu verdrängen noch zu verleugnen und sie nicht durch selbstdestruktives Agieren oder Hemmungen abzuwehren, und sich ihnen auch nicht phobisch und angepasst zu unterwerfen.

Amelia und Pippo sind selbstbewusste Menschen, sie sind mehr oder weniger zufrieden mit sich selbst und ihrer aktiven Lebensbilanz, Amelia mehr als Pippo. Sie stellen Ansprüche an sich selbst, und versuchen diesen auch zu genügen. Diese Ansprüche sind einerseits nicht unrealistisch hoch, andererseits ist ihre Bereitschaft, ihnen durch echte Anstrengung zu genügen, hinreichend stark ausgeprägt.

Sie sind nicht ausschließlich von äußerer Anerkennung abhängig, sondern sind es gewohnt, ihr Selbstbewusstsein aus ihrer Arbeit und Leistung zu schöpfen. Selbst als sie erkennen, dass sie sich für eine künstlerisch niveaulose Show hergeben, können sie mit dieser Kränkung so umgehen, dass sie sich vom Zuspruch und der Anerkennung der Umgebung innerlich unabhängig machen und »ihr eigenes Ding durchziehen«. Sie deuten ihren Auftritt um als Herausforderung, so gut wie möglich ihren künstlerischen Ansprüchen – unter Berücksichtigung ihres fehlenden Trainings und fortgerückten Alters – zu genügen (und ihre Beziehung noch einmal wiederzubeleben). Sie lösen sich innerlich ab von der narzisstischen Zufuhr von außen, sie messen sich an eigenen Qualitätsansprüchen. Sie lassen ihre ärgerlichen Gefühle über die miserable Show und die miese Regie zu, ziehen sich aber nicht zurück. Damit ermöglichen sie sich selbst eine gute Erfahrung. Als Pippo während seines Stepptanz-Solos auf dem glatten Parkett ausrutscht und auf dem Gesäß landet, ist das keine Blamage. Die beiden nehmen es mit Humor, wahren ihr Gesicht, und wie zwei Verliebte flüstern sie einander während der Fortführung des Tanzes zu und albern herum. Sie vergessen das Publikum. »Gleich kommen mir die Tränen!« seufzt Ginger. Und dann zärtlich schimpfend: »Runter mit dem Arm, Du verdeckst mein Gesicht!« Fred schnieft: »Ich habe eine Feder in der Nase ...«, Ginger streng: »Ach was, da ist doch gar nichts ...« Beide gehen in ihren Gefühlen auf, und doch gehen sie auch in die ironische Distanz, bleiben souverän, werden nicht rührselig. Somit werden sie nicht peinlich. Sie bleiben professionell – bis zur letzten Sekunde. Damit ziehen sie aus diesem unmöglichen Auftritt in dieser noch unmöglicheren Show Selbstachtung, sie halten dem unbarmherzigen inneren Kritiker ihre tadellose Einstellung entgegen, und können stolz von der Bühne gegen. Amelia setzt sich aus Versehen auf den für den Admiral bereitstehenden Thron; sie ist in diesem Moment die wahre Königin.

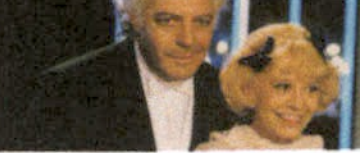

## 5. Tod

Yalom (1980) hat Tod, Freiheit, Sinnlosigkeit und Isolation als die vier grundlegenden existenziellen Angstquellen beschrieben. Der Tod ist das einzige Reale, Unsymbolisierbare, von dem wir uns keinen Begriff machen können, weil wir, sobald wir es erleben, nicht mehr existieren. Im Film geht es nur am Rande um den Tod, und doch ist die Konfrontation mit ihm dauernd präsent. Amelia und Pippo sind gelassene heitere Alte. Sie haben wohl wie wir alle Angst vor dem Tod, aber sie denken nicht dauernd an ihn. Sie fürchten ihn auch nicht übermäßig. Sie stehen im Leben, wissend, dass der ganz große Teil davon hinter ihnen liegt. Sie sind lebendig, sie sind nicht mehr auf Zukünftiges fixiert, sie leben den Moment. Fred macht Witze, als das Licht ausfällt:

 »Oh Amelia, was für eine fantastische Geschichte das wäre! Stell Dir die Schlagzeilen vor! ›Vor dreißig Jahren hatten sie sich getrennt, und nun begegnen sie einander wieder, um gemeinsam zu sterben!‹ «

Welches wahre Liebespaar hat nicht diese Fantasie? Auf ewig im Tod vereint? Durch die Selbstironie entlarvt Fred die Fantasie und findet somit einen Kompromiss. Die gemeinsame ewige Liebe wird in der Fantasie befriedigt, während man in der Realität illusionslos nüchtern bleibt. Fellini lässt dem Zuschauer keinen Raum, in eine Romanze abzugleiten. Gleich nach den schmachtenden Worten Freds muht die Wunderkuh, und im Gelächter der Zuschauer geht der notwendige Ernst verloren. Ginger und Fred ist ein ironisches Märchen über eine verrückte jugend- und konsumfixierte Zeit, in der es schwierig ist, die wahren Werte hochzuhalten und gut alt zu werden und zu sein. Aber es geht: Ohne falschen Pathos, mit viel Eros – Liebe und Selbstliebe –, Ironie und subversiver Lust.

## Literatur

**Bion,** WR (1963) Elements of psycho-analysis. Heinemann, London
**Chasseguet-Smirgel** J (1988) Die archaische Matrix des Ödipuskomplexes. In: Chasseguet-Smirgel J: Zwei Bäume im Garten. Zur psychischen Bedeutung der Vater- und Mutterbilder. Verlag Internationale Psychoanalyse, München-Wien
**Fellini** F (1986) Ginger und Fred. Diogenes, Zürich
**Freud** S (1905) Drei Abhandlungen zur Sexualtheorie. GW, V, S 27–159
**Freud** S (1908) Über infantile Sexualtheorien. GW VII, S 169–188
**Freud** S (1915) Zur Einführung des Narzissmus, GW X, S 137–170
**Freud** S (1923) Das Ich und das Es. GW, XIII, S 235–289
**Freud** S (1923a) Die infantile Genitalorganisation. GW, XIII, S 291–298
**Freud** S (1924) Der Untergang des Ödipuskomplexes. GW, XIII, S 393–402
**Garcia-Marquez** G (1987) Die Liebe in den Zeiten der Cholera., Kiepenheuer & Witsch, Köln
**Grotstein** JS (2007) A Beam of Intense Darkness. Wilfred Bion's Legacy to Psychoanalysis., Karnac, London
**Klein** M (1928) Frühstadien des Ödipuskomplexes. GS, I, 1,S 287–306
**Klein** M (1945). Der Ödipuskomplex im Lichte früher Ängste. GS, I, 2, S 361–432
**Le** Soldat J (1993) Revenons à nous moutons! Irrungen im Übertragungskonflikt. In: Grossmann-Garger B, Parth W, Heilt die Psychoanalyse?, Orac, Wien, S 63–72
**Le** Soldat J (1994) Eine Theorie des menschlichen Unglücks. Fischer, Frankfurt
**Le** Soldat J (2015) Grund zur Homosexualität. Bd. 1 der Werkausgabe. Frommann-Holzboog, Stuttgart
**Tarkovskij** A (1989) Sculpting in Time. University of Texas Press, Dallas
**Yalom,** YD (1980) Existenzielle Psychotherapie. Edition Humanistische Psychologie, Bergisch Gladbach

| Originaltitel | Ginger e Fred |
| --- | --- |
| Premiere | 13. Januar 1986 (Frankreich) |
| Deutscher Start | 1987 |
| Erscheinungsjahr | 1986 |
| Land | Italien |
| Genre | Drama, Satire |
| Drehbuch | Federico Fellini, Tonino Guerra |
| Regie | Federico Fellini |
| Hauptdarsteller | Guilietta Masina, Marcello Mastroianni, Franco Fabrizi, Friedrich von Lebedur |
| Verfügbarkeit | In der Schweiz: bei Praesens-Film AG im Verleih |

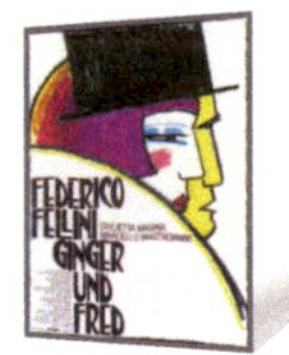

*Hertha Richter-Appelt*

# Das alternde Genie und die Prominentenmuse



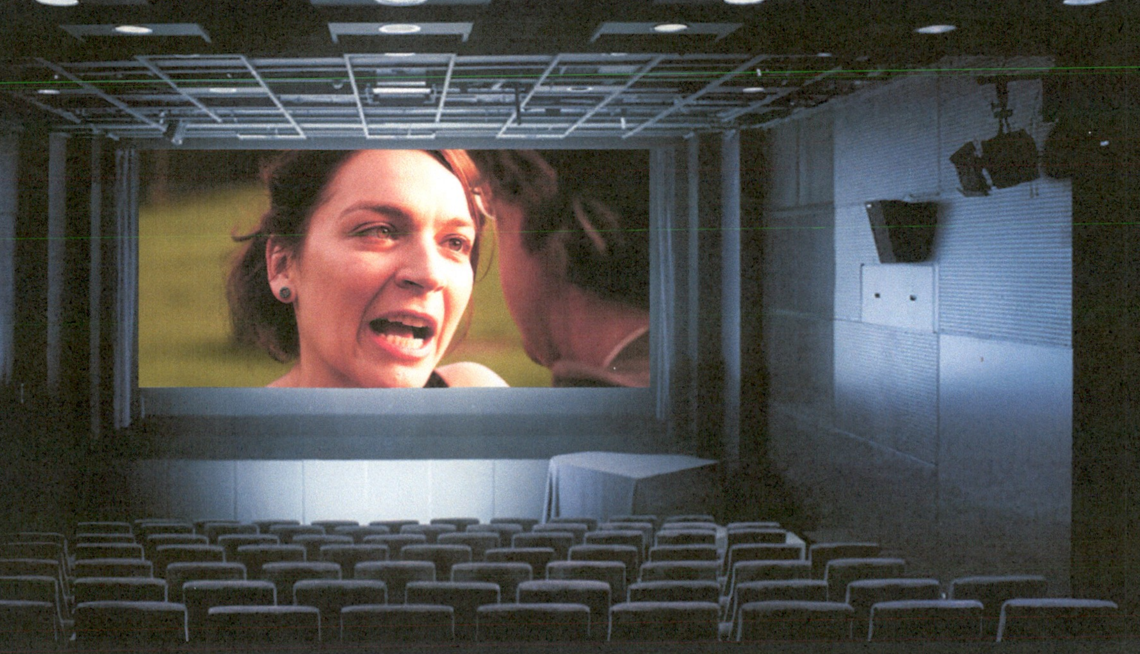

B. Strauß, S. Philipp (Hrsg.), *Wilde Erdbeeren auf Wolke Neun*,
DOI 10.1007/978-3-662-50488-8_22, © Springer-Verlag GmbH Deutschland 2017

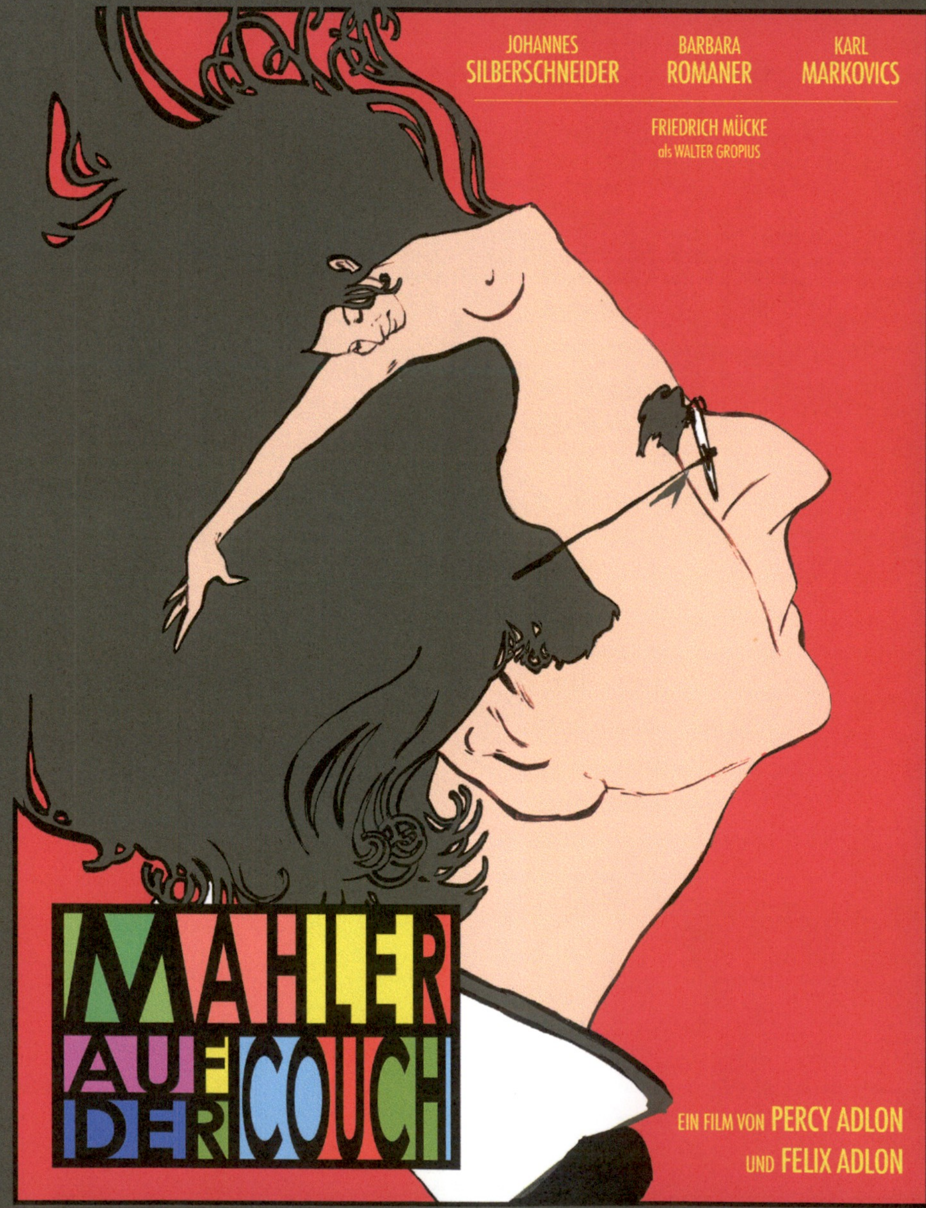


Filmplakat *Mahler auf der Couch*.
(Filmbild Fundus/© Kinowelt Filmverleih)

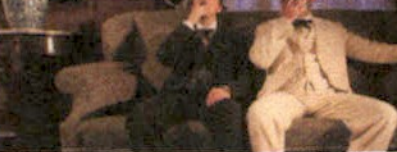

# Mahler auf der Couch

»Glauben Sie wirklich, dass ein alter verhärmter Mann eine junge lebenshungrige Frau an sich ketten sollte?«
(Freud zu Mahler)

## Aufbau des Films

Es gibt unendlich viele Veröffentlichungen zu Alma und Gustav Mahler. Hier soll daher nicht die Geschichte um die beiden noch einmal wiedergegeben werden, sondern der Schwerpunkt auf die Szenen des Filmes gelegt werden, die sich um das Gespräch zwischen Mahler und Freud drehen. Es werden daher zunächst auch nicht die vielen Fantasien und Erinnerungen aus dem Leben Mahlers zusammengefasst, die in dem Film in vielen Einzelszenen aufgegriffen werden – zumal ja auch nicht immer erkennbar ist, was davon Fantasien Mahlers sein sollen. Das meiste dürfte so wirklich stattgefunden haben, wenn man von den lächerlich übertriebenen Sexszenen absieht. So wie der Film gestaltet ist, dürfte Mahler diese Fantasien aus Zeitgründen Freud nicht mitgeteilt haben, sondern eher Fakten (■ Abb. 22.1).

Der Film ist verschachtelt. Er ist aufgebaut wie freie Assoziationen oder wie ein Traum; voller Sprünge, sowohl was die Orte als auch die Zeiten angeht. Teils zerrissene Gesprächsabschnitte mit Freud, Fantasien Mahlers, Kommentare von Zeitzeugen und Fakten folgen wild aufeinander.

Neben den Abschnitten, die die Begegnung zwischen Freud und Mahler darstellen, werden Szenen aus dem Leben Mahlers und seiner Frau sehr naturalistisch eingeblendet – durchmischt mit emotional und immer wieder sexuell überladenen Fantasien Mahlers. Unterbrochen werden diese durch Aussagen von Zeitzeugen, die Ereignisse aus dem aufregenden Leben dieser beiden Genies sehr informativ ergänzen. So kommt Almas Mutter zu Wort, zu der Mahler eine enge Verbindung hat und die er auch immer wieder um Rat fragte. Weitere Personen, die ergänzende Kommentare zum Leben der beiden geben, sind seine Schwester Justine, der Dirigent Bruno Walter, der Burgtheaterdirektor Max Burckhard, mit dem Alma schon in jungen Jahren eine Freundschaft verband und Alexander von Zemlinsky, ihr Kompositionslehrer und enger Vertrauter.

Will man etwas über die Personen in dem Film beitragen, so müsste man zwischen der schauspielerischen Leistung und der Darstellung einzelner Personen unterscheiden, wie sie im Skript vorgegeben wurden. Bis auf den Stiefvater von Alma Mahler, geb. Schindler, Carl Moll, der von Karl Fischer gespielt wird, kann man sagen, dass die Auswahl der Schauspieler sehr gelungen ist.

## Die Rolle der Musik

Die wenigen Musikszenen sind streckenweise derart sexualisiert, dass der Zuschauer wahrscheinlich kaum beachtet, um welche Musik es sich handelt. Bis auf eine kleine Einlage einer dörflichen Blasmusik-Kapelle werden ausschließlich Mahlers Werke verwendet, die allerdings teilweise auf besonderen Wunsch P. Adlons umgeschrieben wurden, sodass einzelne Melodien von nur wenigen Instrumenten gespielt werden. Gerade diese sind ganz gezielt ausgewählt worden, was aber nur der wirkliche Musikkenner bemerken dürfte. Die Musikpassagen wurden extra für den Film mit dem schwedischen Radio-Sinfonieorchester unter der Leitung von Esa Pekka Salomen neu eingespielt. Der Film wird umrahmt von der 10. unvollendeten Sinfonie Mahlers. Außerdem werden das Adagietto aus der

5. Sinfonie, das Mahler in besonderem Maße Alma gewidmet hatte und schließlich der 3. Satz aus der 4. Sinfonie verwendet, die Mahler komponiert hatte, als er Alma kennenlernte (Adlon meinte im Übrigen, dass Mahler der ideale Komponist für Filmmusik gewesen sei!). Diese besonderen Bemühungen, auch die Musik Mahlers einzubauen, gehen angesichts der Theatralik des Geschehens fast unter.

## Darstellung der psychoanalytischen Begegnung

Während sich die Autoren und regieführenden Percy und Felix Adlon (Vater und Sohn) ausführlich und intensiv mit dem Leben, Augenzeugen aus seiner Zeit und der Musik Gustav Mahlers auseinandergesetzt haben, trifft dies weniger auf jene Szenen zu, nach denen dieser Film benannt ist, nämlich der Begegnung zwischen Freud mit dem zu seiner Zeit wohl bekanntesten Komponisten Gustav Mahler. In dem Beiheft zum Film heißt es, Felix Adlon sei für die Ausarbeitung des »Freud-Charakters« zuständig gewesen und habe sich daher auf Freuds »Beiträge zur Psychologie des Liebeslebens« konzentriert. Weniger scheint er sich jedoch mit der Psychoanalytischen Technik beschäftigt zu haben, da in dem Film Interaktionen zwischen Freud und Mahler dargestellt werden, wie sie ganz sicher nicht stattgefunden haben dürften und die so ganz und gar nicht dem psychoanalytischen Arbeiten entsprechen. Man könnte das als künstlerische Freiheit bezeichnen; es wirft aber für diejenigen, die wenig über Psychoanalyse wissen, nicht gerade ein positives Bild auf diese Behandlungsmethode, auch wenn sie bereits in dem kurzen Gespräch erfolgreich gewesen zu sein scheint. P. Adlon meint dazu kurz:

> »Mahler trifft Freud und berichtet unter Qualen vom Ehebruch seiner Frau. Er ist überzeugt, dass sie allein die Schuldige ist. Freud aber schafft es, dass sich der Spieß umdreht« (S.5).

Aufgabe der Psychoanalyse ist es allerdings nicht, den Spieß umzudrehen, sondern herauszuarbeiten, welches die eigenen Anteile und welches Anteile anderer Personen im konflikthaften Geschehen sein könnten.

Diese Kritik betrifft v.a. die Szenen, die wir heute mit Abstinenz und Neutralität in Verbindung bringen würden. Freud erzählt alle möglichen Geschichten über sich, Erlebnisse aus seinem Leben, spricht über seine Mutter. Vor allem aber ist er wiederholt emotional aufbrausend, beschimpft Mahler und wird teilweise sogar handgreiflich. Mahler ist in dem Film allerdings auch kein einfacher »Patient«, der sich einfach hinsetzt oder hinlegt und sein Anliegen vorbringt. Auch er ist aufbrausend und läuft davon, wenn ihm etwas Angst macht; seine dominierende Art lässt er auch Freud deutlich spüren.

## Was wirklich geschah

Der Film entspricht nicht den wahren Gegebenheiten sondern eher einer Fantasie, wie es hätte gewesen sein können, wenn Mahler für mehrere Tage bei Freud in Leiden (Holland) geblieben wäre. In Wirklichkeit soll der inzwischen 50–jährige Mahler Freud am 26. August 1910 nur für ein paar Stunden wegen seiner Eheprobleme aufgesucht haben (Floros 2010, S.43). Auslöser für die Ehekrise war eine Affäre der um 19 Jahre jüngeren Alma Mahler mit dem gleichaltrigen Architekten Walter Gropius, von der Mahler erfährt, da Gropius einen Liebesbrief versehentlich (eine echte Freud'sche Fehlleistung, wenn er es nicht absichtlich gemacht hat) an Mahler adressiert hat und nicht an Alma. Das etwa vierstündige Gespräch bei einem Spaziergang – nicht auf der Couch – habe ihm sehr geholfen, seine Beziehung zu seiner Frau Alma besser zu verstehen. Die Adlons merken dazu an. »Dass es geschah, ist verbürgt. Wie es geschehen ist, haben wir erfunden.« (S.10 Begleitbuch).

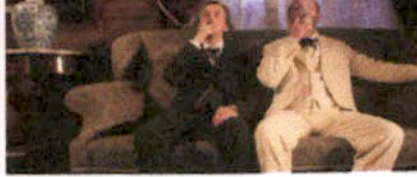

Freud selbst schrieb 1933 in einem Brief an Theodor Reik dazu:

> »Wir haben in höchst interessanten Streifzügen durch sein Leben seine Liebesbedingungen, insbesondere seinen Marienkomplex (Mutterbindung) aufgedeckt. Ich hatte Anlass, die geniale Verständnisfähigkeit des Mannes zu bewundern. Auf die symptomatische Fassade seiner Zwangsneurose fiel kein Licht. Es war, wie wenn man einen einzigen, tiefen Schacht durch ein rätselhaftes Bauwerk graben würde.« (Reik 1976).

## Die Gesprächsorte – meist fern der Couch

Die Begegnung zwischen Freud und Mahler beschränkt sich nicht auf das Behandlungszimmer. Mahler kommt in die Pension, in der Freud untergebracht ist. Nach kurzer Zeit begeben Sie sich auf einen Spaziergang und betreten eine Kathedrale. Sie spazieren im Park. Freud setzt sich auf eine Bank. Mahler läuft aufgeregt um ihn herum. Sie gehen über eine Brücke und bleiben an einer Gracht stehen. Sie gehen durch eine hohle Gasse zu einem Restaurant. Zurück in der Pension fordert Freud Mahler auf, sich auf die Couch zu legen. Mahler weigert sich und Freud meint zynisch: »Können Sie mir das Klavierspielen im Stehen beibringen?«. Nun folgen tatsächlich einige Szenen auf der Couch. Schließlich unterhalten sie sich gegenüberstehend im Behandlungsraum über ihre Mütter. Nachdem Mahler Freud bittet, die Sitzung fortzusetzen, obwohl es schon spät in der Nacht ist, schlafen beide ein. Mahler auf der Couch liegend und Freud im Stuhl auf das Kopfende der Couch gebeugt. Schließlich fahren sie gemeinsam Zug. Mahler bietet Freud das »Du« an und Freud geht darauf ein.

Die Aufzählung all dieser Orte soll deutlich machen, dass es sich im Film keineswegs um ein klassisches Behandlungssetting handelt. Auffallend ist v. a. die dominante Art Mahlers, der wiederholt bestimmt, wo sie sich aufhalten und was zu geschehen hat.

## Gesprächsthemen zwischen Freud und Mahler

Freud erzählt relativ viel von sich. Er beginnt das Gespräch damit, dass er seine Reise nach Sizilien verschoben habe, um Mahler ein Treffen anbieten zu können. Und dann: »Was kann ich für Sie tun?« Als Mahler nicht antwortet, fährt er fort: »Sie haben geschrieben, Sie hätten Eheprobleme mit ihrer jüngeren Frau.« Auf die Frage wie viel jünger sie sei, antwortet Mahler verärgert, ob das etwas zur Sache tue und will schon davonlaufen. Freud hält ihn auf und stellt ihn ärgerlich zur Rede, weil er nun schon dreimal um Termine gebeten habe, die er aber alle wieder abgesagt hätte. Freud: »Zwangsneurose oder nicht – das grenzt an Beleidigung« Er lasse sich von Mahler nicht zum Narren halten und sagt dann »Glauben Sie wirklich, dass ein alter verhärmter Mann eine junge lebenshungrige Frau an sich ketten sollte?« Worauf Mahler ganz empört reagiert: »Wissen Sie, wie glücklich wir sind mit unserer Musik? Sie betet mich an. Wir erleben höchstes Glück.« Worauf Freud nachfragt: »Warum konsultieren Sie mich dann?«

Sie brechen zu einem Spaziergang auf. Mahler gesteht, dass seine Frau ihn betrügt. Dann spricht er jedoch gleich über sich, seine Musik, seine Reisen in die Dolomiten und nach Amerika, wohin ihn seine Frau immer begleite. Sie sei aber ganz geschwächt, auch durch die Schwangerschaften. Freud ergänzt: »und Abtreibungen«. Mahler widerspricht nicht.

Freud möchte wissen, ob er denn keinen Verdacht gehegt habe. Worauf Mahler nur erwidert, Ehebrecherin sei ihr nicht auf die Stirn geschrieben gewesen. Freud fragt ihn, ob sie ehelichen Verkehr gehabt hätten. Mahler antwortet aggressiv: »Herr Dr. Freud, Sie wiederholen sich!« und Freud reagiert mit: »Also keinen Verkehr«.

Mahler sagt, er sei zu sehr mit seiner Arbeit beschäftigt. Darauf Freud: »Mit der 5.?« Mahler antwortet gekränkt, da habe er aber lange nichts von ihm gehört, es sei die 10.. Daraufhin erwidert Freud,

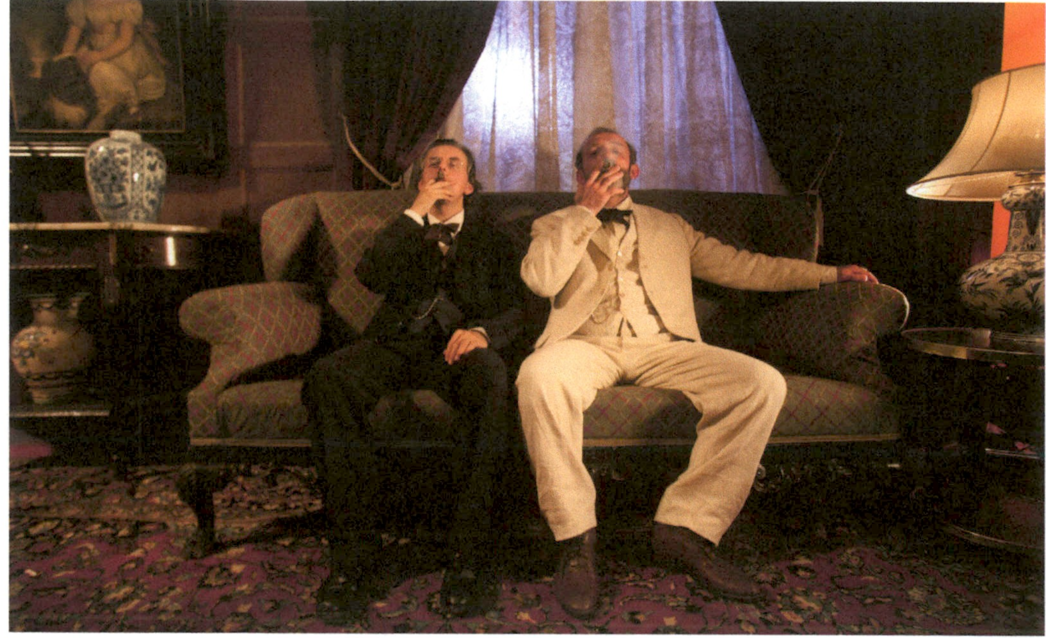

**Abb. 22.2** Filmszene 1 *Mahler auf der Couch*. (Filmbild Fundus/© Kinowelt Filmverleih)

er habe noch nie etwas von ihm gehört, er brauche Stille zum Arbeiten, Musik sei für ihn Lärm. Mahler in Identifikation mit Freud: »Na da sollten Sie mich hören … , aber Musik ist doch kein Lärm!« Freud fährt darauf fort mit Fragen nach Symptomen, wie etwa Migräne., was Mahler bejaht. Die Frage nach Synkopen bejaht Mahler ebenfalls, meint jedoch die Synkopen in der Musik und nicht wie Freud »Attacken kurzer Bewusstlosigkeit«. Freud habe solche Attacken schon gehabt, einmal ausgelöst durch ein Klavier. In Selbstanalyse habe er herausgefunden, dass er eine »musikogene Epilepsie« habe. Mahler ist ganz verdutzt und Freud fährt fort, dass er Angst gehabt habe vor Musik, doch jetzt nicht mehr, seit er Don Giovanni entdeckt habe. Freud versucht die folgende Arie zu singen:» Reich mir die Hand mein Leben. Komm auf mein Schloss mit mir; Kannst Du noch widerstreben? Es ist nicht weit von hier.« Mahler setzt ein und sie singen gemeinsam weiter.

In der Anwesenheit Almas könne Mahler sofort komponieren. Worauf Freud die Frage stellt: »Was ist sie eigentlich für Sie?« und Mahler antwortet: »Gefährtin, Vertraute, Freundin, Geliebte. Sie ist mein Alles.« Darauf Freud: »Ihr Zentralpunkt«; Mahler bejaht.

Freud will wissen, wie Alma auf die Verwechslung des Adressaten auf dem Brief reagiert habe. Mahler antwortet nicht, es werden aber Fantasien gezeigt, die ihn überschwemmen, in denen sie ihn anschreit ihm vorwirft, sie lebe in einem Käfig (Abb. 22.2).

Freud schaut auf die Uhr und erklärt, die Stunde sei nun um. In Wien müsste er ihn jetzt wegschicken und für die nächste Woche einbestellen. Sie stellen fest, dass sie Hunger haben und beschließen zurück zum Hotel zu gehen, um dort gemeinsam zu speisen. Man sieht sie im Restaurant.

Freud glaubt, die Entscheidung Mahlers Frau bei ihm zu bleiben, habe ihn wohl nicht beruhigt. Diese Nachfrage verwundert Mahler, worauf Freud erwidert, er hätte ihn doch sonst nicht konsultiert. Daraufhin gesteht Mahler, er versinke in immer tiefere Verzweiflung – das fresse ihn auf.

Ganz empört reagiert Mahler, als Freud nachfragt, ob er meine, dass bei Alma die finanzielle Komponente eine Rolle spiele. Als schuldig Geschiedene würde sie ja alle Ansprüche auf sein Vermögen verlieren. Worauf Mahler empört sagt: »Das ist nicht in Almas Wesen«.

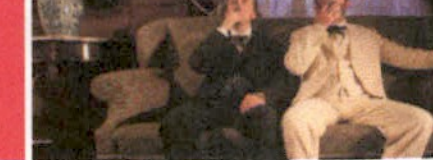

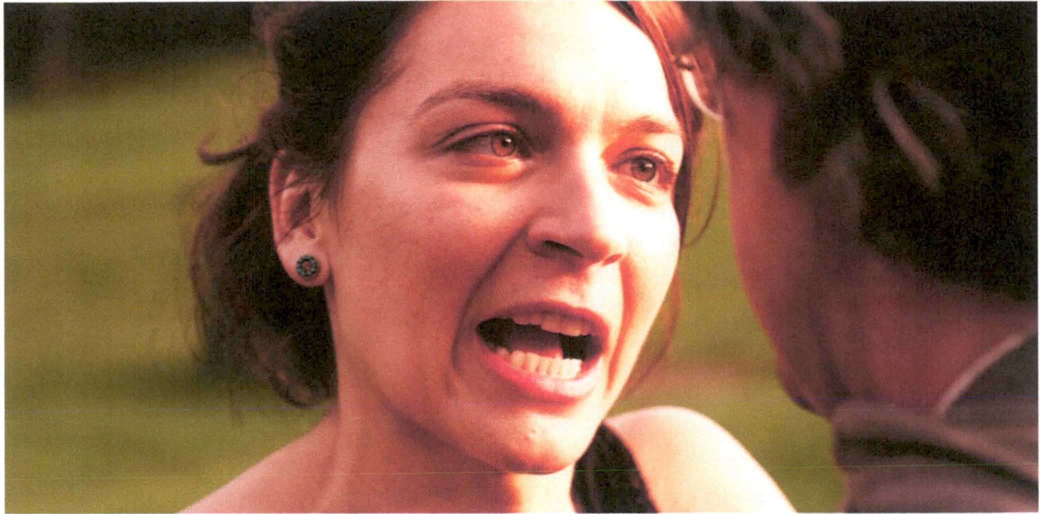

**Abb. 22.3** Filmszene 2 *Mahler auf der Couch*. (Filmbild Fundus/© Kinowelt Filmverleih)

Weiter möchte Freud wissen, ob er versuche, sie zu bestrafen und Mahler erwidert bewegt, dass er versuche ihr zu vergeben, was nicht immer einfach sei. Er liebe sie wie nie zuvor, lese ihr jeden Wunsch von den Lippen ab.

Wieder fragt Freud, wie es mit dem ehelichen Verkehr stehe und Mahler reagiert monoton mit: »Herr Dr. Freud, Sie wiederholen sich.«, ohne die Frage zu beantworten. Daraufhin erwidert Freud, dass die Tabuhaltung in sexuellen Dingen wie ein Krebsgeschwür sei, das uns alle zu seelischen Krüppeln mache.

Schließlich wird das zentrale Thema der Schuldgefühle durch Freud aufgegriffen. Mahler verneint dies und versteht die Frage so, als ob Freud nach Almas Schuldgefühlen fragen würde. Eigene wehrt er zunächst ab, erwidert dann jedoch: »Meine Schuld besteht einzig und allein darin, dass ich zu alt bin für meine Frau, aber sonst biete ich ihr ein voll und ganz erfülltes Leben. Meine Frau hat den Ehebruch begangen und nicht ich.«

Sie sitzen immer noch im Restaurant und Freud gesteht Mahler, dass er nur seinetwegen die Uhrzeit seines Mittagsessens verschoben habe. Freud erzählt seinen Tagesablauf in Wien. Es folgt nicht die Antwort Mahlers, sondern es wird eine detaillierte Beschreibung von Mahlers Tagesablaufs durch seine Schwiegermutter eingeblendet, zu der er ein sehr enges Verhältnis hat. Es wird deutlich, wie zwanghaft Mahler mit seiner Zeit umgeht und dass Alma sich ganz nach ihm richten müsse.

Es folgt eine Szene, bei der Freud und Mahler nebeneinander auf dem Sofa sitzen (■ Abb. 22.3), rauchen und Kaffee trinken. Mahler teilt Freud mit, dass sein letzter Zug heute schon weggefahren sei. Er verabschiedet sich, geht die Stiegen hinauf, um zu arbeiten und wünscht Freud eine gute Nacht, worauf ihm Freud ebenfalls eine gute Nacht und gute Träume wünscht. Mahler sagt, er träume nie, worauf Freud antwortet: »Das sagen Alle zuerst«.

Freud sitzt an einem Text zur Psychologie des Liebeslebens und liest laut vor, dass die Leidenschaft erst dann ihren Höhepunkt erreiche, wenn Männer eifersüchtig sein können, erst dann gewinne das Weib seinen vollen Wert. In diesem Moment kommt Mahler wieder zurück, da er nicht schlafen konnte und bedrängt Freud, die Sitzung fortzusetzen, obwohl es schon spät sei. Mahler möchte sein Problem erklärt bekommen. Freud erklärt jedoch, dass man sehr weit zurückgehen und sehr tief eindringen müsse. Außerdem müsse man das wirklich wollen und vielleicht finde Mahler ja auch später selbst heraus, was heute noch im Unbewussten liege. Freud möchte Mahler wegschicken und weiterarbeiten.

Er bietet ihm einen Termin im August in Wien an, da befinde sich Mahler allerdings in New York. Auf das Angebot, dass Mahler ihm das Doppelte zahle, wenn er jetzt weitermache, reagiert Freud verärgert. Es gehe ihm nicht um Geld. Mahler lässt sich aber nicht abwimmeln und schließlich gibt Freud nach und fordert ihn auf, sich auf die Couch zu legen. Das lehnt Mahler ab und es folgt die bereits oben erwähnte Frage, ob denn Mahler ihm Klavierspielen im Stehen beibringen könne.

Freud erklärt Mahler nun, indem er ihm die Hand auf die Stirn legt, was eine Teilhypnose ist. Wieder reagiert Mahler aufmüpfig auf die Anweisungen Freuds, seinen Gedanken freien Lauf zu lassen.

Mahler erzählt von der Zeit, als er um Alma geworben hatte und berichtet, dass Alma ihm am Anfang ihrer Beziehung auf sein Verlangen hin immer wieder erzählt habe, wie sicher sie ihren Familienmitgliedern und andere Freunden und Bekannten entgegengetreten sei mit der Mitteilung, dass sie ihn heiraten werde.

Mahler kommt noch einmal auf die Schuldfrage zu sprechen. Nach den guten Jahren sei die Katastrophe gekommen. Freud fragt, ob er den Ehebruch meine, Mahler gesteht aber, es sei der Rauswurf als Hofoperndirektor in Wien gewesen. Freud fragt nach, ob ihn diese Schmutzkampagne, an die er sich noch gut erinnern könne, mehr getroffen habe als der Ehebruch.

Sie kommen auf den Tod der über alles geliebten Tochter zu sprechen (sie war im Alter von 5 Jahren plötzlich an Diphterie gestorben). Mahler gibt an, seiner Frau die Schuld an deren Tod zu geben und ihr seit damals nicht mehr in die Augen blicken zu können.

Freud möchte wissen, wie Alma auf den falsch adressierten Brief, die Enthüllung des Ehebruchs reagiert habe. Mahler erwidert, dass er das nicht mehr wisse, worauf Freud ihn auf den Bauch fasst und behauptet, dass er das wisse und es sich in seinem Bauch befände. Mahler fängt sogar an zu schreien und wiederholt die Worte Almas: »Ich werde Deinen Kerker verlassen!«.

Es folgt das berühmte Freud-Zitat »Sie sind nicht Herr im eigenen Haus. Das Verdrängte, das Unbewusste hat Herrschaft über Sie.«

Mahler ist wieder von der Couch aufgestanden und wird von Freud gefragt, woher er denn stamme. Sie stellen fest, dass sie beide aus nahe beieinander liegenden Orten in Böhmen stammen. Mahler möchte wissen, wie viele Geschwister Freud hatte und wie viele gestorben seien. Damals habe es mehr tote Kinder gegeben als lebende, so Freud. Freud konstatiert: »Ich habe meine Mutter nur schwanger gekannt.« Mahler berichtet, dass seine Mutter ein krankes Herz hatte und hinkte. Er habe ihr leidgeprüftes Gesicht sehr geliebt und sich manchmal Alma auch so gewünscht. Freud: »Die leidvollen Gesichter unserer Mütter«.

Schließlich sieht man die beiden Männer beide auf der Couch eingeschlafen. Sie werden von dem Zimmermädchen geweckt, um den Zug zu erreichen.

Sie fahren gemeinsam mit dem Zug nach Amsterdam. Freud meint abschließend: »Wissen Sie mein guter Freund, mir kommt es fast so vor, als hätte ihre Gattin den Ehebruch erfinden müssen, wenn er nicht tatsächlich stattgefunden hätte, um Ihnen die Augen zu öffnen.«

Mahler bietet Freud das »Du« an und Freud willigt ein. Soweit die Geschichte, was die Begegnung von Freud und Mahler angeht.

## Die Rahmenhandlung

Während des Gesprächs mit Freud werden teils sprunghaft immer wieder Szenen aus der Vergangenheit eingeblendet, so als ob Mahler sie in dem Gespräch mit Freud erzählen würde und dabei emotional wiedererlebt, aber auch Fantasien, die Mahler während des Gesprächs mit Freud gehabt haben mag. Nur wenige Erinnerungen werden von Mahler selbst auch tatsächlich in Worte gefasst. Zwischendurch treten Zeitgenossen in Erscheinung, die die jeweilige Situation kommentieren.

Wenngleich Mahler eigentlich zu Freud gekommen war, um über seine Beziehung zu seiner Frau zu sprechen, redet er nur über sich und seine Arbeit. Man erfährt, dass er seine Frau, die sich wegen

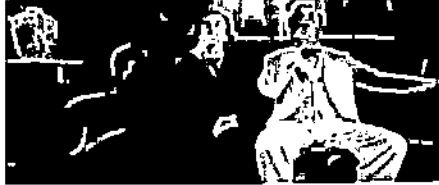

Erschöpfungszuständen zu einer Kur in Tobelbad (Südsteiermark) aufgehalten hatte, besucht hatte und dort dem jungen Architekten Walter Gropius vorgestellt worden war, der altersmäßig der um 19 Jahre jüngeren Alma näher stand. Mahler gesteht, dass er von Anfang an von Zweifeln geplagt gewesen sei, ob der Altersunterschied zwischen ihm und seiner Frau nicht zu groß sei. Er gehöre ja zur Generation ihrer Mutter, zu der er auch ein enges Verhältnis habe.

Es werden unmittelbar darauf leidenschaftliche Sexszenen zwischen Alma und Gropius gezeigt.

Es folgt eine Szene auf einer Almhütte, wo die Familie Mahler sich auf Sommerfrische befindet. Es kommt ein Brief von Gropius, den dieser versehentlich (?) an Mahler statt an seine Frau Alma gerichtet hatte. Aus diesem Brief erfährt Mahler von der Affäre seiner Frau mit Gropius. Nach einem Wutausbruch bricht Mahler zusammen und leidet unter Herzbeschwerden. Er ruft nach seiner Frau, die mit ihrer Tochter einen Spaziergang macht. Alma kommt gelaufen und schreit Mahler an, nachdem er ihr von dem Brief erzählt hat. Sie halte es nicht länger in dem Kerker mit ihm aus.

Man erfährt mehr über die zwanghaften Charakterzüge Mahlers, denen gegenüber Gropius viel entspannter und lebensfroher ist.

Mahler und Gropius treffen in der Almhütte aufeinander, da Alma Gropius gebeten hatte, zu kommen. Gropius fordert von Mahler, dass er seine Frau frei geben möge, da sie doch altersmäßig sehr viel besser zu ihm passe. Es werden Erinnerungen wach an die geliebte älteste Tochter des Ehepaares Mahler, die im Alter von 5 Jahren an Diphterie verstorben war. Diese Erfahrung, so argumentiert Mahler, habe das Ehepaar eng aneinander gebunden, vor allem aber die Musik und da dürfe Gropius nicht dazwischen kommen. Nun finden die Kindertotenlieder Erwähnung, die Mahler allerdings schon vor der Geburt der Tochter v.a. vor deren plötzlichem Tod geschrieben hatte, was Alma immer schon bedrückt hatte.

Dem Zuschauer wird gezeigt, wie leidenschaftlich die Sexualität zwischen seiner Frau und dem jungen Gropius sein kann.

Freud versucht immer wieder in dem Gespräch darauf zu sprechen zu kommen, dass Mahler doch seiner Frau gegenüber Schuldgefühle haben müsste, da er so viel älter ist.

Nun kommt Alexander von Zemlinsky ins Bild, bei dem Alma Mahler Kompositionsunterricht genommen hatte und mit dem sie ebenfalls eine Affäre hatte. Mahler erwähnt Freud gegenüber, dass er meint, dass vielleicht Zemlinsky der bessere Ehemann für Alma gewesen wäre.

Es folgen Szenen, die nicht unbedingt Gegenstand des Gesprächs gewesen sein dürften, aber weitere Informationen vermitteln sollen:

Man sieht Alma bei Zemlinsky, einem zu dieser Zeit sehr bekannten Komponisten und Kompositionslehrer, der aber sehr unattraktiv gewesen sein soll. Während des gemeinsamen Musizierens zieht Alma ihn unter das Klavier, um sexuelle Liebesbezeugungen auszutauschen – wieder eine ziemlich lächerliche Szene. Alma findet die Kompositionen Zemlinskys schöner als die von Mahler. Es kommt darüber zu einem Streit zwischen Mahler und seiner Frau.

Berta Zuckerkandl, die in Wien einen berühmt-berüchtigten Salon führt, in dem sich die Wiener Künstlerszene trifft und bei der sich auch Alma und Gustav kennengelernt hatten, wird eingeblendet und man sieht, wie sehr Mahler um die junge Alma wirbt, v.a. in der Hoffnung, von ihr bewundert zu werden. Sie sollte in seine Orchesterproben kommen und auf ihn in der Oper warten. So habe sie nach Angaben ihrer Mutter in den Jahren ihrer Ehe von vielen Opern nur den ersten Teil kennengelernt, aber nie das Ende, da Mahler verlangte, dass sie mit ihm das Opernhaus verlasse, sobald er mit seiner Arbeit fertig war. Es wird erwähnt, dass Alma Schindler durch das soziale Leben ihrer Mutter Anna Moll und ihres Stiefvaters viele wichtige Männer aus der Wiener Künstlerszene kennengelernt hatte. So wurde sie etwa von Klimt gemalt, der sie sehr verehrte. Sie wird als »Prominentenmuse« bezeichnet.

Als Alma Gustav Mahler erstmals begegnete, soll sie seine Gesellschaft gesucht haben und der Ehe mit dem prominenten viel älteren Mann zugestimmt haben. »Du bist mein Gott.«, so Alma.

Es wird die Schwester Mahlers eingeblendet, eine unattraktive prüde wirkende Frau (ganz das Gegenteil zu Alma), die für Mahler 9 Jahre lang den Haushalt geführt hatte und nach der Eheschließung

Mahlers erst einmal allein dasteht, bis auch sie einen Orchestermusiker heiratet. In der Realität soll sie jedoch schon lange eine Beziehung zu diesem Musiker gehabt haben, diese aber vor ihrem Bruder geheim gehalten haben, da dieser wegen seiner hohen moralischen Ansprüche dies nur geduldet hätte, wenn sie auch heiratete. In diesem Fall wäre Mahler aber sicherlich sehr eifersüchtig gewesen, da er seine Schwester ja brauchte, damit sie ihm den Haushalt führt. Sie bleibt aber eifersüchtig auf Alma und äußert sich ausgesprochen abschätzig über sie (Mahler-Werfel 2011, 2013).

Wieder zurück zur Behandlung bei Freud. Mahler versichert, wie wichtig ihm das Komponieren ist und dass er ohne Komponieren nicht leben könne.

An einer einzigen Stelle in dem Film wird nun erwähnt, dass auch Alma künstlerisch tätig war, bevor sie Mahler heiratete. Sie bittet Mahler darum, sich ihre Lieder anzuschauen. Das macht er jedoch erst nach dem Gespräch bei Freud, und Alma macht deutlich wie gekränkt sie darüber ist, dass er in den 10 Jahren ihrer Ehe ihre Kompositionen nicht zur Kenntnis nehmen wollte. (In einem Brief an sie soll er schon vor der Eheschließung geschrieben haben, dass ein Genie im Hause genüge und sie mit dem Komponieren aufhören müsse.). In einer weiteren Szene ist Alma schwanger und korrigiert seine Partituren. (In ihren Lebenserinnerungen führt sie aus, dass sie die einzelnen Stimmen für die unterschiedlichen Instrumente ausschreiben sollte im jeweiligen Schlüssel, die Mahler nur angedeutet hatte.).

Mahler muss als Direktor der Hofoper in Wien zurücktreten. Er verlässt mit seiner Frau die Oper, als empörte Wiener Bürger in den prunkvollen Aufgang der Oper stürmen, um ihn zu beschimpfen. Es wird ihm vorgeworfen, er habe Gelder veruntreut und die Hofoper in Schulden gestürzt. Es habe sich dann aber herausgestellt, dass es sich um einen Rechenfehler gehandelt habe.

Abschließend berichtet der Dirigent Bruno Walter über die Uraufführung von Mahlers 8. Sinfonie 1910 in München, ein Werk mit einer ungewöhnlich großen, nicht nur Orchester- sondern auch Gesangbesetzung mit Sopran-, Alt-, Tenor-, Bariton- und Basssolisten, zwei großen gemischten Chören und Knabenchor. Häufig wird sie daher auch als »Sinfonie der Tausend« bezeichnet.

Nach Beendigung seiner Tätigkeit an der Wiener Oper verreist Mahler mit seiner Frau nach Amerika, wo er große Erfolge erlebt. Er erkrankt dort jedoch und wird nach Wien zurückgebracht. Kurze Zeit danach stirbt er und Alma bleibt als junge Witwe zurück.

## Reaktionen auf den Film

*Mahler auf der Couch* wurde keineswegs nur positiv aufgenommen, obwohl es auch solche Stimmen gab. Den heftigen Ärger kann man mehreren Zitaten aus den im Internet abgegebenen Bewertungen entnehmen.

Und dennoch muss man sich fragen, warum so ein Film gedreht wurde. Will man eine Geschichte vermitteln, so kann man auch ein Buch schreiben, das aber sicherlich weniger Beachtung gefunden hätte. Es geht also hier auch um die szenische Vermittlung einer Geschichte, die nicht unbedingt einer Realität entsprechen muss, die durchaus Fantasien ausschmücken kann und die vor allem auch ein größeres Publikum ansprechen soll. Das ist den Autoren sicherlich gelungen. Menschen, die bisher vielleicht kaum etwas über das Leben von Mahler wussten, wurden für ihn interessiert. Und dennoch muss man sich fragen, warum die Personen in diesem Film so überzeichnet hysterisch, kindisch, ja teilweise lächerlich dargestellt werden mussten, wozu die Ausschmückung durch die nicht gerade erotischen Sexszenen, die mehr ablenken als zur Geschichte beitragen.

## Ödipale Übertragung oder musikalische Seelenverwandtschaft

Das zentrale Thema in dem Film ist natürlich ein Teil der Lebensgeschichte Mahlers, nicht allerdings seine Kindheit und bedrückende Familiengeschichte. Dahinter verbirgt sich die Frage nach der Persönlichkeit genialer Menschen, wie es Gustav Mahler und Freud zweifelsohne waren, aber eben auch Alma,

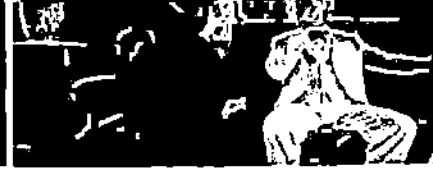

deren Hochbegabung durch die Darstellung als einer hysterisch exaltierte Persönlichkeit überdeckt wird. Das Ringen um Identität dieser ungemein beeindruckenden Frau (siehe auch Rohde Breymann 2014), die – wie so gerne gesagt wird – die 4 Musen angezogen habe (Musik: Mahler; Malerei: Klimt und Kokoschka; Architektur: Gropius, Literatur: Werfel), kommt in diesem Film zu kurz und wird wie so oft zu sehr in den Bereich der Sexualität und Leidenschaft projiziert.

Welche Rolle spielte denn der Altersunterschied zwischen Gustav und Alma? Gustav Mahler soll der Ruf vorausgeeilt sein, dass er mit allen möglichen Künstlerinnen ein Verhältnis gehabt haben soll. Glaubt man jedoch Alma in ihrer Beschreibung des Lebens Mahlers, spielte nur eine Frau über längere Zeit eine wichtige Rolle, die Mahler anhimmelte und ihn unbedingt an sich binden wollte, ihm aber intellektuell nicht gewachsen war (Mahler-Werfel 2011, 2013). Ansonsten soll er ein ziemlich »jungfräuliches« Leben geführt haben, das er v. a. der Musik widmete, bis er Alma kennenlernte. Eine besondere Belastung stellte allerdings seine Familiengeschichte dar. Er war keineswegs wie etwa Mendelssohn in ein jüdisch bürgerliches Milieu hineingeboren, in dem die Musik eine wichtige Rolle spielte. Es war seine eigene Initiative, die ihn zur Musik führte. Wenn man die Familiengeschichte näher studiert, kann man leicht verstehen, dass es nicht nur die enge Beziehung zu seiner Mutter war, wie es in dem Film glauben gemacht wird, sondern hauptsächlich auch der Verlust der vielen Geschwister und die tragische Entwicklung derjenigen, die überlebt hatten. Im frühen Erwachsenenalter, nachdem seine Eltern verstorben waren, musste er die noch lebenden Geschwister unterstützen – gemeinsam mit seiner Schwester Justine, die sich um die Erziehung der jüngeren Geschwister kümmerte. Diese Situation hat sicherlich dazu beigetragen, dass zwischen Gustav und seiner Schwester ein so enges eheähnliches Verhältnis bestand und sie für ihn über 9 Jahre den Haushalt führte, bevor er Alma kennenlernte. Somit kann man annehmen, dass eine ausgeprägte Verlustangst Mahlers Beziehung zu seinen Mitmenschen bereits in frühem Alter geprägt hatte.

Eine weitere Belastung war sicherlich seine schwache Gesundheit mit einem vererbten Herzfehler, sodass man annehmen kann, dass er auch schon früh unter Todesangst litt. All diese Erfahrungen mögen ihn u. a. zur Komposition der Kindertotenlieder motiviert haben, noch bevor er eigene Kinder hatte. Schließlich darf nicht übersehen werden, dass das Leben als Genie immer auch zu einer Vereinsamung führt und es nur wenige Menschen gibt, die dem Intellekt, der außerordentlichen Begabung auf Augenhöhe begegnen können. Die Bewunderung von Vielen geht meist mit Neid und Intrigen, nicht aber Verständnis einher.

In dieser Situation trifft der bereits 40-jährige, in der Zwischenzeit international berühmte Komponist und Dirigent Gustav Mahler, auf die knapp 20-jährige Alma Schindler. Sie hat früh ihren heißgeliebten Vater verloren, der sie sehr gefördert hatte, lebte dann mit der Mutter und dem Stiefvater Carl Moll (beide, Vater und Stiefvater waren Maler) in einem Künstlermilieu und hatte bereits früh Kontakt zu bedeutenden Persönlichkeiten der Wiener Kultur- und Künstlerszenen. Der Burgtheaterdirektor Burckhardt war von ihrem Intellekt angetan und regte sie bereits als Jugendliche an, Philosophen wie Nietzsche zu lesen. Sie hatte die Gelegenheit, diese Texte auch mit ihm zu diskutieren. Schon früh fiel sie durch ihre Begabung im Klavierspiel auf und konnte in den Jugendjahren bei Zemlinsky Kompositionsunterricht nehmen, was sie mit Begeisterung in Anspruch nahm. Auch Klimt konnte sie für sich interessieren, was dazu führte, dass ihre Mutter den Kontakt mit ihm verbot. Alle diese Erfahrungen hatte Alma bereits gemacht, als sie zum ersten Mal Mahler persönlich begegnete. Sie hatte Erfahrung, mit angesehenen Persönlichkeiten zu diskutieren und Gedanken auszutauschen.

Diese erste Begegnung zwischen Gustav und Alma ist also nicht die eines alternden Mannes mit dieser beeindruckenden Frau, für die er sich vorwiegend wegen ihres jungen Alters interessierte. Er war fasziniert von der Selbstsicherheit, mit der diese junge Frau Musikstücke beurteilte, in Diskussionen ihre Meinung vertreten konnte und v. a. ihm auch widersprach und nicht nach dem Mund redete. Alma soll zunächst die Musik von Zemlinsky derjenigen von Mahler vorgezogen haben und dies auch geäußert haben. Sicherlich spielte das Aussehen dieser besonders schönen jungen Frau sowie ihre unbefangene Art eine Rolle, dass er sich vom ersten Anblick an in sie verliebte. Er hatte somit in ihr nicht wiederentdeckt, was er als kleiner Junge bei seiner Mutter erlebt hatte, sondern vielmehr eine einzigartige Erfahrung einer Begegnung gemacht, die er in seinem Leben bisher nicht kannte. Und wenngleich Alma sicherlich die Erfahrung gemacht hatte, dass sie Männer für sich interessieren konnte, stellte die Begegnung mit Gustav eine Ausnahme dar. Auch wenn sie Mahler sicherlich als väterlichem Freund begegnete, wurde sie von ihm bald in die Rolle der verhärmten Mutter gedrängt, die ihn nach seinen Angaben so sehr an seine eigene Mutter erinnerte. Freud sagt daher:

»Es kommt mir fast so vor, als hätte ihre Gattin den Ehebruch erfinden müssen, wenn er nicht tatsächlich stattgefunden hätte, um Ihnen die Augen zu öffnen.«

## Literatur

**Adlon** P und Adlon F (2011) Mahler auf der Couch, Beiheft zum Film
**Floros** C (2010) Gustav Mahler. C.H. Beck
**Freud** S (1910/ 1972) Beiträge zur Psychologie des Liebeslebens, S. Fischer, Studienausgabe, S. 186–209
**Lechner**, I (2012) Alma Mahler Werfel. In: Wienerinnen die lesen sind gefährlich, S. 68–73
**Mahler-Werfel** A (2011) Gustav Mahler. 2. Auflage, Fischer
**Mahler-Werfel** A (2013) Mein Leben. 42. Auflage, Fischer
**Reik** Th (1976) Dreißig Jahre mit Sigmund Freud. Geist und Psyche, Kindler
**Rohde-Breymann** S (2014) Alma Mahler-Werfel: Muse, Gattin Witwe. C.H. Beck
**Wikipedia:** Gustav Mahler: Diese Seite wurde zuletzt am 17. April 2016 um 13:14 Uhr geändert. Zitiert vom 21.4.2016

| Originaltitel | Mahler auf der Couch |
| --- | --- |
| Musik | Schwedisches Radio- Sinfonieorchester unter Esa-Pekka Salomen |
| Erscheinungsjahr | 2011 |
| Länge (dt. Version) | 97 Minuten |
| Land | Deutschland/ Österreich |
| Genre | Spielfilm |
| Buch und Regie | Percy Adlon und Felix Adlon |
| Hauptdarsteller | Johannes Silberschneider (Gustav Mahler), Karl Markovics (Sigmund Freud), Barbara Romaner (Alma Mahler-Werfel), Friedrich Mücke (Walter Gropius) Lena Stolze (Justine Mahler-Rosé), Eva Mattes (Anna Sofie Schindler-Moll), Matthias Franz Stein (Alexander von Zemlinsky), Max Mayer (Max Burckhard), Michael Dangl (Bruno Walter), Johanna Orsini-Rosenberg (Berta Zuckerkandl-Szeps) |
| Verfügbarkeit | DVD in deutscher Sprache erhältlich |

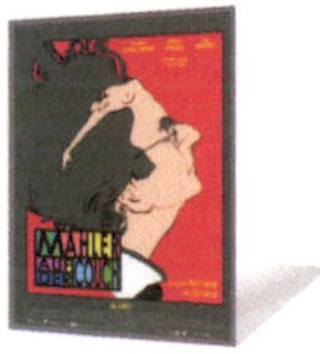

*Reinhard Eder*

# Tod in Raten



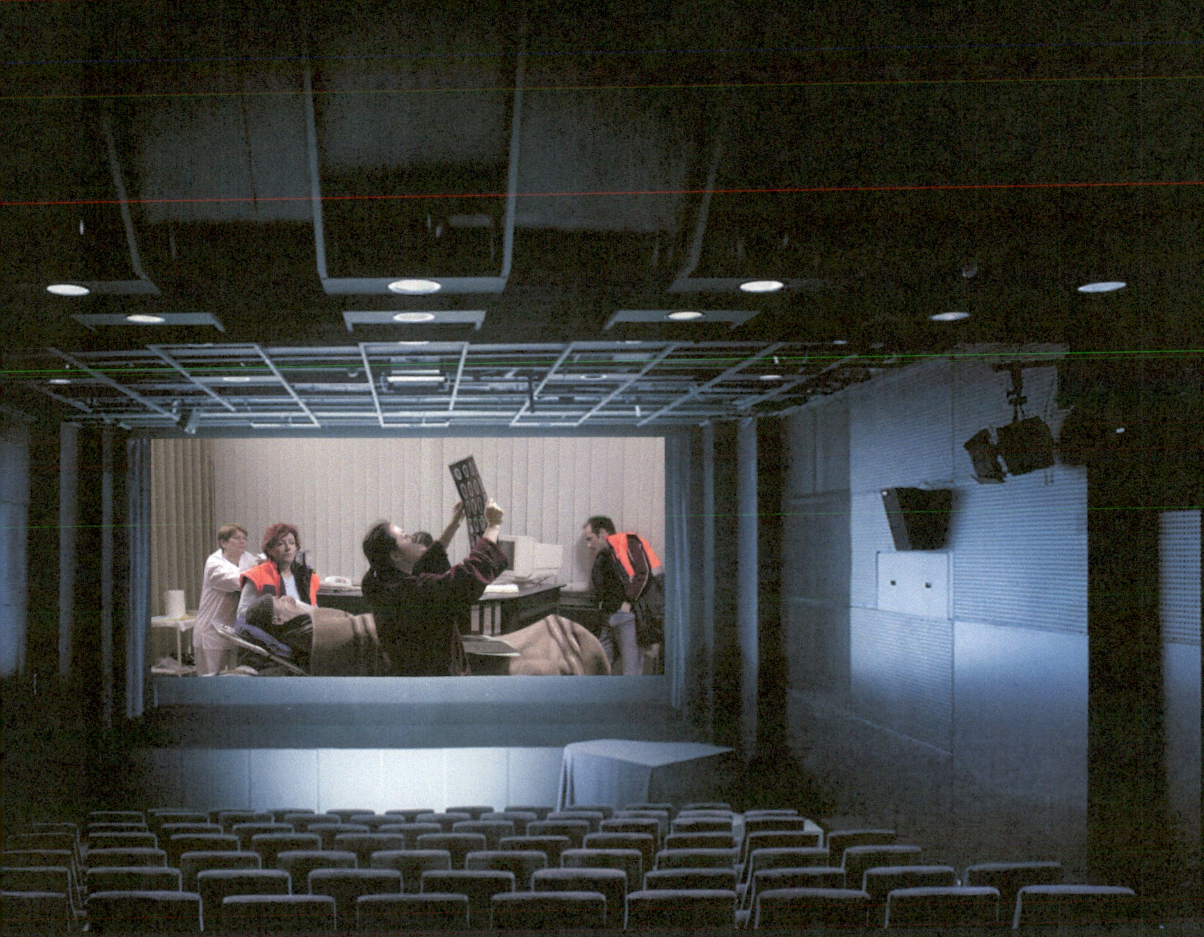


B. Strauß, S. Philipp (Hrsg.), *Wilde Erdbeeren auf Wolke Neun*,
DOI 10.1007/978-3-662-50488-8_23, © Springer-Verlag GmbH Deutschland 2017

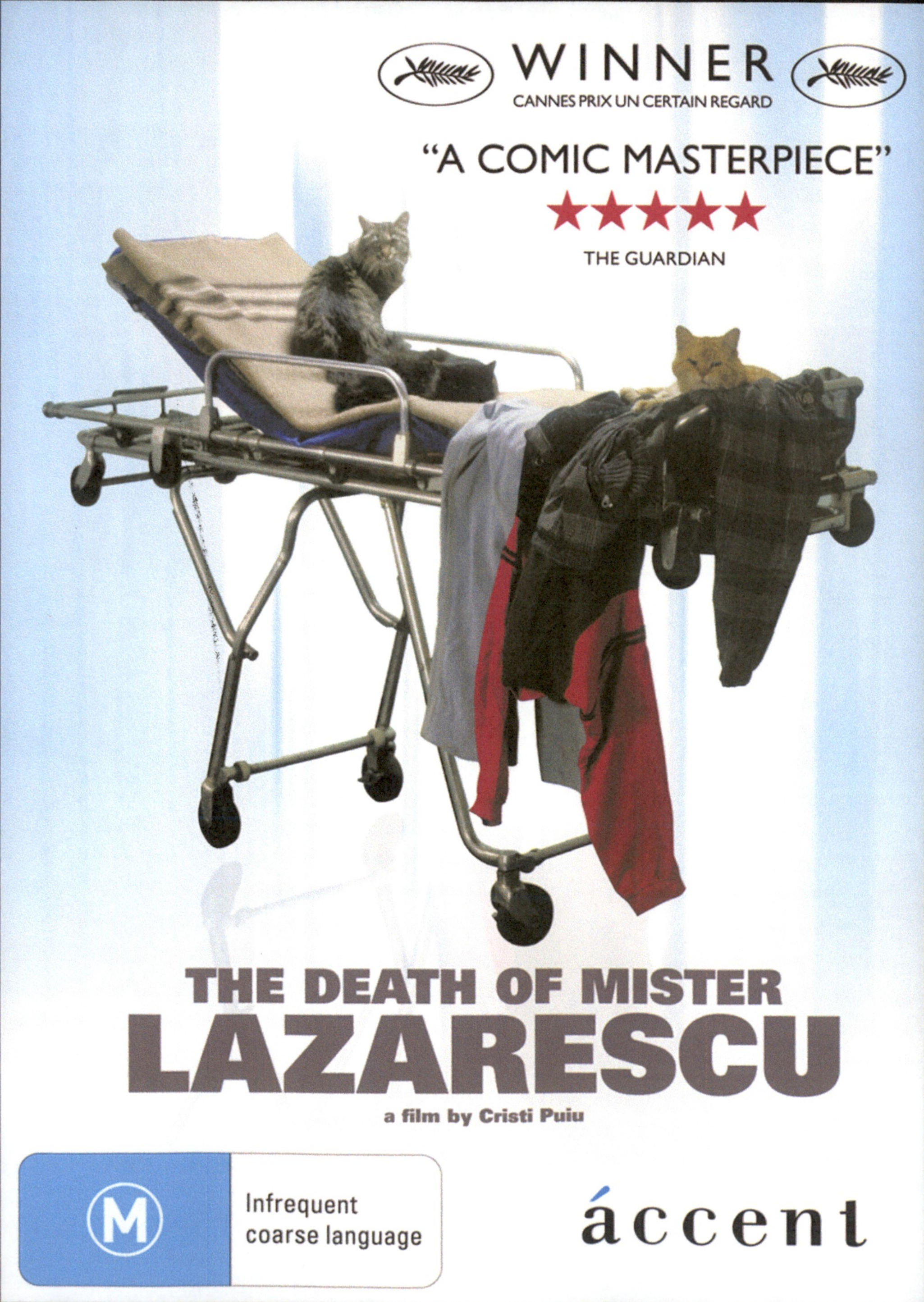

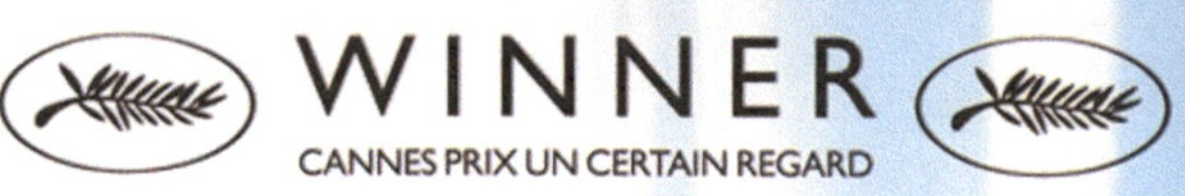

WINNER
CANNES PRIX UN CERTAIN REGARD
"A COMIC MASTERPIECE"
★★★★★
THE GUARDIAN
THE DEATH OF MISTER LAZARESCU
a film by Cristi Puiu
M
Infrequent coarse language
áccent


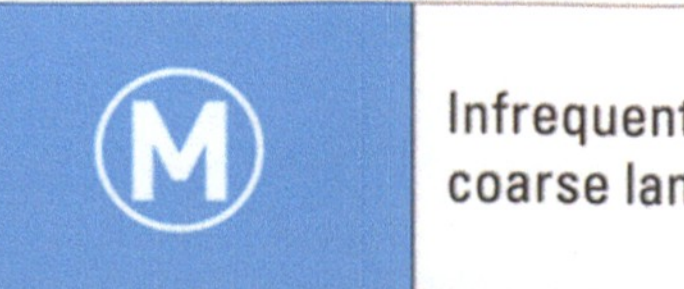

Filmplakat Der Tod des Herrn Lazarescu.
(Filmbild Fundus/© Mandragora)

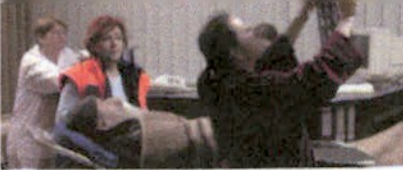

# Der Tod des Herrn Lazarescu

## Hintergrund – warum dieser Film?

Der Hinweis auf diesen mir bis dato völlig unbekannten Film und Regisseur Christi Puiu kam von einem Medizinstudierenden des 7. Semesters im WS 2013/14. Er war Teilnehmer im Blockseminar »Überbringen schwerwiegender Diagnosen und Umgang mit belastenden Situationen«, ein Teil des Blockpraktikums Innere Medizin. Im Rahmen unseres longitudinalen Curriculums über alle Semester zur Entwicklung einer gelungenen kommunikativen Arzt-Patient-Beziehung wurde mir dieser rumänische Film als besonderes Negativbeispiel empfohlen. Als dann fast zufällig zeitgleich die Ideen für ein neues Film-Buch vorgestellt wurden, erschien dieser Film zunächst für das Thema »Alter und Älterwerden« nicht ausgeprägt spezifisch zu sein. Nach Sichtung des zweieinhalbstündigen Films (■ Abb. 23.1) im Original mit englischen Untertiteln zusammen mit einer rumänischen Dolmetscherin und der leicht gekürzten deutschen Fassung zeigte sich die Altersthematik jedoch in schonungslos zunehmender Beklemmung und ironischer Bitterkeit. Hier in Bezug und aus der Sicht eines 63-jährigen unverstandenen Notfallpatienten, der in die Mühlen einer insuffizienten Patientenversorgung gerät. Es ist ein dokumentarisch aufgebauter Spielfilm aus Rumänien von 2005, der in Cannes großes Aufsehen erregte und besonders ausgezeichnet wurde. Oft wird dazu kommentiert, dass es eben landestypische Probleme wären, die in diesem Film dargestellt würden. Ich glaube wie auch andere das überhaupt nicht, deshalb gerade dieser Film!

## Die Handlung – Aufteilung und Zusammenfassung

Der Film aus dem Genre einer Black Comedy lässt sich zunächst in zwei große Abschnitte einteilen. Im ersten Drittel spielt sich noch alles in einem morbide wirkenden Bukarester Plattenbau ab, der restliche Film dann außerhalb im Rahmen einer Reise durch die Nacht von Klinik zu Klinik. Der erste Teil lässt sich wieder in drei Subeinheiten auftrennen (Patient allein in seiner Wohnung; hilfesuchende Kontaktaufnahme des Herrn Lazarescu beim Nachbarn; Ankunft und Erstversorgung durch die Sanitäterin). Der zweite große Teil beschreibt im wahrsten Sinne des Wortes etappenweise die Odyssee zu insgesamt vier verschiedenen Kliniken. Auf der Kauf-DVD (Tartan-Video) findet sich noch ein knapp einstündiges Interview mit dem Regisseur und Drehbuchmitautor Cristi Puiu; anschließend noch ein Kurzinterview mit dem Filmkritiker Fred Berlin. Die Auflistung und Einteilung der einzelnen insgesamt 16 Szenen (Scene Selection auf der DVD) ist zwar weitgehend chronologisch, jedoch für diese Filmanalyse weniger geeignet. Hier werden aus den o. g. einzelnen Teilen jeweils nur einer oder mehrere Aspekte der Filmhandlung schlaglichtartig herausgestellt, ohne die Etappen konkret zu beschreiben und zuzuordnen. Dadurch wird mehr zergliedert als gegliedert. Die originale Auflistung der 16 Szenen findet sich später bei der formalen Datenbeschreibung.

Herr L. als alleinstehender trinkfreudiger Rentner bekommt am Samstagabend in seiner Wohnung heftige Kopfschmerzen und ruft den ärztlichen Notdienst, der durch eine Sanitäterin vertreten wird und die mit deutlicher Verspätung eintrifft. Sie erkennt allmählich die medizinisch ernste Lage und will ihn ins Krankenhaus mitnehmen. Dort werden der Patient und die Sanitäterin abgewiesen. Es beginnt eine Fahrt durch die Bukarester Nacht von Klinik zu Klinik, da es immer wieder zu organisatorischen und administrativen Problemen kommt. Herrn L. geht es immer schlechter und kurz vor dem wirklich rettenden Eingriff der bereits erkannten Hirnblutung ist es vielleicht schon zu spät.

## Erster Teil – Zuhause

Der fast dreiminütige meist dunkle Vorspann wird musikalisch untermalt vom Gesang der in Rumänien und international bekannten Margareta Paslaru (»Wie soll das sein, so ist es eben«) im beschwingten Schlagerstil der 1950er-Jahre, in dem es allgemein um die Liebe geht.

Herr Lazarescu lebt als 63-jähriger Rentner in einem heruntergekommenen Bukarester Plattenbau zusammen mit drei Katzen in einer relativ unaufgeräumten und schmutzigen düsteren Wohnung. Es ist der Samstagabend, Herr L. sitzt unrasiert mit einer Wollmütze beim Essen und alkoholischem Getränk in seiner Küche. Er greift zum auf dem Küchentisch stehenden Telefon und ruft wegen heftiger Kopfschmerzen und Magenbeschwerden den ärztlichen Notdienst. Die Dame am anderen Ende wirkt etwas überfordert und stellt zunächst ein paar Fragen zur Befindlichkeit. Er wiederholt dreimal seinen Namen und sagt dann etwas gereizt ironisch: »Ja, ich trinke – wie alle Männer – verstanden !?«. Kurz darauf ruft er nochmal dort an und ergänzt seine Angaben mit einer Magenoperation vor 14 Jahren; er hält diese Information noch für besonders wichtig. Dann nimmt er wegen einsetzender Magenkrämpfe ein flüssiges Antiacidum zusammen mit einer Tablette. Dazwischen trinkt er erneut seinen selbstgemischten Likör-Schnaps aus Karamell, Vanillin und reinem Alkohol (dieses dort relativ bekannte Lokalgebräu wird »Mastropol« genannt). Danach grummelt er zu seinen schlafenden Katzen, da diese sich ja eigentlich um überhaupt nichts kümmern müssten. Erneut greift er zum Telefon und ruft jetzt seine Schwester an, die mit ihrem Mann ein paar Autostunden entfernt wohnt. Die Schwester interessiert sich weniger für die Akutprobleme ihres Bruders, sondern sorgt sich um dessen rechtzeitige Rückzahlung von geliehenem Geld. Es kommt zu einer aggressiven Diskussion um seinen Alkoholkonsum (»Alkohol macht keinen Ulkus, sondern Helicobakterien« raunzt er seine Schwester an). Die Tochter von Herrn L. lebt schon länger in Kanada und hat den Kontakt zu ihm fast gänzlich eingestellt, sie ruft aber hin und wieder bei seiner Schwester an, ein Umstand der Herrn L. doch irgendwie schmerzt und bedrückt. Auch darüber gibt es eine kurze telefonische Auseinandersetzung. Im Hintergrund hört man ständig TV-Kommentare u.a. wegen eines Massenunfalls und Geräusche aus dem Wohnhaus selbst. Dann erbricht er plötzlich etwas auf sein Hemd, nennt es trocken »Kompott«, wäscht die Flecken aus, geht aus seiner Wohnung und läutet beim Nachbarn. Junge Frauen gehen teilnahmslos an ihm vorbei die Treppe hinauf. Diese etwas langatmige, schleppende Szene eines isolierten, resignierten Rentners zeigt genau wie bei uns die menschliche Anonymität und Langeweile eines großen eher düsteren Plattenbaus. Man hat bestenfalls noch persönlichen Kontakt zu ggf. vorhandenen Haustieren und zum unmittelbaren Nachbarn. Die engsten Verwandten vor allem der nächsten Generation sind mangels Perspektive nicht mehr vor Ort oder gar nicht mehr im Lande. Nicht nur ein typisch südosteuropäisches Phänomen und Problem, aber dort besonders ausgeprägt.

## Zweiter Teil – Die Nachbarn

Herr L. steht im finsteren Treppenhaus, der Nachbar öffnet. L. fragt nach einer sedierenden Tablette gegen Magenschmerzen und Übelkeit (Distonocalm). Die Frau reagiert abwehrend und belehrend bezüglich seines Medikamentenwunsches und empfiehlt unsinnigerweise das magenaggressive Diclophenac. Danach geben sie ihm irgendeine Tablette für sofort und später. Der Nachbar versucht den auf der Treppe zusammengesackten L. aufzurichten und in ein pseudotherapeutisches Gespräch zu verwickeln: »Steh auf und bewege Dich, damit der Alkohol in Deinen Schweiß geht, hast Du Rattengift getrunken?«. Dann plötzlich große Aufregung in der Nachbarwohnung, weil dort das Moussaka im Backofen angebrannt ist. Ein Streit zwischen dem Nachbarn und seiner Frau wegen mangelnder Achtsamkeit entwickelt sich für einen Moment. Schließlich bringen die Nachbarn Herrn L. zurück in seine Wohnung. Im Fernseher läuft wieder ein Bericht über das große Busunglück. Der Nachbar schaltet den Apparat ungefragt aus. Ein weiterer Nachbar kommt hinzu und will eine Bohrmaschine zurückbringen, er fragt ob Herr L. ins Krankenhaus muss, dieser antwortet: »Nein, zum Maskenball« und ergänzt: »Wenn der Kopf größer geworden ist, dann werden die Füße kleiner«. Der andere erwidert nur lako-

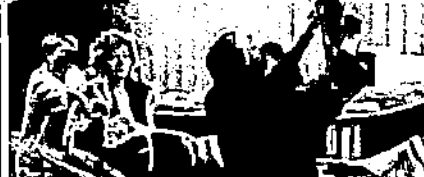

nisch: »In einem gesunden Körper wohnt ein heiliger Weingeist« und verlässt die Wohnung. Das Ehepaar legt Herrn L. auf sein Sofa und sie unterhalten sich verstohlen über den Katzengestank, den Wohnungsdreck und wie allein Herr L. doch lebt. Seine Frau ist vor zehn Jahren verstorben und die Tochter Bianca lebt im Ausland. Dennoch wirken die Nachbarn jetzt etwas humaner und besorgter um Lazarescu, die Nachbarin würde gerne etwas von ihrem Moussaka bringen und geht zurück in ihre Wohnung. Der Nachbar fragt L.: »Warum kannst Du Dich nicht von Deinen Katzen trennen?«, die Antwort kommt prompt: »und warum Du Dich nicht von Deiner Frau?!«. Kurz danach erbricht Herr L. erneut etwas blutigen Schleim auf seine Pantoffel und will dringend ins Bad. Endlich läutet es an seiner Wohnungstür und eine Sanitäterin (Medical Assistent) möchte eingelassen werden.

Anm.: Für die im Film eingesetzte paramedizinische Assistentin gibt es hierzulande keine passgenaue Entsprechung. Es ist eine Kombination von primär staatlicher Sanitäterin/Rettungsassistentin und ambulanter Krankenschwester. Diese verfügen über relativ weitreichende Kompetenzen und geraten wie in diesem Film häufig in Konflikt mit approbierten und promovierten regulären Ärzten, nicht zuletzt wegen ihrer oft langjährigen Berufserfahrung.

## Dritter Teil – Die »Notärztin«

Herr L. ist irgendwie in die Badewanne gerutscht und sitzt dort fest. Der Nachbar befreit ihn aus seiner misslichen Lage. Inzwischen sieht sich die Sanitäterin, die zunächst noch respektvoll mit Frau Doktor angesprochen wird, etwas skeptisch in der heruntergekommenen Wohnung um. Dann lässt sie sich das stark alkoholische (vorwiegend doppelt gebrannter Schnaps mit Wasser plus Aromastoffe) Getränk »Mastropol« erklären. »Alles reine Naturprodukte« versichern süffisant die Anwesenden, da die Sanitäterin sofort die Alkoholausdünstungen von L. registriert hatte. Die Sanitäterin untersucht nun eingehend prima vista den Patienten, tastet auf Druckempfindlichkeit im Bauch, inspiziert die alte Magenoperationsnarbe und spritzt danach noch Glukose. Dann empfiehlt sie ein Magenmittel und etwas gegen die Kopfschmerzen. Inzwischen bringt die Nachbarin (leider sehr unpassend) nochmal ihr Moussaka, ihr Mann schickt sie daher etwas unwirsch wieder weg. Es kommen weitere Fragen zur medizinischen Anamnese, speziell bzgl. der Verdauung etc.. »Ich lebe in einer Wohnung mit drei Katzen und habe Nachbarn, die keine Tiere mögen« stichelt L. zwischendurch. Auf die Frage ob er abgenommen habe, antwortet er nur »zwei Löcher im Gürtel«. L. macht einen Eignungstest mit der Sanitäterin, indem er die Brust besonders anspannt, wird aber sofort von ihr zurechtgewiesen und durchschaut. Wegen der besonderen Schmerzempfindlichkeit im Unterbauch entscheidet sie auf Patienten-Mitnahme in die Klinik, denn sie vermutet einen Dickdarmtumor. Vor der Abfahrt und Verlegung ins Krankenhaus will die Sanitäterin zusammen mit der Nachbarin in der Küche noch ungestört eine Zigarette rauchen. »Raucht und trinkt und macht was ihr wollt« willigt L. ein. In der Küche findet nun eine Art Minikonferenz unter Frauen statt. Sie sprechen über die sozialen Verhältnisse von Herrn L., seine vor zehn Jahren verstorbene Frau, die entfremdete Tochter in Kanada und die Schwester in einer drei Autostunden entfernten Stadt. Die Nachbarin beschwert sich über den Alkoholkonsum von L., der letztendlich ihren eigenen Gemahl auch noch damit angesteckt hätte. Die Frage der Sanitäterin, ob denn jemand von ihnen in die Klinik mitfahren könnte, wird von der Nachbarin verneint. Diese ist aber bereit die Schwester von L. anzurufen und es wird vereinbart, dass diese am nächsten Morgen mit der Bahn nach Bukarest direkt ins Krankenhaus St. Spiridon anreisen würde. Herr L. wird unter Mühen nach unten zum Krankenwagen gebracht und gibt dabei noch mehrere Weisungen an den Nachbarn zur Versorgung der Katzen. Vor dem Haus gibt es zunächst großes Gezeter von L., er will nicht in »diesen alten Kasten« einsteigen und erst recht nicht darin liegen müssen. Endlich willigt er ein und die Fahrt beginnt. Unterwegs möchte L. eine Zigarette, diese wird ihm aber verwehrt und L. diskutiert mit dem zunehmend genervten Fahrer u.a. über dessen Fahrstil und beide reden aneinander vorbei (Fahrer verwechselt z. B. Toronto mit Turin: »Das liegt doch in Italien«). Dann sind sie endlich am Krankenhaus angelangt.

## Vierter Teil – Notaufnahme St. Spiridon

Nach der Ankunft im Krankenhaus St. Spiridon organisiert der Fahrer des Sanitätsautos einen Rollstuhl und es geht zusammen mit Mioara (der Sanitäterin) in die Notaufnahme.

Ihnen begegnet der offensichtlich leitende Unfallarzt, der mit flottem Schritt und den ebenso flott-lasziven Worten »so mal die Dame, nun mal die Hosen runter« hinter einer Kabine verschwindet. Mioara wendet sich an den Aufnahmearzt und sagt zu ihm, sie habe den Patienten L. abgetastet und denke an einen Darmtumor. Dieser entgegnet ironisch: »Ach ja, tatsächlich – und wo soll ich mit dem jetzt hin, vielleicht auf den Schoß?«. L. wird inzwischen mit Hilfe von Mioara in eine nur durch Vorhänge getrennte Untersuchungskabine gelegt und freigemacht. Der leitende Unfallarzt kommt hinzu, bemerkt sofort die Alkoholfahne und beginnt in äußerst rüdem Ton den Patienten zu behandeln. So jemand wie L. sei für den Klinikbetrieb eine Zumutung und echte Notfälle (er nimmt Bezug auf den aktuellen Massenunfall mit einem Bus) würden dadurch behindert und vernachlässigt. L. protestiert gegen diese Art von Behandlung und verbittet sich die vorurteilbehaftete Unterstellung durch den Arzt, er als Alkoholiker hätte seine Kinder usw. eh misshandelt, schließlich würde er für seine ärztliche Tätigkeit gut bezahlt. Dies bringt den Arzt erst richtig in Rage, er attackiert nochmalig L. wegen seiner Trunksucht und fordert das Personal auf, diesen Patienten jetzt endlich zu entfernen, er wolle ihn nicht mehr sehen. Auf die erneute Klage von Herrn L. wegen seiner Kopfschmerzen antwortet ein danebenstehender Assistent nur: »Sei doch froh, dass Du überhaupt einen Kopf hast!«. Der leitende Unfallarzt stellt nach einigem Hin und Her mit der Sanitäterin und mit mürrischer Kommentierung (»seine Leber ist so groß wie das Haus des Volkes«) eine Überweisung zur radiologischen Kontrolle in der Uni-Klinik aus.

Während der Weiterfahrt in die Uni-Klinik muss sich L. erneut übergeben. Danach ergibt sich ein etwas persönlicheres Gespräch mit der zunehmend besorgten Sanitäterin über private Lebensumstände, wie z. B. die Frage nach Alter und Kindern.

## Fünfter Teil – In der Uni-Klinik

Noch vor dem Eingang zur Notaufnahme versucht ein Mitarbeiter der Uniklinik den Patienten L. als Neuzugang zurückzuweisen, denn ständig kommen neue Unfallpatienten vom großen Busunfall. Mioara überzeugt ihn jedoch und dieser organisiert daraufhin rasch eine Rolltrage und schleust L. ebenfalls als Notfall zusammen mit den anderen Unfallpatienten ein.

Eine junge selbstbewusst auftretende Ärztin tadelt Herrn L. nach einer kurzen Schnupperprobe wegen seines Alkoholkonsums mit den Worten: »Sowas haben wir ja gar nicht gerne«. Sie organisiert jedoch zielstrebig einen ihr intim bekannten Neurologen per Telefon zur Weiteruntersuchung. Bis dieser eintrifft, nimmt sie die ersten orientierenden Prüfungen vor. Der Neurologe bemerkt danach ebenso wie sie eine Dysarthrie und Halbseitenschwäche, die nicht durch den Alkohol allein erklärbar ist. Er führt einen Sprech- und Sprachtest durch (L. soll die Armbanduhr als solche benennen und dieser entgegnet dem Arzt, ob er es denn selbst nicht wüsste). Dazu kommen noch einige weitere neurologische Basisuntersuchungen wie bereits früher bei den Voruntersuchern. Dennoch ist er der erste Mediziner der bei L. ein subdurales Hämatom vermutet und fordert ein CT an. Dafür muss er einige Telefonate führen und Formalitäten erledigen, damit im Haus noch ein CT gefertigt werden kann. L. brabbelt auf seiner Liege zunehmend undeutlicher und inhaltlich verworrener, das wird aber nicht weiter beachtet. Inzwischen erbittet sich Mioara eine Tablette gegen ihre eigenen Gallenbeschwerden. L. wird in den vierten Stock der Klinik gefahren und als Notfall bereitwillig von den Wartenden vorgelassen. Die Sanitäterin trifft hier zufällig auf eine gute Bekannte, die dort als Röntgenassistentin arbeitet; dies hilft das Prozedere zu beschleunigen, da auch hier hektisches Treiben wegen des Massenunfalls herrscht. Ein noch sehr jung wirkender fortwährend kaugummikauender Radiologe mit flotten, distanzlosen Sprüchen (»Onkelchen, wir machen hier jetzt ein schönes Foto von Dir, freust Du Dich?«) wird aktiv und lässt L. auf den Gleitwagen des Tomographen legen. L. wird sehr unruhig und sagt, er

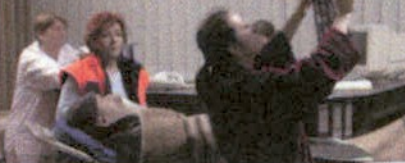

müsse sofort zur Toilette und nässt ein, was ihm sehr peinlich ist. Die Helfer ziehen L. die Hosen aus und entdecken erst jetzt die offenen Beine. Der Radiologe fragt ironisch: »Onkelchen, wolltest Du uns damit überraschen?« und ordert für sich, Mioara und seine aparte Assistentin Cappuccino. Nach dem Wäschewechsel bei L. kann die Untersuchung laufen. Der Radiologe sagt: »Wir fangen beim Kopf an und hören in Stalingrad auf«. Es wird eine subdurale zerebrale Einblutung erkennbar, eine rasche Schädeltrepanation ist indiziert. Der Radiologe kommentiert die Bilder mit den Worten: »Mit Blutgerinnsel im Kopf und offenen Füßen plus ein paar Antikoagulantien ist man eigentlich tot. So wie der aussieht, nützen Medikamente nichts mehr, da könnten wir auch gleich Kompott spritzen.« Danach wieder draußen auf dem Flur, wo bereits andere Schwerverletzte warten, schließt er mit den Worten: »Er muss wirklich sofort operiert werden, danach kann er ja zu Hause an Krebs sterben. Ich kann ihn auch gleich ins Krematorium einweisen, dort wird es ihm dann wenigstens nicht kalt«. Da in der Uniklinik gerade jetzt aber kurzfristig kein neurochirurgischer Eingriff ermöglicht werden kann, geht die Fahrt weiter in das nächste Krankenhaus mit dem Namen Filaret. Unterwegs nimmt Mioara wieder eine Tablette gegen ihre Gallenschmerzen und führt ein privateres Gespräch mit dem Fahrer. L. sagt nichts mehr.

## Sechster Teil – in der Klinik Filaret

Ankunft in der Klinik Filaret, die über Bildgebung und Neurochirurgie verfügt. L. wirkt apathisch und hat wieder eingenässt. Inzwischen ist es drei Uhr nachts. Die diensthabende Ärztin führt wieder eine neurologische Basisprüfung durch. L. wird gefragt, ob er Familie habe und er antwortet ironisch: »Nein, einen Ulkus«. Mioara und die Ärztin geraten heftig bzgl. ihrer Kompetenzen aneinander. Es geht primär darum, dass nur sie als promovierte Ärztin eine Diagnose zu stellen habe und verbittet sich jegliche weitere Kommentierung seitens der Sanitäterin. Diese versucht mit ihrer langen Berufserfahrung zu argumentieren, gerät aber schnell in die Defensive und wird von der Ärztin regelrecht niedergemacht. Alternativ solle Mioara sofort den Raum verlassen, fordert die Ärztin sie auf. Der diensthabende Neurochirurg erscheint auf der Bildfläche und zeigt sich zunächst sehr besorgt um eine Lademöglichkeit für sein Nokia-Handy, er habe noch wichtige (private) Telefonate zu tätigen. Dann wendet er sich L. zu und klärt ihn in hastigen fachterminologischen Ausführungen über den Eingriff und seine Risiken auf. L., der unter der repressiven Vorgehensweise des Arztes offensichtlich garnichts mehr adäquat realisiert, reagiert plötzlich mit Panik und verweigert die schriftliche Zustimmung zur Operation am Gehirn. Der Neurochirurg wirkt genervt und sagt nach einer erneuten überaus aggressiven Grundsatzdiskussion mit der Sanitäterin über akademische medizinische Qualifikationen zu Mioara: »Fahren Sie mit ihm eine Stunde herum, dann fällt er ins Koma und man kann dann ohne Einwilligung operieren«. Er hat offensichtlich keine Lust mehr sich mit L. zu beschäftigen und empfiehlt die Weiterfahrt ins Krankenhaus Bagdasar. Erneut setzt sich der Krankenwagen in Bewegung, L. zeigt kaum noch Beteiligung am Geschehen (◘ Abb. 23.2).

## Siebter Teil – Letzte Station Bagdasar

Ankunft vier Uhr morgens im Krankenhaus Bagdasar. Im Eingangsbereich der Patientenaufnahme arbeitet eine weibliche ältere Reinigungskraft hektisch mit ihrem großen Staubsauger und Mioara und ihr Fahrer müssen sie beiseite drängen. Alle noch anwesenden Mitarbeiter wirken nach etlichen Stunden mit der Versorgung der Patienten vom großen Busunfall völlig leer, teilnahmslos und sind offensichtlich wirklich erschöpft. Es ist relativ ruhig und man zeigt nur bedingt formales Interesse an dem frühmorgendlichen Neuzugang. Die diensthabende Ärztin sieht sich die CT-Aufnahmen an und findet den Leberschaden eigentlich bedeutsamer. Sie spricht L. an; dieser gibt nur schwache unverständliche Laute von sich. Die Ärztin äußert verärgert, dass die Filaret-Klinik auf jeden Fall hätte operieren können, denn der Patient dürfte schon viel länger derart desorientiert gewesen sein, und eine Einwilligung wäre sicher bereits dort nicht mehr nötig gewesen. Sie ordnet die sofortige OP-Vorbereitung an und

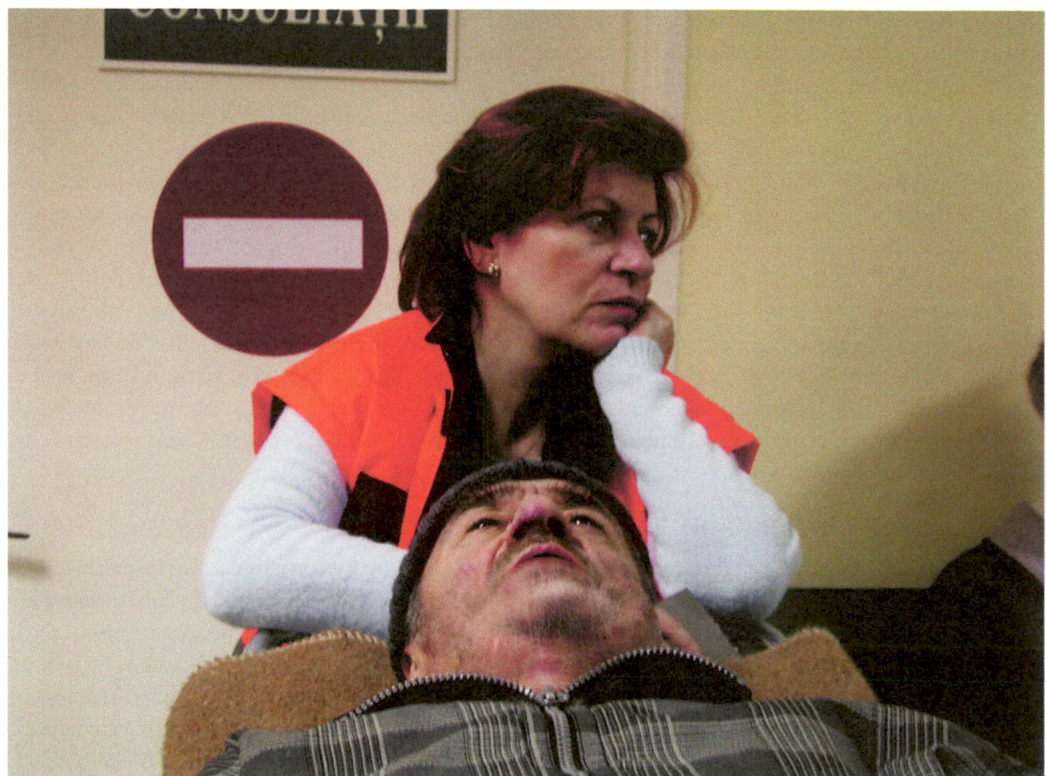



**Abb. 23.2** Filmszene 1 *Der Tod des Herrn Lazarescu*. (Filmbild Fundus/© Mandragora)

verständigt gleichzeitig die Neurochirurgie, da nach ihrer Ansicht ein hochakuter halbkomatöser kritischer Zustand bereits vorliegt. Das anwesende Personal beginnt wieder über den Massenunfall zu sprechen und Lazarescu wird auf einen OP-Vorbereitungstisch gelegt. »Meine Güte Opa, was hast Du mit deinen Beinen gemacht?« fragt eine OP-Schwester, während sie ihn völlig ausziehen. Sie drehen L. in die Seitenlage und beginnen den Körper mit einer Reinigungslösung abzureiben; darauf drehen sie ihn zurück in die Rückenlage und der Patient liegt so wie in der Pathologie zur Obduktion. Die OP-Vorbereitung geht weiter und der Kopf wird geräuschvoll mit einer Maschine rasiert und dann mit einer speziellen Desinfektionslösung behandelt. »Jetzt kann es losgehen, wir sind fertig« ruft eine Schwester und geht – nachdem sie L. bis zum Hals mit einem Laken bedeckt haben – aus dem Raum. L. wendet mit halb geöffneten Augen den Kopf ganz langsam auf die Seite und dann wieder etwas zurück. Unmittelbar danach ist der Bildschirm schwarz und nach einigen Sekunden setzt der melancholische Gesang der Sängerin Paslaru wie beim Filmbeginn ein mit dem Titel »Schwarzes Meer – Wellen des Ozeans«. Der Abspann mit allen gelisteten Darstellern etc. dauert drei Minuten (Abb. 23.3).

## Das Interview

Auf der kommerziell erhältlichen DVD ist noch ein ausführliches Interview von 55 Minuten Länge mit dem Regisseur Cristi Puiu enthalten. Darin beschreibt er seine filmische Arbeit mit minimalistischen Mitteln als Reaktion auf den Umstand, dass es in Rumänien keine reale Filmförderung gäbe. Er selbst

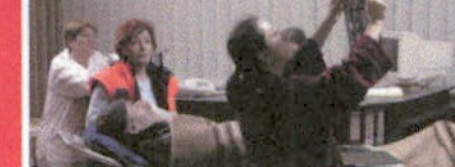

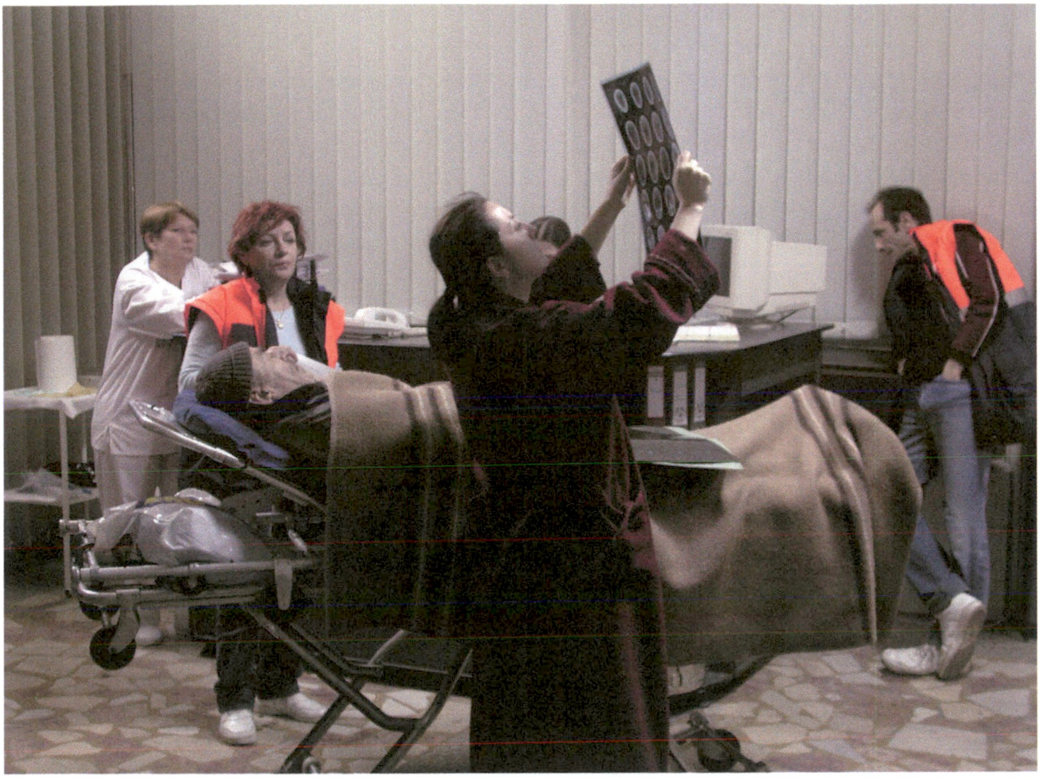

**Abb. 23.3** Filmszene 2 *Der Tod des Herrn Lazarescu*. (Filmbild Fundus/© Mandragora)

hätte durch seine früheren hypochondrischen Anwandlungen reichlich Krankenhauserfahrung sammeln können.

Seine Ängste bezogen sich auf mögliche Gefäßrupturen, Krebsängste und eingebildete ALS-Symptome (eine unheilbare neurodegenerative Erkrankung). Allein die ungewohnte Krankenhauskost hätte bei ihm Depressionen ausgelöst, er war de facto ein Fall für eine psychotherapeutische Intervention. In seinem Lazarescu-Film stirbt genaugenommen der Patient bereits in Etappen im Krankenwagen. In seinem Film sind durchaus Elemente einer Black Comedy integriert, die Zuschauer sollen auch lachen, aber eben anders als z. B. bei Monty Python (und letztlich ihnen im Halse steckenbleiben). Seine eingesetzten Schauspieler hätte er stets ermuntert ganz eigene kreative Vorschläge zu machen. Mit dieser damit gewonnenen Selbstauthentizität lassen sich viele Defizite in der Kommunikation und Missverständnisse von vornherein vermeiden. Die Filmproduktion habe unter schwierigen Bedingungen meist nur in der Nacht wegen dem Klinikbetrieb durchgeführt werden können und dauerte sechs Monate. *Der Tod des Herrn Lazarescu* ist nach seiner Meinung eben kein Krimi, sondern beschreibt den ständigen Wettkampf zwischen christlicher Nächstenliebe, hierarchischen Strukturen und menschlichem Rückzug bzw. Kälte. Dies ist ihm ein universelles Anliegen und nicht eine selektive Kritik am rumänischen Gesundheitssystem mit angeblich nur inhumanen Ärzten.

In einem 12-minütigen Zusatzinterview betont der Filmkritiker Fred Berliner die besondere Situation eines alten nichtprominenten Patienten und dessen systematischer Verunglimpfung durch das System. Diesen alten Menschen wird von vornherein kein angemessener Respekt gezollt, die Würde genommen und im konkreten Fall sogar eine lebenswichtige Behandlung verweigert.

## Wirkung und Anmutung

Bereits die Musik im Vorspann ist überraschend und eher in einem Heimatfilm mit heiler Welt zu erwarten (ein kontrastierendes Stilmittel, das z. B. R. W. Fassbinder in seinen teilweise sehr beklemmenden Werken eingesetzt hatte). Der ganze Film ist nur mit Handkamera gedreht und bekommt dadurch bildqualitative Einbußen. Andererseits wirkt er in Verbindung mit relativ schwacher Ausleuchtung in vielen Szenen geradezu dokumentarisch unruhig und somit echt. Man vergisst regelrecht nach einiger Zeit, dass es sich um keine Live-Doku, sondern um einen Spielfilm handelt. Die erste halbe Stunde wirkt noch etwas langatmig und ist nicht gerade von Szenenwechseln geprägt. Dies macht den Film am Anfang ermüdend und man ist fast enttäuscht und ungeduldig. Als dann die Nachbarn ins Spiel kommen, wird es bereits dramatischer und wenn dann die Odyssee durch die insgesamt vier Kliniken beginnt, wird der Film immer fesselnder, obwohl überhaupt keine typischen Elemente eines Thrillers vorhanden sind. Der Film läuft stringent chronologisch ab und benutzt keinerlei Parallelhandlungen (vgl. als Kontrast die Serie »Lindenstraße« mit immer drei bis vier simultanen Handlungssträngen). Dadurch ergibt sich das Gefühl live bei dieser Geschichte dabei zu sein, obwohl die 7 Stunden Echtzeit auf 2,5 Stunden Film reduziert werden müssen. Nach dem Film kann man sich psychisch und physisch so fühlen, als wäre man die ganze Nacht selbst von Klinik zu Klinik mitgefahren. Die melancholische Musik im Abspann wird durch die Erschöpfung aller Beteiligten inkl. Zuschauer jetzt ganz anders und viel stimmiger wahrgenommen.

## Kritikanalyse mit eigener Konnotation

Es gibt etliche Kritiken über diesen Film aufgrund seiner Auszeichnung in Cannes 2005 und weiterer Filmpreise. Fast alle heben den nüchternen radikalen Realismus hervor, der sich in seinem späteren Film *Aurora* von 2010 noch steigert (dokumentarischer Ablauf über einen emotionslosen Serienmörder). Dies wird erzielt und unterstützt durch die Art der Kameraführung, sehr authentisch wirkende Schauspieler und einen stringenten realen chronologischen Zeitablauf. Der Verzicht auf Parallelhandlungen, zeitliche Rückblenden und musikalische Untermalung, bis auf Vor- und Abspann, unterstützt das Gefühl, selbst in einer echten Dokumentation live bei dem tragikomischen, bedrückenden Geschehen – vor allem in der zweiten Filmhälfte – bis zum Schluss dabei zu sein. Der Film ist gewürzt mit einiger Ironie und Sarkasmus, frei von hollywoodartiger Verklärung und vermeidet jeglichen (hier wirklich überflüssigen) Klamauk. Der Regisseur sieht seinen Beitrag als rumänisches Gegenstück der mit für ihn unglaubwürdiger Emotionalität angereicherten Serie »Emergency Room«. Ein etwas vorgealtert wirkendender, alkoholabhängiger, alleinstehender Rentner mit knapper Wollmütze, der offensichtlich keinen Wert mehr auf eine gepflegte Erscheinung legt, wird zunächst nicht so vom medizinischen Dienst ernst genommen, wie es die Situation erfordern würde. Der schnoddrige bis grob beleidigende Umgangston tut sein Übriges. Man spricht ihn mit »Onkelchen«, später mit »Opa« in entsprechender Duz-Form an und tadelt ihn permanent wegen seiner Alkoholfahne, die wohl mehrere Stunden lang anhält. L. sei an seiner Lage schließlich selbst schuld. Man macht sich lustig über seinen berühmt klingenden Namen und lässt diesen vom Patienten mehrfach wiederholen, obwohl er längst verstanden wurde. Wie wäre wohl der Ablauf gewesen, wenn ein gutsituierter adäquat gestylter Herr nach Alkoholgenuss, z. B. im Rahmen einer vornehmen edlen Weinverkostung, mit genau den gleichen Symptomen und Beschwerden als Privatpatient die Ambulanz hätte rufen lassen?! Immer wieder entlockt der Film dem Zuschauer einen inneren Kommentar wie »genauso ist es und so läuft es, es ist doch immer wieder dasselbe, typisch, da weiß die eine Hand nicht was die andere tut«. Man wird an die vielfältigen eigenen Erfahrungen mit der medizinischen Versorgung erinnert, wie z. B. die Art und Weise einer Diagnoseübermittlung, Wartezeiten, unerklärte Behandlung usw.. Daher ist dieser Film keine spezifisch gerichtete Kritik an ausschließlich rumänischen Verhältnissen mit bösartigem medi-

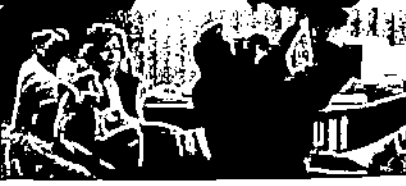

zinischem Personal, sondern ein reines Lehrstück ohne belehrenden Charakter für alle. Etwas überzeichnet – aber es gibt sie nun mal – werden mehrere gelangweilte medizinische Assistentinnen dargestellt, die sich mit ihrer Attraktivität eher auf einem Laufsteg zu bewegen scheinen, den leitenden Ärzten dienstlich bis privat besonders zugewandt sind und manchmal eher um die Pflege ihrer Fingernägel besorgt zu sein scheinen, als sich für Neuzugänge zu interessieren. In der letzten Station der nächtlichen Reise ist dagegen echte Erschöpfung des Personals spürbar. Eine herausragende und gänzlich andere Rolle nimmt die Herrn Lazarescu die ganze Nacht begleitende Notfallsanitäterin Mioara ein (diese Rolle ist neben Lazarescu mit einer wirklich herausragenden Schauspielerin besetzt). Ihre anfänglich etwas spröde und zunächst skeptisch vorurteilsbehaftete Vorgehensweise weicht bald einer echten Besorgnis. Sie wird zur Anwältin des Patienten und steht ihm bis kurz vor seinem Ende bei. Dafür muss sie etliche zunehmend böse Hiebe gegen ihre Person und damit verbundene fachliche Kompetenz einstecken, da sie wegen der alten schmerzenden Magenoperationsnarbe und Druckempfindlichkeit erst auf einen Darmulkus beim Patienten tippt. Als der Patient sich einmal die rüde ärztliche Ansprache verbittet, federt sie die Eskalation diplomatisch unauffällig ab. Als sich Herr L. während einer weiteren Transportfahrt bei Mioara für sein Benehmen und die dadurch entstandenen Unannehmlichkeiten in der Klinik entschuldigt, winkt sie nur ab und sagt, sie kenne das schon. Sie meint damit die ärztlichen Attacken auf ihren nichtpromovierten paramedizinischen Status. Mioara setzt sich stets funktionierend und frei von eigenen Narzissmen für diesen Patienten ein und hatte von Anfang an alles wichtige zielstrebig unauffällig organisiert, von Telefonaten mit der Schwester des Patienten bis zum Zusammenstellen und der Weitergabe der wichtigsten Utensilien für einen Krankenhausaufenthalt. Sie war eine besorgte, umsichtige und aktive Begleiterin. Sie hatte den Mut, die Ärzte auf deren unnötige diagnostische Wiederholungsuntersuchungen hinzuweisen und bekam dafür umgehend grobe Schelte. Sie wirkt echt und menschlich durch ihre eigenen Probleme wie Nikotinabhängigkeit und ständige Gallenbeschwerden. Es dankt ihr für den geleisteten persönlichen Einsatz niemand, ganz im Gegenteil. Nicht einmal der Patient findet durch seine zunehmende Verwirrtheit gegen Ende mehr Gelegenheit dazu. Die Nachbarn im ersten Filmdrittel zeigen nur bedingt Anteilnahme und Hilfsbereitschaft, denn im entscheidenden Moment, als Mioara sie bittet, dass einer von ihnen doch zur Klinik mitkommen möge, weichen sie aus und ziehen sich zurück. Cristi Puiu betont im seinem Interview nicht mit der rumänischen Situation und deren vermeintlich inhumanen Ärzten abrechnen zu wollen; es sind die mangelhaften arbeitsmäßig zunehmend profitorientierten Rahmenbedingungen – und dies gilt für andere Länder auch –, in denen es zu inhumanen Verhaltensweisen durch das chronisch überforderte oder kaum wertgeschätzte medizinische Personal kommt. Ignoranz und bis zum Zynismus reichende Arroganz sind keine mitgebrachten Persönlichkeitsstörungen des medizinischen Personals. Man denke nur an die immer wieder beobachtbare Wesensveränderung des Pflegepersonals nach vielen Berufsjahren, die genaugenommen nur ein Schutzschild gegen weitere emotionale Auszehrung darstellt. Die dafür Verantwortlichen werden selbst niemals in solch eine herabwürdigende Situation kommen wie Herr L., dem einfach nicht mehr zugehört wird, wenn er wegen der Anreise seiner Schwester versucht nachzufragen. In einer Szene im Krankenhaus St. Spiridon versucht eine Patientenangehörige, dem sich eher grobschlächtig verhaltenden leitenden Unfallaufnahmearzt Geld zuzustecken. Er jedoch lehnt das klar ab. In einer späteren Szene weist der Radiologe trotz seiner unangenehmen überheblich jugendlichen Verhaltensweise auf die Dringlichkeit einer sofortigen neurochirurgischen Intervention unmissverständlich hin. Ob der Patient nun tatsächlich kurz vor oder während des letzten Eingriffs verstirbt, bleibt offen, denn der Film bricht abrupt ab. Auf jeden Fall ist der Patient umständehalber schon vorweg in Etappen verstorben, eigentlich bereits viel früher, da sich offensichtlich niemand mehr um seine Probleme gekümmert hatte. Dieser kontroverse Film könnte für den medizinpsychologischen Unterricht eine Bereicherung sein.

# Quellennachweis

**Arte** Programmschwerpunkt: Das neue rumänische Kino (26.05.2010) Der Tod des Herrn Lazarescu. Autor ungenannt ARTE Mittelung G.E.I.E. 2015 KEHL
**Huber** C (21.12.2005) »Denn der Patient wird sterben« Meisterwerk eines Hypochonders: Cristi Puius »Der Tod des Herrn Lazarescu«. In: Die Presse.The Coproduction Office/Press Review
**Omasta** M (2005) Herr Lazarus stirbt. Falter 50/05 Mitteilung Stadtkino Wien
**Reicher** I (19.12.2005) Auf Herbergssuche in der Notaufnahme. In: Der Standard. The Coproduction Office/Press Review
**Riding** A (02.05.2006) A Romanian director's bout of success. In: International Herald Tribune. The Coproduction Office/Press Review
**Sechs** Kommentare zu der Tod des Herrn Lazarescu (abgerufen 09.07.2015) www.moviepilot.de
**Wikipedia** (abgerufen 09.07.2015) Der Tod des Herrn Lazarescu

| Originaltitel | Moartea domnului Lazarescu |
|---|---|
| Premiere | Filmfestspiele Cannes 2005 |
| Deutscher Start | Mai/Juni 2010 ARTE/ZDF |
| Erscheinungsjahr | 2005 |
| Land | Rumänien |
| Genre | Tragikomödie |
| Drehbuch | Cristi Puiu, Radvan Radulescu |
| Regie | Cristi Puiu |
| Hauptdarsteller | Ion Fiscuteanus, Luminita Gheorghiu |
| Verfügbarkeit | DVD in rumänischer Sprache mit englischem Untertitel |

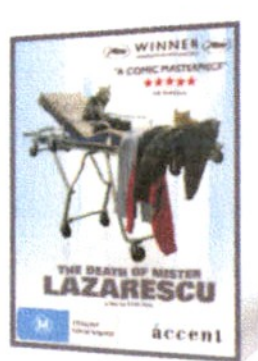

*Udo Rauchfleisch*

# Selbstbestimmung im Alter bis in den Tod



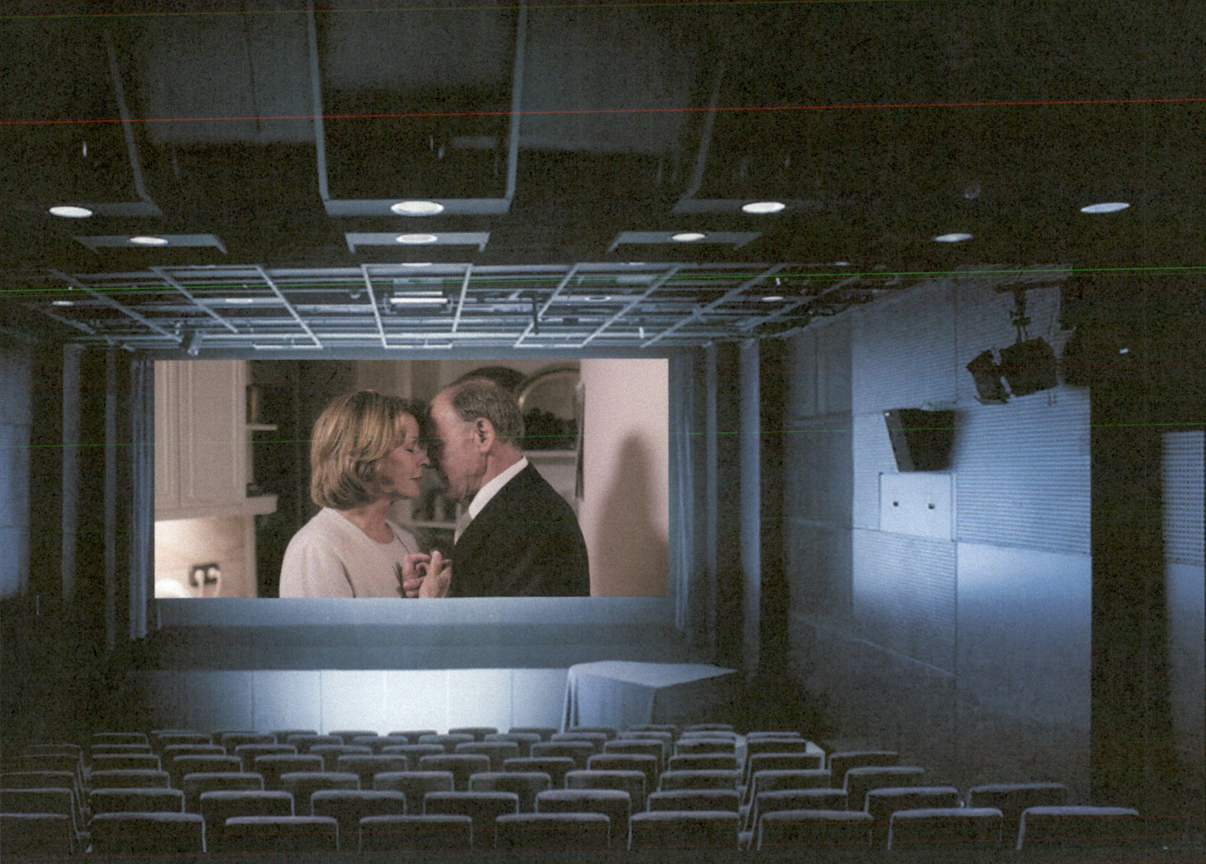


B. Strauß, S. Philipp (Hrsg.), *Wilde Erdbeeren auf Wolke Neun*,
DOI 10.1007/978-3-662-50488-8_24, © Springer-Verlag GmbH Deutschland 2017

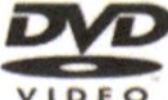


Filmplakat *Satte Farben vor Schwarz.*
(Filmbild Fundus/© Farbfilm-Verleih)

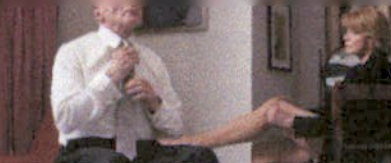

# Satte Farben vor Schwarz

## Über den Film, Hintergrund

Die in Zug/Schweiz geborene, zur Zeit der Entstehung des Films 37-jährige Regisseurin Sophie Heldmann studierte an der Deutschen Film- und Fernsehakademie Berlin und schloss ihre Ausbildung 2010 mit dem Spielfilm *Satte Farben vor Schwarz* ab. Es ist eine deutsch-schweizerische Koproduktion mit Senta Berger und Bruno Ganz in den Hauptrollen. Der Film wurde erstmals im September 2010 beim Festival Internacional de Cine de Donostia-San Sebastian aufgeführt und kam am 13. Januar 2011 in Deutschland in die Kinos. Der Drehort war Düsseldorf, wobei das im Film verwendete Autokennzeichen GX für die fiktive Stadt »Gleixen« steht.

Der Film erhielt mehrere Auszeichnungen: so wurde er 2010 für den First Step Award nominiert, nahm 2010 am Wettbewerb beim Filmfestival San Sebastian teil und erhielt 2011 den Preis der russischen Filmkritik beim 9. Internationalen Filmfestival »Spirit of Fire« in Sibirien sowie ebenfalls im Jahr 2011 den Studio Hamburg-Nachwuchspreis in der Kategorie »Bestes Drehbuch«.

Das von Sophie Heldmann und Felix zu Knyphausen verfasste Drehbuch basiert auf dem realen Doppelfreitod eines mit den Eltern der Regisseurin befreundeten Ehepaars. In einem vom TV-Sender Arte (arte-tv.ch/Satte Farben vor Schwarz) gesendeten Interview mit Sophie Heldmann berichtet sie davon, dass sie mit diesen Freunden und damaligen Nachbarn ihrer Eltern als Kind und Jugendliche enge Kontakte unterhalten und dieses Ehepaar als sehr offen erlebt habe. Vor 10 Jahren habe sie vom Freitod dieses Paares erfahren und habe viel darüber mit ihren Kollegen gesprochen. Seither habe sie dieses Thema nicht mehr losgelassen.

Die Regisseurin führt im Interview aus: »Das Ende, das ich nie gewagt hätte, so zu erfinden, … hat etwas sehr Modernes, Aktuelles – ich habe es bewusst in der Radikalität, wie es sich im Leben zugetragen hat, stehen lassen – wollte es nicht verweichlichen und schon gar nicht erklären«. Die Radikalität des Films habe das Ziel, die Rezipienten eine eigene Position zum Thema des Freitods finden zu lassen. Es sei ihr darauf angekommen, »dass man seinen eigenen Zugang zur Geschichte findet«.

Der Film ist stark auf die beiden Hauptpersonen Senta Berger und Bruno Ganz konzentriert und zeichnet sich durch intensive Dialoge aus. Er bekommt dadurch weithin den Charakter eines Kammerspiels. Die Kamera bleibt eng bei den beiden Protagonisten, die sich intensiv mit ihrer Ehe, ihrer Liebe und ihrem Leben auseinandersetzen.

*Satte Farben vor Schwarz* ( Abb. 24.1) zeichnet ein ausgesprochen ruhiges Tempo, lange Einstellungen und eine ruhige Kameraführung aus. Die einzelnen Szenen sind häufig durch Abblenden ins Schwarzbild voneinander getrennt und verleihen dem Film dadurch etwas Kaleidoskopartiges. Die Regisseurin lässt den Zuschauern dadurch bewusst Reflexionsräume offen, wie sie dies im Arte-Interview beschreibt: »Ich habe versucht, jedes Detail im Film so anzulegen, dass es den Zuschauer auffordert, eine persönliche Haltung gegenüber dem Ende zu beziehen«.

Die Wahl der beiden Hauptdarsteller Senta Berger und Bruno Ganz trägt entscheidend zu der starken Wirkung dieses Films bei. Diesen beiden während vieler Jahrzehnte (Senta Berger seit 1955, Bruno Ganz seit 1960) höchst erfolgreichen Schauspielern (die übrigens in *Satte Farben vor Schwarz* zum ersten Mal gemeinsam vor der Kamera standen!) gelingt es, mit sparsamen Gesten, ihrer ausdrucksstarken Mimik und vielfach durch ihre bloße Präsenz glaubhaft und in emotional berührender Weise die Thematik der Liebe, der Freiräume in einer engen Beziehung und des gemeinsamen Abschieds vom Leben zu gestalten.

Dies ist das erklärte Ziel von Sophie Heldmann: »Anita und Fred handeln im Film wie die realen Personen im Leben: Sie wählen den Freitod nicht weil sie müssen, sondern weil sie wollen. Der Freitod ist für sie ein Mittel, um das Leben selbstbestimmt und ohne Leid zu beschließen. … Zu einem glücklichen Leben gehört meiner Meinung nach der Wunsch nach einem würdevollen Ende. Die Freiheit, über den Tod selbst zu entscheiden und die Unendlichkeit einer gelebten Liebe sind die Themen des Films«.

## Handlung

Anita (Senta Berger) und Fred (Bruno Ganz), Ende 60, haben zwei erwachsene Kinder, Patrick (Barnaby Metschurat) und Karoline (Carina Wiese), und eine Enkelin Yvonne (Leonie Benesch), die vor dem Abitur steht. Die Protagonisten sind seit einem halben Jahrhundert verheiratet. Sie bewohnen eine Villa mit Pool und einem großen, von Anita gepflegten Garten. Fred hat es als Kaufmann zu Wohlstand gebracht, und Anita hat bisher ein sorgloses Leben geführt (☐ Abb. 24.2).

Doch nun ist bei Fred die Diagnose »Prostatakrebs« gestellt worden. Er verweigert indes jegliche Behandlung mit dem Argument, er wolle den Rest seines Lebens nicht als Patient verbringen.

Fred verabschiedet sich am Morgen von Anita mit dem Hinweis, er wolle ins Büro gehen. Beim Einkaufen sieht Anita ihren Mann auf der Straße. Sie ruft seinen Namen, aber er hört sie nicht. Sie folgt ihm neugierig und findet ihn in einem leeren Appartement. Fred ist überrascht und peinlich berührt, als Anita unverhofft in der offenen Tür steht. Er versucht ihr zu erklären, dass er das Appartement als Investition gekauft habe. Schockiert verlässt Anita die Wohnung.

Später, zu Hause, stellt Anita ihren Mann zur Rede: ob er eine Geliebte habe. Fred verneint dies und führt als Grund für den Kauf des Appartements nun an: »Ich brauche einen Ort, wo ich nachdenken kann«. Anita ist tief verletzt und fühlt sich aus Freds Leben ausgeschlossen, indem er nun plötzlich einen Raum für sich allein beansprucht.

Ihr Sohn Patrick kommt zur Hochzeit seiner Schwester Karoline angereist. Er bemerkt nach kurzer Zeit die zwischen seinen Eltern herrschende Spannung. In ihrer Wut über Fred offenbart Anita dem Sohn Freds bisher geheim gehaltene Diagnose Prostatakrebs und beschwört ihn, der Schwester und deren langjährigem Partner Mathis (Thomas Limpinsel) sowie deren Tochter Yvonne nichts von der Erkrankung des Vaters zu sagen. Ihnen solle das bevorstehende Hochzeitsfest nicht verdorben werden.

Bei der Hochzeit hält anstelle des Brautvaters Yvonne eine Rede und zitiert darin das Gedicht von Else Lasker-Schüler »An den Gralprinzen« (1917):

»Wenn wir uns ansehn,
blühn unsere Augen.
Und wie wir staunen
vor unseren Wundern – nicht?
Und alles wird so süss.
Von Sternen sind wir eingerahmt
und flüchten aus der Welt.
Ich glaube, wir sind Engel«.

Dieses an das Brautpaar gerichtete Gedicht berührt Anita und Fred offensichtlich tief.

Nach der Feier bricht der Konflikt zu Hause wieder aus. Alle Familienmitglieder sind nun über Freds Erkrankung informiert. Fred lehnt jedoch jegliches Gespräch darüber ab.

Anita stellt Fred vor die Wahl: entweder die Wohnung oder sie. In der Nacht verwüstet ein Unwetter Anitas geliebten Garten, ein Abbild der inneren Zerstörung, die Fred in ihr dadurch herbeigeführt hat, dass er sie aus seinem Leben ausschließt. Weil er die Wohnung nicht aufgeben will, meldet sich

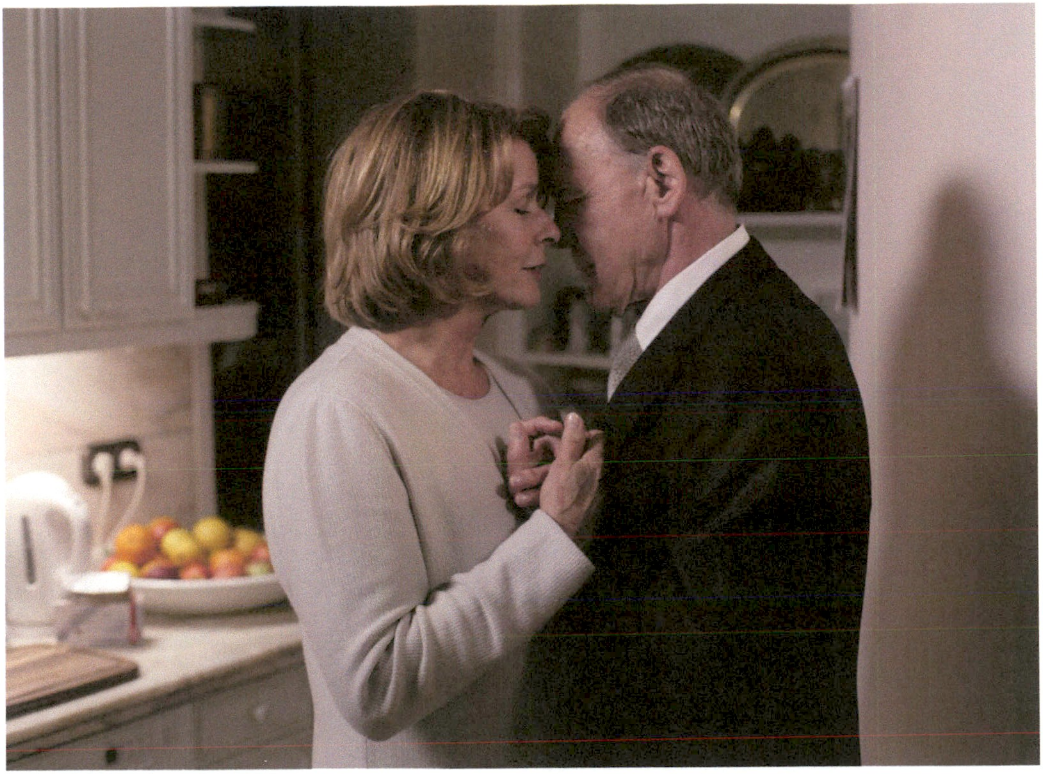

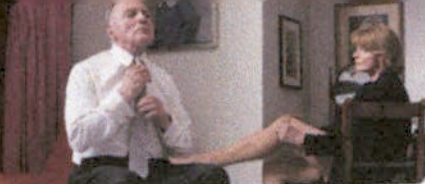

**Abb. 24.2** Filmszene 1 *Satte Farben vor Schwarz*. (Filmbild Fundus/© Farbfilm-Verleih)

Anita in einer Seniorenresidenz an. Als Fred vom Büro nach Hause zurückkehrt, findet er einen Zettel vor mit den Worten: »Meine neue Adresse. A.«, Er versucht Anita zur Rückkehr zu bewegen. Sie reagiert aber kühl und abweisend. Doch als er sie bei einem zweiten Besuch daran erinnert, dass sie der Enkelin doch versprochen hätten, zu ihrer Abiturfeier zu kommen, kehrt Anita nach Hause zurück.

Fred geht noch einmal ins Büro, räumt dort auf und teilt seiner Sekretärin mit, dass er nicht mehr dorthin kommen werde.

Nach Yvonnes offizieller Abiturfeier findet eine Tanzveranstaltung statt. Yvonne zerrt die Großeltern auf die Tanzfläche, und nach anfänglichem Zögern tanzen die beiden zur Musik »I'm so excited« in der Coverversion von Le Tigre ausgelassen mit der Enkelin und deren Mitschülerinnen mit. Diskret verabschieden Anita und Fred sich. Anita bitte ihren Mann, nicht nach Hause zu fahren, sondern mit ihr in einem Hotel zu übernachten.

Die beiden lieben sich und tauschen Erinnerungen über ihr Leben und ihre Liebe aus ( Abb. 24.3). Am Morgen geht Anita zu einem Juwelier, lässt sich ihren Ehering vom Finger schneiden und nimmt ihn mit. Wie das Ende des Films zeigt, steht ihr Entschluss nun fest: Die Ehegatten wollen auf immer zusammen bleiben. Zu Hause ziehen Fred und Anita sich sorgfältig an: Anita ganz in Schwarz, Fred im dunklen Anzug. Mit dem Taxi fahren sie in Freds Appartement.

Dort streift auch Fred seinen Ehering ab. Anita verhakt ihn mit ihrem und legt die beiden Ringe zusammen mit den Reisepässen in einen Briefumschlag. Nebeneinander auf dem Sofa, dem einzigen Möbelstück in dem sonst leeren Appartement, sitzend, injizieren sie sich Gift. Der Film endet mit einem Bild der Silhouetten der beiden einander zugeneigten, das Bewusstsein verlierenden Protagonisten vor dem hellen Fenster.

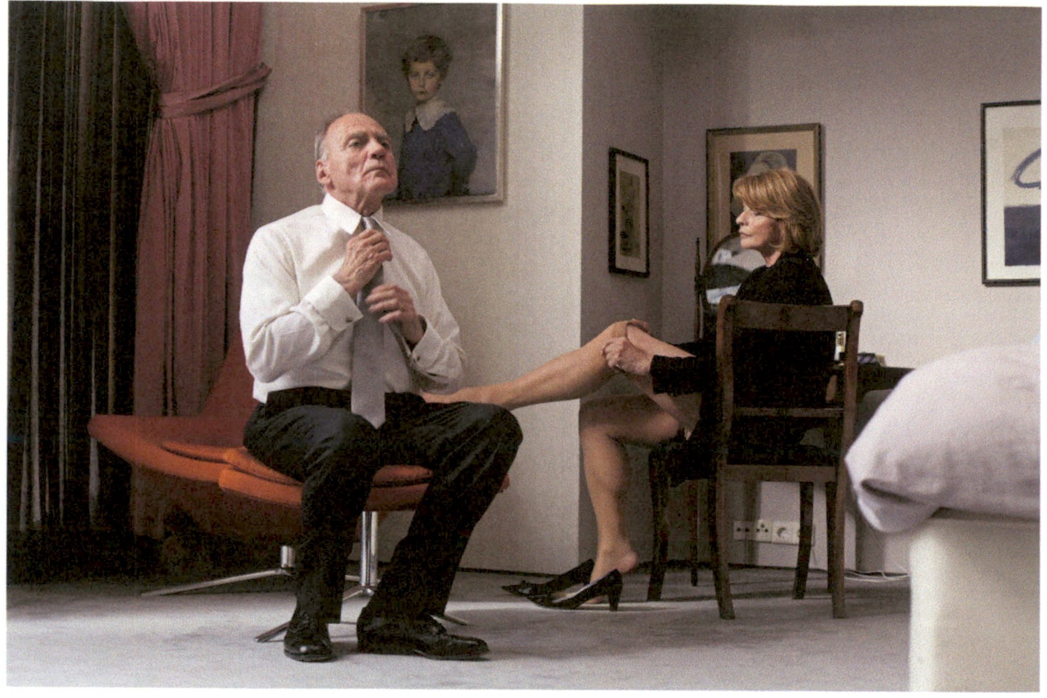

**Abb. 24.3** Filmszene 2 *Satte Farben vor Schwarz*. (Filmbild Fundus/© Farbfilm-Verleih)

# Hauptpersonen

Der Film ist beherrscht vom Konflikt der beiden Protagonisten Anita und Fred, hervorragend und überzeugend dargestellt durch Senta Berger und Bruno Ganz. Freds Weigerung, irgendeine Art von Behandlung auf sich zu nehmen, wird von Anita als Ausdruck von Egoismus interpretiert. Sie verweist darauf, dass sie, wenn er sich behandeln ließe, noch Jahre miteinander verbringen könnten. Er aber beharrt darauf, sein Leben nicht als Patient beenden zu wollen. Dabei spielen die u. U. zu erwartenden Folgen einer Operation (Beeinträchtigung seines Sexuallebens) offenbar eine zentrale Rolle. Daneben scheint für Fred auch ein Leben in einer gewissen Abhängigkeit (als »Patient«) unvorstellbar und inakzeptabel zu sein.

Wie vieles in diesem Film wird dies aber nicht expressis verbis ausgedrückt, sondern lässt sich nur indirekt aus dem Dialog zwischen den Ehegatten erschließen. Es ist die bereits dargestellte Art der Regisseurin, vieles unausgesprochen zu lassen und den Rezipienten damit Raum für eigene Stellungnahmen zu geben.

Letztlich setzt Fred sich gegenüber seiner Frau mit seiner Auffassung durch. Sie versucht zwar durch den Auszug aus dem gemeinsamen Haus ihre Autonomie zu retten; das Leben allein in einer Altersresidenz ist für sie aber trotz aller äußerlichen Annehmlichkeiten leer und deprimierend. Deshalb wirkt Anitas Rückkehr zu Fred wegen der Abiturfeier der Enkelin, der sie versprochen haben, daran teilzunehmen, mehr wie ein Vorwand, um nicht ganz das Gesicht zu verlieren. Anita merkt, dass sie nicht allein leben kann – oder will? Auch die Antwort auf diese Frage lässt der Film offen.

Ist es die tiefe Liebe, die Anita und Fred offensichtlich verbindet, die ihnen spätestens in der gemeinsamen Nacht, die sie nach dem ausgelassenen Tanzen bei der Abiturfeier der Enkelin im Hotel verbringen, klar werden lässt, dass es eine unauflösliche Beziehung im Leben wie im Tod ist? Ist es eine

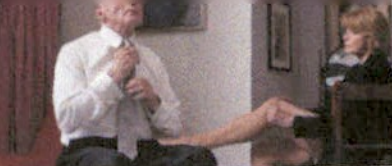

symbiotische Beziehung, die den beiden Ehegatten keine Freiheit lässt, individuelle Entscheidungen zu treffen? Oder ist der gemeinsame Freitod das Resultat eines individuellen Entscheids zweier Menschen, die selbstverantwortlich und autonom beschließen, miteinander auch im Tod verbunden zu bleiben? Oder ist der gemeinsame Freitod Ausdruck eines unerbittlichen Festhaltens der Protagonisten am romantischen Bild einer Liebesbeziehung, die von ihnen als unauflösbar empfunden wird? Gar eine Flucht aus der Welt, im Glauben »Engel« zu sein, wie es in dem von der Enkelin vorgetragenen Gedicht von Else Lasker-Schüler heißt? Auch in dieser Hinsicht verweigert der Film eine Antwort und wirft die Zuschauer auf sich selbst zurück.

## Interpretation und altersbezogene Thematik

Die Regisseurin Sophie Heldmann hat sich mit dem Film *Satte Farben vor Schwarz* an ein heikles Thema herangewagt: den Freitod im Alter, in diesem Fall sogar den gemeinsamen Freitod eines Ehepaars.

Die Frage nach dem Ende des Lebens ist natürlich nicht nur ein Thema des höheren Lebensalters. Aber sie gewinnt mit dem Alter zunehmend an Brisanz. Bei der heutigen hohen Lebenserwartung spielt für viele ältere Menschen die Frage nach der körperlichen und geistigen Gesundheit und nach dem allfällig zu erduldenden Leiden in den letzten Lebensjahren eine zentrale Rolle. Nicht selten hören Angehörige und in der Behandlung älterer Menschen tätige Professionelle in diesen Jahren die Äußerungen: »Es ist eigentlich genug«, »Ich wäre froh, ich könnte gehen« oder »Ich mag nicht mehr«.

Tatsächlich ist die Suizidrate bei den über 65-Jährigen sehr hoch: 35 % aller Suizide entfallen auf die Altersgruppe der über 65-Jährigen, obwohl ihr Anteil an der Gesamtbevölkerung nur 21 % beträgt (Bundesamt für Statistik 2012). Sie liegt in Deutschland (pro 100.000) bei den über 65-Jährigen bei 37.7 % und ist damit fast doppelt so hoch wie bei den unter 65-Jährigen, steigt bei den 75- bis 80-Jährigen auf eine Rate von 68 % an und erreicht schließlich bei den 80- bis 90-Jährigen ein Maximum von 82.5 % (Erlemeier 1988). Die Brisanz dieser Statistik zeigt auch das Verhältnis der vollzogenen Suizide zu den Suizidversuchen: Es beträgt bei den Jüngeren 1 : 10, bei den über 60-Jährigen jedoch 1 : 2 (Demling und Lungershausen 1989; Schmitz-Scherzer und Friedrich 2013).

In der öffentlichen Diskussion ist der Altersfreitod jedoch mehr oder weniger ein Tabuthema und wird im Allgemeinen dadurch »entschärft«, dass er als Handlung aufgrund eines pathologischen Zustands (Demenz, Depression etc.) interpretiert wird. Die Brisanz wird besonders dann sichtbar, wenn es um das hochemotionale, kontrovers diskutierte Thema des begleiteten Freitods geht. In diesem Fall richten sich die Bedenken vor allem darauf, dass ältere Menschen von ihrer Umgebung zum Suizid gedrängt werden könnten oder sich aus dem u. U. induzierten Schuldgefühl, ihren Angehörigen oder der Öffentlichkeit zur Last zu fallen, das Leben nehmen würden, obwohl sie selbst eigentlich keinen Wunsch hätten, aus dem Leben zu scheiden.

Der Film *Satte Farben vor Schwarz* zeigt demgegenüber ein Ehepaar, das in einer finanziell gesicherten Position lebt und durch die Diagnose »Prostatakrebs« zwar mit einer lebensbedrohlichen Krankheit konfrontiert ist, ohne dass derzeit aber schon irgendwelche körperlichen Beeinträchtigungen aufgetreten sind. Anita und Fred sind weder depressiv noch dement und entscheiden sich für den gemeinsamen Freitod. Dies macht den Film nochmals bedrängender, denn es gelingt den Rezipienten nicht mehr, sich mit Hilfe der Diagnose »dement« oder »depressiv« emotional zu distanzieren.

Der Theologe Hans Küng hat sich seit vielen Jahren und noch einmal ausdrücklich in seinem 2014 erschienenen Buch »Glücklich sterben?« mit der Thematik des Freitods beschäftigt und setzt sich für den begleiteten Freitod, wie er in der Schweiz beispielsweise durch die Organisation *Exit* möglich ist, ein. Für ihn ist ein selbstbestimmtes Sterben keineswegs unchristlich. Ein legitimer Grund für Sterbewünsche sind für Hans Küng nicht nur physische Schmerzen, »sondern auch der andauernde schmerzhafte Verlust der individuellen persönlich empfundenen Würde und des Lebenssinns oder die fehlende Aussicht auf eine Verbesserung der gesundheitlichen Situation« (S. 77/78). Dezidiert betont er in diesem Buch die Selbstverantwortung im Sterben und äußert im Gespräch mit Anne Will: »Gerade weil ich an ein ewiges Leben glaube, darf ich, wenn es an der Zeit ist, in eigener Verantwortung über Zeitpunkt und Art meines Sterbens entscheiden«.

Die Auseinandersetzung mit diesem brisanten Thema in einem Spielfilm ist ein gewagtes Unternehmen. Die Hauptgefahr wäre wohl die gewesen, daraus eine rührselige oder hochdramatische Geschichte zu machen, die entweder ein leidenschaftliches Plädoyer für den Freitod oder dessen vehemente Ablehnung dargestellt hätte. Sophie Heldmann ist keiner dieser Gefahren erlegen. Durch die ruhige Kameraführung, die langen Einstellungen und das subtile Spiel von Senta Berger und Bruno Ganz gelingt es der Regisseurin, die Rezipienten zwar emotional anzusprechen, ohne ihnen aber eine bestimmte Stellungnahme aufzudrängen. Sie liefert den Zuschauern nur die Fakten, anhand derer sie selbst entscheiden müssen, welche Haltung sie dem Freitod von Anita und Fred gegenüber einnehmen wollen. Dies ist denn auch das erklärte Ziel von Sophie Heldmann, auf das sie im Arte-Interview hingewiesen hat: es gehe ihr darum, dass »man seinen eigenen Zugang zur Geschichte findet«.

Die zentrale Frage, die der Film aufwirft, ist – abgesehen von der prinzipiellen Einstellung zum Freitod – die Frage, bis zu welchem Grad des Leidens einem älteren Menschen das Leben noch lebenswert erscheint. Diesbezüglich bestehen gravierende Unterschiede in den Ansichten der beiden Protagonisten: Fred lehnt jegliche medizinische Behandlung ab und sieht für sich den Moment des Ausscheidens aus dem Leben gekommen. Anita hingegen wirft ihm vor, dies sei ein egoistischer Entscheid, zumal sie vermutlich noch etliche Jahre eines gemeinsamen Lebens vor sich hätten. Dadurch, dass der Film keine weiteren Informationen über den Prozess der Entscheidungsfindung der Protagonisten liefert, wirft er die Zuschauer nochmals stärker auf sich selbst zurück.

Es sind diverse, beunruhigende Fragen, die beim Anschauen dieses Films und bei der späteren Reflexion in uns auftauchen: Wie würden wir selbst uns in einer solchen Situation verhalten? Ist der Freitod, selbst herbeigeführt oder begleitet – soweit das überhaupt nach der Gesetzgebung in den verschiedenen Ländern möglich ist – , eine Option für uns? Wenn ja: Wann würden wir uns zu einem solchen Schritt entscheiden? Solange es uns noch gut geht (Fred hat offensichtlich keine Schmerzen oder sonstigen Beschwerden, sondern nur die Diagnose »Prostatakrebs« und befürchtet als Folge einer Operation eine Beeinträchtigung seines Sexuallebens)? Oder würden wir einen Freitod erst in Erwägung ziehen, wenn wir massive körperliche und/oder geistige Einschränkungen erleben? Wäre ein solcher Schritt unsere ganz persönliche Sache, wie es Fred seiner Familie gegenüber signalisiert, wenn er ein Gespräch mit ihnen über seine Erkrankung zurückweist? Oder wäre es ein egoistischer Entscheid, wie Anita es ihm vorwirft?

Neben dem Thema des Freitods setzt sich *Satte Farben vor Schwarz* auch mit dem Thema der Liebe in der Grenzsituation einer lebensbedrohlichen Erkrankung im Alter auseinander. Der Film selbst gibt uns keine Hinweise darauf, warum Anita sich entscheidet, mit Fred zusammen den Freitod zu wählen. Auch in dieser Hinsicht werden wir als Zuschauer auf uns selbst zurückgeworfen, wenn wir uns fragen, ob uns angesichts des Todes eines geliebten Menschen ein Weiterleben unvorstellbar erscheinen würde und ob wir gemeinsam mit ihm aus dem Leben scheiden wollten. Läge einem solchen Entscheid eine symbiotische Beziehungsstruktur zugrunde, die den Partnern keine Wahlmöglichkeit ließe? Oder wäre ein gemeinsamer Freitod Ausdruck einer tiefen Liebe, einer unauflöslichen Verbundenheit im Leben wie im Tod? Die Antwort auf diese Fragen müssen wir, angeregt durch diesen Film, selbst finden.

Die Reaktionen auf den Film sind sehr unterschiedlich. Sie reichen von begeisterten Kritiken, so die von Christian Horn, der die Inszenierung als »ungeheuer sensibel, treffsicher und angenehm sparsam« preist und vom Drehbuch meint, es »überzeuge auf der ganzen Linie«, bis zu negativen Kritiken wie die im Newsletter von »der-andere-film« publizierte, in der die Rede davon ist, dass der Schluss des Films »einfach angehängt, forciert und künstlich provokativ« sei und er letztlich »einen faden Nachgeschmack« habe.

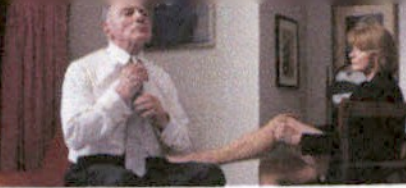

Irritierend hat sich auf etliche Rezipienten vor allem die Tatsache ausgewirkt, dass der Film keine Antworten liefert und sie sich immer wieder auf sich selbst zurückgeworfen sehen. In diesem Sinne merkt Dimitrios Athanassiou kritisch an: »Man muss sich wohl oder übel in dem Nichtgezeigten und in den Auslassungen die notwendigen Antworten holen, um die Story komplett und sinnig zu finden«. Manuel Meyer betrachtet den Film hingegen als eine »Metapher für Leben und Tod, die zum Nachdenken über wichtige Aspekte unseres Lebens anregt: Wer sind wir? Was wollen wir vom Leben? Gerade die Ambivalenz der Filmcharaktere reizt dabei zum Hinterfragen«.

## Abschließende Bemerkungen

*Satte Farben vor Schwarz* ist ein aufrüttelnder Film, der zentrale Fragen des selbstbestimmten Lebensendes im Alter thematisiert. Gerade weil es die Regisseurin vermeidet, Antworten zu geben und damit den Zuschauern eine bestimmte Stellungnahme aufzudrängen, fordert er in besonderer Weise dazu heraus, dass wir uns diesen existenziellen, vielfach in unserer Gesellschaft tabuierten Themen stellen und nach unseren individuellen Antworten suchen.

Einen wichtigen gesellschaftlichen Beitrag kann dieser Film dadurch leisten, dass er durch seine unvoreingenommene, nicht-wertende Haltung das auf dem Freitod im Alter lastende Tabu abbaut. Bewusst habe ich in meinem Beitrag deshalb vom »Freitod« gesprochen. Einzig beim Zitieren der wissenschaftlichen Literatur habe ich den in diesem Kontext gebräuchlichen Terminus »Suizid« verwendet, der das selbstbestimmte Lebensende durch den Begriff »Suizid« versachlicht und vielfach (als Ausdruck von Depression und Demenz) pathologisiert. Pathologisierungen bringen uns in der Auseinandersetzung mit dem Freitod indes nicht weiter. Sie verengen unseren Blick und werden vor allem auch den Menschen, die diesen Weg wählen, nicht gerecht.

*Satte Farben vor Schwarz* könnte die öffentliche Diskussion um den Freitod im Alter anregen und damit einen konstruktiven Beitrag leisten. Nicht zuletzt könnte in diesem Zusammenhang auch die kontrovers diskutierte Frage eines begleiteten Freitods diskutiert und nach rechtlichen Lösungen gesucht werden, wie sie beispielsweise in Deutschland, im Gegensatz zur Schweiz, bisher nicht bestehen.

## Literatur

**Athanassiou,** D (o. J.): Satte Farben vor Schwarz. http://www.moviemaze.de/filme/3775/satte-farben-vor-schwarz.html
**Bundesamt** für Statistik/Gesundheitsberichterstattung des Bundes (2012): Alter im Wandel
**Demling,** J, Lungershausen, E (1989): Suizidalität. In: Platt, D. (Hg.): Handbuch der Gerontologie Bd. 5: Neurologie, Psychiatrie. 285–296. Springer, Stuttgart, New York
**Der-andere-Film:** Satte Farben vor Schwarz (o. J.): http://der-andere-film.ch/filme/filme/titel/pqrs/satte-farben-vor-schwarz
**Erlemeier,** N (1988): Suizidalität im Alter. Z. Gerontol. 22, 267–276
**Horn,** Ch (o. J.): Kritik der FILMSTARTS.de-Redaktion: Satte Farben vor Schwarz. http://www.filmstarts.de/kritiken/101843-Satte-Farben-vor-Schwarz/kritik.html.
**Küng,** H (2014): Glücklich sterben? Piper, München
**Meyer,** M (2011): Der Freitod als würdiges Ende einer Liebe. Die Zeit, 12. Januar 2011 (http://www.zeit.de/kultur/film/2011-01/film-satte-farben-vor-schwarz)
**Schmitz-Scherzer,** R, Friedrich, J (2013): Suizid im Alter. Springer, Stuttgart, New York

| Originaltitel | Satte Farben vor Schwarz |
|---|---|
| Premiere | September 2010 Festival Internacional de Cine de Donostia-San Sebastian |
| Deutscher Start | 13.Januar 2011 |
| Erscheinungsjahr DVD | 2010 |
| Land | Deutschland, Schweiz |
| Genre | Spielfilm |
| Drehbuch | Sophie Heldmann, Felix zu Knyphausen |
| Regie | Sophie Heldmann |
| Hauptdarsteller | Senta Berger, Bruno Ganz |
| Verfügbarkeit | auf DVD verfügbar |

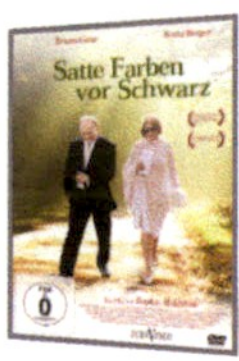

*Judith Rehmann und Christoph Rehmann-Sutter*

# Die Würde suchen



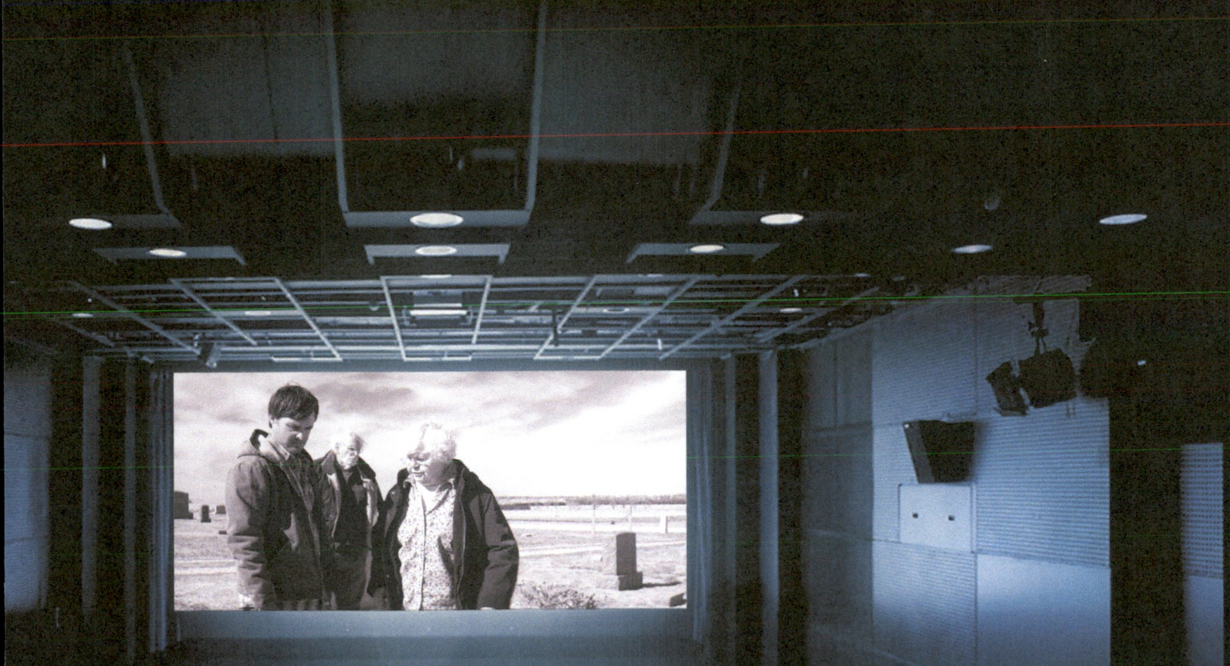

Filmplakat *Nebraska*.
(Filmbild Fundus/© Paramount Pictures)

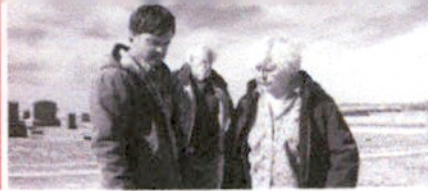

# Nebraska

## Plot

Woody Grant, ein etwas verwirrter alter Mann, fällt auf den Werbebrief einer Zeitschriftenagentur herein, in dem schwarz auf weiß und fett gedruckt steht, Woody Grant aus Billings, Montana, habe eine Million Dollar gewonnen. Um den Gewinn abzuholen, will er jetzt natürlich unbedingt von Billings in Montana in das 1000 Meilen entfernte Lincoln im benachbarten Staat Nebraska reisen, wo er selbst aufgewachsen ist. Er macht sich mehrmals zu Fuß auf den Weg, wird aber jedes Mal wieder nach Hause zurückgebracht. Kate, seine Frau, will ihn nicht dort hinbringen. Sein erwachsener Sohn David, der eben von seiner Freundin verlassen worden ist, erklärt sich schließlich dazu bereit, ihn nach Lincoln zu fahren, um etwas Zeit mit seinem Vater zu verbringen ( Abb. 25.1).

Auf dem Weg machen sie Halt in dem kleinen, von der Zeit vergessenen Ort Hawthorne, wo Woody und auch seine Frau Kate herkommen und wo die junge Familie früher lange gelebt hatte. Es gibt ein Wiedersehen mit Verwandten und Bekannten aus der Vergangenheit, sogar mit einer verflossenen Geliebten Woodys, die immer noch viel auf ihn hält. Alte Geschichten werden gegenwärtig. Auch an die alten Schulden wird Woody erinnert, an seinen notorischen Hang zum Alkohol. Sie besuchen sein jetzt leeres Geburtshaus und den Friedhof. Nachdem Woody beim Trinken im Pub prahlt und mit seinem Geheimnis nicht an sich halten kann, kann es nicht lange dauern, bis sich im Ort herumspricht, dass Woody bald Millionär sein wird. Dies ist in dem kleinen Hawthorne, wo sonst wenig passiert, das Ereignis – und weckt sofort Begehrlichkeiten. Indem sie auf Woodys alte Schulden hinweisen, versuchen Fremde und Verwandte, einen Teil von Woodys vermeintlichem Reichtum abzubekommen. Es kommt zu Handgreiflichkeiten. Als sie aber den Werbebrief zu Gesicht bekommen, verspotten sie Woody für seine Leichtgläubigkeit. Woody lässt sich jedoch nicht von seinem Glauben abbringen, eine Million Dollar gewonnen zu haben.

Im Büro der Zeitschriftenagentur in Lincoln angekommen, erfährt er die Wahrheit aus erster Hand. Es gibt keinen Gewinn. Er bekommt aber einen Trostpreis – eine lächerliche Mütze mit der Aufschrift »Winner«. Woody trägt die Mütze. David entschließt sich daraufhin, sein eigenes Auto zu verkaufen und mit dem Geld seinem Vater dessen größten Wunsch zu erfüllen: einen Pickup-Truck, zwar nicht neu, aber doch gut. Auf dem Rückweg fahren sie wieder durch Hawthorne. Vor dem Dorfeingang wechseln sie die Plätze. David lässt Woody steuern und duckt sich selbst im Auto, um nicht gesehen zu werden, als sie an den Häusern der Bekannten vorbeifahren. Woody lässt seine Bekannten und Verwandten glauben, dass er doch Recht hatte.

## Die Dramaturgie des Films

Der kauzige alte Woody – hinreißend gespielt von Bruce Dern – zieht die Aufmerksamkeit nicht nur der anderen Personen innerhalb der Geschichte auf sich, sondern auch die des Publikums. Er fasziniert durch seine Bärbeißigkeit, durch sein erratisches und unvorhersehbares Verhalten, bei dem man nie sicher sein kann, was als nächstes passiert. Sein Starrsinn, seine abweisende Art, seine zotigen Bemerkungen und sein ab und zu unerwartet aufflackernder Humor sind wahrlich sensationell. Mit seiner visuellen wie auch narrativen Präsenz können es die anderen Figuren nicht aufnehmen.

Aber Woodys Innenleben erschließt sich in der Filmgeschichte nicht wirklich. Er wird als der Faszinierende dargestellt, als das Problem, um das sich die Handlung dreht. Dazu wird er aus einer Außenperspektive gezeigt, für das Publikum vor allem durch die Augen des Sohnes David wahrnehmbar, mit dem man sich viel besser identifizieren kann. David ist deshalb der eigentliche Protagonist des Films. Es sind seine Handlungen, die in der Geschichte die markanten Wendungen auslösen: Dafür entscheidet sich David, obwohl er eigentlich dazu gar keine Zeit hat, den spleenigen Vater nach Lincoln zu fahren. Er begleitet ihn, unterstützt ihn und will ihn sogar vom Alkohol fernhalten, weil er Schlimmes befürchtet. Er will in der Heimatstadt Hawthorne, als sich dazu die Gelegenheit ergibt, etwas von der Vergangenheit seiner Eltern erfahren. Nach der Ankunft in der Zeitschriftenagentur ist es wiederum seine Entscheidung, seinem Vater trotz der Enttäuschung den größten Wunsch zu erfüllen, nämlich einen Pickup-Truck und einen Kompressor. Das führt die Geschichte zu einem wahrlich triumphalen Ende, in dem Woody – selbst am Steuer seines neuen Pickups – nicht als Verlierer durch Hawthorne fährt, sondern als Gewinner. Er kann als würdiger Herr im neuen eigenen Wagen, der nun doch Glück gehabt hat, obwohl es ihm ja niemand glaubte, vor seinen Verwandten und Bekannten auftreten.

Seine Handlungsimpulse, die den Verlauf der Erzählung mehrfach anstoßen, führen dazu, dass auch David selbst als Gewinner aus der Geschichte hervorgeht. Er hat ein neues Verhältnis zum Vater, zur Vergangenheit, zu sich selbst gewonnen und ist durch die Entwicklung der Beziehung zum Vater selbst handlungsfähig geworden. Es sind vor allem die Plotpoints an den beiden Wendepunkten der Geschichte, die ihn zum Handelnden machen: Der erste Wendepunkt ist der Moment, in dem er beschließt, den Vater nach Lincoln zu fahren. Er meldet sich dazu am Arbeitsplatz krank. So beginnt die Reise, die ihn in die Vergangenheit führt und dann wieder zurück in die Gegenwart. Die zweite Wende ereignet sich am Ziel ihrer Fahrt, im Büro der Agentur in Lincoln, als es nun darauf ankommen würde, Woodys Irrtum offenbar werden zu lassen. Statt es dem Vater jetzt zu beweisen, dass er Unrecht hat, beschließt er, ihn zum echten Gewinner werden zu lassen – entlang der Spur, die sich unverrückbar in seines Vaters Seele eingegraben hatten. Er verkauft das Auto, erfüllt die konkreten Wünsche des Vaters (Pickup-Truck, Kompressor) und ermöglicht die Triumphfahrt durch Hawthorne, indem er den Vater ans Steuer lässt und sich selbst zurücknimmt. Er macht sich für die Leute in Hawthorne unsichtbar und kauert auf dem Boden des Autos. So nimmt er Woodys Bedürfnis wirklich ernst und gewinnt dadurch eigene Stärke.

Der alte kauzige Vater ist so etwas wie der Antagonist in der Geschichte – er ist das Problem für David (und für die anderen); sie müssen mit ihm *umgehen*. Seine altersbedingte Verwirrung und Sturheit versetzen ihn in diese Rolle. Das Umgehen vor allem Davids mit seinem Vater ist zuerst ein bloßes Reagieren, wird aber immer mehr zu einem selbständigen Handeln. Das Schema des Umgangs, das bisher mit Woody gepflegt wurde, war ein mehr oder weniger sachtes Zurück-Schubsen auf den rechten Pfad. Seine beiden Söhne und seine Frau haben das praktiziert; es lässt sich aber nicht mehr aufrechterhalten. In dem Moment, als Woody sich immer wieder zu Fuß nach Lincoln aufmacht, reagiert endlich jemand auf ihn, anstatt dass er nur weggeschoben wird. Vorher halten ihn alle nur für verrückt und niemand reagiert. Kate sagt, wenn sie eine Million Dollar hätte, würde sie Woody in ein Heim geben. Erst der Sohn reagiert auf ihn und so bricht das gewohnte Konzept des Für-Verrückt-Haltens zusammen. Das bringt die Handlung ins Rollen. Aus dieser Reaktion wird David dann zum (Re-)Akteur, und anstatt Woody zu disziplinieren, spielt er – gegen den Rat des Bruders Ross – das Spiel seines Vaters mit: Wenn man in Lincoln eine Million gewonnen hat, dann muss man auch selbst nach Lincoln fahren, um sie abzuholen. Innerhalb von Woodys Weltsicht ist das völlig klar und rational. David lässt dem Vater das Gefühl von Führung, obwohl er ihn im Endeffekt dorthin führen muss, wohin er will.

Davids Versuch, den Vater darin zu verstehen, dass er in dieser Million ein Ziel sehe, wofür es sich lohne zu leben, verändert den Plot im Leben des Ehepaars Woody und Kate, der darauf hinaus gelaufen wäre, dass Woody immer mehr abbaut und schließlich nicht mehr zu Hause bleiben kann. Kate verrät dies, als sie sagt, dass sie ihn in ein Heim bringen würde, wenn sie nur genug Geld hätte. Der beim Fernsehen als Journalist und Präsentator einer lokalen News-Sendung erfolgreiche Bruder Ross, der

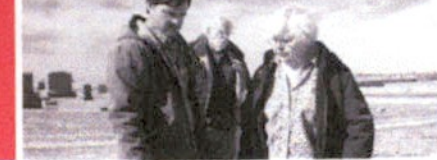

Davids Verständnis »pathetisch« findet, bestärkt sie darin. Es sei einfach »nicht fair« für sie, ihn noch länger zu Hause haben zu müssen. Es ändert aber auch den Plot im Leben von David, der sich in einem langweiligen Verkäuferjob im Hi-Fi-Laden und in einer misslungenen Beziehung befindet. Er ist in einer Situation des Reagierens und sein Leben ist leer.

Der Film erzählt zwei miteinander zusammenhängende Geschichten, eine äußere und eine innere. Die äußere Geschichte erzählt vom versprochenen Gewinn einer Million Dollar, von der Reise nach Lincoln und von den Begegnungen in der Familie, unterwegs in Hawthorne und in der dortigen Kneipe, die zu einer Eskalation der Lage führen, als das versprochene Geld Begehrlichkeiten auslöst, und alte Schulden eingefordert werden. Sie erzählt von Woodys Triumph trotz dem verlorenen Glauben, von Woodys wiedergewonnener Ehre.

Das Thema der inneren Geschichte ist die Vater/Eltern-Sohn-Beziehung. Der Sohn sucht die Nähe zum Vater. Er beginnt, etwas von seinem Vater zu verstehen, der als Trinker durchs Leben gegangen ist, auf keinen grünen Zweig kam und offensichtlich fast alles falsch gemacht hat. Sohn Ross sagt verbittert, ihr Vater habe sich nie einen Dreck um ihn und seinen Bruder gekümmert. Dieser, der als Reaktion auf den Alkoholismus seines Vaters selbst keinen Alkohol anrührt, trinkt auf der Reise zum ersten Mal – in einer symbolträchtigen Handlung – mit seinem Vater ein Bier und hört bei dieser Gelegenheit die Geschichte, wie es dazu kam, dass Ross und er gezeugt wurden. Er lernt, die Welt durch die Augen seines Vaters zu sehen. Damit gewinnt er Profil sich selbst und auch seinem Bruder Ross gegenüber, der diesen Schritt zuerst nicht vollziehen kann. Auch Ross und Kate bekommen die Chance, sich nun auf die Seite Woodys zu stellen, als die alten Bekannten in Hawthorne handgreiflich werden, um an etwas von dem Geld zu gelangen, das ihnen Woody angeblich von früher her noch schuldet.

## Erzählt mit dem Rhythmus der Zeit

Der Film kommuniziert stark über die Struktur der Zeit. Er nimmt sich in seiner visuellen Erzählung weiträumig Zeit. Und oft sieht man Bilder unendlich scheinender Landschaften, in manchmal lange stehen bleibenden Einstellungen, die – von Phedon Papamichael in Schwarz-Weiß und Breitformat fotografiert – atemberaubend wirken. Es sind poetische Bilder. Als Zuschauer möchte man in sie hineingehen (◘ Abb. 25.2).

Der weite Raum dieser statischen Cinematografie steht auch für eine Weite der Zeit, die sich für die Figuren der Handlung öffnet. In der gefilmten Handlung wird nur eine relativ kleine Zeitspanne

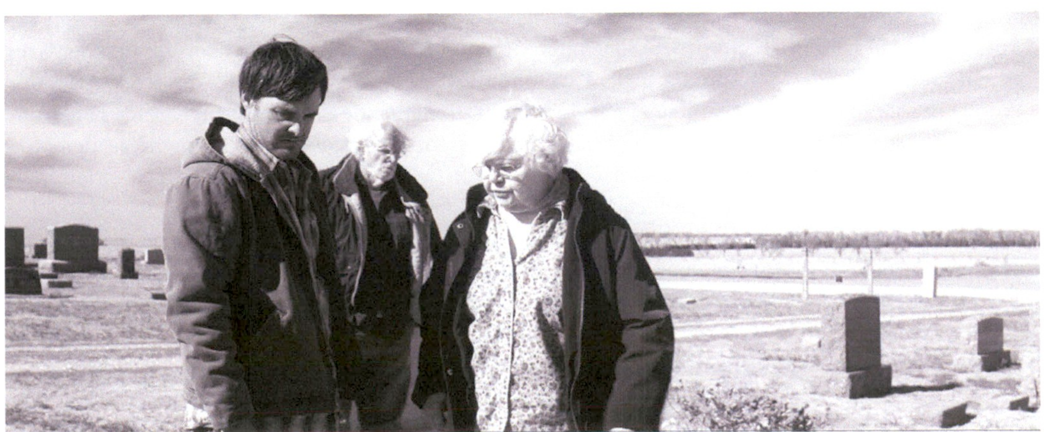

◘ **Abb. 25.2** Filmszene 1 *Nebraska*. (Filmbild Fundus/© Paramount Pictures)

erzählt; alles spielt sich in nur wenigen Tagen ab. Es werden keine Rückblenden *inszeniert*. Aber die Personen erinnern sich und sie erzählen. Es gibt die Szenen im Pub mit den Hawthorne locals, dann die Szene auf dem Friedhof, in der die dort begrabenen Verwandten durch Kates Erzählungen lebendig werden. Kate nimmt dabei kein Blatt vor den Mund.

Durch die bei Woody, aber auch bei den Angehörigen und Bekannten in Hawthorne aufkommenden Erinnerungen und auch durch die Personen aus dem früheren Leben – die frühere Freundin, die David trifft und die ihm von Woody in einer für ihn ganz unbekannten Weise erzählt – öffnen sich weite Zeiträume. Woodys Persönlichkeit wird groß und für den Sohn erst durch diese Geschichten verständlich. Sie liegen zwar in der Vergangenheit, werden aber in der Gegenwart lebendig. Die Gegenwart wird so im Film zu einer Gegenwart der Vergangenheit.

Die Größe alter Menschen – wie Woody und Kate es sind – besteht in der Weiträumigkeit ihrer erinnerten Vergangenheit, die auch teilweise Gegenwart ist. Man kann nur sehen und wissen, *wer* sie sind, wenn man sie in ihrer ganzen gelebten Zeit sieht. Im puren Jetztmoment mögen sie kauzig und verwirrt scheinen und zu nichts mehr zu gebrauchen.

## Porträt von Woody und Kate

Im Film wird die emotionale Abwesenheit von Woody an mehreren Stellen bildlich wahrnehmbar. Er steht entfernt; er nimmt an der Kommunikation zwischen David und Kate nicht teil; seine Aufmerksamkeit ist auf irgendetwas gerichtet, von dem nur er selbst weiß.

Kate, Woodys Ehefrau, ist eine Frau, die immer direkt sagt, was sie denkt. Sie hat keinen Filter der Wohlanständigkeit. Ihre ersten Worte, die sie Woody entgegenwirft, sind: »You dumb cluck!« (Du dummes Huhn!) Sie ist es, die das Haus und die Familie in Schwung hält. Sie ist ansprechbar und sie muss nach dem Rechten sehen. Das war immer so und ist immer noch so. Aber sie ist auch eine Person, die bei aller Kritik etwas für Woody übrig hat, für ihn sorgt und sich für ihn interessiert. Das wird filmisch deutlich gezeigt in der Szene, als sie Woodys verlassenes Geburtshaus in Hawthorne besuchen (◘ Abb. 25.3). Es ist ein heruntergekommenes Gebäude, mitten im Grasland. Möbel liegen zerbrochen herum. Das Haus wurde offensichtlich schon vor vielen Jahren verlassen. In dem Moment, als sie sein ehemaliges Kinderzimmer betreten, ist Woody sichtlich überwältigt. Kate blickt ihn seitlich mit Interesse an, um zu sehen, wie er auf den Anblick des Zimmers reagiert.

Kate hat eine Fähigkeit, sich blitzschnell auf eine unerwartete Situation einzustellen und sie geistesgegenwärtig zu meistern. Das wird in zwei Szenen wunderbar deutlich. Die erste ist einer der dramatischen Höhepunkte des Films. Die früheren Nachbarn und die jüngeren Neffen in Hawthorne wollen etwas von Woodys Geld abbekommen. Es entwickelt sich ein Streit, in dem der eine der Neffen auch Ross gegenüber handgreiflich wird. Sie beginnen sich zu schlagen, bis Kate dazukommt und der Gruppe eine schmetternde Moralpredigt hält. Was ihnen denn einfalle, noch Geld zu fordern, wo doch Woody immer für sie gratis gearbeitet hätte. Er konnte zu niemandem Nein sagen. Und sie haben auch an der Tankstelle, die sie am Ort betrieben hatten, gratis Benzin bezogen. Sie sollen gefälligst den Mund halten: »You can all go – and fuck yourself!« Das wirft sie ihnen mit einer derartigen emotionalen Heftigkeit entgegen, sodass die gierigen Neffen tatsächlich ablassen.

Eine zweite Szene ist einer der komischen Höhepunkte des Films. Als nämlich Ross und David in der Scheune eines Hauses, von dem sie meinen, dass es einem alten Bekannten gehört, den von Woody ausgeliehenen Kompressor zurückholen wollen, kommt ein Auto mit Bekannten der Familie angefahren. Als Zuschauer ahnt man sofort, dass es sich offensichtlich bei dem zurückgestohlenen Kompressor nicht um Woodys Eigentum, sondern um den falschen Kompressor gehandelt hat. Als sich die Bekannten dem Auto nähern, kurbelt Kate auf dem Rücksitz des Subaru die Fensterscheibe herunter, sagt in zuckersüßem Ton, sie seien nur gerade vorbeigefahren und hätten beabsichtigt, kurz Hallo zu sagen, hätten aber keine Zeit auszusteigen. Sie kann die überaus peinliche Situation geistesgegenwärtig auflö-

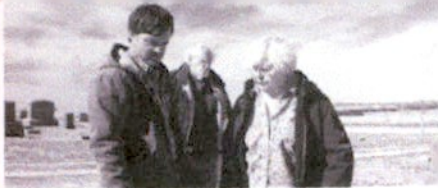

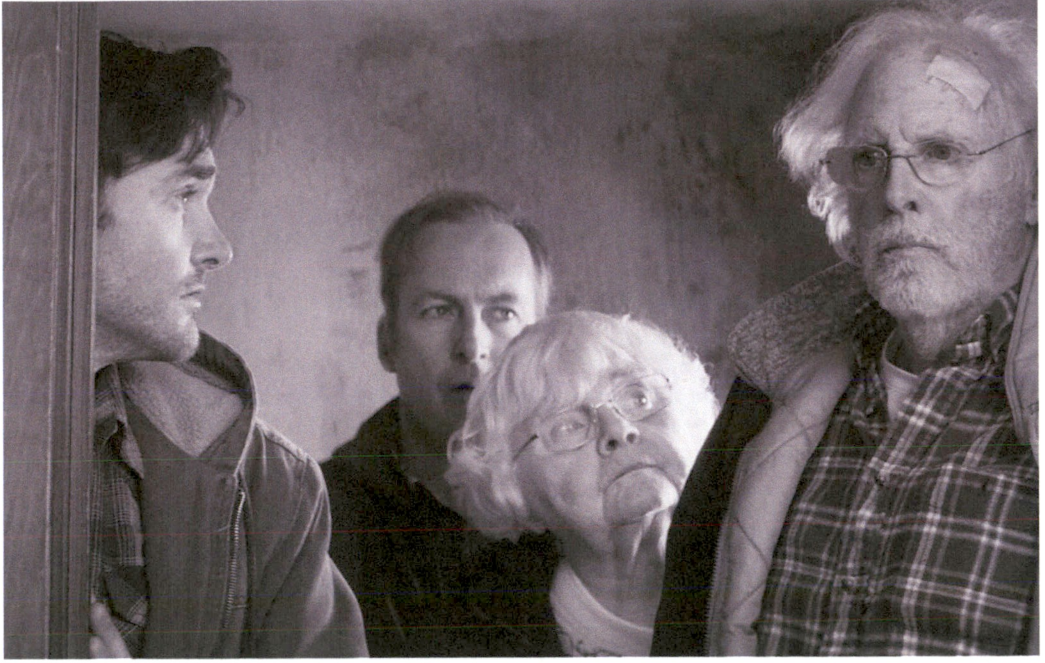



**Abb. 25.3** Filmszene 2 *Nebraska*. (Filmbild Fundus/© Paramount Pictures)

sen und macht sich damit gleichzeitig zur Komplizin in diesem Familienprojekt, Woodys alte Probleme in einer für ihn guten Weise zu lösen.

Woody selbst bleibt an den meisten Stellen des Films emotional schwerer zugänglich, was auch der Beziehung der Filmfiguren zu Woody entspricht. Man erfährt zwar einiges über sein früheres Leben in Hawthorne: seine alte Liebe zu der Zeitungsredakteurin, seine Störrigkeit und seine Gewohnheiten. In einem entscheidenden Dialog zwischen ihm und David erzählt er mit entsetzt-abwesendem Gesichtsausdruck, wie es dazu gekommen ist, dass er Kinder bekam mit seiner Frau Kate, die er nie wirklich liebte:

David: »Are you sorry you did marry her?«
Woody: »All the time. – It could have been worse.«
David: »You must have been in love – at least at first.«
Woody: »It never came up.«
David: »Why did you have us?«
Woody: »I liked to screw. And your mother is a Catholic. So you figure it out.«

In diesem Dialog zeigt sich eine andere Seite von Woodys Verschlossenheit. Das Leben ist irgendwie über ihn hereingebrochen. Er hat nicht gesteuert, es ist alles halt so gekommen, wie es kam. Das sieht er klar und deutlich vor sich und macht, ohne sich nur eine Sekunde für die Gefühle seines Sohnes zu kümmern, überhaupt keinen Hehl daraus, dass er nie Kinder wollte, sondern diese nur gekommen seien, weil sie Sex hatten und keine Verhütung möglich war. Er ist nicht wirklich verschlossen oder abwesend, sondern er ist eben nur woanders. Aus dieser Position heraus entsteht manche unfreiwillige Komik, die allerdings nur für die Betroffenen selbst – hier David – wohl nicht so lustig ist.

Vielleicht ergibt sich daraus auch so etwas wie eine Leseanleitung für alte Menschen in unserem eigenen Umfeld, zu denen es schwer ist, eine Beziehung aufzubauen.

## Kein Film über Demenz als Krankheit

Im Gegensatz zu anderen Demenzfilmen, z. B. *Iris* (Richard Eyre, UK 2001), ist *Nebraska* kein Film über Demenz als Krankheit. Es ist nicht die Krankheit, die hier porträtiert und erklärt wird. In *Iris* hingegen tritt die Person und die Lebensgeschichte der Philosophin und Schriftstellerin Iris Murdoch zurück hinter die Darstellung der Krankheit am Beispiel dieser berühmten und hochintelligenten Persönlichkeit, die nicht als die Schriftstellerin in ihrer Ideenwelt, mit ihrer Philosophie und ihren Romanen dargestellt wird, die sie war. Hier in *Nebraska* geht es um die Personen selbst, um die Geschichte, die sich mit ihnen entspinnt. Die offensichtliche Demenz Woodys ist ein Mittel, um diese Geschichte erzählen zu können, ein Teil der Geschichte, ohne den es die Geschichte nicht geben könnte, es geht aber nicht um diese Demenz als Krankheit.

Das ist nicht nur aus der Publikumsperspektive festzustellen. Die Figuren im Film thematisieren die Demenz Woodys auch nicht, wenn man von den Bemerkungen am Anfang absieht, als Woody eigentlich in ein Heim eingewiesen werden sollte, weil es zu viel wurde zu Hause und weil er zu nichts nutze war. Auch da ist es nicht die Demenz, auf die im Heim besser reagiert werden könnte, sondern die Überlastung der Familie durch sein wiederholtes Ausreißen in Richtung Lincoln. Entsprechend bekommt die Medizin eine untergeordnete Rolle im Film. Es gibt zwar eine Szene in einem lokalen Krankenhaus, wo ihm die Platzwunde an der Stirn genäht wird, die er sich zuzog bei einem nächtlichen Sturz im Motel. Was die Medizin hier beiträgt, hat mit seinem Alt- oder Dementsein nichts zu tun.

Die Demenz ist dargestellt als eine Lebensgegebenheit. Man wird eben so, wie man auch weiße Haare kriegt und nicht mehr flink laufen kann. Sie stellt den Menschen vor neue Herausforderungen, die andere (noch) nicht haben; ebenso wie die Beziehungen mit der vom Alter betroffenen Person. Schließlich macht die altersbedingte Demenz den Menschen verletzbar, wie er es ohne sie nicht wäre. Dass Menschen mit Demenz leichtgläubig sind und nicht mehr unterscheiden können, ob so ein Versprechen im Brief von einer Werbefirma, eine Million gewonnen zu haben, kompletter Unfug ist, kommt tatsächlich vor. (Wie der Autor Bob Nelson im Interview (2014) sagt, hörte er davon und das führte zur Idee, die der Handlung des Buchs zugrunde liegt.)

## Interpretationsmöglichkeiten zum Thema Alter

Im Folgenden greifen wir einige Themen auf, die für das Thema Alter besonders relevant sind. Wir stellen sie so dar, dass sich daraus Filmdiskussionen anregen lassen.

### Die Zeichen von Verwirrtheit

Welche Zeichen von Verwirrtheit oder »Demenz« werden im Film gezeigt? Was sind die Zeichen, die Woody für die anderen Figuren im Film als verwirrt aussehen lassen? Wie reagieren sie? Welche Schlüsse ziehen sie aus diesen Zeichen? Muss man überhaupt verwirrt sein, um zu glauben, was in einem Brief schwarz auf weiß steht?

Von da aus lässt sich auch die Frage diskutieren: Wie würde Woody heute ärztlich beurteilt? – Im Film wurde er nicht ärztlich beurteilt. Welche Auswirkung hätte aber eine ärztliche Diagnose auf das Verhalten der anderen Personen Woody gegenüber? Oder in die Wirklichkeit gewendet: Wie verändert eine medizinische Diagnose von Demenz das Verhalten gegenüber der betroffenen Person?

### Mythischer Ort des Ursprungs

Alle Orte, an denen der Film gedreht wurde, bis auf einen einzigen, sind reale Städte in den USA. Es gibt Billings in Montana; es gibt Lincoln in Nebraska. Aber es gibt auf der Landkarte Nebraskas kein Hawthorne. Der Ort des Ursprungs ist ein erfundener Ort. Die Dreharbeiten fanden an einem dafür als passend gefundenen Ort in Nebraska statt, dessen Ansichten sich zu dem fiktiven Hawthorne zusammenfügen.

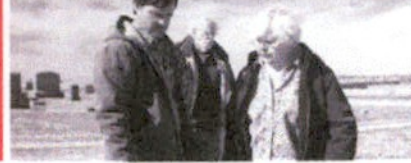

Was könnte den Regisseur dazu bewogen haben, ausgerechnet den Ort, an dem Woody geboren wurde und aufgewachsen ist, fiktiv zu wählen? Oder auf uns selbst gewendet: Ist der Ort, von dem wir herkommen, der wirkliche Ort, den wir besuchen können, wenn wir dorthin fahren, oder ist es doch auch so, dass es der Ort der Erinnerungen ist, der an dem heute wirklich existierenden Ort »keinen Platz« mehr hat? Alte Menschen gehen in ihren Erinnerungen oft in ihre Jugend und in ihre Kindheit zurück. Auch Menschen mit Demenz können sich an die Kindheit noch erinnern, wenn ihnen die Gegenwart schon längst nicht mehr greifbar ist. Welche Schlüsse können wir daraus ziehen, dass auch der Ort des Ursprungs für nicht-demente Menschen, also für uns selbst, etwas Fiktives an sich hat?

## Was ist wahr?

*Glaubt* Woody an seinen Gewinn? Das fragt sich Peter Bradshaw in seiner Rezension im *Guardian* (2013) und antwortet: »perhaps not.« – Wir wissen es nicht. Das Geld ist sowieso eine Obsession, ob es wahr ist oder nicht. Die einzigen materiellen Dinge, die Woody wirklich kaufen will, sind ein Pickup-Truck und ein Kompressor. Beides sind aber Dinge, die er in der Gegenwart nicht mehr gebrauchen kann. Den Führerschein hatte er längst schon abgeben müssen. Und für den Kompressor hat er auch keine Verwendung, außer wieder einen zu haben, weil er ihn früher hatte. Es muss also bei der Million um etwas anderes gehen. Bradshaw meint, es sei ein letzter verzweifelter Wunsch, sich auszudrücken, irgendetwas zu tun, wozu er gerade Lust hat: »His obsession with the money is at least partly a last desperate wish to assert himself, to do whatever the hell it is he feels like doing.«

Es gibt vielleicht weitere Möglichkeiten, die Frage was Woody in Wahrheit umtreibt, zu beantworten. Jedenfalls ist es nicht die Million Dollar, denn diese nützt ihm als solche nichts. Ist es die Bestätigung, »jemand« zu sein, endlich ein »Gewinner« des Schicksals zu sein – er, der vorher eher zu den Verlierern gezählt hatte? Oder ist es einfach die Genugtuung, Recht zu haben? Er hat ja damit begonnen im Pub öffentlich zu behaupten, er hätte die Million gewonnen und niemand glaubte ihm da wirklich. Nicht einmal die Leute, die selbst etwas davon abbekommen wollten, glaubten es wirklich. Denn sie witterten letztlich nur eine Restchance, dass vielleicht doch etwas daran sein könnte. Sie wollten die hypothetische Restchance nicht verpassen, ohne damit Woody schon die Anerkennung zu geben. Ist es die Würde, doch als respektable Person zu gelten, die er mit der Million verbindet?

Wenn man diese Frage diskutiert, muss man davon ausgehen, dass es für Woody eine Wahrheit gibt. Er ist nicht nur »verwirrt« und daher nicht mehr fähig, wahr und falsch zu unterscheiden. Er behält eine persönliche Wahrheit, die andere aber nicht kennen. Welche Bedeutung hat dieser Gedanke für die Wahrnehmung von alten, verwirrten Menschen, die wie Woody einem visionären Traum nachhängen?

## Fazit

Die Geschichte von Woody Grants illusionärem Millionengewinn und vom Wagnis, von ihm zu berichten, entpuppt sich als äußerst vielschichtig. Es stehen für ihn selbst, wie auch für den ihn begleitenden Sohn David, Ehre und Würde auf dem Spiel. Die Fallhöhe ist am Schluss sogar beträchtlich geworden. Und die Auflösung wird zu einer Kernbotschaft: David gewinnt seine volle Größe als Person in dem Moment, als er sich im Auto klein macht, sich einen Moment ganz zurücknimmt und seinen Vater für die anderen spielen lässt.

Es ist aber auch eine Geschichte einer Verwandlung der Vater-Sohn-Beziehung. Vielleicht ist das auch eine Botschaft des Films: Die Jüngeren brauchen die Auseinandersetzung mit den Älteren – gerade wenn diese für sie schwierig werden – um sich selbst zu finden. *Nebraska* ist zu lesen wie ein Kapitel aus einem Entwicklungsroman, in dem der Reifungsprozess des Sohnes David – stellvertretend für eine jüngere Generation – in Auseinandersetzung mit den weniger freundlichen Seiten des Alterns seines Vaters aufgezeigt wird. Diese Botschaft wird filmisch mit den Mitteln der Spannung, der stets aufs Wesentliche reduzierten, ästhetisch erstaunlichen Filmbilder und des Humors kommuniziert. Im Verlauf der Filmerzählung entwickelt sich so unweigerlich eine Sympathie für diesen alten Kauz mit dem wehenden Haar, die man als Betrachter so schnell nicht mehr los wird.

Das Interessante am Schwarz/Weiß-Film ist nicht die Abwesenheit der Farben, sondern das Sichtbarwerden der Grautöne. Man ist meist verlockt, einen Schwarz/Weiß-Film als Reduktion auf das Wesentliche zu sehen, da eben keine Farben »ablenken«. Es sind die Grautöne, die hier in den Vordergrund treten, die den Film ausmachen. Auf den ersten Blick ist es eben Schwarz und Weiß – Woody ist verrückt, die anderen haben Recht und er Unrecht. Im Verlauf des Films wird aber klar, dass die Grenzen nicht so simpel gezogen werden können, sondern fließend sind. Sie lassen einen Spielraum, in dem sich zwischen dem Einen (schwarz) und dem Anderen (weiß) eine nuancierte Abstufung von Grautönen finden lässt. Inhaltlich und formal stimmt der Film in diesem Punkt überein. Auch dies bedeutet etwas in Bezug auf das Alter.

Das Filmplakat ist mit Extremkontrast zwischen schwarz und weiß zeigt Woody im Gegenlicht. Die schütteren Haare leuchten wie Feuer vor schwarzem Hintergrund. Die uns zugewandte Seite des Kopfes liegt im Dunkel. Woodys Gesicht wird dadurch zu einer Art Ikone, mit einer frappanten Ähnlichkeit zu einem bekannten Porträt von Alfred Hitchcock (Bild 5). Man kann darüber spekulieren, ob diese Ähnlichkeit beabsichtigt ist. Hitchcock inszenierte sich selbst. Woody vielleicht auch? – Beide könne man als Visionäre bezeichnen.

## Literatur

**Bradshaw** P, Cannes 2013: Nebraska – first look review. *The Guardian,* 23 May 2013
**Levinson** J, (ed.): *Alexander Payne – Interviews.* Jackson, MS: University Press of Mississippi 2014
**Spencer** C, (ed.): The Making of Nebraska (Paramount 2014; special features auf der *Nebraska* DVD)

| Originaltitel | Nebraska |
| --- | --- |
| Premiere | 23. Mai 2013 (Cannes Film Festival) |
| Deutscher Start | 2014 |
| Erscheinungsjahr | 2013 |
| Land | USA |
| Genre | Drama |
| Drehbuch | Bob Nelson |
| Regie | Alexander Payne [3] |
| Darsteller | Bruce Dern, Will Forte, June Squibb, Stacy Keach, Bob Odenkirk, Mary Louise Wilson, Rance Howard, Tim Driscoll, Devin Ratray, Angela McEwan |
| Englische Originalversion mit deutschen Untertiteln | www.paramount.de |

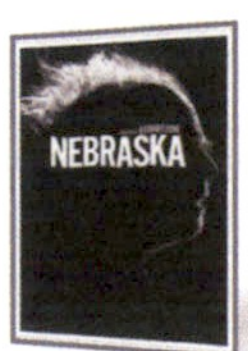

*Gabriele Wilz und Ursula Auclair*

# Mein Leben ohne Gestern



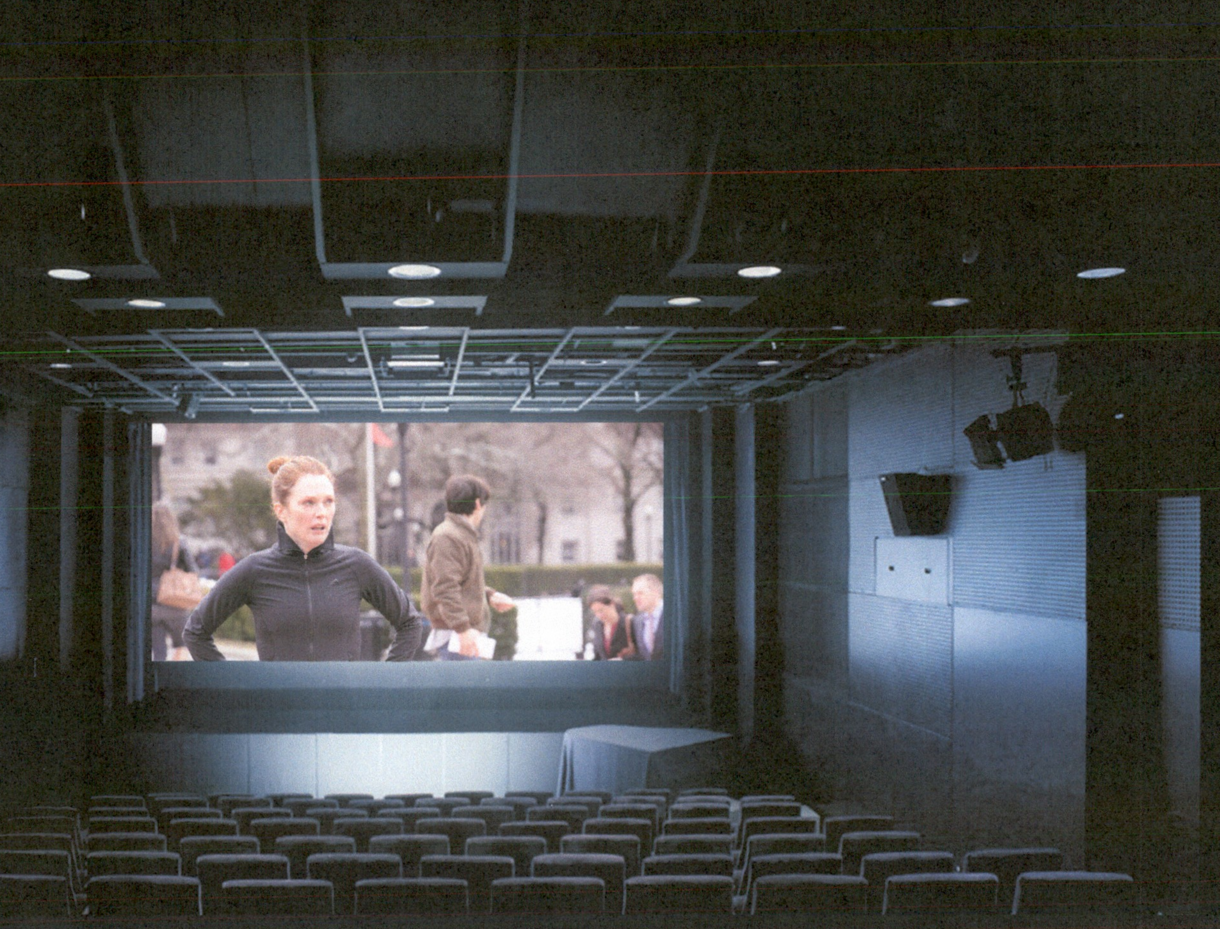

B. Strauß, S. Philipp (Hrsg.), *Wilde Erdbeeren auf Wolke Neun*,
DOI 10.1007/978-3-662-50488-8_26, © Springer-Verlag GmbH Deutschland 2017

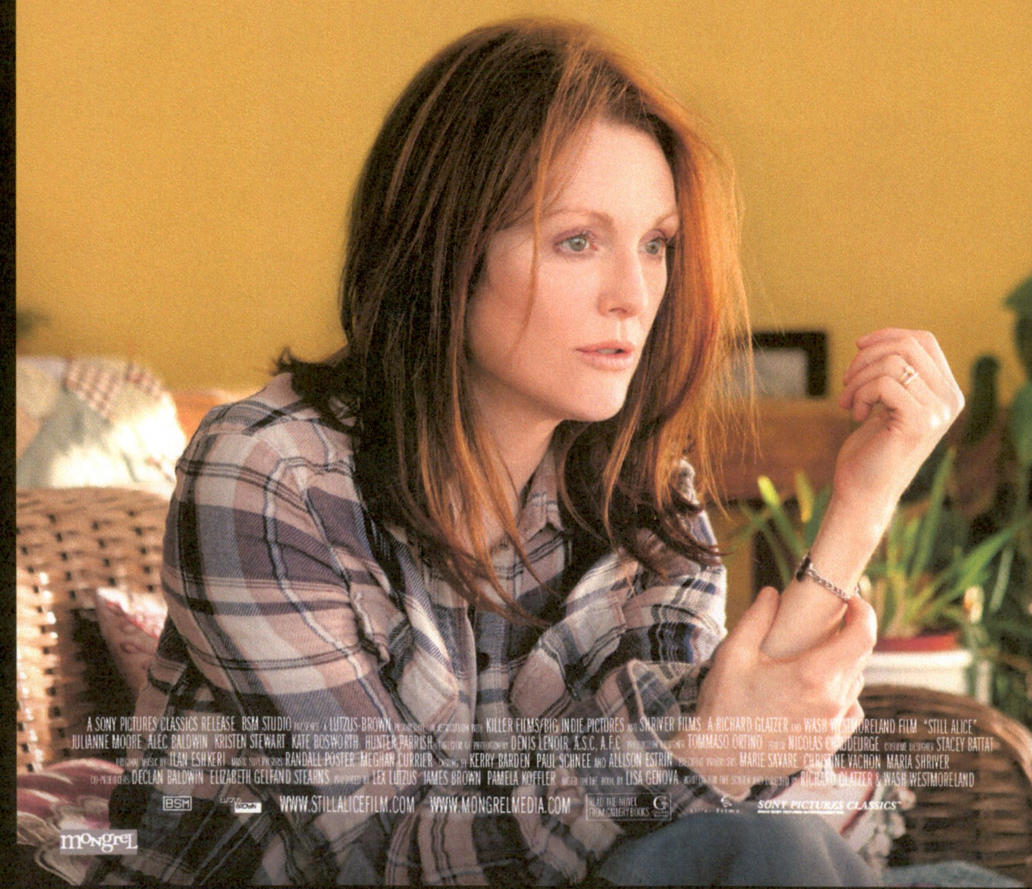


Filmplakat *Still Alice*.
(Filmbild Fundus/© Polyband)

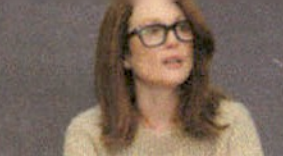

# Still Alice

## Inhaltsangabe

In der ersten Filmszene wird der Zuschauer unmittelbar in die Geburtstagsfeier der Protagonistin und zukünftigen Alzheimerpatientin Alice Howland (Julianne Moore) versetzt, die ihren 50. Geburtstag im Kreise der Familie feiert. Es ist eine stilvolle Atmosphäre in einem gehobenen Restaurant, in der die Familie der oberen New Yorker Mittelschicht die Feier zelebriert. Doch schon diese erste Szene hat etwas Ominöses, der Zuschauer ahnt nichts Gutes, obwohl an der Oberfläche eine positive Stimmung herrscht. Da sitzt Alice, inmitten ihrer Familie, wie eine kleine Insel, während ihr Mann John (Alec Baldwin) und Sohn Tom (Hunter Parrish) diskutieren, anstatt zur Gratulation die Gläser zu heben. John bringt nach Aufforderung seiner Töchter einen Toast auf seine Frau aus: »Auf die mit Abstand schönste und intelligenteste Frau, die ich in meinem Leben kennenlernen durfte.« und charakterisiert somit die Ehe als eine durch langjährige Verbundenheit und Wertschätzung geprägte Beziehung (◼ Abb. 26.1).

Zwischen den drei erwachsenen Kindern werden hingegen bereits in dieser ersten Familienszene geschwisterliche Rivalitäten und Konflikte angedeutet sowie eine erste, kaum zu bemerkende kognitive Fehlleistung der Protagonistin.

In den nächsten Szenen werden die ersten Aussetzer und Symptome der Krankheit dargestellt. Souverän, kompetent und charismatisch, verliert Alice mitten in der Vorlesung den Faden und versucht, dies gelassen und humorvoll zu überspielen. Es folgt die zweite, dramatischere Szene; während des Joggens verschwimmt die Umgebung, alles wird unscharf, Alice schaut sich um und erkennt ihre vertraute Umgebung nicht mehr. Die Konturen verschwimmen, Unsicherheit und Verzweiflung der Protagonistin werden spürbar (◼ Abb. 26.2).

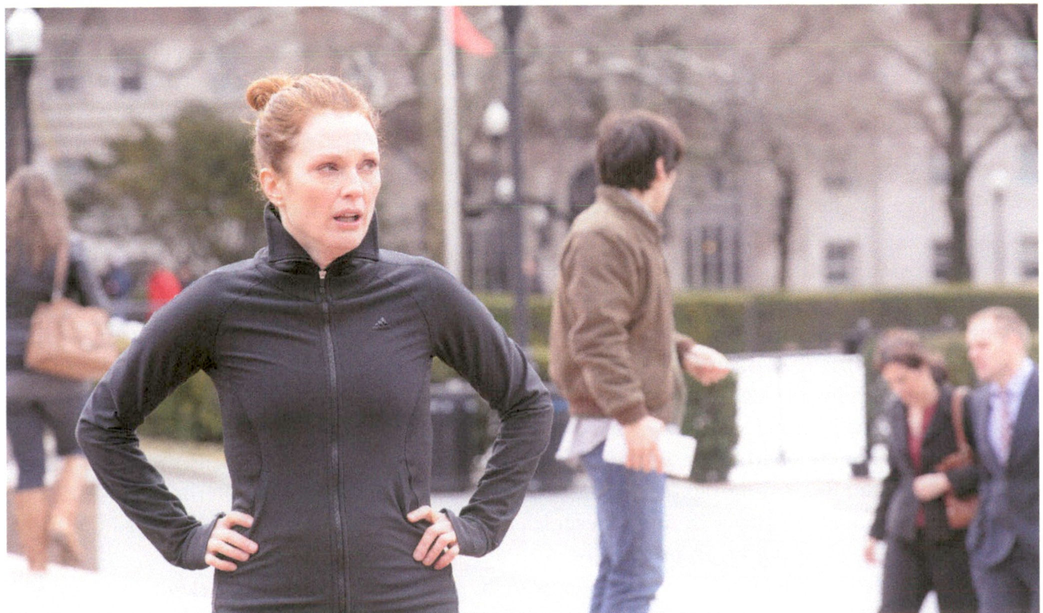

◼ **Abb. 26.2** Alice orientierungslos in New York. (Filmbild Fundus/© Polyband)

Die erste diagnostische Untersuchung lässt aufgrund der Probleme beim Gedächtnistest die Diagnose erahnen. Weitere Gedächtnisausfälle folgen.

In der zweiten diagnostischen Untersuchung wehrt Alice die Verdachtsdiagnose der Demenz ab. Sie trainiert intensiv ihre kognitiven Fähigkeiten, schreibt sich Arbeitsschritte und Gedächtnisübungen auf, versucht die Gedächtnisausfälle mittels Smartphone und Laptop zu kompensieren und vertuscht vorerst ihre kognitiven Defizite.

Alice ahnt jedoch zunehmend, dass etwas nicht stimmt und teilt sich ihrem Ehemann mit. Dieser versucht zu beruhigen und die Vergesslichkeit zu normalisieren. Alice fühlt sich unverstanden und betont die Bedrohlichkeit der Symptomatik. Im folgenden ärztlichen Gespräch wird jedoch in Anwesenheit des Ehemannes klar und unzweifelhaft die Diagnose der genetisch bedingten frühen Alzheimer Demenz eröffnet. Die Eheleute reagieren gefasst und reflektieren unmittelbar auch die möglichen Konsequenzen für ihre Kinder. Beim nächsten Familientreffen eröffnet Alice ihren Kindern die Diagnose und die Gefahr, dass auch sie betroffen sein könnten. Wie sich später herausstellt, trägt die älteste Tochter das Gen.

Im weiteren Verlauf des Films werden sukzessive die Veränderungen und Ausfälle durch die Erkrankung deutlich. So kann sich Alice nicht mehr an das vertraute Rezept für den Traditionsnachtisch zu Weihnachten erinnern, findet die richtige Datei in der Vorlesung erst verzögert, entdeckt eine Shampooflasche im Kühlschrank und vergisst Verabredungen. Sie muss erstmals die Erniedrigung einer schlechten Evaluation von ihren Studierenden ertragen. In Folge der Eröffnung ihrer Diagnose vor der Universitätsleitung verliert Alice ihre Position an der New Yorker Columbia Universität. Ihr Wunsch, noch einige Zeit weiter unterrichten zu dürfen wird abgelehnt.

Ihrer Verzweiflung und der Erfahrung der Stigmatisierung verleiht sie Ausdruck, indem sie ihrem Ehemann mitteilt, dass sie lieber an einem Tumor erkrankt wäre. Um die bedrohliche Zukunft zu antizipieren und zu entschärfen, besucht sie ein Pflegeheim und plant ihren eigenen Suizid, indem sie ein Video von sich aufnimmt mit genauer Anleitung, wie sie die tödliche Dosis an Tabletten einnehmen soll, wenn sie bestimmte Fragen über ihre Person perspektivisch nicht mehr beantworten kann.

Zunehmend werden die kognitiven Ausfälle gravierender, so nässt sie ein, weil sie die Toilette im eigenen Strandhaus auf Long Island nicht mehr findet und stellt wiederholt die gleichen Fragen. In Vorahnung der begrenzten verbleibenden Zeit schlägt Alice ihrem Mann vor, ein Sabbatical zu nehmen, sodass sie diese Zeit gemeinsam verbringen könnten: »Ich bin vielleicht bald nicht mehr ich selbst.« Obwohl das Paar als miteinander verbunden und glücklich dargestellt wird, distanziert sich der Ehemann und plant einen Berufswechsel in eine andere Stadt. Alice ist enttäuscht von diesem Rückzug und dem Verlust einer gemeinsamen Perspektive. Sie leidet zunehmend unter den kognitiven Einschränkungen, findet keine Beschäftigungen mehr, da sie mittlerweile auch Bücher nur schwer erfassen kann.

Im weiteren Verlauf verkennt sie ihre Tochter Anna (Kate Bosworth) und hält diese für ihre Schwester und erkennt Tochter Lydia (Kristin Stewart) auf einer Theatervorstellung nicht. Dennoch bleibt die Fähigkeit erhalten, mit ihrer Tochter Lydia zu skypen und einen Vortrag zu ihrem Erleben der Demenz für die Amerikanische Alzheimer Gesellschaft vorzubereiten. In diesem Vortrag beschreibt sie ergreifend und berührend die Auswirkungen der Erkrankung und das Leben mit den Verlusten.

Bei dem Besuch ihrer Tochter Anna nach der Geburt der Zwillinge in der Klinik muss sie aushalten, dass ihre Familie ihr nicht mehr zutraut, ein Baby zu halten. Anna gestattet ihr dies nach kurzem Zögern, unter der Bedingung, dass sie sich dabei hinsetze. Die zunehmende Isolierung von der Familie findet ihren weiteren Ausdruck in einem Gespräch des Ehemanns mit den beiden älteren Kindern, dem sie im Hintergrund beiwohnt, ohne einbezogen zu sein oder folgen zu können.

Mittlerweile ist auch eine Haushälterin eingestellt. Als diese außer Haus ist, skypt Alice mit ihrer Tochter Lydia, welche besorgt nachfragt, ob sie allein zurechtkäme. Alice betont verärgert, dass sie sich noch einen Tee selbst zubereiten könne. Am selben Tag öffnet Alice zufällig das von ihr zu Beginn der

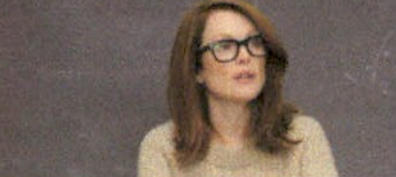

Erkrankung angefertigte Video, das die Anleitung für den eigenen Suizid enthält. Mit großer Mühe versucht Alice den Anweisungen zu folgen, was ihr jedoch erst gelingt, als sie den Laptop bei sich behält, während sie in den nächsten Stock hoch geht, da sie sich die vollständige Handlungssequenz sonst nicht mehr merken kann. Im Moment des Öffnens der Tablettendose wird sie durch die Rückkehr der Haushälterin erschreckt und lässt die Tabletten fallen.

Im folgenden Szenenwechsel sitzen die Eheleute beim gemeinsamen Joghurtessen in einem Café. Hier wird deutlich, dass Alice den Gedankengängen und Fragen ihres Ehemannes inzwischen nicht mehr folgen kann.

Alice wird schließlich von Lydia liebevoll zu Hause betreut, nachdem ihr Ehemann eine neue Position in einer anderen Stadt angenommen hat.

## Rezeption

*Still Alice* und das Filmteam, vor allem die Hauptdarstellerin, wurden für 44 Filmpreise nominiert, 34 Auszeichnungen erfolgten. Julianne Moore erhielt 2015 den Oscar in der Kategorie »Beste Hauptdarstellerin« für ihre Rolle als Alice Howland.

Die Filmkritiken sind überwiegend positiv. Zusammenfassend lautet der Kritikerkonsens: »Profitierend von der fesselnden Darstellung Julianne Moores ist *Still Alice* ein inniges Filmdrama, das sein schwieriges Thema mit Bravour und Fingerspitzengefühl meistert.«

Auch Anke Sterneborg hebt »das berührende, subtile Spiel von Julianne Moore, das diesen Film zum Ereignis« mache hervor. Bezüglich der Regie würdigt die Filmkritikerin, dass durch die Wahl der Mittel eine Möglichkeit geschaffen wurde, »den zunehmenden Kontrollverlust und die schubweise hereinbrechende Orientierungslosigkeit durch Unschärfen und eine zu den Rändern ausfransende Wahrnehmung« (Sterneborg, 2015, Absatz 3) darzustellen.

Kaspar Heinrich (2015, Absatz 5) beschreibt in seiner *Spiegel* Rezension sehr treffend die filmischen Stilmittel und Präsenz der Hauptdarstellerin:

> »Wie Alice im Laufe der 100 Minuten langsam die Kontrolle einbüßt, wie aus einer betonfest im Leben stehenden Frau nach und nach ein überfordertes, zerbrechliches Wesen wird, das ist auf sehenswerte Weise beklemmend. Die Kamera klebt an Moore, begleitet sie in unaufgeregt langen Einstellungen, gibt zuweilen gar das übliche Wechselspiel aus Schuss und Gegenschuss beim Dialog auf, um ganz bei ihr zu bleiben.«

In der *Zeit Online* Rezension »*Alzheimer im Film: Ich vergisst sich*« hebt David Hugendick (2015, S. 2) die Herausforderung der Verfilmung des Themas hervor:

> »Alzheimer stellt die Kunst vor das Paradox, eine Erzählform für etwas zu finden, das in gewisser Hinsicht das Ende allen Erzählens bedeutet. Die Veränderung des Geistes aus der Innenansicht zu schildern, ist ein Wagnis, das zwar von Literatur und im Kino immer wieder eingegangen wird, aber nur selten glaubhaft gelingt.«

Auch Hugendick (2015, S. 1) lobt die herausragende Leistung von Moore:

> »Schwankend zwischen Begreifen und Leugnung, Akzeptanz und Wut, durchlebt sie alles, was der Verfall, die Entfremdung von sich selbst und der Umwelt mit sich bringen. Sie versucht dabei erst gar nicht, der Krankheit eine Würde zu geben. Denn wie bewahrte man seine Würde, wenn man das erste Mal seit Kindestagen in die Hose macht oder weltblind geworden in einem Stuhl sitzt? Wenn man nicht mehr weiß, wie das eigene Leben gewesen sein mag?«

Andreas Kilb (2015, S.1) gibt in seiner FAZ Rezension eine weitere sehr differenzierte Bewertung über die schauspielerische Leistung von Moore:

> »Zum Beispiel die Szene, noch im ersten Drittel des Films, in der Alice beim Joggen auf dem Campus der Columbia University, wo sie Linguistik lehrt, die Orientierung verliert. Eine Schauspielerin, die es auf theatralische Wirkung anlegte, würde jetzt die Augen aufreißen, ihren Atem beschleunigen und ihren Kopf in alle Richtungen drehen, um den Eindruck tiefer Hilflosigkeit zu verstärken. Julianne Moore tut erst einmal nichts. Sie schaut noch nicht einmal um sich. Sie starrt vor sich hin. Sie gefriert. Und in diesem vereisten Zustand entfernt sich die Welt von ihr. Die Dinge werden unscharf, die Perspektiven beginnen zu bröckeln. Es dauert nur ein paar Sekunden, bis Alice wieder weiß, wo sie ist, aber Julianne Moore dehnt diese Augenblicke zu einer Ewigkeit.«

Ähnlich treffend charakterisiert Kilb (2015, S.1) die Schlüsselszene im Strandhaus:

> »…am Ende der Geschichte, in dem Alice in ihrem Ferienhaus am Atlantik die Toilette nicht mehr findet. Sie öffnet alle Türen im Erdgeschoss, eine nach der anderen, aber sie reißt sie nicht auf, sondern greift nach den Klinken wie eine Fremde, tastend, fragend, ungewiss. Und dann passiert, was passieren muss, doch der Film zeigt es nicht, er betrachtet nur die Miene ihres Ehemanns (Alec Baldwin), als er die Situation begreift, und dann das Gesicht von Alice, die sich von ihm mit nasser Hose in ihr Schlafzimmer bringen lässt, fassungslos und fügsam wie ein Kind.«

Josef Lommer (2015, Absatz 1) formuliert eine der wenigen kritischen Rezensionen. So fasst er zusammen: »Ein paar Unschärfen machen noch keinen Film: Richard Glatzers und Wash Westmorelands ereignisreiches Drama weiß nichts mit sich anzufangen.« Als positives narratives Element hebt er jedoch »die Art und Weise, wie Alice ihre sämtlichen technischen Geräte als Konservierungsmaschinen der Erinnerung nutzt« (Lommer, 2015, Absatz 3) hervor. Nach Meinung von Lommer (2015, Absatz 4) beherrsche »Die ständige Repetition des Immergleichen den Film bis zur letzten Szene: Alice und Tochter Lydia (Kristen Stewart) in Nahaufnahme, sitzend auf der Couch. Das ist leider alles, was *Still Alice* je vollzieht: Er sitzt seine Geschichte im wahrsten Sinne des Wortes aus, anstatt sie anzupacken.«

Ähnlich formuliert dies Rüdiger Suchsland (2015) in seiner Deutschlandfunk Rezension »*Den Faden verloren*«: »Man möchte gar nicht wissen, wie *Still Alice* ohne sie wäre. Was man sieht, sind hier immer wieder Menschen, die irgendwo sitzen und reden, reden, sehr viel reden. Mit anderen Worten: Ein guter Film ist *Still Alice* nicht.« (Absatz 12 f.). Kritisch betrachtet Suchsland (2015) auch die Rede der Hauptdarstellerin vor der Alzheimer-Gesellschaft ( Abb. 26.3), die in dieser nicht um Worte ringen muss, sondern flüssig und mit Pathos moralisiert:

> »Ich muss nicht leiden. Ich muss kämpfen. Um an den Dingen teilhaben zu können, und um den Menschen nicht zu verlieren, der ich einst war. So sage ich mir: Lebe den Augenblick. Das ist alles, was ich tun kann – den Augenblick leben«.

## Diskussion

Der Film *Still Alice* zeichnet sich dadurch aus, dass die Erkrankung aus der Perspektive der Betroffenen dargestellt wird. Die Tragik der dementiellen Erkrankung wird umso eindrücklicher erlebbar, da die Protagonistin eine hochintelligente, qualifizierte Akademikerin ist, die als Universitätsprofessorin für

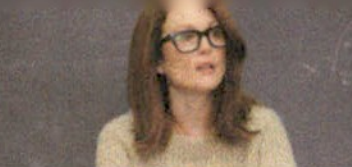

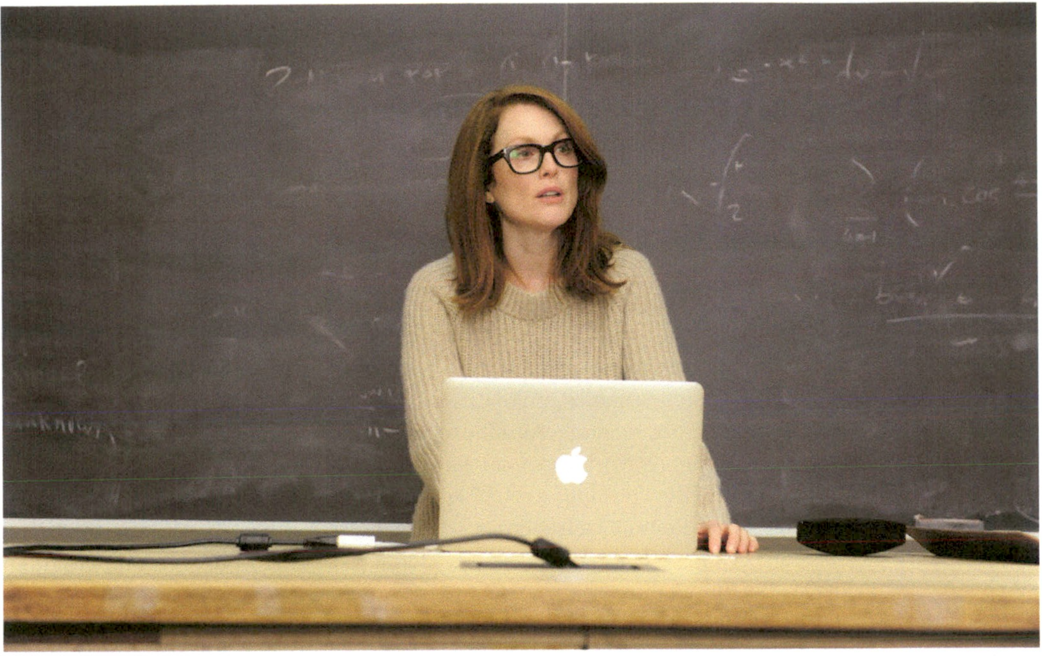



Sprache und Kommunikation an der New Yorker Columbia Universität lehrt. Die Wahl einer hochgebildeten Person als Erkrankte verdeutlicht zum einen, dass alle Schichten von Demenz betroffen sein können und auch kognitive Aktivität, Bildung und Intelligenz nicht vor der Erkrankung schützt. Zum anderen wird der Verlust der kognitiven Fähigkeiten und Sprache von einer Persönlichkeit mit diesem individuellen und beruflichen Hintergrund, besonders gravierend und beschämend erlebt. Julianne Moore gelingt es durch ihre sensible schauspielerische Leistung, dem Zuschauer das Erleben von Orientierungslosigkeit, Gedächtnisverlust, Abhängigkeit von Anderen und der damit verbundenen Kränkung und Scham zu vermitteln:

💬 »Ich wünschte, ich hätte Krebs«.
(»I hate this is happening to me! I wish I had cancer, I wouldn't be so ashamed.«)

Es wird versucht, sich dem Erleben der Demenz zu nähern, indem die Betroffene selbst über ihre innere Erfahrungswelt spricht, wie bei dem Vortrag vor der Alzheimer Gesellschaft oder im Gespräch mit ihrer Tochter Lydia. Diesbezüglich eindrückliche Aussagen sind die erlebte Trennung von der eigenen Identität/Person und Krankheit, das Erleben der Schwankungen »es gibt gute und schlechte Tage« sowie das Erleben des Verlustes ihrer Identität. Die Tragik des Zerfalls gipfelt in der Einschätzung von Alice, dass das Leben ab einem gewissen Stadium nicht mehr lebenswert sein wird und sie ihren eigenen Suizid vorausschauend plant. In einer der berührendsten Szenen des Films folgen wir Alice, wie sie zufällig im Computer über ihre Nachricht an sich selbst stolpert. Mehrmals läuft sie die Treppe hoch und vergisst jedoch die Anweisungen an sich selbst und muss daher wiederholt zur Nachricht zurückkehren, diese wieder lesen, bis sie schließlich die Tabletten findet, um sie dann erschreckt zu verschütten, als die Hausangestellte zurückkommt. Treffend beschreibt Kilb (2015, S. 2) diese Schlüsselszene in seiner Rezension mit den Worten: »Das Leben, das sie nicht mehr hat, kann sie sich nicht nehmen.«

Mit Ausnahme der Tochter Lydia bleiben die anderen Figuren der Familie jedoch eher blass und im Hintergrund. Insbesondere die Rolle des Ehemannes John ist bruchstückhaft und widersprüchlich. Zu Beginn wird eine glückliche Ehebeziehung erzählt, die sich in den wenigen Beziehungsszenen jedoch kaum wiederfindet und keinen stringenten Erzählstrang darstellt. So bekräftigt der Ehemann anfangs, an ihrer Seite stehen und unterstützend sein zu wollen und zeigt Verbundenheit in den gemeinsamen Momenten am Strand. Diese Szenen sind jedoch vereinzelt und stehen im Widerspruch zu seinen beruflichen Plänen, die er nicht mit seiner Frau bespricht und in denen sie nicht vorkommt. Alec Baldwin spielt die Rolle wie ein Gast, es herrscht eine oberflächliche Vertrautheit, er lebt sein Leben weiter, geht auf Reisen, zeigt kein Entsetzen, keinen Ärger oder Verzweiflung, bleibt freundlich und gelassen, antwortet geduldig auf die gleichen Fragen und führt verständnisvoll die verzweifelte Alice zur Toilette. Schließlich verschwindet er endgültig aus Karrieregründen in eine andere Stadt und reagiert nicht auf die vorsichtigen Versuche von Alice, mehr gemeinsame Zeit zu verbringen. Man könnte diese Rollengestaltung als Darstellung eines ambivalenten, mit der Situation überforderten Ehemannes verstehen, der zudem noch nicht einmal die beginnenden Ausfälle registriert oder auf diese reagiert. Die Darstellung dieser Ambivalenz und deren Auswirkungen auf Alice sind jedoch kaum ausgearbeitet.

Insgesamt fällt auf, dass der Film von einer Art Lieblosigkeit und Isolation aller Beteiligten geprägt ist. Jede Person hat ihre eigene Routine, getrennt und allein. So gibt die Familie kaum emotionale Unterstützung und zeigt wenig Verbundenheit mit der demenzkranken Mutter und Ehefrau. Die Angehörigen bleiben distanziert in ihrer jeweils eigenen Lebenswelt.

Die Eröffnung der Diagnose wird klar und äußerst gefasst angenommen, die Familienmitglieder finden sich erstaunlich schnell mit der Diagnose ab und verbinden dies nicht mit Überlegungen, wie das Leben nun gemeinsam neu gestaltet und organisiert werden könnte. So gibt es keinen Austausch von Alice mit ihrer Familie und Freunden über ihre Wünsche und Vorstellungen, wie sie ihr Leben in Zukunft gestalten könnte. Stattdessen kümmert sich Alice in dieser Phase allein um ihre »Perspektive«, indem sie eine gemeinsame Auszeit vorschlägt und ein Pflegeheim besucht. Die Isoliertheit wird vor allem in Alices Versuch deutlich, ihren eigenen Selbstmord zu planen. Allein, ohne Diskussion und Unterstützung von Familie oder Freunden, schreibt sie eine Nachricht an sich selbst, von der sie hofft, diese später noch zu verstehen. Insgesamt wird diese Einsamkeit jedoch nur angedeutet und im Film nicht thematisiert.

Nur die unkonventionelle Tochter Lydia, die eine angespannte Beziehung zu ihrer Mutter hat, da sie sich nicht den Erwartungen gemäß um ihre berufliche Karriere bemüht, sondern der Schauspielkunst widmet, bildet eine Ausnahme. Die Betreuung und Unterstützung der demenzkranken Mutter eröffnet und ermöglicht eine Annäherung zwischen Mutter und Tochter. Dies sind die wenigen Momente, in denen eine emotionale Verbundenheit zwischen Alice und ihren Bezugspersonen erlebbar wird. Zudem greift hier der Film das Thema auf, dass sich manchmal gerade diejenigen Familienmitglieder um die Betreuung und Pflege kümmern, die eher eine problematische Beziehung zum Erkrankten hatten und die Betreuung die Chance auf eine Annäherung bietet, die im Film zwischen Lydia und Alice spürbar wird.

Kritisch anzumerken ist, dass die Symptomatik der dementiellen Erkrankung im Film teilweise beschönigend dargestellt ist. So spricht Alice fast bis zum Schluss des Films in einer eloquenten, reflektierten Weise, mit schnellem, überlegtem Sprachfluss, meist ohne Stocken und mit korrekter Wortwahl und Grammatik. In vielen Szenen nimmt Alice in ihren Ausführungen eine komplexe Metaebene ein, die Menschen mit Demenz im fortgeschrittenen Stadium in der Regel nicht mehr einnehmen können. Auch die Sprechweise bei ihrem Vortrag vor der Alzheimer Gesellschaft ist für einen Menschen mit Demenz in dieser eloquenten, flüssigen und reflektierten Weise nicht mehr möglich. Ein weiteres Beispiel der eher unrealistischen Symptomdarstellung ist die anrührendste Szene im Film *Still Alice*. Alice stolpert im Computer zufällig über ihre Videoanweisung zum Selbstmord. Dargestellt als relativ fortgeschritten im Krankheitsverlauf, ist sie fähig, den Anweisungen zu folgen. So läuft sie die Treppe zum

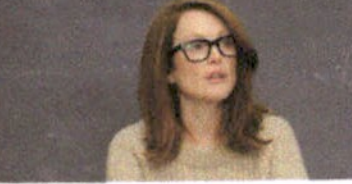

Schlafzimmer hoch, vergisst jedoch, was sie dort wollte. Dennoch erinnert sie sich, dass der Computer unten die Anweisungen enthält und nachdem sie ein weiteres Mal von Gegenständen im Schlafzimmer abgelenkt wird, hat sie die Geistesgegenwart, den Laptop mit sich die Treppe hochzutragen. Diese komplexe kausale Problemlösungsstrategie ist im allgemeinen in diesem Stadium der Krankheit jedoch nicht mehr möglich.

Diese Widersprüche zwischen massiven Beeinträchtigungen in einer Szene (z. B. völlige Orientierungslosigkeit im eigenen Strandhaus) und der reflektierten Kommunikation mit Tochter Lydia am Strand in der Folgeszene, repräsentieren nicht die möglichen Schwankungen einer Demenzerkrankung, sondern stellen eher Brüche in der filmischen Darstellung der Progredienz der Erkrankung dar. Obwohl Regisseur und Schauspielerin sich über die Symptome der Krankheit informierten, werden diese jedoch eher der Reihe nach in Szenen »abgehakt« und dramatisiert. Da ist die Behauptung, nicht informiert worden zu sein, da wird eine Verabredung vergessen, dann wird ein üblicher Gegenstand als »das Ding« bezeichnet, eine Shampooflasche im Kühlschrank entdeckt, die Toilette nicht gefunden, usw. Der schleichende Charakter der Krankheit wird nicht gezeigt, die Progredienz wird verkürzt und dramatisiert, typische Symptome und Reaktionen von Familienmitgliedern wie Verleugnung, Vermeidung und Herunterspielen werden nicht dargestellt.

Zudem behandelt der Film manche Themen der Alzheimer-Erkrankung nur ansatzweise. Die langsame, schleichende Symptomatik der Krankheit und die damit einhergehende Möglichkeit und Versuchung, die ersten Anzeichen zu verleugnen, zu ignorieren, und dem Kranken beispielsweise Nachlässigkeit oder Desinteresse vorzuwerfen oder die hartnäckige Hoffnung, dass durch Ernährung, Vitamine, Bewegung, Kreuzworträtsel usw. das Fortschreiten der Krankheit gestoppt oder zumindest aufgehalten werden könnte. Typische mit der Demenz einhergehende belastende Emotionen wie Empörung, Wut, Vorwürfe wegen vergangener Schuld, sowie Trauer werden im Film kaum thematisiert. Im Gegenteil – ohne zu zögern sucht Alice einen Neurologen auf und lässt sich testen. Ohne Aufschrei oder dem Verlangen nach einer anderen Ursache richten sich die Beteiligten ein, stellen sich um, sind tapfer oder im Falle des Ehemannes, unbeteiligt. Zudem werden die besonders schwierigen letzten Stadien der Alzheimer-Krankheit, wie das Hinwegdämmern, die völlige Hilflosigkeit und Unfähigkeit zur Kommunikation nicht thematisiert. Stattdessen wird in der Schlussszene dargestellt, dass Alice trotz massiver kognitiver Beeinträchtigung, den emotionalen Inhalt des von Lydia vorgelesenen Textes erfasst.

## Schlussbemerkungen

Zusammenfassend kann *Still Alice* als einer der ersten Beiträge eingeordnet werden, der sich dem Thema der stigmatisierenden Alzheimer-Krankheit annimmt, einem breiten Publikum anbietet und das Innenleben, die Erfahrungswelt und emotionale Verfasstheit eines Menschen mit früher Alzheimer Demenz in den Mittelpunkt stellt. Dieses Erleben wird ohne Beschönigungen schmerzlich und berührend vermittelt, bis hin zur Planung des eigenen Suizids. Die Entfremdung von sich selbst wird als fortschreitender Verlust dargestellt, dem letztlich keinerlei positiven Aspekte abzugewinnen sind. Verstärkt wird diese Tragödie durch die Entfremdung von der eigenen Familie, die mit Ausnahme der Tochter Lydia, eher distanziert und emotional wenig beteiligt und unterstützend gezeigt wird.

Der Versuch, eine Annäherung an die Gefühle und das Erleben eines Menschen mit Demenz darzustellen, sind als besondere Stärke des Films hervorzuheben. Die langsame Erzählweise und der Verzicht auf Spannungsbögen oder »Aktion« sind für dieses Ziel angemessen und stimmig. Die schlichte, unaufgeregte Handlung erzeugt keine Längen, da die Identifikation mit der zentralen Hauptfigur Alice gelingt und berührt.

Obwohl Verlauf und Symptomatik in abgemilderter Form präsentiert werden und die Lebenssituation in einem ästhetischen, wohlhabenden Milieu eingebettet ist, wird dennoch oder auch gerade deswegen der Zerfall und letztlich vollständige Verlust der persönlichen Werte, Lebensinhalte und Beziehungen durch die Erkrankung eindrücklich und drastisch erlebbar. Durch den konsequenten Fokus auf das Erleben, eher das »Verschwinden« von Alice, kann der Zuschauer erahnen, was es bedeutet, seine Identität, Erfahrungen und sozialen Beziehungen allmählich und unwiederbringlich zu verlieren.

## Literatur

**Heinrich** K (05.03.2015) Alzheimer-Film »Still Alice«: Warum nicht einfach Krebs? Zugriff am 12.03.2016 unter http://www.spiegel.de/kultur/kino/julianne-moore-in-still-alice-grossartiger-auftritt-a-1021406.html

**Hugendick** D (25.02.2015) Alzheimer im Film: Ich vergisst sich. Zugriff am 12.03.2016 unter http://www.zeit.de/kultur/film/2015-02/alzheimer-film-still-alice-honig-im-kopf

**Imdb.com** (n.d.) Still Alice – Mein Leben ohne Gestern: Awards. Zugriff am 12.03.2016 unter http://www.imdb.com/title/tt3316960/awards

**Kilb** A (04.03.2015) Video-Filmkritik: Der Schmetterling sagt dir, wenn es Zeit ist zu gehen. Zugriff am 12.03.2016 unter http://www.faz.net/aktuell/feuilleton/kino/video-filmkritiken/video-filmkritik-still-alice-mit-julianne-moore-13461817.html

**Lommer** J (25.02.2015) Still Alice: Ein paar Unschärfen machen noch keinen Film: Richard Glatzers und Wash Westmorelands ereignisreiches Drama weiß nichts mit sich anzufangen. Zugriff am 12.03.2016 unter http://www.critic.de/film/still-alice-7410/

**Rottentomatoes.com** (n.d.) Still Alice. Zugriff am 12.03.2016 unter http://www.rottentomatoes.com/m/still_alice/

**Sterneborg** A (06.02.2015) Kritik zu Still Alice – Mein Leben ohne Gestern. Zugriff am 12.03.2016 unter http://www.epd-film.de/filmkritiken/still-alice-mein-leben-ohne-gestern

**Suchsland** R (05.03.2015) Film »Still Alice«: Den Faden verloren. Zugriff am 12.03.2016 unter http://www.deutschlandfunk.de/film-still-alice-den-faden-verloren.691.de.html?dram:article_id=313429

| Originaltitel | Still Alice |
| --- | --- |
| Premiere | 08. September 2014 (Toronto International Film Festival, CAN) |
| Deutscher Start | 05. März 2015 |
| Land | USA |
| Drehbuch | Richard Glatzer, Wash Westmoreland (basierend auf Lisa Genova) |
| Regie | Richard Glatzer, Wash Westmoreland |
| Darsteller | Julianne Moore, Alec Baldwin, Kristen Stewart, Kate Bosworth, Shane McRae, Hunter Parrish, Seth Gilliam, Victoria Cartagena |
| Produktion | Killer Films, Big Indie Pictures |
| Verleih | Polyband Medien |
| Länge | 101 Minuten |

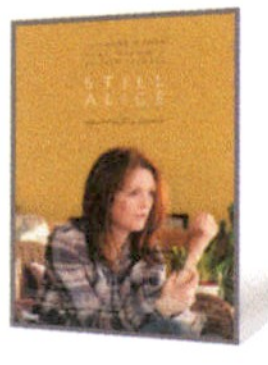

*Nils F. Töpfer und Gabriele Wilz*

# Familiäre Demenzpflege zwischen dem Ideal der guten Mutter und einer Carpe Diem-Haltung



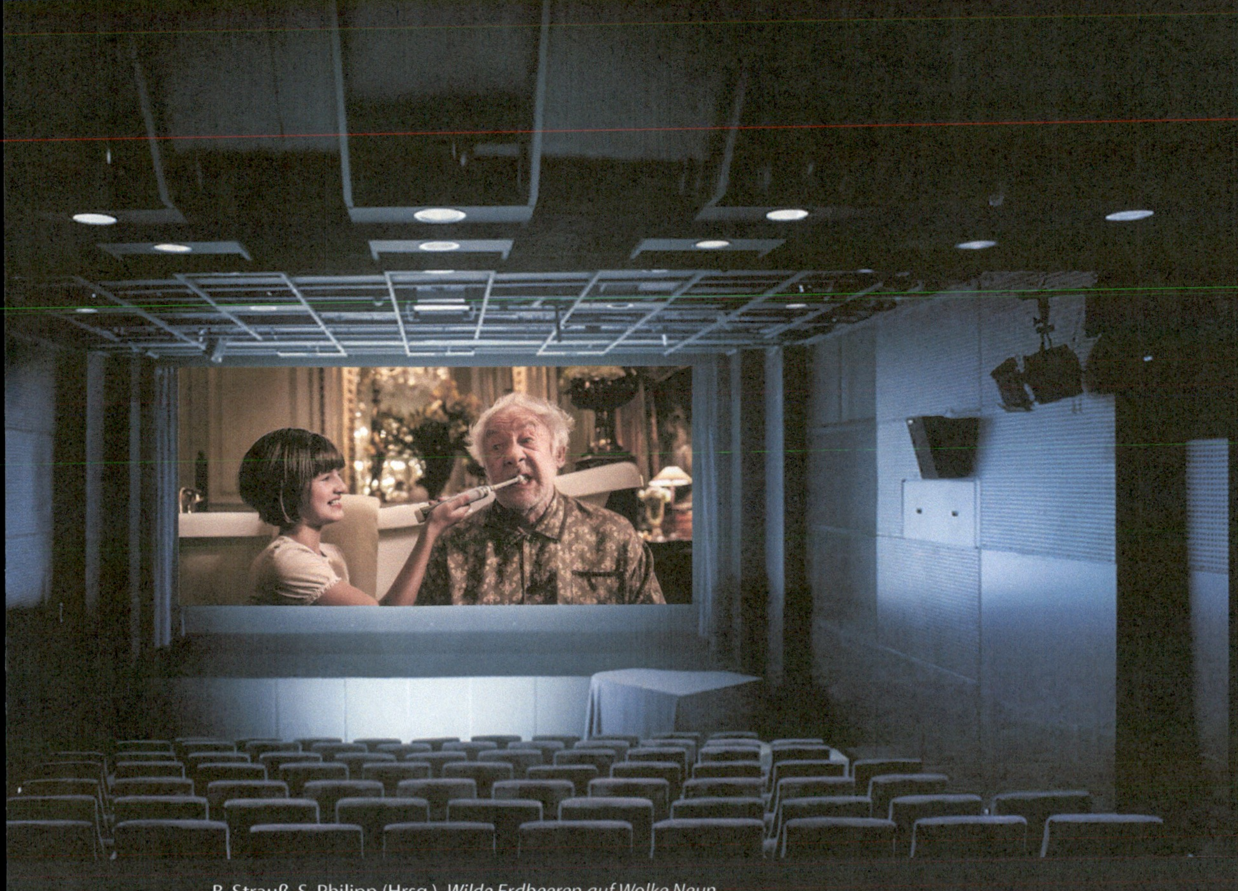

B. Strauß, S. Philipp (Hrsg.), *Wilde Erdbeeren auf Wolke Neun*,
DOI 10.1007/978-3-662-50488-8_27, © Springer-Verlag GmbH Deutschland 2017

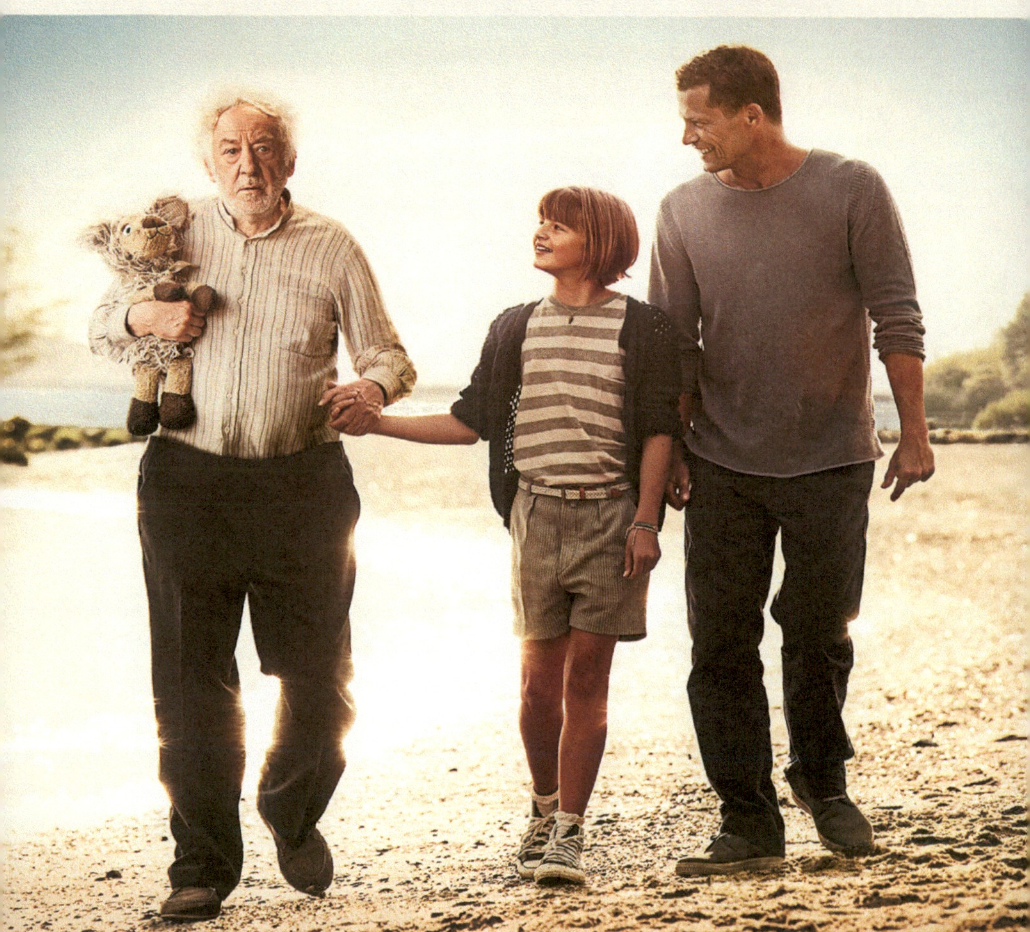
EMMA
SCHWEIGER
DIETER
HALLERVORDEN
TIL
SCHWEIGER
HONIG IM KOPF
EIN FILM VON TIL SCHWEIGER
25. DEZEMBER 2014 IM KINO
WWW.HONIGIMKOPF.DE

# Honig im Kopf

## Inhaltsangabe

Zu Beginn des Films (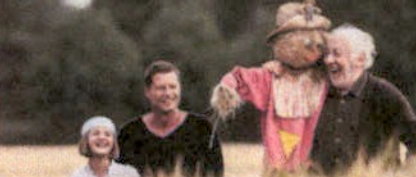 Abb. 27.1) erfährt der Zuschauer von Tilda (Emma Schweiger), dass ihr Opa Amandus (Dieter Hallervorden) Alzheimer habe. Dass ihre Eltern ihn deshalb »in ein Heim stecken (wollten)«, sei der Grund, weshalb sie »die Sache in die Hand nehmen musste«. Sie ist mit ihm im Zug nach Venedig unterwegs, wo er seiner mittlerweile verstorbenen Frau vor 40 Jahren einen Heiratsantrag gemacht hatte. Auf der Suche nach der Bordtoilette steigt Amandus aus dem Zug aus. Tilda zieht die Notbremse und flüchtet mit ihm vor den sie verfolgenden Bahnpolizisten.

Alles habe begonnen, als Amandus' Ehefrau Margarete gestorben sei. Auf der Beerdigung hält Amandus eine sonderbare Rede, in der er u. a. von ihrem großen Busen, seiner Abneigung gegen ihren Apfelkuchen spricht und ihren Namen mit dem seiner Mutter verwechselt. Nach der Beerdigung wird sein Sohn Niko (Till Schweiger) eines Tages informiert, dass Amandus bei der Polizei eine Vermisstenanzeige von seiner verstorbenen Frau aufgegeben hat. Als Niko und Tilda ihn besuchen, stellen sie fest, dass er seine Lebensmittel im Bücherregal lagert und die Putzfrau entlassen hat, da er sie irrtümlicherweise des Diebstahls von Schmuck bezichtigt. Amandus zieht daraufhin bei Niko, dessen Frau Sarah (Jeanette Hain) und Tilda ein.

Aufgrund der dementiellen Symptomatik von Amandus kommt es in der Folge zu einigen Zwischenfällen. So vergisst er, seine Enkelin von der Schule abzuholen und zum Kinderarzt zu bringen, setzt beim Versuch, einen Kuchen zu backen, den Ofen in Brand, uriniert in den Kühlschrank, den er für die Toilette hält, und schmiert sich im Restaurant die Aioli-Crème ins Gesicht.

Tilda interessiert sich sehr für Amandus. Sie fragt ihn u. a., wie es sich anfühlt, wenn man alles vergisst (»So wie Honig im Kopf … so verklebt«) und lässt sich immer wieder die Fotos von der Venedigreise zeigen, die Amandus mit seiner Frau unternommen hatte. An einem Abend findet sie ihn bei dem Versuch, einen Brief zu schreiben. Unter Tränen erzählt er ihr, wie schrecklich es sei, »wenn man einfach gar nichts mehr weiß« und »alles leer« sei. Für die Zeit, wenn er sie nicht mehr als seine Enkelin erkennen wird, diktiert er ihr anschließend einige rührende Zeilen, in denen er ihr sagt, wie sehr er sie liebe.

Während des Arzttermins bei Dr. Holst (Mehmet Kurtuluş) weicht Amandus den Fragen des Arztes aus und präsentiert sich humorvoll. Er verwechselt auf die Frage hin, wer ihn begleitet, Niko und Tilda mit seinen Eltern. Plötzlich steht er auf, zieht einen Arztkittel von Dr. Holst an und verabschiedet sich mit den Worten, jetzt eine Operation durchführen zu müssen.

Dr. Holst rät Niko, schon jetzt einen Platz für ein Pflegeheim zu reservieren. Aus eigener Erfahrung mit seinem demenzerkrankten Vater kenne er den »Kampf mit sich selbst, die Hilflosigkeit, das schlechte Gewissen, die Vorwürfe, die man sich macht«. Am Ende des Weges sei jedoch eine Unterbringung unausweichlich. Niko besichtigt daraufhin ein Pflegeheim, in dem er u. a. einem frisch verliebten, Händchen haltenden Pärchen, das sich erst ein paar Tage kennt, und einer ehemaligen Tänzerin begegnet, die sich ungeniert mit ihrem Wunsch nach Sexualität an ihn wendet. Tilda ist empört, dass ihre Eltern Amandus in einem Pflegeheim unterbringen wollen, und beteuert, dass sie doch auf ihn aufpassen könne. Ihre Mutter erklärt ihr, dass Amandus irgendwann so krank sein werde, dass er nicht mehr bei ihnen bleiben könne und »ein schönes Heim, wo er sich richtig wohlfühlt« brauche, wo sie ihn oft besuchen könnten. Auf Tildas Einwand hin, dass Niko und sie doch immer arbeiten würden, verspricht Sarah, sich in Zukunft mehr Zeit zu nehmen.

Tilda liegt die ganze Nacht wach und denkt über die Aussage von ihrem Kinderarzt Dr. Ehlers (Tilo Prückner) nach, dass Freude und das Verfolgen von Zielen für Menschen mit Alzheimer wichtig seien.

Am Morgen weckt sie Amandus und bricht mit ihm zu einer Reise nach Venedig auf, während Niko und Sarah noch schlafen. Tilda hofft, dass ihr Opa wieder gesund wird, wenn sie ihm durch diese Reise eine Aufgabe gibt und ihm das Gefühl vermittelt, gebraucht zu sein. Tilda und Amandus nehmen das Auto von Niko und Sarah, um zum Bahnhof zu fahren. Beim Losfahren legt Amandus den Rückwärts- statt des Vorwärtsgangs ein und rast in ein dahinterstehendes Auto. Daraufhin vereinbaren sie, dass Tilda schaltet und Amandus die Pedale bedient und lenkt. Amandus überfährt außerdem auf dem Weg eine rote Ampel (»Grün bleibt stehen, rot darf gehen«), womit er einen Unfall auf der Kreuzung ver- ursacht, den die beiden jedoch ohne größeren Schaden überstehen. Wohlbehalten erreichen sie den Bahnhof und fahren von dort mit dem Zug bis Bozen, wo Amandus auf der Suche nach der Bordtoilette aus dem Zug steigt. Tilda zieht die Notbremse und versteckt sich mit Amandus vor den sie verfolgenden Polizisten auf der Bahnhofstoilette. Dort werden sie von der Reinigungskraft Erdal (Fahri Yardım) entdeckt, der ihnen die Weiterreise in einem Schaftransporter organisiert. Als die Polizei den Schaftrans- porter anhält, gelingt Tilda und Amandus rechtzeitig die unbemerkte Flucht. In einem Kloster machen sie Rast. Beeindruckt von Tildas besonderem Engagement (»Du bist ein gutes Mädchen und der Weg, den du gehst, ist ein besonderer«) bringt die Oberin (Claudia Michelsen) Tilda und Amandus mit dem Auto bis nach Venedig.

In der Zwischenzeit haben Niko und Sarah im Tagebuch von Tilda gelesen, dass sie für ihren Opa nach einer Aufgabe sucht, die ihm Freude bereitet. Sarah schlägt Niko vor, ihre Arbeitsstelle zu kündi- gen, um mehr für Tilda und Amandus da sein zu können. Durch eine Videobotschaft von Tilda an ihre Eltern, in der Erdal erwähnt, dass Amandus und Tilda auf dem Weg in »die Stadt der Liebe« sind, wird Niko und Sarah klar, dass eine gemeinsame Reise nach Venedig die Aufgabe ist, von der Tilda in ihrem Tagebuch geschrieben hatte. Sie fliegen nach Venedig, wo sie in einem Hotel zufälligerweise das Zim- mer neben demjenigen von Amandus und Tilda mieten. Die Suche nach Tilda und Amandus bringt das Ehepaar wieder näher zusammen (»Das war schön heute mit dir. Wir waren ein Team, so wie früher«), sie sagen sich, dass sie sich lieben und schlafen leidenschaftlich miteinander.

Amandus verlässt in der Nacht das Hotel. Als Tilda am nächsten Morgen sein Verschwinden be- merkt, sucht und findet sie ihn schließlich auf einer Bank sitzend. Amandus erkennt sie jedoch nicht mehr als seine Enkelin. Unter Tränen holt Tilda den Brief hervor, den ihr Amandus für diesen Fall diktiert hatte, und liest ihn laut vor. Kurz darauf werden sie von Sarah und Niko gefunden.

Neun Monate später bringt Sarah einen Sohn zur Welt, der nach seinem Großvater Amandus be- nannt wird. Sie kündigt wie versprochen ihre Arbeit und sowohl Sarah als auch Niko verbringen mehr Zeit mit Amandus und Tilda. Amandus bleibt vorerst noch bei ihnen wohnen. Sie erhalten Unterstüt- zung von einer Pflegerin (Hilly Martinek), die jedoch nach einiger Zeit kündigt, weil Amandus ihr immer wieder an den Busen fasst. Auch als Amandus in einem Pflegeheim untergebracht wird, holen Tilda, Sarah und Niko ihn noch oft ab, um etwas mit ihm zu unternehmen. In einem weiteren Gespräch mit Dr. Ehlers hatte Tilda erfahren, dass Menschen mit Alzheimer »noch viel mehr fühlen als wir glau- ben« und »dass es wichtig ist, so viel wie möglich Zeit mit ihnen zu verbringen, weil sie die Zuneigung spüren«. Amandus stirbt in Anwesenheit von Tilda, die fast täglich bei ihm war, an Herzstillstand. Während der Beerdigung liegt Tilda im Gras und sieht lächelnd in den Himmel, von wo aus Amandus versprochen hatte, nach seinem Tod auf sie aufzupassen.

## Rezeption

Der Film wurde kontrovers besprochen. Die positiven Stimmen würdigen vor allem die »feinfühlige« Beschreibung der Alzheimer-Krankheit (Worschech 2015) und die Balance aus »komisch und traurig ernst« (Prechtel 2014). Der Film sei »der gelungene, gewagte Versuch, alles zu schaffen: Familienunter- haltung, das Anpacken eines ernsten Themas, psychologische Tiefe und Slapstick-Witz, Lachen und Tränen« (ebd.). So sei es gerade der Kontrast zu den »leichten Momenten«, durch den die Dramatik umso stärker wirke (Wesche 2014). Die schauspielerische Leistung von Emma Schweiger und von Dieter Hallervorden wird vielfach gelobt. Letzterer verleihe seiner Figur des Amandus »in jeder noch so menschlichen Situation Würde« (ebd.). Auch die »integrative Botschaft« des Films (Westphal 2014), der für einen offeneren Umgang mit der Erkrankung und eine Enttabuisierung sowie Entstigmatisierung plädiert, wird betont.

In der Berichterstattung schwingt auch die Frage mit, wie realistisch die Alzheimer-Erkrankung und ihr Verlauf dargestellt werden. Es wird erwähnt, dass im Presseheft unter anderem Zitate von Vertretern der »Deutschen Alzheimer Gesellschaft e.V. Selbsthilfe Demenz« dem Film Authentizität bescheinigen (Kurz 2015) und dass Til Schweiger im Vorfeld mit dem Hirnforscher Gerald Hüther gesprochen habe, der mit seiner Ansicht übereinstimme, »dass die beste Vorbeugung gegen Demenz ein erfülltes Leben sei« (Maus 2014).

In nahezu allen Rezensionen wird jedoch angemerkt, dass vieles in der Darstellung »*abgesoftet*« ist (Prechtel 2014): Um den Zuschauer nicht zu verschrecken, werden »wirklich extreme Begleitumstände des Leidens – wie Aggressivität« (Worschech 2015) sowie »die letzten weggedämmerten Monate« (Prechtel 2014, Breuer 2015) ausgespart. Auch die Entscheidung, den Film in einem reichen Milieu spielen zu lassen, wird in diesem Zusammenhang genannt, »weil hier Krankheit und Verfall ästhetisch überspielt und gelindert werden können« (Prechtel 2014). Gleiches betrifft den Fokus auf die Beziehung zwischen Enkeltochter und Großvater, »weil eben die eigentlich mit der schwierigen Entscheidung betraute Elterngeneration in die zweite Reihe zurücktritt« (Westphal 2014). Weiterhin wird kritisiert, dass auf den Kampf mit den Krankenkassen um Pflegestufen sowie auf das schlechte Gewissen, das aus dem Eingeständnis der eigenen Überforderung und der Erwägung einer Heimunterbringung resultiert, wenn überhaupt, dann nur beiläufig eingegangen wird (Kurz 2015, Reis o.J.).

Es werden in den Besprechungen und Interviews jedoch auch Themen aufgegriffen, die über die konkrete Auseinandersetzung mit der Demenzerkrankung hinausgehen. So nehme Schweiger die Familie – sein »Lebensthema« (Maus 2014) – unter die Lupe, indem er den Zuschauer gemäß dem Spruch »Kinder und Betrunkene sagen die Wahrheit!« geschickt zu einer »Reflexion über unsere Werte und Ehrlichkeit« zwinge: Tilda habe dabei als Kind »ein besonderes Gespür für die Lebenslügen der Erwachsenen«, während Amandus als »Katalysator« fungiere, der den Streit der Ehepartner weiter verschärfe und dadurch sichtbar werden lasse, »wie kaputt ihre Beziehung im Karrierezwang und mit der ›Wir-sind-die-perfekte-Familie‹-Fassade geworden ist« (Prechtel 2014). Weiterhin wird Spiritualität in einem Interview von Til Schweiger im Zusammenhang mit der Schlusssequenz des Filmes thematisiert, in der Tilda sich mit ihrem verstorbenen Großvater im Himmel verbunden fühlt: »Es gibt den Himmel mit den Seelen, die da oben auf dich aufpassen« (F.A.S. 2014).

Unter den Rezensionen finden sich auch einige »Verrisse« des Films. Als Sohn eines an den Folgen von Alzheimer verstorbenen Vaters kritisiert der Autor der Kino-Zeit.de-Kolumne vor allem, dass der Film »nebst allenfalls dezent eingestreuten Schwierigkeiten … ein Ideal (schildert) das für viele Angehörige unerreichbar weit entfernt sein dürfte« (Kurz 2015). Dadurch würde der Film auch nicht zu einem »tröstlichen Erlebnis …, sondern zu einem echten Ärgernis« (ebd.). Die »idealistische Note« der »bedingungslosen Akzeptanz«, die Tilda ihrem Opa entgegenbringt, wird auch von der Frankfurter Rundschau herausgestellt (Westphal 2014). Und der Autor der Filmkritik auf moviebreak.de, der dem Film eine vernichtende Bewertung von 1,5 von 10 Punkten gibt, bescheinigt Tilda gar ein »pathologisches Ausmaß« an Idealisierung, da »sie selbst dann noch ein Lächeln auf den Lippen trägt, wenn er ihr ganz ungeniert ins Gesicht furzt« (Reis o.J.).

Die oben erwähnte, mit »Die vergebliche Gnade des Vergessens« betitelte Kritik in der Kino-Zeit.de-Kolumne macht *Honig im Kopf* zudem den Vorwurf einer »zutiefst klassischen Rollenverteilung«, der zufolge die Frau ihren Beruf aufgebe, um Pflegeverantwortung zu übernehmen, während dies für den Mann nicht in Frage komme (Kurz 2015). Auch in der Kritik auf werpflegtwie.de wird im Zusammenhang mit der »grausig verunglückte(n) Schlusspointe« in Venedig polemisch auf die Rollenverteilung und Vergeschlechtlichung von Pflege hingewiesen (»Sie kündigt an, ihren Beruf aufzugeben. Das findet er sehr, sehr gut und schläft mit seiner Frau«) (Breuer 2015).

## Diskussion

Mit 7,19 Mio. Kinobesuchern ist *Honig im Kopf* der meistgesehene im Jahr 2014 gestartete deutsche Kinofilm (Insidekino.com o.J.) und liegt auf dem sechsten Platz der deutschen Filme mit den meisten Kinobesuchern (ebd.). Die zunehmende Aufmerksamkeit in der medialen Berichterstattung für Demenz und die Versorgung von Menschen mit Demenz lässt sich vor dem Hintergrund eines großen Bedürfnisses nach Orientierung angesichts eines bedrohlichen und unbekannten Phänomens verstehen. Demenz ist die zweitmeist gefürchtete Erkrankung (MetLife Foundation 2011) und in doppelter Hinsicht »bedrohlich«: Gefürchtet ist die Vorstellung, in Zukunft selbst an Demenz zu erkranken, sowie die Konfrontation mit der unvertrauten Aufgabe der Pflege eines demenzerkrankten Angehörigen. Da sich das Bild von Demenz neben direkten persönlichen Erfahrungen mit Menschen mit einer Demenzerkrankung vor allem aus indirekten, über Massenmedien wie Zeitungen, dem Fernsehen oder eben dem Kino vermittelten Erfahrungen speist, prägt ein Film wie *Honig im Kopf* maßgeblich die sozial geteilten Vorstellungen darüber, was es bedeutet, mit einer Demenzerkrankung zu leben bzw. mit einer betroffenen Person zusammenzuleben.

Im Folgenden wird die Darstellung von Demenz in *Honig im Kopf* vor dem Hintergrund der auf Gorp und Vercruysse (2012) zurückgehenden Gegenüberstellung von Frames, die im sozialen Demenzdiskurs vorherrschen, und alternativen Counter-Frames, die ein Gegengewicht zu den dominierenden Frames darstellen, diskutiert. Dabei werden jeweils die mit der Darstellung verbundenen Konsequenzen für Menschen mit Demenz und ihre Angehörigen herausgestellt.

Die hier vorgenommene spezifische Einbettung des Films in den *Demenz*diskurs stellt selbstverständlich nur eine von vielen Möglichkeiten dar. Wie im Abschnitt zur »Rezeption« des Films bereits erwähnt, gehen die inhaltlichen Auseinandersetzungen des Films über das Leben mit einer Demenzerkrankung sowie das Leben mit einem demenzerkrankten Angehörigen hinaus und umfassen u. a. spirituelle Fragen sowie Fragen nach den wesentlichen Werten und dem »richtigen« Leben, die in diesem Beitrag nur begrenzt aufgegriffen werden (z. B. »Der Mensch mit Demenz in der Tradition des Narren«).

## Frames und Counter-Frames in »Honig im Kopf«

Frames werden in der Kommunikation eingesetzt, um zu bestimmen, welche Elemente der sozialen Realität ausgewählt und eingesetzt werden, um einem breiten Publikum ein bestimmtes Phänomen so verständlich wie möglich zu machen (Entman 1993). Framing ist insofern ein sozialer Prozess, als er auf das Repertoire von Symbolen, Werten und Weltanschauungen zurückgreift, das jede Kultur besitzt.

Framing impliziert die Existenz alternativer Counter-Frames, die ein Gegengewicht zu den dominierenden Frames darstellen und im Kontext von Demenz eine neue Perspektive auf die Krankheit ermöglichen. Gorp und Vercruysse (2012) schenkten der Identifikation solcher Counter-Frames besondere Aufmerksamkeit, da deren Verwendung, so die Schlussfolgerung der Autoren, der Stigmatisierung und der negativen Darstellung von Demenz entgegenwirken kann.

Die Darstellung von Demenz in *Honig im Kopf* lässt sich vier von Gorp und Vercruysse (2012) vorgeschlagenen Counter-Frames zuordnen, die jeweils Folgen für die Einstellung zu und den Umgang mit Demenzerkrankten haben.

Dabei betonen zwei Counter-Frames (»Ganzer Mensch«, »Carpe diem«) die erhaltene Lebensqualität der Menschen mit Demenz sowie ihrer Angehörigen. Zwei weitere Counter-Frames (»Offener, natürlicher Umgang«, »die gute Mutter«) beziehen sich auf den Umgang der Pflegenden mit der zunehmenden Infantilisierung der Demenzerkrankten.

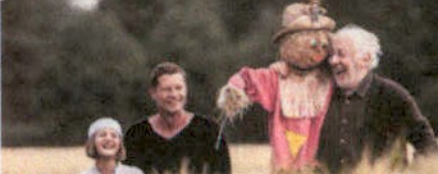

**»Ganzer Mensch« (versus »Leere Hülle«)**  Einem verbreiteten Frame zufolge, das Gorp und Vercruysse (2012) aus ihrer Medienanalyse ableiteten, verlieren Menschen mit Demenz als »leere Hülle« ihre Identität und Menschlichkeit. Diesem Frame setzten sie ein Counter-Frame entgegen, dem zufolge die sensorische und emotionale Wahrnehmung trotz der Demenzerkrankung lange Zeit erhalten bleibt, sodass Demenzerkrankte »ganze Menschen« mit einem reichen emotionalen Leben bleiben, die weiterhin körperliche Berührung sowie Nähe wahrnehmen und erleben. Die aus diesem Counter-Frame ableitbaren Handlungsimplikationen sind, dass weiterhin Versuche unternommen werden sollten, einen emotionalen Kontakt zu den Menschen mit Demenz herzustellen und ihnen in »ihrer Sprache« zu begegnen.

Dieses Counter-Frame wird gegen Ende des Films von Tilda explizit in Worte gefasst:

> »Ich war auch noch ein paar Mal bei Dr. Ehlers. Er hat mir erzählt, dass Alzheimer-Menschen noch viel mehr fühlen als wir glauben. Dass es wichtig ist, so viel wie möglich Zeit mit ihnen zu verbringen, weil sie die Zuneigung spüren, obwohl wir es uns oft gar nicht mehr vorstellen können.«

Tilda bezieht sich hier auf Hinweise von Dr. Ehlers, die sie jedoch schon von Beginn des Films an intuitiv beherzigt. Beim »Mensch, ärgere dich nicht«-Spielen findet sich ein eindrückliches Beispiel dafür, dass Tilda sich auf »die Sprache« ihres Opas einlässt. So schlägt sie vor, nach seinen Regeln zu spielen, als sie bemerkt, dass er die Spielregeln durcheinanderbringt. Durch den Bezug auf Dr. Ehlers erfährt das vom Zuschauer Gesehene und von Tilda noch einmal explizit Gesagte neben der idealistischen Konnotation durch die aufopferungsvolle Enkelin zusätzlich die fachlich-professionelle Bestätigung durch einen Arzt.

Die erhaltenen emotionalen Wahrnehmungsfähigkeiten werden dabei im Film auch durch den Kontrast zu den schwindenden kognitiven Fähigkeiten hervorgehoben:

> »Neun Monate später habe ich ein Brüderchen bekommen. Mama hatte die Idee, ihn Amandus zu nennen, so wie Opa. Opa hat das, glaub' ich, nicht mehr wirklich mitbekommen. Er hat immer wieder gefragt, wie der Kleine heißt und wo er denn herkommt. Was aber Opa vielleicht mitbekommen hat, war, dass Mama und Papa mehr Zeit für ihn hatten.«

**Carpe diem-Haltung (versus sozialer Tod)**  Das zweite Counter-Frame, das *Honig im Kopf* repräsentiert, ist dem verbreiteten Frame der Angst vor der irreversiblen Degeneration und dem sozialen Tod entgegengesetzt, d.h. die nahestehenden Angehörigen verlieren den Demenzerkrankten schon vor dessen Tod als Elternteil oder Partner. Das mit »Carpe diem« betitelte Counter-Frame vertritt dagegen die Auffassung, das Beste aus der verbleibenden Zeit zu machen, von Tag zu Tag zu leben und Freude aus den kleinen Dingen des Lebens zu ziehen. Menschen mit Demenz können demnach noch einige gute Zeiten vor sich haben.

Mehr als die Schwierigkeiten im Zusammenleben mit an Demenz erkrankten Menschen hebt *Honig im Kopf* die Freude hervor, die Menschen mit Demenz und ihre nahestehenden Angehörigen noch gemeinsam erleben können. Neben den Bildern von gemeinsamen Unternehmungen inklusive des Roadtrips (lachend durch Felder laufen, Händchen-haltend in den See springen usw.) wird auch im gesprochenen Text betont, dass jeder Moment wertvoll ist (◻ Abb. 27.2):

> »Ich hatte Opa den ganzen Sommer für mich allein. Wir waren ganz oft spazieren und wenn das Wetter gut war, hat Papa Opa und mich zum See gefahren.«

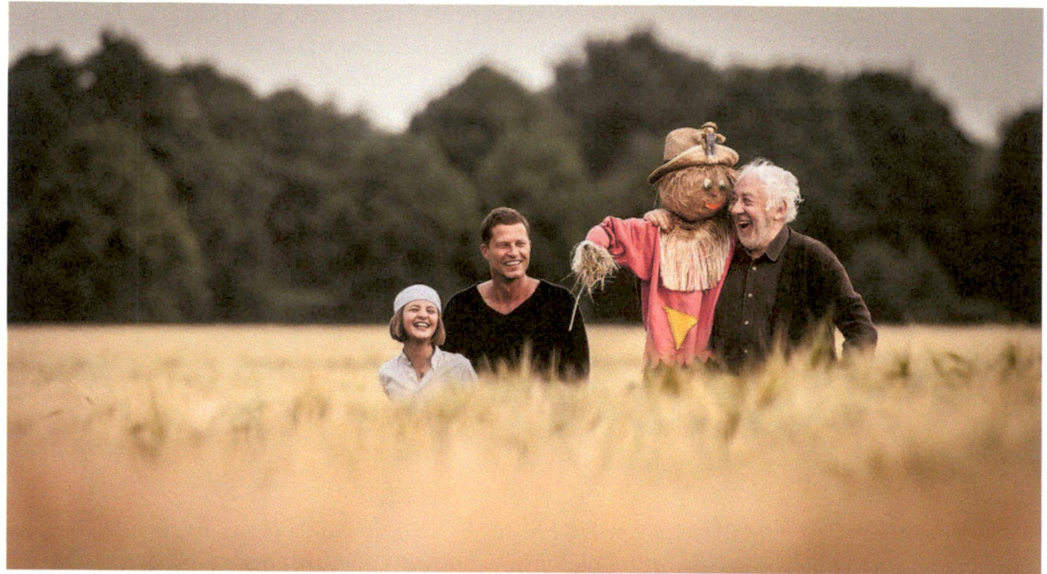

**Abb. 27.2** Honig im Kopf hebt die Freude hervor, die Tilda, Niko und Amandus noch gemeinsam erleben können. (Filmbild Fundus/© Warner Bros.)

In dieser Aussage von Tilda steckt, dass die Zeit mit ihrem Opa so schön war, dass sie ihn nicht mit anderen teilen wollte. Auch in der letzten Phase von Amandus' Leben werden Bilder gezeigt, in denen die Personen strahlen, ihren Kopf auf die Schulter des anderen legen o.ä.

**Offener, natürlicher Umgang (versus »Wegsperren«)** Das im Demenzdiskurs verbreitete Frame der umgekehrten Rollen fokussiert darauf, dass die Verhaltensweisen des Menschen mit Demenz immer mehr dem eines Kindes ähneln, sodass die Kinder in eine Elternrolle kommen, in der sie auf ihre Eltern wie auf Kinder aufpassen und selbst bei intimsten Angelegenheiten helfen müssen. Wie Kinder missachten auch Menschen mit Demenz soziale Normen, was aufseiten der Angehörigen mit Gefühlen von Peinlichkeit und Beschämung verbunden sei. Den Demenzerkrankten »wegzusperren« oder »loszuwerden«, indem man ihn in einer Pflegeeinrichtung unterbringt, ist die von Gorp und Vercruysse (2012) aus dem Frame abgeleitete Handlungsimplikation, die wir jedoch für unplausibel halten.[1]

Das Counter-Frame geht nicht von einer Rückkehr zu kindlicher Abhängigkeit aus, sondern zu einer kindlichen Unbeschwertheit, frei von gesellschaftlichen Einschränkungen und Zwängen. Es werden weniger die umgekehrten Rollen als die Auffassung der Kindergeneration betont, dass jeder irgendwann an die Reihe kommt. Somit kommt, auch die Zeit der Kinder, für die Eltern da zu sein. Man hält zusammen. Mit der positiv konnotierten Rollenveränderung ist die Chance verbunden, das Elternteil noch einmal anders kennenzulernen und die gegenseitige Beziehung zu verbessern.

Die problematischen Implikationen der Darstellung von Ähnlichkeiten zwischen Menschen mit Demenz und Kindern sowie pflegenden Angehörigen und Eltern werden in einem separaten Abschnitt

---

1    Durch die Rollenumkehr kommt den nahestehenden Angehörigen der Menschen mit Demenz die Rolle des Elternteils mit all der damit verbundenen Verantwortung zu. Dadurch werden die mit dem Pflegeideal der guten Mutter verbundenen Rollen- und Verhaltenserwartungen im Kontext der Demenzpflege angewandt, was es nahestehenden Angehörigen erschweren sollte, Verantwortung in der Pflege zu teilen bzw. abzugeben.

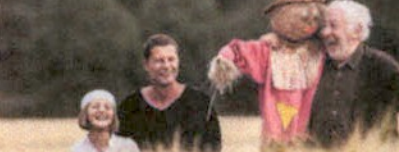

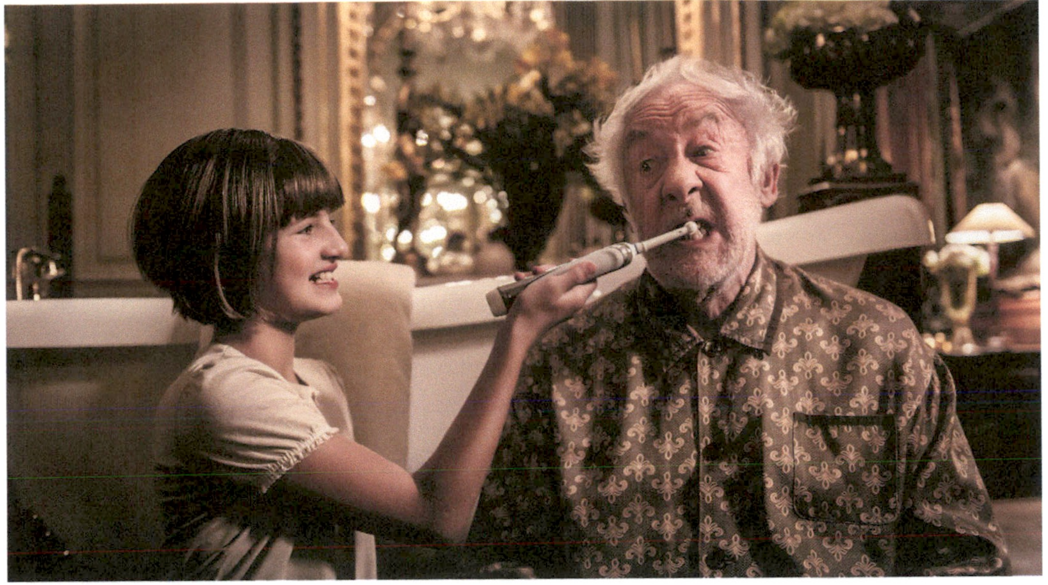

**Abb. 27.3** Die Intimität zwischen Tilda und Amandus wird als ganz natürlich dargestellt. (Filmbild Fundus/© Warner Bros.)

diskutiert ( ▶ »Das Pflegeideal der guten Mutter«). An dieser Stelle soll jedoch darauf eingegangen werden, in welcher Weise sich der Film zu der Frage äußert, wie mit Demenzerkrankten umgegangen werden soll, die unbeabsichtigt grundlegende soziale Konventionen missachten.

Der Film plädiert dabei eindeutig für einen offeneren und natürlichen Umgang mit Demenz. So hebt zum Beispiel die Rezension in der Frankfurter Rundschau (Westphal 2014) die »integrative Botschaft« der Restaurant-Szene hervor, in der der Restaurantbesitzer (Dar Salim) das sonderbare Verhalten von Amandus, der sich u. a. Aioli ins Gesicht schmiert, mit Humor nimmt (»Olivenöl ist gut für die Haut«). Als Amandus auf die Frage, ob »die Damen und Herren denn schon gewählt (haben)«, antwortet, dass er wie immer Willy Brandt gewählt habe, konfrontiert der Restaurantbesitzer ihn nicht mit dem Missverständnis der Frage, sondern geht verständnisvoll auf ihn ein: »Ich darf hier leider nicht wählen, aber wenn ich dürfte, würde ich den auch nehmen. Bestimmt.« Und den Gast, der sich über das Verhalten von Amandus beschwert (»Dann soll er zuhause bleiben!«), verweist er sogar des Restaurants (»Da ist die Tür!«).

Die Intimität zwischen Pflegeperson und dem Menschen mit Demenz, die im Frame der umgekehrten Rollen als unangenehm und beschämend dargestellt wird, wirkt im Film ganz natürlich ( Abb. 27.3). Amandus macht sich auf der Reise nach Venedig im Zug in die Hose. Tildas Reaktion ist verständnisvoll und bringt zum Ausdruck, dass Harn- und Stuhlinkontinenz Teil jedes menschlichen Lebens gewesen und daher völlig normal sind (»Ist nicht so schlimm, ist mir auch schon mal passiert. Wir haben ja Wechselsachen dabei.«). Sie hilft Amandus beim Wechseln der Unterhose, der dabei pupst. Als ein älteres Ehepaar an ihrem Abteil vorbeikommt und peinlich berührt die beiden beobachtet, fragt Tilda: »Is' was?«. An dieser Stelle werden Frame und Counter-Frame, der gesellschaftliche Blick von außen (durch das ältere Ehepaar) und der idealistische Blick der emotionalen Hauptbezugsperson (durch Tilda), eindrücklich kontrastiert. Der »Stern« (Maus 2014) kommentiert die Szene wie folgt und unterstreicht damit die Botschaft im Sinne des eben beschriebenen Counter-Frames: »Sie ist eine der besten des Films, denn sie zeigt auf bewegende Weise das natürliche Verhältnis zwischen Großvater und Enkelin.«

Die unbeabsichtigte Missachtung sozialer Konventionen durch den Menschen mit Demenz kann neben der Rückkehr zu einer kindlichen Unbeschwertheit zudem auch in der Tradition des Schelmenromans betrachtet werden. Auf diese Sichtweise, die über den Umgang mit Demenzerkrankten hinaus die großen Lebensthemen nach Sinnhaftigkeit und Zugehörigkeit in den Mittelpunkt rückt, wird im Folgenden kurz eingegangen.

**Der Mensch mit Demenz in der Tradition des Narren als »Spiegel der Welt«**  In der Tradition des Schelmenromans hält Amandus als Schelm bzw. Narr der Welt den Spiegel vor. Er begibt sich (wie der Narr) auf Reisen, »erkennt« die Unordnung in der Welt und weist in den verschiedensten Situationen durch seine Eigenart sowie Missgeschicke auf die wesentlichen Werte wie Akzeptanz des Nächsten, emotionale Nähe, harmonische Bezogenheit und familiärer Zusammenhalt hin. In einer Rezension wird Amandus diesbezüglich als »Katalysator« bezeichnet: »Seine Spur der Verwüstung (wie beim chaotisch radikalen Heckenschneiden, das leider die verhassten Gartenzwerge des Nachbarn sichtbar macht) führt zum permanenten Ehekrach (»Dein Vater hat schon wieder...«). Aber so muss das Elternpaar sich eingestehen, wie kaputt ihre Beziehung im Karrierezwang und mit der »Wir-sind-die-perfekte-Familie«-Fassade geworden ist« (Prechtel 2014).

Im Kloster erkennt er in der Statue der Maria die Liebe zu seiner verstorbenen Frau und versinnbildlicht damit die »reine« Liebe als Gottesliebe, die sich in jedem Objekt, Geschöpf vergegenwärtigen kann. Letztlich steht Amandus somit über den weltlichen Dingen und nimmt eine Metaebene ein. Begleitet wird er von seiner Enkelin Tilda, dem unschuldigen, »reinen« Kind, in deren Verhalten sich die von Amandus aufgezeigten Werte spiegeln und die sie idealtypisch verkörpert. So »treffen sich die Ehrlichkeit von Enkelin und Opa, wie im alten Spruch: Kinder und Betrunkene sagen die Wahrheit!« (ebd.), wobei in *Honig im Kopf* der Mensch mit Demenz durch seine unverhohlene Art und den »anarchistischen Charme« (Worschech 2015) der Krankheit an die Stelle des Trinkers tritt. Diese Perspektive »(zwingt) uns Erwachsene so zu einer Reflexion über unsere Werte und Ehrlichkeit« (Prechtel 2014). Folgerichtig wird als »Happy End« eine Familie gezeigt, die in Harmonie, mit Zeit füreinander zu einem neuen, »richtigen« Leben gefunden hat. Wie die Schlusssequenz zeigt, in der Tilda lächelnd zu Amandus in den Himmel schaut, der von dort aus auf sie aufpasst, hält eine solche Verbindung sogar über den Tod hinaus.

**Die »gute Mutter« (versus die Pflegeperson als das eigentliche Opfer)**  Einem weiteren von Gorp und Vercruysse (2012) identifizierten Frame zufolge sind die pflegenden Angehörigen die eigentlichen Opfer der Demenzerkrankung: Der Mensch mit Demenz verliert seine Autonomie, sodass eine andere Person alles für ihn übernehmen muss, ohne dafür etwas zurückzubekommen. Betont werden in diesem Frame der enorme Pflege- und Betreuungsaufwand, wie beispielsweise den Menschen mit Demenz immer im Auge behalten zu müssen. Die mit diesem Frame verbundenen Handlungsimplikationen sind, dass pflegende Angehörige in den fortgeschrittenen Stadien der Krankheit Hilfe in Anspruch nehmen müssen und eine Heimunterbringung dann meist notwendig wird.

Das Counter-Frame bezieht sich auf das kulturelle Thema der guten Mutter, die sich bedingungslos für ihr Kind aufopfert. So wie sich Kinder auf ihre Mütter verlassen, sollten sich Menschen mit Demenz auf nahestehende Angehörige verlassen können und so lange wie möglich zuhause gepflegt werden. Angestrebt werden sollte, einen emotionalen Kontakt zum Menschen mit Demenz beizubehalten oder herzustellen.

*Honig im Kopf* folgt diesem Counter-Frame der »guten Mutter«. Im Gegensatz zum Frame der Pflegeperson als dem eigentlichen Opfer wird bis kurz vor Ende des Films kein Verlust von Anerkennung und Reziprozität gezeigt. Amandus teilt sowohl seinem Sohn als auch seiner Enkelin mit, wie sehr er sie liebe. Er diktiert seiner Enkelin sogar einen Brief, in dem seine Liebeserklärung an »die beste Prinzessin« schriftlich festgehalten ist, für den Fall, dass er sie irgendwann nicht mehr erkennen

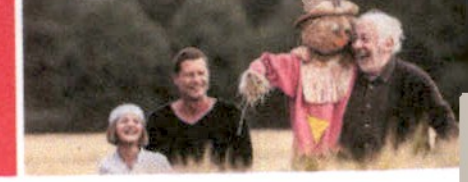

könne. Außerdem entschuldigt er sich bei seinem Sohn explizit (und vorsorglich) für seine Vergesslichkeit.

> Niko: »Papa, hab ich dir schon mal gesagt, dass ich dich liebe?«
> Amandus: »Wenn ja, dann weiß ich es nicht mehr. Das darfst du nicht persönlich nehmen.«

Obwohl der Film das oben beschriebene Frame der Pflegeperson als dem eigentlichen Opfer nicht klassischerweise bedient, so wird doch der Aspekt aufgegriffen, dass in den fortgeschrittenen Stadien der Krankheit eine Unterbringung in einer Pflegeeinrichtung unvermeidlich ist. In diesem Zusammenhang ist vor allem der Appell von Dr. Holst zu nennen:

> »Die Frage, die Sie für sich beantworten müssen: Fühlen Sie sich seelisch und zeitlich in der Lage, Ihren Vater zu betreuen? Wenn Sie eines Tages zu dem Schluss kommen sollten, dass Sie Ihren Vater nicht mehr so pflegen und betreuen können wie es Ihres Erachtens nach nötig wäre, dann dient Ihre Aufrichtigkeit letztendlich Ihrem Vater. Ich weiß, was Sie durchmachen. Mein Vater war auch dement. Ich kenne diesen Kampf mit sich selbst, die Hilflosigkeit, das schlechte Gewissen, die Vorwürfe, die man sich macht. Aber am Ende des Weges ist eine Unterbringung in einem Pflegeheim unausweichlich. Versuchen Sie schon jetzt einen Platz für Ihren Vater zu reservieren. Gute Pflegeheime haben leider sehr lange Wartezeiten.«

In *Honig im Kopf* spielt das Pflegeideal der guten Mutter eine große Rolle. Da dieses Pflegeideal mit weitreichenden und problematischen Konsequenzen verbunden ist, wird dieses Phänomen in dem folgenden, separaten Abschnitt thematisiert.

## Das Pflegeideal der guten Mutter: Zu den Implikationen der Verankerung von Demenzpflege in sozialen Repräsentationen von Kinderpflege

Auf dem Filmplakat von *Honig im Kopf* trägt Amandus ein Kuscheltier unter dem Arm (🔴 Abb. 27.1). Er scheint demnach ein Kind zu sein; er geht an der Hand der Enkelin, die auf ihn aufpasst – und nicht umgekehrt. Obwohl Amandus gegen Ende des Films Sarah, die ihm beim Essen helfen will, wirsch entgegnet, »Ich kann das alleine! Ich bin kein Kind mehr!«, wird Amandus bzw. werden Menschen mit Demenz in *Honig im Kopf* dennoch in eine Nähe zu Kindern gerückt. So spricht Sarah davon, dass Niko Amandus »jetzt bitte schön an die Hand (nehmen)« und mit ihm zum Arzt gehen soll, und die Leiterin des Pflegeheims, das Niko besichtigt, vergleicht Menschen mit Demenz, die in einem Pflegeheim untergebracht werden, mit Kindern, die in den Kindergarten kommen.

Wenn ein Mensch mit Demenz als Kind dargestellt wird, kommt der Hauptpflegeperson im Umkehrschluss die Rolle des Elternteils mit all der damit verbundenen Verantwortung zu. In *Honig im Kopf* ist Tilda zunächst die emotionale Hauptbezugsperson für Amandus. Ihr aufopferungsvolles Engagement für ihren Großvater erinnert dabei stark an das kulturelle Ideal der guten Mutter, da sie weitgehend auf (altersgemäße) eigene Interessen verzichtet, um möglichst viel für ihren Opa da zu sein, und dessen Wohlergehen für sie im Vordergrund steht. In einer eigenen Studie analysierten wir die sozialen Repräsentationen, die zum Verständnis der Demenzpflege herangezogen werden (Toepfer et al. 2014). Die Ergebnisse weisen auf drei verbreitete Formen der Verankerung von Demenzpflege in sozialen Repräsentationen von Kinderpflege und der guten Mutter hin, von denen zwei auf die Darstellung von

Tilda im Film zutreffen: 1.) die Mutter hat eine natürliche Eignung für die Kinderpflege, 2.) dem Muttersein werden alle anderen persönlichen Bedürfnisse und Interessen untergeordnet.[2]

Dem kulturellen Modell des Mutterseins zufolge wissen Mütter diese Rolle ganz intuitiv auszufüllen (Hays 1996): Sie wissen, was ihr Kind braucht, und sind folglich in jeglicher Hinsicht die bestgeeignete Betreuungsperson für das Kind, weshalb es auch selbstverständlich ist, dass sie sich intensiv um dieses kümmern. Wie weiter oben bereits erwähnt, beherzigt Tilda von Anfang an bereits intuitiv die Hinweise von ihrem Kinderarzt Dr. Ehlers zum Umgang mit Demenzerkrankten, noch bevor sie ihn zu der Krankheit befragt. So schlägt sie vor, »Mensch, ärgere dich nicht« nach den Regeln ihres Opas zu spielen, d. h. sich auf die Welt des Menschen mit Demenz einzulassen, anstatt auf der Richtigkeit einer anderen Sicht zu beharren.

> **Dr. Ehlers:** »Auch wenn er Sachen sagt oder macht, die keinen Sinn machen, dann musst du ihm doch das Gefühl geben, dass du verstehst.«

Als ihr Opa versucht, einen Kaffee zu kochen, und sie fragt, ob sie auch einen trinken möchte, willigt sie ein, obwohl sie gar keinen Kaffee trinkt (*»Ja, sehr gerne. Ich liebe Kaffee«*). Kurz darauf fragt sie ihn, ob er ihr bei den Mathehausaufgaben helfen könne.

> **Dr. Ehlers:** »Du musst ihm Aufgaben geben. Ja, das ist ganz wichtig für ihn. Damit er sich gebraucht fühlt.«

Außerdem lädt Tilda Amandus wiederholt ein, noch einmal die Geschichte zu erzählen, wie er Oma kennengelernt hat.

> **Tilda:** »Dr. Ehlers hat gesagt, dass Alzheimer-Menschen sich ganz oft am besten an Sachen erinnern, die lange her sind und dass sie Freude daran haben, wenn ihnen die Sachen wieder einfallen.«

Aufgrund der Verankerung von Demenzpflege in sozialen Repräsentationen der guten Mutter werden pflegende Angehörige zudem implizit mit der sozialen Norm konfrontiert, dass Mütter all ihre Entscheidungen zum Wohle ihres Kindes treffen und das Muttersein Vorrang vor allen anderen Interessen hat (Toepfer et al. 2014). Auch Tilda verzichtet weitgehend auf altersgemäße eigene Interessen, um möglichst viel für ihren Opa da zu sein, dessen Wohlergehen im Vordergrund steht.

> **Tilda:** »Und obwohl ich seine Geschichten rückwärts und im Schlaf aufsagen kann, war es jedes Mal so schön ihn so glücklich zu sehen.«

Dass sie dabei eher aus einem mütterlichen Selbstverständnis als aus demjenigen einer Enkelin agiert, wird in folgendem Textauszug deutlich, in dem sowohl die Rollenumkehr als auch die Ähnlichkeit ihres Verhaltens mit elterlichem Verhalten angesprochen wird:

---

2    Mit dem kulturellen Pflegeideal der guten Mutter gehen zwei weitere Verankerungen von Demenzpflege einher, auf die hier nicht genauer eingegangen werden kann: 1.) Aufgrund der traditionellen Rollenverteilung und Vergeschlechtlichung von Kinderpflege wird die Hauptverantwortung für die Demenzpflege Frauen zugeschrieben. Dazu passend ist die emotionale Hauptbezugsperson für Amandus weiblich (Tilda) und gibt die Schwiegertochter (Sarah) ihren Beruf auf, um mehr Zeit für die Pflege von Amandus zu haben, statt des Sohnes (Niko). 2.) Das Mutterideal ist ein *christliches* Weiblichkeitsideal (Dienst am Kinde als eigentlicher Gottesdienst). Dazu passend lobt die Oberin des Klosters Tildas besonderes Engagement (»Du bist ein gutes Mädchen und der Weg, den du gehst, ist ein besonderer«). Indem Tilda bis zu Amandus Tod fast täglich bei ihm ist, hält sie das Versprechen der unbedingten Liebe, wie es in der Formel »bis dass der Tod euch scheidet« in die christliche Trauliturgie aufgenommen wurde.

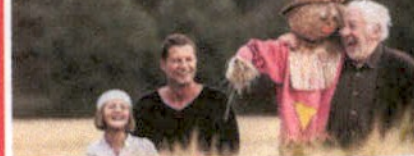

> »Ich glaube nicht an den Himmel, aber ich fand es lieb von ihm, dass er versucht hat, mich zu trösten. Eigentlich muss ich ja ihn trösten. Ich hab dann angefangen, Opa ganz oft zu filmen und ich glaube, wenn er sich später an gar nichts mehr erinnert, wird er sich freuen, so wie, wenn Mama und Papa mir den Film zeigen, wie ich zum ersten Mal gelaufen bin.«

Studien konnten aufzeigen, dass die Infantilisierung bzw. Rollenumkehr zwischen Kind und Elternteil eine Strategie darstellt, um die veränderten Beziehungen zwischen pflegendem Angehörigen und dem Menschen mit Demenz zu verstehen (Cecchin 2001, Dunham und Cannon 2008). In unserer eigenen Studie (Toepfer et al. 2014) stellten Parallelen zwischen der Pflegeerfahrung mit der Erfahrung des Mutterseins entgegen dem von früheren Studien vermittelten Eindruck (Cecchin 2001, Sheehan und Donorfio 1999) kein Phänomen dar, das ausschließlich für erwachsene Kinder spezifisch ist, die ihre Eltern pflegen.[3] So finden sich auch in der Beziehung zwischen Enkelin und Großvater im Film *Honig im Kopf* – wie oben beschrieben – Muster der Verankerung von Demenzpflege in sozialen Repräsentationen von Kinderpflege und der guten Mutter.

Diese Muster der Verankerung von Demenzpflege können für pflegende Angehörige mit negativen Konsequenzen verbunden sein, z. B. eine geringe Inanspruchnahme von Unterstützungsangeboten und eine hohe Pflegebelastung (Toepfer et al. 2014). Der Versuch, dem Ideal der ständig präsenten guten Mutter gerecht zu werden, erfordert eine enorme Aufopferungsbereitschaft, führt womöglich dazu, dass Freizeitaktivitäten reduziert werden oder sogar völlig auf diese verzichtet wird, und stellt somit ein hohes Risiko für Erschöpfung dar. Tildas Fokussierung auf Amandus wird ausschließlich positiv dargestellt. Die Folgen ihres Verzichts auf Freizeitaktivitäten mit Gleichaltrigen für ihre Entwicklung werden nicht einmal angedeutet. Der Film bleibt somit in der Idealisierung der beiden Frames »gute Mutter« und »offener natürlicher Umgang« verhaftet.

## Schlussbemerkungen

Die Darstellung des Lebens mit einer Demenzerkrankung sowie des Zusammenlebens mit einem demenzerkrankten Angehörigen im Film wurde zu Frames, die im Demenzdiskurs dominieren, sowie alternativen Counter-Frames, die ein Gegengewicht darstellen, in Beziehung gesetzt. Die Darstellung in *Honig im Kopf* stellt gleich in mehrfacher Hinsicht ein positives, optimistisches Gegengewicht zu den verbreiteten negativen Darstellungen dar. So wird betont, dass Menschen mit Demenz lange ein reiches emotionales Leben erhalten bleibt, weshalb es wichtig ist, viel Zeit mit ihnen zu verbringen und ihnen weiterhin viel Zuneigung zu zeigen. Anstatt Ängste vor der Degeneration zu schüren, wie es oftmals in der medialen Darstellung der Demenz der Fall ist, hebt dieser Film die Freude hervor, die Menschen mit Demenz und ihre nahestehenden Angehörigen noch gemeinsam erleben können. Der Film plädiert außerdem für einen offenen, natürlichen Umgang mit Demenz und dafür, erkrankte Angehörige so lange wie möglich zu Hause zu pflegen. Dennoch wird die Unterbringung eines Menschen mit Demenz in einem Pflegeheim im fortgeschrittenen Stadium als unumgänglich dargestellt und somit entstigmatisiert. Zusammenfassend vermittelt diese Darstellung dem Publikum, dass eine Demenzerkrankung nicht zwangsläufig mit Isolation und Kontaktverlust einhergehen muss.

---

3  Sozial geteilte Vorstellungen von Kinderpflege dienten auch interviewten pflegenden Ehefrauen und in den analysierten Zeitungsartikeln zum Thema Demenzpflege dazu, um zu erklären, was es bedeutet und beinhaltet, ein guter pflegender Angehöriger zu sein.

Insgesamt geraten jedoch das Thema Demenz und seine realen Auswirkungen auf die betroffene Person sowie das soziale Umfeld im Erzählstrang des Filmes zunehmend in den Hintergrund. Anfangs wird insbesondere durch die differenzierte Darstellung Hallervordens ein realistisches Bild der Veränderungen und Verluste durch die Demenzsymptomatik gezeigt. Das Verständnis für die Erkrankung wird zudem im ersten Drittel des Films durch die Fragen, Reflektionen und das Verhalten der Enkelin Tilda wie auch durch die Reaktionen des Umfelds gefördert. Obwohl die Darstellung der Symptomatik und deren Konsequenzen zum Teil verharmlosend (Autofahrt durch die Stadt), zum Teil effektheischend (Brand im Haus) ist, ist diese letztlich nicht unrealistisch, da all dies Themen sind, mit denen sich Angehörige von Menschen mit Demenz auseinandersetzen müssen. Problematisch ist die Darstellung des weiteren Krankheitsverlaufs im Film, da der Verlust der Selbstständigkeit und Identität, die Entfremdung von anderen und der Welt nur angedeutet werden.

Eine solch positive Darstellung kann insofern mit negativen Konsequenzen verbunden sein, als sie dazu führen könnte, die aus einer Demenzerkrankung resultierenden Herausforderungen zu unterschätzen. Die Schwierigkeit, mit den fortschreitenden Verlusten umgehen zu müssen, trifft die Betroffenen und ihre Angehörigen dann womöglich unvorbereitet, z. B. psychologisch oder finanziell (Kessler und Schwender 2012). Außerdem wird durch Tilda, die im Umgang mit ihrem an Alzheimer erkrankten Opa intuitiv alles richtig macht und diesen bedingungslos akzeptiert, ein Pflegeideal der guten Mutter dargestellt, das nahezu unerreichbar ist. Versuche, die mit diesem Pflegeideal verbundenen Rollen- und Verhaltenserwartungen zu erfüllen, stellen Barrieren für die Inanspruchnahme von Unterstützung und ein Risiko für Verausgabung dar.

Einerseits wirkt der Film durch die Verwendung von Counter-Frames der Stigmatisierung und negativen Darstellung von Demenz im sozialen Diskurs entgegen und vermittelt eine optimistische, integrative Botschaft mit überwiegend positiven Konsequenzen für Menschen mit Demenz und die pflegenden Angehörigen. Andererseits wendet der Film jedoch auf einer anderen, latenten Ebene durch die Verankerung von Demenzpflege in sozialen Repräsentationen von Kinderpflege und der guten Mutter die kulturellen Normen und Werte der Kinderpflege auf die Demenzpflege an, die wie beschrieben mit überwiegend negativen Konsequenzen für die pflegenden Angehörigen verbunden sind.

Insgesamt ist *Honig im Kopf* ein wertvoller Film für den sozialen Diskurs zu Demenz. Das Publikum wird »mit einer gewissen Hoffnung aus dem Kino entlassen« (Westphal 2014) und dadurch in die Lage versetzt, ein so schwieriges Thema wie Demenz »überhaupt erst auszuhalten« (ebd.). Der Teufel steckt, wie so oft, im Detail; genauer gesagt im Ideal des »häuslichen Engels«, der guten Mutter.

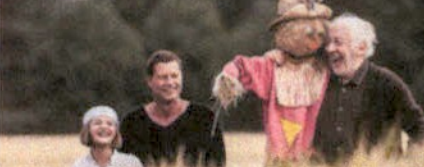

# Literatur

**Breuer** P (10.02.2015) Ein neuer Film »über Demenz« wabert durch die Deutschen Kinos. Zugriff am 05.12.2015 unter https://www.werpflegtwie.de/blog/2015/2/10/ein-neuer-film-ber-demenz-wabert-durch-die-deutschen-kinos

**Cecchin** ML (2001) Reconsidering the role of being a daughter of a mother with dementia. Journal of Family Studies 7(1): 101–107

**Dunham** CC, Cannon JH (2008) »They're still in control enough to be in control«: Paradox of power in dementia caregiving. Journal of Aging Studies 22: 45–53

**Entman** RM (1993) Framing: Toward clarification of a fractured paradigm. Journal of Communication 43(4): 51–58

**F.A.S.** (25.12.2014). Til Schweiger im Gespräch: »Ich glaube, dass Seelen unterwegs sind«. Zugriff am 05.12.2015 unter http://www.faz.net/aktuell/gesellschaft/menschen/interview-mit-til-schweiger-ueber-demenz-im-alter-13332045.html?printPagedArticle=true#pageIndex_2

**Gorp** B van, Vercruysse T (2012) Frames and counter-frames giving meaning to dementia: A framing analysis of media content. Social Science & Medicine 74(8): 1274–1281

**Hays** S (1996) The cultural contradictions of motherhood. New Haven, Yale University Press

**Insidekino.com** (n.d.) Die erfolgreichsten deutschen Filme seit 1968. Zugriff am 05.12.2015 unter http://www.insidekino.com/DJahr/DAlltimeDeutsch50.htm

**Insidekino.com** (n.d.) Top 100 Deutschland 2014. Zugriff am 05.12.2015 unter http://www.insidekino.com/DJahr/D2014.htm

**Kessler** E., Schwender C (2012) Giving dementia a face? The portrayal of older people with dementia in German weekly news magazines between the years 2000 and 2009, The Journals of Gerontology, Series B: Psychological Sciences and Social Sciences 67: 261–270

**Kurz** J (14.01.2015) Die vergebliche Gnade des Vergessens. Zugriff am 05.12.2015 unter http://www.kino-zeit.de/blog/b-roll/die-vergebliche-gnade-des-vergessens-die-kino-zeit-de-kolumne

**Maus** S (30.12.2014) Dieter Hallervorden und Til Schweiger: Ziemlich beste Feinde. Zugriff am 05.12.2015 unter http://www.stern.de/kultur/film/-honig-im-kopf-til-schweiger-und-dieter-hallervorden-ziemlich-beste-feinde-3475276.html

**MetLife** Foundation (2011) What America thinks. MetLife Foundation Alzheimer's Survey. New York, Author

**Prechtel** A (26.12.2014) Til Schweiger – »Honig im Kopf«: Witz und Wahrheit im Wahnsinn. Zugriff am 05.12.2015 unter http://www.abendzeitung-muenchen.de/inhalt.til-schweiger-honig-im-kopf-die-az-kritik-witz-und-wahrheit-im-wahnsinn.ae407105-b68a-48da-8dd0-175df20f6c3f.html

**Reis** P.de (n.d.) Honig im Kopf. Zugriff am 05.12.2015 unter http://www.moviebreak.de/film/honig-im-kopf

**Sheehan** NW, Donorfio LM (1999) Efforts to create meaning in the relationship between aging mothers and their caregiving daughters: A qualitative study of caregiving. Journal of Aging Studies 13(2): 161–176

**Toepfer** NF, Foster JLH, Wilz G (2014) »The good mother and her clinging child«: Patterns of anchoring in social representations of dementia caregiving. Journal of Community & Applied Social Psychology 24(3): 234–248

**Wesche** A (24.12.2014) Filmkritik zu »Honig im Kopf«: Opa wird allmählich furchtbar vergesslich. Zugriff am 05.12.2015 unter http://www.fnp.de/nachrichten/kultur/Opa-wird-allmaehlich-furchtbar-vergesslich;art943,1189239

**Westphal** A (23.12.2014). »Honig im Kopf«: Opa soll nicht weg. Zugriff am 05.12.2015 unter http://www.fr-online.de/film/-honig-im-kopf--opa-soll-nicht-weg,1473350,29413886.html

**Worschech** R (15.01.2015) Kritik zu Honig im Kopf: Einmal noch nach Venedig…Til Schweiger hat einen warmherzigen Film über das Thema Alzheimer gedreht. Zugriff am 05.12.2015 unter http://www.epd-film.de/filmkritiken/honig-im-kopf

| Originaltitel | Honig im Kopf |
| --- | --- |
| Premiere | 15.12.2014 |
| Deutscher Start | 25.12.2014 |
| Land | Deutschland |
| Drehbuch | Hilly Martinek,<br>Til Schweiger |
| Regie | Til Schweiger |
| Darsteller | Dieter Hallervorden: Amandus Rosenbach<br>Emma Schweiger: Tilda Rosenbach<br>Til Schweiger: Niko Rosenbach<br>Jeanette Hain: Sarah Rosenbach<br>Katharina Thalbach: Vivian<br>Tilo Prückner: Dr. Ehlers<br>Mehmet Kurtulus: Dr. Holst<br>Violetta Schurawlow: Nonne<br>Pasquale Aleardi: Polizeioffizier<br>Jan Josef Liefers: Serge<br>Fahri Yardım: Erdal<br>Claudia Michelsen: Oberin<br>Lilly Liefers: Smylla<br>Anneke Kim Sarnau: Heimleiterin<br>Samuel Koch: Ticketverkäufer<br>Dar Salim: Restaurantbesitzer<br>Helmut Zierl: Restaurantgast<br>Dorothea Walda: Hildegard<br>Arnel Taci: Emre<br>Tim Wilde: Schaffner<br>Luca Zamperoni: Bootsführer<br>Samuel Finzi: Kellner<br>Clelia Sarto: Arzthelferin<br>Zarah McKenzie: Arzthelferin<br>Thomas Fehlen: Zugführer<br>Udo Lindenberg: er selbst |
| Produktion | Til Schweiger,<br>Thomas Zickler |
| Verfügbarkeit | DVD |

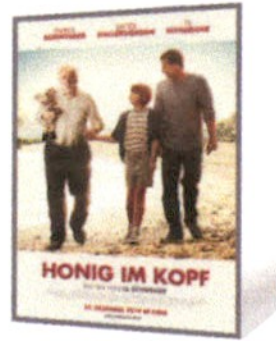

*Simon Peng-Keller*

# Liebe und Abschied im Zeichen der Demenz



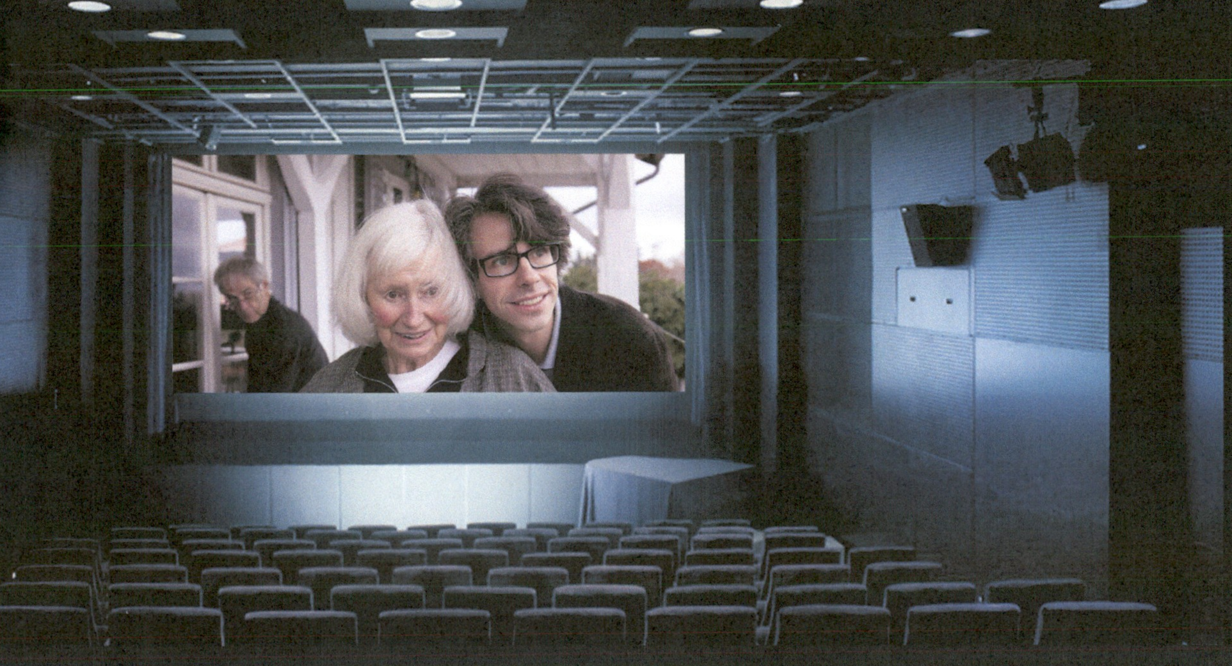

B. Strauß, S. Philipp (Hrsg.), *Wilde Erdbeeren auf Wolke Neun*,
DOI 10.1007/978-3-662-50488-8_28, © Springer-Verlag GmbH Deutschland 2017

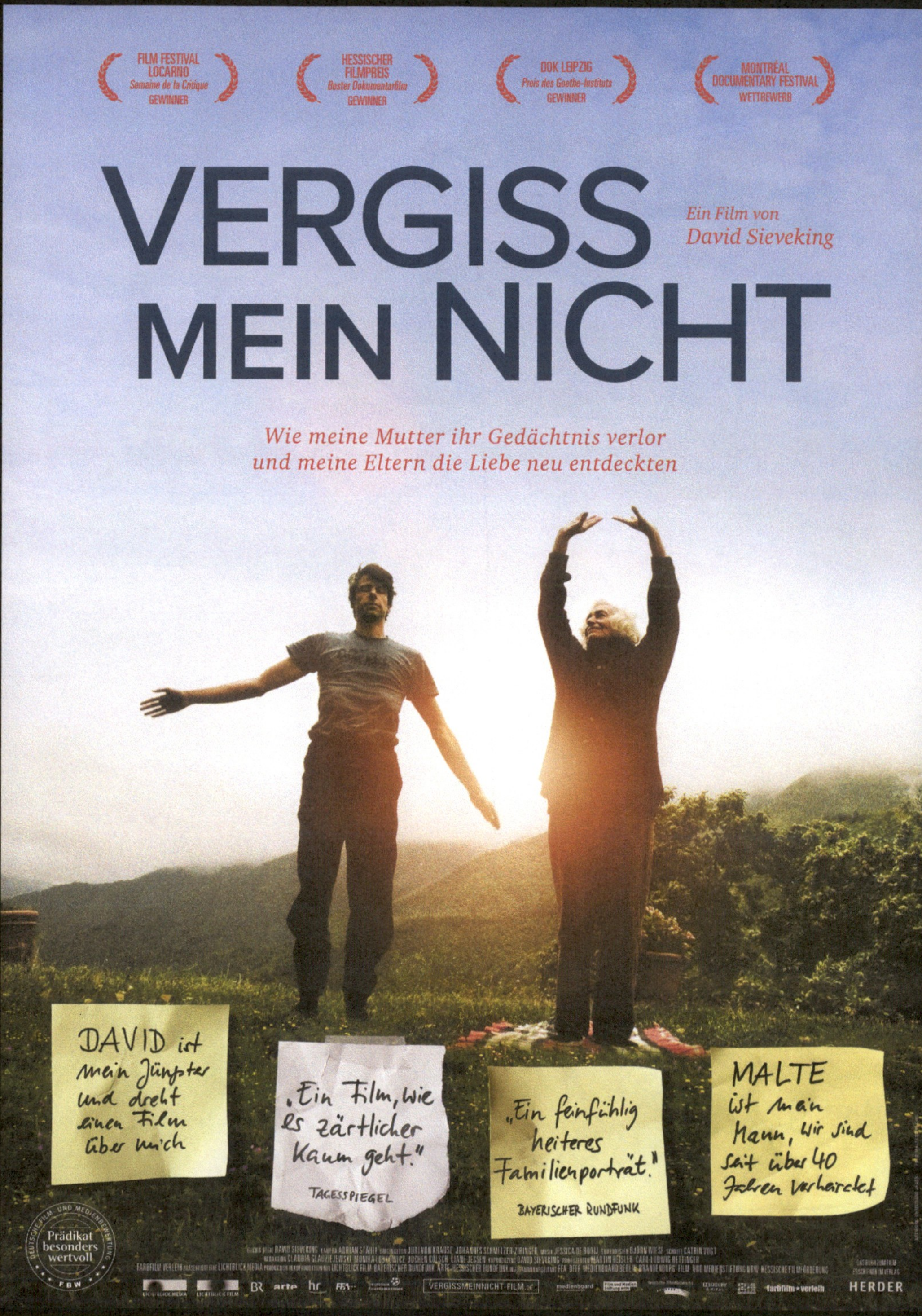

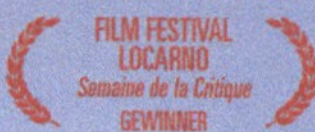
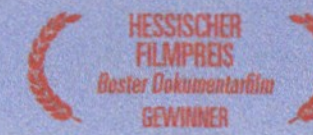
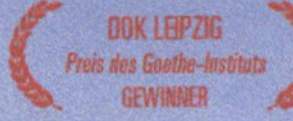


Filmplakat *Vergiss mein nicht.*
(Filmbild Fundus/© Farbfilm-Verleih)

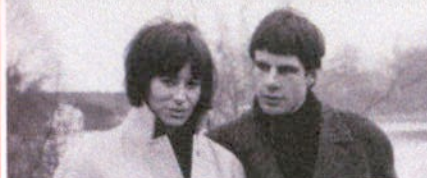

# Vergiss mein nicht

## Über den Film

David Sievekings Dokumentarfilm *Vergiss mein nicht* (◻ Abb. 28.1) ist eine Hommage an seine kurz vor Ende der Dreharbeiten verstorbene Mutter Gretel Sieveking. Er ist zugleich eine filmische Auseinandersetzung mit ihrer demenziellen Erkrankung und den damit verbundenen Herausforderungen für die ganze Familie. Wie der Untertitel (Wie meine Mutter ihr Gedächtnis verlor und meine Eltern die Liebe neu entdeckten) ankündigt, handelt es sich aber auch um einen Liebesfilm besonderer Art. Er variiert ein Thema, das dem Filmpublikum aus Spielfilmen wie *Iris* (2001) und *Amour* (2012) bekannt ist. Zu seinem selbstreflexiven Charakter gehört auch, dass die Entstehungsgeschichte des Films in diesen selbst einging. Er ist Sievekings kreative Antwort auf die Herausforderung, die die Alzheimer-Erkrankung seiner Mutter für ihn bedeutete. In der Zerreißprobe unterschiedlicher Verpflichtungen kam dem jungen Dokumentarfilmer eine kühne Idee:

> »Ließen sich nicht Beruf und Familie verbinden, indem ich einen Film über meine Mutter drehte? So könnte ich zwei Fliegen mit einer Klappe schlagen: Einerseits hätte ich die Chance, mich intensiv um Gretel zu kümmern, andererseits könnte ein Film entstehen, der für meinen Lebensunterhalt sorgte.« (Sieveking 2014, 14)

Sieveking macht sich – so zeigt es auch der Filmanfang – auf eine (Heim-)Reise ins Ungewisse. Die Uhr läuft: Die Krankheit seiner Mutter schreitet unaufhaltsam voran. Er habe ständig das Gefühl gehabt, zu spät zu kommen, erzählt Sieveking in einem Interview. Der Film zeigt zugleich, wie er gerade noch rechtzeitig auf der Bildfläche erscheint, um das rasch entschwindende Leben seiner Mutter filmisch festhalten zu können. Die intensive, nicht selten selbstironische Involvierung des Regisseurs gibt dem Film einen eigentümlich persönlichen Ton. Es ist die heitere, fast noch kindliche Erzählstimme des Sohnes, die die Filmzuschauer zu achtsam Lauschenden macht. Doch dokumentiert »Vergiss mein nicht« nicht allein den schmerzlichen Abschied von der geliebten Mutter. Er ist ebenso das Produkt einer Trauerarbeit. Sievekings Blick auf seine langsam sich von ihm entfernende Mutter erinnert an Ferdinand Hodlers Versuch, das Sterben seiner Frau Valentine Godé-Darel ins Bild zu bringen und so fassbarer, begreifbarer werden zu lassen.

Der Film wurde während des 65. Internationalen Filmfestivals von Locarno am 5. August 2012 uraufgeführt und mit dem Hauptpreis der Sektion *Semaine de la Critique* ausgezeichnet. Im selben Jahr erhielt er noch zwei weitere Auszeichnungen: den Hessischen Filmpreis (Bester Dokumentarfilm) und den am Internationalen Leipziger Festival für Dokumentar- und Animationsfilm verliehenen Preis des Goethe-Instituts. Ebenso erhielt er den Millennium Award in Warschau.

## Handlung

Den Hauptstrang der Filmhandlung bilden die letzten zwei Lebensjahre Gretel Sievekings. Dazwischen schieben sich Zeitreisen in die Vergangenheit. Am Ende ist mosaikartig der ganze Lebensbogen der Protagonistin präsent. Der lebensumspannende Charakter dieser filmischen Erinnerungsarbeit wird durch die letzte Einblendung vor dem Abspann unterstrichen. In weißen Lettern auf schwarzem Grund erscheint die Inschrift: »Gewidmet Gretel Sieveking geb. Margarete Schaumann (26. Juni 1937 – 27. Februar 2012)«. Was dem Film seine Einheit gibt, ist nicht zuletzt das mündliche Erzählen des

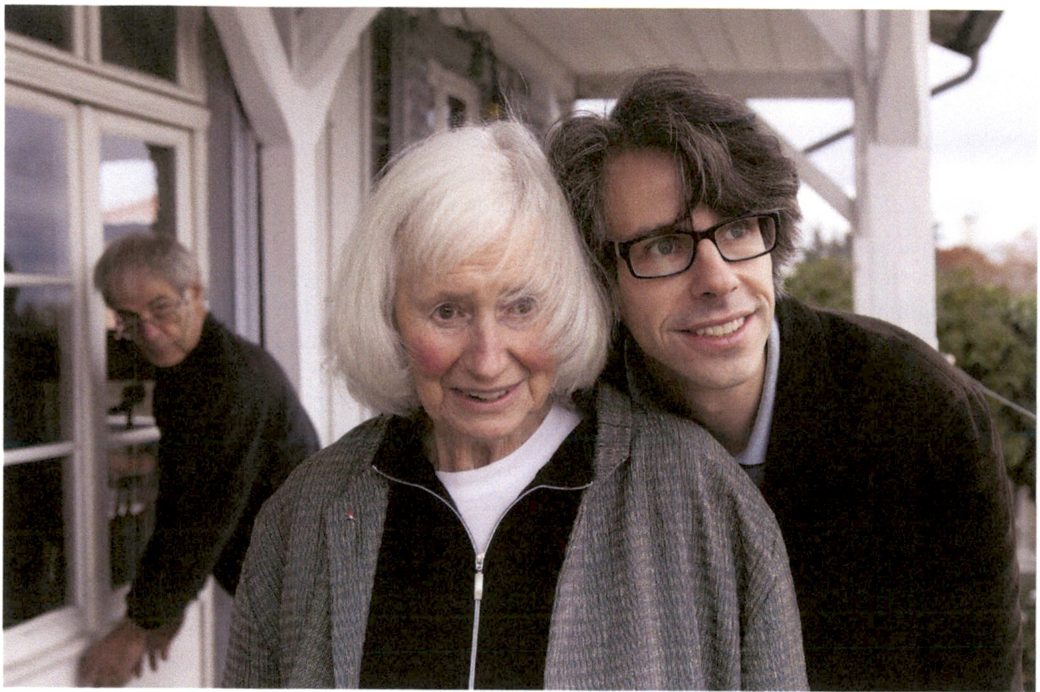



Regisseurs, der als filmender Sohn selbst im Film auftaucht. Im Lauschen auf seine heiter-melancholisch erzählende Stimme, die das biografische Erinnern verkörpert, tauchen die Zuschauer in die erzählte Welt ein. Auch für sie wird Margarete Sieveking zu »Gretel«, wie der Sohn seine Mutter liebevoll nennt. Als Medien des Erinnerns fungieren auch Fotoalben und Tagebücher, Interviews mit Weggefährten, nicht zuletzt auch das Schweizer Bundesarchiv.

Der bewusste Einsatz der durchgängigen Erzählstimme erlaubt Sieveking, zwei Erzählstränge in Bild und Ton zu parallelisieren. Auf der Bildebene setzt der Film mit der Heimkehr des Sohnes ein. Darin wird auf der akustischen Ebene eingeflochten, wie alles begann. Der erzählende Sohn berichtet vom langsamen Sichtbarwerden der Alzheimer-Krankheit. Bemerkbar wurde sie an vielen Zetteln und merkwürdigen Gedächtnis- und Leistungsausfällen. David Sieveking erinnert sich, wie seine Mutter zunehmend die Orientierung über ihr Leben und ihre alltäglichen Aufgaben verlor. Als die Dreharbeiten beginnen, fällt es ihr bereits schwer, ihren Sohn zu erkennen. Die Sätze: »Ich bin David, dein Sohn«, »Du bist meine Mutter« und »Malte ist dein Mann, mein Vater« sind Leitmotive, die den Film durchziehen. Gretel Sieveking veranlassen sie zu erstaunter Rückfrage und vorsichtiger Bestätigung: »Ja, das wäre schön!«

Gretel Sieveking zieht sich in ihre Welt zurück. Sie möchte nur noch schlafen. Die Ärzte empfehlen hingegen dringend Bewegung und Aktivität. Der heimgekehrte Sohn bietet seine ganze Kreativität auf, um seine Mutter wieder zu mobilisieren. Gemeinsam mit den beigezogenen Aktivierungs- und Klangtherapeuten kämpft er gegen die Widerstände seiner Mutter an. Sieveking erzählt von seinen hilflosen Versuchen, seiner Mutter mehr Lebensqualität zu schenken ( Abb. 28.2). Die sich bald einstellende Erschöpfung der zunehmend hilflosen Helfer lässt die Filmhandlung an einem Tiefpunkt ankommen. Dass die Wende durch die Erkrankte und nicht durch ihre Betreuer eingeleitet wird, passt zur Programmatik des Films. Im Moment, als die gutgemeinten Mobilisierungsbemühungen scheitern, macht

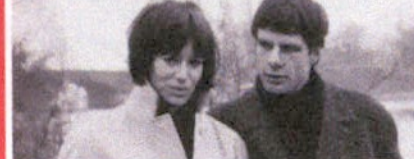

Gretel Sieveking ihrem Sohn einen überraschenden Vorschlag: »Gehen wir nach Stuttgart!« Sie möchte noch einmal zurück an den Ort, an dem sie geboren wurde und ihre Kindheit verbrachte. Damit beginnt die Reise in ihre Vergangenheit.

Der Regisseur weiß die Gelegenheit zu nutzen. In Stuttgart trifft Gretel Ise, ihre älteste Schwester wieder, und erkennt sie sogleich. Ein solches Wunder plötzlichen Erinnerns, das sich als einsame Klippe aus dem Meer des Vergessens erhebt, ereignet sich ebenso im Anblicken eines Fotos des Vaters, der kurz vor Ende des Zweiten Weltkriegs gefallen war. Gretel war fünfjährig, als sie ihn zum letzten Mal sah. Dass die Erinnerung an den frühverstorbenen Vater dem krankheitsbedingten Gedächtniszerfall widerstand, gibt zu denken.

Die Reise führt weiter nach Süden in die Schweiz. Die Überquerung des Bodensees mit der Fähre gehört zu den schönsten und symbolischsten Szenen überhaupt. Der Film blendet an dieser Stelle weiter zurück und vergegenwärtigt die bewegten Zürcher Jahre nach 1968. Während Malte Sieveking sich an der ETH mathematischen Forschungsaufgaben widmete, beteiligte sich Gretel in führender Position am »revolutionären Aufbau«. Wie viele andere war sie durch den Vietnam-Krieg politisiert worden und fand nun in Zürich das geeignete Umfeld, um ihre sozialpolitischen Visionen zu verwirklichen. Dazu gehörte nicht nur die Organisation von Demonstrationen, sondern auch die Gründung eines antiautoritären Kindergartens. Unvermutete Details zum revolutionären Vorleben seiner Mutter, die ihrem eigenen Gedächtnis längst entschwunden sind, findet Sieveking in den Fichen (schweizerisches Wort für Karteikarten) des Schweizerischen Staatsschutzes, der Gretels Aktivitäten als staatsfeindlich einstufte und mit buchhalterischer Genauigkeit verzeichnete. Doch auch lebendige Zeitzeugen treten auf. Die Erinnerungen des Vaters werden ergänzt durch ein Interview mit Peter Niggli, einem früheren Weggefährten, Mitkämpfer und Liebhaber Gretels.

Die Revolution, an der sich Gretel Sieveking beteiligte, war auch eine sexuelle. Folgerichtig gehört zur filmischen Erinnerungsarbeit des Sohnes auch die »offene Ehe« seiner Eltern. Dadurch verschieben sich die Gewichte. Anstelle der Auseinandersetzung mit der Krankheit tritt zunehmend die Rekonstruktion einer ungewöhnlichen Liebesgeschichte. Der Untertitel des Films signalisiert diese Verlaufsdynamik. Die Anfragen an die Beziehungsform seiner Eltern bringt der Regisseur in einer Weise zur Sprache, die dem Vater und dem ehemaligen Liebhaber differenzierte Stellungnahmen erlauben und am Ende ein klares Bild ergeben. Die Bilder der neu entdeckten Zärtlichkeit sowie Malte Sievekings ungeschminkter Rückblick auf sein Verhältnis zu seiner Frau gehören zu den bewegendsten Momenten des Films. Um besser zu verstehen, wie sich seine Eltern lieben lernten, wie sie diese Liebe verloren und wiederfanden, begibt er sich mit ihnen auf eine weitere Reise. Sie führt nach Hamburg, an den Ort, wo alles begann. Dieser Anfang wird nicht gezeigt, sondern erzählerisch vergegenwärtigt. Es ist dem Filmpublikum überlassen, sich vorzustellen, wie Malte Sieveking unterwegs in einer Straßenbahn Gretel vorbeigehen sieht und, von ihrer Schönheit so elektrisiert, kurzentschlossen aussteigt und sie schließlich zum Essen einlädt. Ein halbes Jahrhundert später begleitet nun die Kamera das Paar an die Orte ihrer ersten Liebe (■ Abb. 28.3).

Ursprünglich war geplant, den Film mit dieser Reise an den Ursprung enden zu lassen. Doch während dem Schnitt verschlechterte sich Gretels Gesundheitszustand massiv und es zeichnete sich ab, dass sie bald sterben würde. Damit wurde der Dokumentarfilmer vor eine schwierige Entscheidung gestellt. Konnte er das Sterben seiner Mutter aussparen? Das würde allerdings dem Film eine andere Wendung geben. Und: Durfte er ihr Sterben filmen?

»Am liebsten hätte ich die Zeit da angehalten. Doch solche romantischen Happy Ends gibt es leider nur in Hollywood.« (Sieveking 2014, 20)

Die Entscheidung, den bereits fertigen Schnitt nochmals zu öffnen und auch den letzten Lebensabschnitt einzubeziehen, kommt dem Film zweifellos zugute, ebenso dass Gretels Sterben nur angedeutet wird. So nahe sich Sieveking filmisch an seine demenziell erkrankte Mutter heranwagte, so diskret behandelt er ihren Tod. Das Denkmal, das er ihr setzt, hält sie als Lebende in Erinnerung. Am

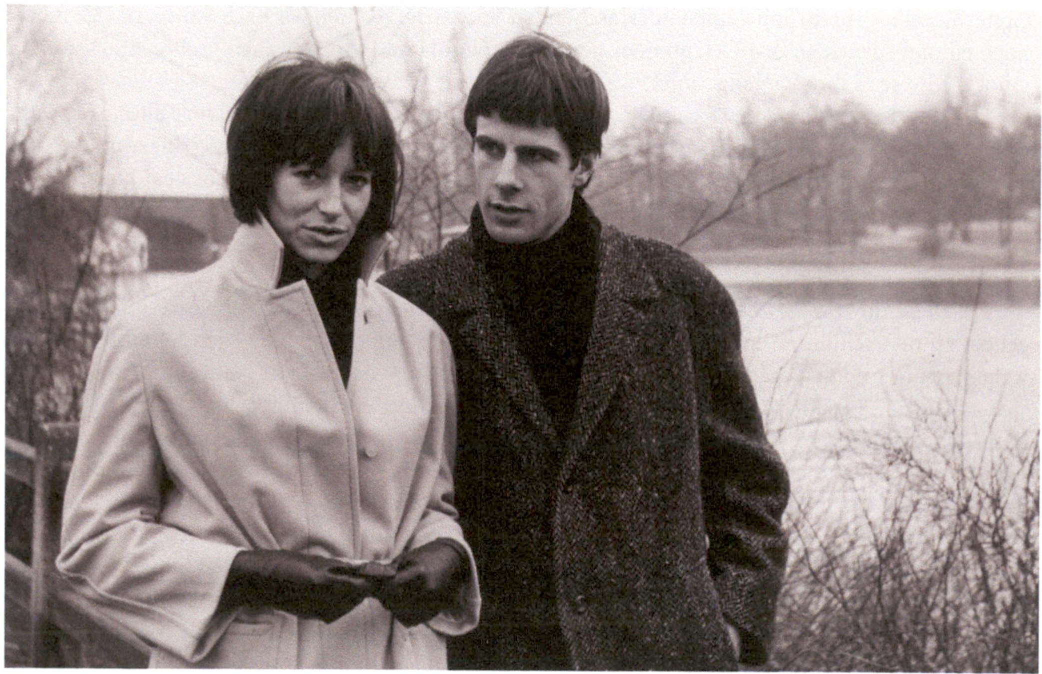



Ende steht eine berührende Szene: Die Enkelkinder, die am Anfang des Films als lärmende Störenfriede auftreten, geben ihrer bettlägerigen Großmutter liebevoll einige Löffel Bouillon ein. Das Schlussbild zeigt eine strahlende Gretel, die in ein warmes Licht getaucht ihrem Mann und ihrem Sohn zulächelt.

## Hauptfiguren

Die drei Hauptfiguren, die der Film gemeinsam einführt und im Schlussbild nochmals einblendet, bilden eine familiäre Urkonstellation: Mutter, Vater und Sohn. Sie kommen am Anfang des Films im Haus der Familie zusammen und treten eine unabsehbare Reise an. Um diese Triade herum gruppieren sich weitere Bezugspersonen: die Tochter Anna, zwei (oder drei) Enkelkinder, Malte Sievekings hochbetagte Mutter, Gretels Schwester Ise, der frühere Liebhaber, die Freundinnen aus der Frauengruppe sowie Pflegehilfen und Therapeuten.

**Gretel Sieveking: Eine demenziell erkrankte Frau im Brennpunkt filmischer Aufmerksamkeit** Zu Beginn des Films erscheint Gretel Sieveking als ebenso liebenswürdige wie verwirrte Rentnerin. Die Filmzuschauer treten durch die Hintertür in ihr Leben ein. Schritt für Schritt erschließt sich die durch die Krankheit verstellte Persönlichkeit. Es ist das Gedächtnis des Sohnes und seine dokumentarfilmischen Aktivitäten, die die verlorene Erinnerung reaktivieren. Langsam tritt eine bewegte Lebensgeschichte hervor, die sich im Laufe des Films mehr und mehr rundet. Wie durch ein halbdurchsichtiges Tuch hindurch wird wahrnehmbar, wer die Erkrankte einst war und trotz Krankheit geblieben ist. Sieveking porträtiert seine Mutter als engagierte und eigenwillige Frau, die bis zuletzt ihre eigenen Wege geht und bei aller Offenheit ihr Geheimnis wahrt.

Dass der Film sich nicht auf eine Dokumentation eines sich zu Ende neigenden Lebens beschränkt, sondern selbst in dieses Leben eingreift und es formt, zeigt sich an der Verwandlung, die die filmische

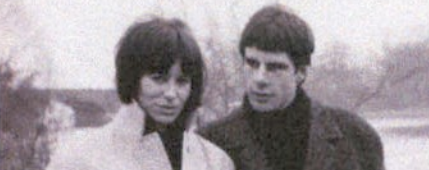

Zuwendung bewirkt. Gretel Sieveking wird initiativ und zeigt spürbare Freude am Interesse, das ihr entgegengebracht wird. Bei allen Anfragen zeichnet der Sohn ein durch und durch wertschätzendes Bild seiner Mutter. Von ihrem Vater habe sie einen starken Gerechtigkeitssinn geerbt, gemeinsam mit dem »Willen, für Ideale einzutreten. Das ging in ihrem Falle zwar nicht auf religiöse Überzeugungen zurück, aber das Beispiel ihres Vaters könnte die Triebfeder ihres Einsatzes für den Sozialismus und das jahrzehntelange Engagement für politisch Verfolgte gewesen sein.« (Sieveking 2014, 188f) Zu Gretel Sievekings Treue zu ihren eigenen Überzeugungen gehörte nicht zuletzt, zu ihrem Bekenntnis zur offenen Ehe auch dann noch zu stehen, als sie ihr selbst nur noch Leid eintrug.

Dass die Krankheit dazu führte, dass Gretel Sieveking sich zunehmend in einer Parallelwelt bewegte, in die ihre Angehörigen ihr nur punktuell zu folgen wussten, ist eines der Motive, die der Film vielfältig variiert. Paradoxerweise bewirkte der krankheitsbedingte Rückzug im Leben Gretel Sievekings auch eine überraschende Wendung. Der Film dokumentiert, wie Gretel und Malte Sieveking nach Jahren der Entfremdung während der demenziellen Erkrankung neu zueinander finden.

**Malte Sieveking: Spätes Bekenntnis von Schuld und Liebe** »Mein Vater hat sich die Zeit nach seiner Pensionierung anders vorgestellt.« Lakonisch führt David Sieveking seinen Vater ein. Die Eingangsbilder zeigen diesen so, wie man sich einen pensionierten und auf sich selbst gestellten Mathematikprofessor vorstellt: unkonventionell und introvertiert. Er, der sich in der »Nachspielzeit« seines Lebens sieht, würde sich am liebsten ganz in seine mathematischen Leidenschaften stürzen. Stattdessen muss er sich nun auf die kräftezehrende pflegerische Unterstützung seiner Frau konzentrieren. Dass er dabei überfordert und bisweilen verzweifelt ist, wird mehr angetönt als entfaltet. Mit der Geschichte seiner Frau gewinnt auch seine eigene Geschichte zunehmend an Konturen: die Herkunft aus einer angesehenen Juristen-Familie, die Liebe zur Mathematik, Affären. Malte Sievekings nachdenkliche Äußerungen, die das leichtfüßige Erzählen des Sohnes ergänzen und abschatten, geben dem Film einen feierlichen Unterton.

Die Recherchen des Sohnes animieren den Vater, selbst auf die Suche nach der verlorenen Zeit zu gehen. Das verborgene Leiden, das er in den Tagebüchern seiner Frau entdeckt, leitet eine Wende ein. Sie kulminiert in einem Bekenntnis, das zu den unscheinbaren Höhepunkten des Films gehört. Die ungeschminkte Offenheit, mit der Malte Sieveking sein Beziehungsleben rekapituliert, beeindruckt. Was ihm aufgeht, bündelt sich in einer Art Lebensbeichte: »Gretel hat von mir nicht die Liebe bekommen, die sie verdient hat. Sie hat sie sicher vermisst.« Im Buch zum Film wird das weiter vertieft: »Ich habe Gretel lange Zeit sehr alleingelassen …Die letzten zehn Jahre vor ihrer Erkrankung haben wir aneinander vorbeigelebt. Wir haben uns auch kaum noch richtig unterhalten. Anstatt mit ihr etwas zu unternehmen, dachte ich: Ist doch toll, dass sie alleine verreist! … Ich habe mich lange Zeit darüber geärgert, dass Gretel nachts in ihrem Zimmer immer das Radio laufen ließ. Ich verstand nicht, dass sie sich einsam fühlte. Jetzt empfinde ich Liebe für Gretel, wie ich sie früher nicht empfunden habe. …Eigentlich bin ich der Demenz dankbar. Dafür, dass ich die Liebe neu entdeckt und erkannt habe, wie schön es ist, für jemanden da zu sein.« (Sieveking 2014, 222) Gegen Ende des Films, als der baldige Tod Gretels sich abzuzeichnen beginnt, hören wir Malte Sieveking sagen: »Gestern hat Gretel mir gesagt: Ich liebe dich! Das hat sie mir früher nie gesagt.«

**David Sieveking: Der Sohn als Erzähler und Dokumentarfilmer** Das Denkmal, das David Sieveking seiner Mutter setzt, erwächst aus intensiven Interaktionen. In allen Aspekten lebt es von der Zuneigung des filmenden Sohnes, der seine Mutter in ihrer letzten Lebensphase begleiten und unterstützen möchte. Dass es sich um einen selbstreflexiven Film handelt, wird gleich zu Beginn des Films durch das Motiv des Spiegels signalisiert. In der Fensterscheibe des ICE-Zuges nach Frankfurt spiegelt sich das Gesicht des besorgten Sohnes, der sich auf eine Reise mit ungewissem Ausgang gemacht hat. Das Selbstporträt, das Sieveking entwirft, ist nicht ohne Humor und Selbstironie. Dass der Filmemacher und Erzähler immer wieder vor der Kamera erscheint, wirkt belustigend. Der Film verstrickt seine Zuschauer dadurch in eine unausgesprochene Solidarität mit der Hauptprotagonistin, die sich darüber wundert, was dieser junge Mann, der sich als *ihr* Sohn ausgibt, alles aufführt.

*Vergiss mein nicht* rekonstruiert damit nicht allein das entschwundene Leben der erkrankten Mutter, sondern ist auch eine Suche des Sohnes nach seinem Platz in der Familien- und Zeitgeschichte. David Sieveking führt sich selbst als Nesthäkchen der Familie ein. Hatte er früher von besonderer Mutterliebe profitiert, ist er nun umso härter vom langsamen Entschwinden der »Mutter von einst« getroffen. »Ich hoffe, dass ich helfen kann«, lässt der Regisseur eingangs den Erzähler und sich selbst sagen. Wie gute Intentionen bei demenzieller Erkrankung an ihre Grenzen kommen und selbst zum Problem werden, wird am eigenen Beispiel vorgeführt. Der Film zeichnet die mühseligen Lernprozesse nach, die Sieveking als Sohn und Dokumentarfilmer gleichermaßen betreffen. Dass dem Filmemacher die Regie immer wieder aus der Hand genommen wird und an entscheidenden Punkten die überraschenden Initiativen Gretels oder die Krankheit den Verlauf bestimmen, wird selbstreflexiv thematisiert.

Sievekings ironische Selbstdarstellung als bemühter, wenn auch linkischer Sohn gibt den Rezipienten die Möglichkeit wohltuender Distanzregulierung. Dass er sich in betreuerischer und pflegerischer Hinsicht als Amateur ins Bild setzt, lässt beinahe vergessen, dass der Dokumentarfilmer Sieveking zeitgleich hochprofessionell arbeitet. Das spielerische Moment, das den Film auszeichnet, beruht nicht zuletzt auf der interagierenden Doppelperspektive des unterstützenden Sohnes, der als Regisseur eines (auto-)biografischen Films auf seine Familiensituation schaut.

# Ethische Fragen

Mit der Entscheidung, seine demenziell erkrankte Mutter ins Zentrum eines 88-minütigen Dokumentarfilms zu stellen, ist David Sieveking nicht nur ein filmisches, sondern auch ein ethisches Risiko eingegangen. Der Film erkundet ein moralisches Grenzgebiet. Aus ethischer Sicht stellt sich vor allem die Frage, ob ein solches Porträt nicht ein Eingriff in die Privatsphäre eines Menschen ist, der sich nicht mehr aktiv für oder gegen ein solches Projekt entscheiden kann. Hätte Gretel Sieveking das gewollt? Worin zeigt sich ihr mutmaßlicher Wille? Der Film stellt das Publikum vor jene Frage, mit der sich Angehörige von demenziell erkrankten Menschen fortwährend konfrontiert sehen. Anhand welcher Hinweise lässt sich entscheiden, was für die demenziell erkrankte Person gut ist, und wer befugt ist, solche Entscheidungen zu treffen? Die rechtliche Frage war im vorliegenden Fall einfach zu beantworten: Die Entscheidungsvollmacht lag beim langjährigen Ehemann und Lebenspartner. Doch während dieser dem Filmprojekt des gemeinsamen Sohnes sogleich zustimmte, zeigten sich die Töchter zunächst zurückhaltend. Nur eine Tochter zeigte sich schließlich auch bereit, sich selbst aktiv am Film zu beteiligen.

Es gehört zum Wesen solcher Fragen, nicht abschließend beantwortet werden zu können. Gerade dadurch kann der Film zum Nachdenken anregen. Zu diskutieren sind etwa die folgenden Aspekte:

- Wie thematisiert der Film selbst den genannten moralischen Konflikt? Wird er eher heruntergespielt oder in überzeugender Weise beantwortet?
- Welche Hinweise gibt es, dass Gretel Sieveking einem solchen Filmprojekt zugestimmt hätte, wenn sie noch in der Lage gewesen wäre, eine solche Entscheidung zu fällen?
- Inwiefern entspricht der Film selbst ihren eigenen Werthaltungen und Lebenszielen?
- Wie setzt der Film Gretel Sieveking insgesamt und in einzelnen Szenen ins Bild? Gibt es Szenen, die beschämend wirken?
- Stimmt die Vorannahme, dass eine demenziell erkrankte Person zu einem »informed consent« nicht mehr fähig ist? Hat nicht auch die erkrankte Gretel Sieveking noch Möglichkeiten, ihren Willen klar zu äußern?

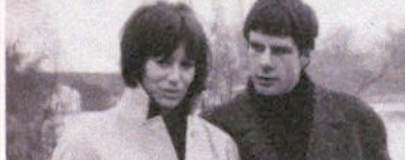

Dass seine Mutter grundsätzlich bereit war, in seinen Filmprojekten mitzuwirken, demonstriert Sieveking durch ein Interview, das er noch vor ihrer Erkrankung mit seiner Mutter führte. Sie gab darin Auskunft über ihr Konzept einer »offenen Ehe«. Dass der Film den damit verbundenen Fragen intensiv nachgeht, wirkt stimmig. Doch wäre es Gretel Sieveking nicht dennoch peinlich gewesen, von ihrem Sohn auch als demenziell erkrankte Person porträtiert zu werden? Der Film zeigt sie als eigenwillige, sozialpolitisch engagierte und kommunikative Persönlichkeit. Und er zeigt, dass sie das in gewisser Weise bis zum Schluss geblieben ist. Die Demenz raubt ihr zwar den Zugang zu ihrer Erinnerung. Die Person, die sie früher war, bleibt jedoch hinter aller Verwirrtheit deutlich erkennbar. Die einstige Anführerin einer sozialrevolutionären Vereinigung hatte keine Scheu, gesellschaftliche Konventionen zu durchbrechen und Tabus zu missachten. Und sie engagierte sich zeitlebens für sozial benachteiligte Bevölkerungsgruppen. Der Film und seine aufrüttelnde Botschaft, so könnte man argumentieren, stehen in Übereinstimmung mit ihren eigenen Wertvorstellungen und Lebenszielen.

Man kann sich diesen ethischen Fragen auch aus rezeptionsästhetischer Perspektive annähern: Dass das filmische Porträt nicht peinlich wirkt, dürfte mit dem persönlichen Blick David Sievekings zu tun haben. Die Zuschauenden erblicken Gretel Sieveking durch die Augen des Sohnes, der seine Mutter liebt und verehrt. Es ist dieser Blick, der hinter ihrer Krankheit ihre Würde und Schönheit ans Licht bringt. »Gretel verliert …das Gedächtnis, aber nicht das Gesicht.« (Büttner 2013) Das macht auch die einzigartige ästhetische und darin auch sozialpolitische Qualität des Films aus. Die Adressaten werden in das Näheverhältnis des Sohnes zu seiner Mutter hineingenommen. Sie dürfen schauend miterleben, was es bedeuten kann, sich einem von Krankheit und Alter gezeichneten Menschen liebevoll anzunähern und ihn im Horizont seines ganzen Lebens neu wahrzunehmen.

## Filmische Auseinandersetzung mit demenzieller Erkrankung

Der Film *Vergiss mein nicht* ist eine dokumentarfilmische Auseinandersetzung mit den Folgen demenzieller Erkrankung und der damit verbundenen Frage nach einem »Sterben in Würde«. In den gegenwärtigen politischen Auseinandersetzungen um den assistierten Suizid wird nicht selten suggeriert, eine Erkrankung an Alzheimer ziehe automatisch einen Würdeverlust nach sich. Ein »guter Tod« wäre dann zumindest in einer fortgeschrittenen Krankheitsphase nicht mehr möglich. Nicht allein Intellektuelle wie Walter Jens und Hans Küng tun sich schwer mit der Vorstellung, dass es auch nach dem Verlust der kognitiven Fähigkeiten, die ihr bisheriges Leben prägte, noch ein würdevolles Leben gibt. Der Film erinnert daran, dass Würde und Authentizität relationale Wirklichkeiten sind. Indem die Betrachter sich schauend auf den ihnen angebotenen »Wahrnehmungsvertrag« einlassen, macht der Film für sie erlebbar, dass Authentizität ein »zielgruppenabhängiges Zuschreibungsphänomen« darstellt (Weixler 2012).

Dass Gretel Sieveking, die sich selbst als Intellektuelle verstand und sich zeitlebens durch ein hohes Bildungsinteresse auszeichnete, ihr Leben in würdevoller Weise beenden konnte, hat mit der Würdigung zu tun, die sie seitens ihrer Angehörigen erfuhr. Und dass sie bei aller Einschränkung authentisch sein konnte, dürfte sie nicht zuletzt der dichten Kommunikation und der Resonanz verdanken, die die Filmarbeit mit sich brachte. Damit vollzieht sich auch für das Filmpublikum ein bedeutsamer Perspektivenwechsel. In ihrer Besprechung hebt Annette Scharnberg hervor, die Demenz werde in dem Film »nicht als unbeherrschbares Schreckgespenst beschworen oder durch Statistiken und Fakten vermittelt. Indem David Sieveking sich dem Thema selbst mit entwaffnender Offenheit nähert, indem er beschließt, fortan bei seiner Mutter zu wohnen, sie zu pflegen und mit der filmischen Begleitung das Publikum an diesem Weg teilhaben zu lassen, entfernt er sich vom gängigen, abstrakten Diskurs um die Alterskrankheit.«

Man könnte einwenden, dass der Film eine überdurchschnittliche Betreuungssituation vorführt und die Not der Demenz-Betroffenen lediglich in einer abgeschwächten Variante sichtbar macht. Zwar wird das Problem des »ambiguous loss« thematisiert: die Herausforderung, um jemanden zu trauern, der in gewisser Weise noch da ist. Auch Gretel ist für ihre Angehörigen »da und doch so fern« (Boss 2015). Doch akzentuiert David Sieveking stärker die bleibenden Möglichkeiten, mit seiner Mutter in Kontakt zu treten. Zudem klammert der Film zwei Phasen des Krankheitsverlaufs, die mit erheblichen Belastungen verbunden waren, weitgehend aus: die Zeit unmittelbar nach der Diagnose der Krankheit und die Hospitalisierung in den letzten Lebensmonaten. Es wäre ein anderer Film geworden, hätten die Dreharbeiten nicht erst nach dem »Vergessen des Vergessens« eingesetzt. Die Not, in die Gretel und Malte Sieveking nach der Demenzdiagnose gerieten, war erheblich. David Sieveking berichtet von einem Telefonat mit seinem Vater, in dem ihm dieser erzählt, »dass Gretel ständig weine. Er wisse nicht mehr, was er noch machen sollte, sie komme gar nicht mehr aus ihrem Zimmer heraus, sondern glotze nur stundenlang in ihre Agenda. Ich hörte Gretel im Hintergrund schluchzen und schlug vor, er solle sie ans Telefon holen, damit ich sie aufmuntern konnte.

---

»›Komm ans Telefon Gretel, dein Sohn David ist dran.‹
›Nee, das will ich nicht‹, hörte man sie leise.
›Komm doch, er freut sich.‹
›Nein, ich kann nicht.‹
›Gretel ist nicht kooperativ‹, erklärte mein Vater trocken, während das Wimmern meiner Mutter im Hintergrund wieder lauter wurde.« (Sieveking 2014, 88)

---

Zu Beginn des Filmes ist diese schwierige erste Krankheitsphase bereits Vergangenheit. Gretel Sieveking realisiert zwar immer wieder, dass sie vieles vergessen hat, doch liegt die bewusste Auseinandersetzung mit ihrem Gedächtnisverlust bereits zurück. Das wird im Film zwar erwähnt, doch nicht breit dargestellt und vertieft. Dass Sieveking diese Übergangsphase nur nebenbei thematisiert, ist leicht nachzuvollziehen. Es fehlte ihm das Filmmaterial. Seine Entscheidung hingegen, die belastenden Krankenhauserfahrungen *nicht* in den Film aufzunehmen, ist weit komplexer. Zwar gab es auch dafür filmtechnische Gründe: Die Dreharbeiten waren bereits abgeschlossen, als sich Gretel Sievekings Gesundheitszustand dramatisch verschlechterte. Der Regisseur gerät dadurch in ein Dilemma: »Eigentlich will ich morgen wieder nach Berlin zurückfahren, um meinen Film fertigzustellen. Aber ist die Geschichte überhaupt zu Ende erzählt? Es ist seltsam, an einem Dokumentarfilm über die eigene Mutter zu arbeiten und dabei ihre Veränderung sozusagen einzufrieren, während sich ihr Zustand in Wirklichkeit laufend weiter verschlechtert. Musste ich die jüngste Entwicklung nicht auch noch berücksichtigen?« (Sieveking 2014, 136) Die Entscheidung, zwar noch einen letzten Blick ins Sterbezimmer zu werfen, ohne auch die schwierigen Wochen im »kranken Krankenhaus« und die konfliktreiche Auseinandersetzung um den Sinn und Unsinn einer Magensonde zu dokumentieren, ist ein Kompromiss, eine Selbstbegrenzung des Regisseurs Sievekings aus Respekt vor dem Sterben seiner Mutter.

Betrachtet man die Hauptlinien des Films, ist dieser Verzicht konsequent. Sieveking hat sich ein schwieriges Thema vorgenommen, wollte jedoch offenkundig keinen medizinkritischen Problemfilm drehen, sondern seiner Mutter mit den Mitteln seines professionellen Handwerks ein Denkmal setzen. Dadurch treten einige Aspekte, die man von einer dokumentarfilmischen Auseinandersetzung mit demenzieller Erkrankung erwarten würde, in den Hintergrund. Im nicht krankheitsorientierten Blick des Sohnes auf seine Mutter liegt zugleich eine besondere Chance für aktuelle Auseinandersetzungen. Der Film lässt sich als ein Plädoyer verstehen, die kreativen Ressourcen von demenziell erkrankten Menschen nicht zu unterschätzen. Im Ankündigungstext zu einem Vortrag an der Universität Zürich beschrieb David Sieveking, was ihn die intensive Auseinandersetzung mit der Alterserkrankung seiner Mutter lehrte und der Film auf seine Weise dokumentiert:

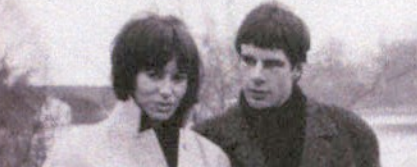

> »Normalerweise betrachtet man eine Demenz …rein im Hinblick auf Defizite. Die Erfahrung mit meiner Mutter hat mich jedoch gelehrt, dass eine Demenz auch einen Zugewinn bedeuten kann. Ich war immer wieder überrascht, dass meine Mutter, wenn auch völlig desorientiert, immer wieder zu erstaunlich treffenden Beobachtungen und Einsichten fähig war. Besonders auf der Gefühlsebene schien mir meine Mutter teilweise sogar im Vorteil gegenüber uns Gesunden!«

Exemplarisch führt der Film vor, was es heißt, im Umgang mit demenzieller Erkrankung nicht das Verlorene zu fokussieren, sondern die bleibenden Möglichkeiten. So zeigt er etwa, wie leiblicher Kontakt den Zugang zu verschütteten Erinnerungen freisetzen kann (Maio 2015). Sieveking macht darauf aufmerksam, dass seine Mutter durch die Demenz zwar ihr bewusstes Gedächtnis weitgehend verlor, jedoch ein Mensch voller Erinnerungen blieb. In ihrem Erinnern bleibt sie allerdings auf die Unterstützung ihrer Familie angewiesen. Auch wenn Sieveking darauf verzichtet, im Filmtitel »Vergiss mein nicht« ein Ausrufezeichen zu setzen, lässt er sich vor diesem Hintergrund als Appell hören. »Oh bitte, oh bitte«, hatte Gretel Sieveking während ihrer Krankheit häufig gesagt. War das als Bitte zu verstehen, man möge sie weiterleben lassen? (Sieveking 2014, 118) Der Film ist eine Antwort auf die Bitte, die ihm als Titel dient und die er dem Filmpublikum weitergibt.

## Filmästhetischer Vergleich und Ausblick

Die besondere Qualität des vorliegenden Films zeigt sich nicht zuletzt im Vergleich mit anderen filmischen Versuchen, das Erleben von Menschen mit demenzieller Erkrankung zu erfassen und wahrnehmbar zu machen.[1] Es lohnt sich, abschließend einen vergleichenden Blick auf die beiden Filme Iris (Richard Eyre, 2001) und Amour (Michael Haneke, 2012) zu werfen, die das Thema »Liebe und Partnerschaft unter dem Vorzeichen demenzieller Erkrankung« auf ihre Weise durchspielen. Wie Vergiss mein nicht setzten sie sich mit der Frage auseinander, ob und wie eine langjährige Liebesbeziehung auch unter den erschwerten Bedingungen kognitiver Beeinträchtigung weitergehen kann. Während Amour eine eher skeptische Antwort präsentiert und Iris das Moment des Tragischen herausarbeitet, findet sich in Vergiss mein nicht eine überwiegend affirmative Antwort. Das zeigt sich auch in der gewählten Bildsprache. Anders als Richard Eyre, der die demenzielle Gegenwart in trübes Grau hüllt, das den leuchtenden Farben des glücklichen Anfangs entgegensteht, verfährt David Sieveking genau umgekehrt: Die Vergangenheit seiner Mutter erscheint vorwiegend im Schwarz-Weiß des dokumentarischen Fotomaterials, während die Gegenwart meist farbenfroh verbildlicht wird. Zwar fehlen auch in Vergiss mein nicht herbstlich-winterliche Anklänge nicht völlig. Der Film vermittelt jedoch – in Bild und Ton – insgesamt eine frühlingshafte Atmosphäre. Die Zeit der Demenz erscheint nicht wie in Iris als vernebelte Spätphase eines glanzvollen Lebens, nicht den Übergang von einer personalen Existenz zum postpersonalen Schatten seiner selbst, sondern als teils melancholischer, bisweilen aber auch überraschend heller und humorvoller Ausklang eines bewegten und nicht immer glücklich verlaufenen Lebens.

Deutliche Unterschiede lassen sich auch in der Perspektive auf das Krankheitserleben feststellen: Zwar blicken auch Iris und Amour aus der Angehörigenperspektive auf die Erkrankte und eröffnen damit entsprechende Identifikationsmöglichkeiten. Im Zugang zum demenziellen Erleben dominiert dennoch die befremdete Außenperspektive. Was in der demenziell erkrankten Person vorgeht, lässt sich für die Angehörigen und die Filmzuschauer schwer erschließen. Anders in Vergiss mein nicht. Als

---

1   Weiterführende Hinweise dazu in: Schweda/Frebel 2015.

Sohn, der ein enges Vertrauensverhältnis zu seiner Mutter hat, vermag sich David Sieveking weit näher und verspielter an die Innenperspektive der Hauptbetroffenen heranzutasten. Er tut es in einer eigentümlichen Mischung von Unbefangenheit und Respekt, die Annette Scharnberg als »entwaffnende Offenheit« charakterisierte. Mag Gretel Sieveking auch in ihrer eigenen Welt leben: Sie bleibt dennoch nicht schlechthin fremd, sondern gleicht einer Königin im Exil, die ein schwer zugängliches Wunderland bewohnt, in das sich immer wieder einmal überraschende Einblicke auftun. Das lässt sich gerade durch jene Szene belegen, in der Sieveking des therapeutisch Mögliche und ethisch gerade noch Verantwortbare auslotet: dem Besuch im Schwimmbad. Die verängstigte Gretel wendet sich von ihrem sie rufenden Sohn ab und der Kamera zu. Gerade sie wird zum Fluchtort gegenüber der filmisch-therapeutischen Überforderung. Die inständige Bitte, die Gretel Sieveking äußert, ist tiefsinnig: »Sag mal: Können wir irgendwo hinsitzen, wo wir nicht sterben?«

## Mediales Echo und Diskussionsanregungen

Wie die Auszeichnungen belegen, hat *Vergiss mein nicht* insgesamt ein sehr positives Echo gefunden. Von mitbetroffenen Angehörigen und Fachleuten wurde er als Anstoß zur längst fälligen breiten Diskussion über den persönlichen und gesellschaftlichen Umgang mit demenzieller Erkrankung begrüßt. Die kritischen Stimmen bezogen sich fast ausschließlich auf die ethische Problematik. Während Annette Scharnberg der Meinung ist, dass es Sieveking vom ersten Moment an gelingt, »den leisesten Voyeurismusverdacht zu unterbinden«, griff Daniel Sander in seiner Filmbesprechung zur Bezeichnung eines »respektvollen Voyeurismus«. Cosima Lutz ging noch einen Schritt weiter und kritisierte, dass der Film ein »rein emotionales Rührstück« bleibe und der Regisseur nicht bereit sei, das Spannungsfeld, in dem das zu Ende gehende Leben seiner Mutter sich vollzog, zu reflektieren. Solche Einschätzungen, die das reflexive Potenzial des Filmes unterschätzen dürften, könnten einer der Gründe gewesen sein, dass Sieveking sich entschloss, den Film durch ein Buch zu komplettieren, um Problembereiche, die der Film ausklammert, nachträglich eingehender thematisieren zu können. Wer das Diskussionsangebot, das *Vergiss mein nicht* bietet, nutzen und vertiefen möchte, findet dazu vielfältige Materialien. Neben dem erwähnten und gut lesbaren Buch sei auf das von Lisa Gadatsch zusammengestellte Dossier hingewiesen, das für eine Auseinandersetzung im Schulunterricht konzipiert wurde (ab 9. Klasse), sowie auf das gehaltvolle Bonus-Material auf der Film-DVD.

## Abschließende Bemerkung

Angesichts der in Westeuropa sich abzeichnenden demografischen Entwicklung kann man David Sievekings Erinnerungsfilm als Zukunftsfilm betrachten. Er führt nicht nur die Probleme vor Augen, mit denen wir mit zunehmender Wahrscheinlichkeit selbst einmal konfrontiert sein werden (wenn sie uns nicht schon längst eingeholt haben). Vielmehr zeigt er auch hoffnungsvolle Ansätze zu einer anderen Sichtweise auf das Phänomen »Demenz« auf. Konträr zur verbreiteten Neigung, sich aus dem Kontakt mit demenziell erkrankten Menschen zurückzuziehen und sich ihnen gegenüber so zu verhalten, als wären sie nicht mehr »richtig« ansprechbare Personen, belegt der Film, was die aktuelle Demenzforschung empirisch belegt: dass demenziell erkrankte Menschen bei entsprechender Einbettung und Unterstützung kommunikative und memorative Möglichkeiten zeigen, die man ihnen oft nicht zutraut. Durch seine Reflexion auf eine »philosophische Krankheit« (D. Sieveking) regt der Film darüber hinaus zum Nachdenken über das eigene Menschsein an, zu Imaginationen über das Gewebe der Erinnerungen, bewusster und unbewusster, eigener und fremder Art, aus dem sich das Gefüge von Identitäten aufbaut und durch dessen Beschädigung diese nochmals intensiver zur Frage werden, als sie es ohnehin schon sind.

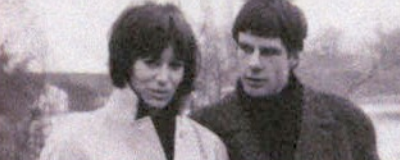

# Literatur


**Boss** P (2015) Da und doch so fern. Vom liebevollen Umgang mit Demenzkranken. Hrsg. v. I. Bopp-Kistler u. M. Pletscher. Rüeffer & Rub, Zürich (2. Auflage)

**Büttner** J-M (2013) Die Mutter vergisst, der Sohn erinnert, in: Tagesanzeiger (http://www.tagesanzeiger.ch/kultur/kino/Die-Mutter-vergisst-der-Sohn-erinnert/story/16351085 )

**Eichinger** T (2015) Die Inszenierung unserer reproduktiven Zukunft – Dokumentarfilmische Narrative im bioethischen Diskurs, in: Ethik in der Medizin 27:59–68

**Gadatsch** L Pädagogisches Begleitmaterial, Vision Kino (online: http://www.vergissmeinnicht-film.de/wp-content/uploads/2013/01/Vergiss_mein_Nicht_Unterrichtsmaterial.pdf )

**Lutz** C (2013) Wenn dich deine Mutter nach deinem Namen fragt, in: Die Welt, http://www.welt.de/kultur/kino/article113272797/Wenn-dich-deine-Mutter-nach-deinem-Namen-fragt.html

**Maio** G (2015) Den kranken Menschen verstehen. Herder, Freiburg i.Br.

**Sander** D (2013), Alzheimer-Doku »Vergiss mein nicht«: Abschied vom Ich, Spiegel online, http://www.spiegel.de/kultur/kino/dokumentarfilm-vergiss-mein-nicht-von-david-sieveking-a-880585.html

**Scharnberg** A (2015) »Vergiss mein nicht« – bewegend, aber kein Betroffenheitskino: Schweizer Radio und Fernsehen, http://www.srf.ch/kultur/film-serien/vergiss-mein-nicht-bewegend-aber-kein-betroffenheitskino

**Schweda** M, Frebel L (2015), Wie ist es, dement zu sein? Epistemologische Probleme und filmästhetische Lösungsperspektiven in der Demenzethik. Ethik in der Medizin 27:47–57

**Sieveking** D (2014) Vergiss mein nicht. Wie meine Mutter ihr Gedächtnis verlor und ich meine Eltern neu entdeckte. Herder, Freiburg i.Br.

**Weixler** A (2012) Authentisches erzählen – authentisches Erzählen. Über Authentizität als Zuschreibungsphänomen und Pakt, in: ders., Authentisches Erzählen. Produktion, Narration, Rezeption. De Gruyter, Berlin, S 1–32


| Originaltitel | Vergiss mein nicht |
| --- | --- |
| Premiere | 2012 |
| Deutscher Start | 2012 |
| Land | Deutschland |
| Drehbuch | David Sieveking |
| Regie | David Sieveking |
| Darsteller | Gretel Sieveking, Malte Sieveking, David Sieveking |
| Produktion | Martin Heisler, Carl-Ludwig Rettinger |
| Verfügbarkeit | Verfügbar auf DVD und Blu-ray |

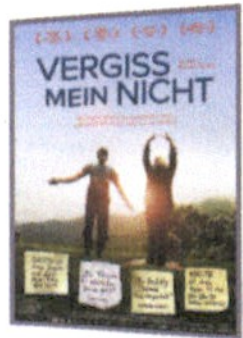

*Thomas Auchter*

# Stark wie Löwenzahn[1]



---

1    Allen, die in den verschiedenen Stadien der Entstehung meinen Text gegengelesen haben und mir wertvolle Anregungen vermittelt haben, möchte ich herzlich danken! Besonders danke ich Theresa Thoma-Lürken, MSc für die Zeit und die kritisch-hilfreichen Gedanken, die sie mir geschenkt hat.

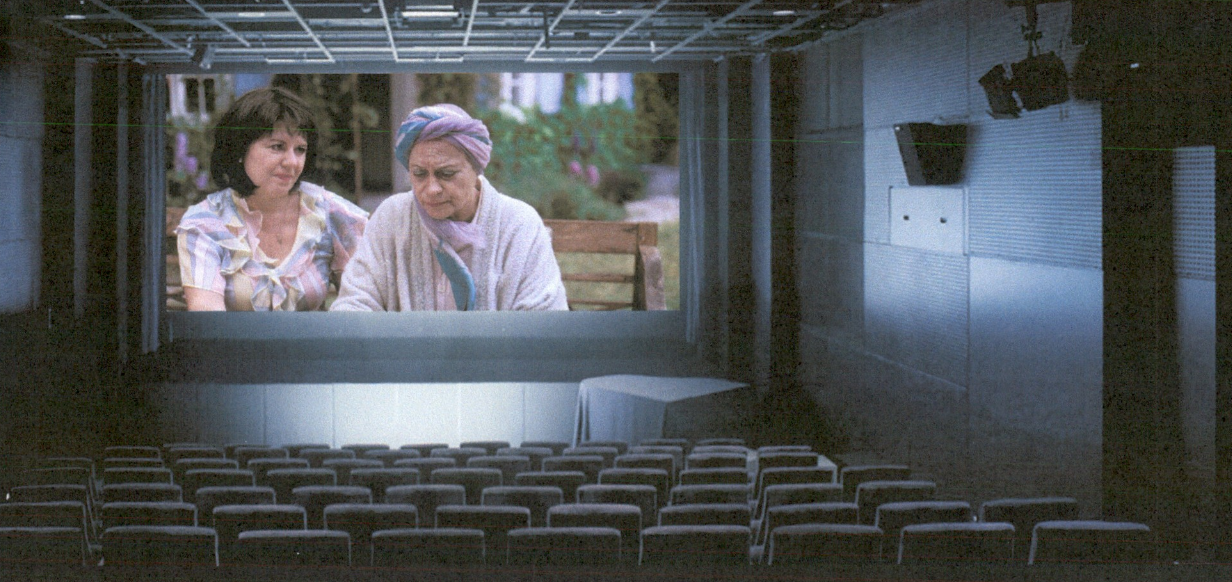

B. Strauß, S. Philipp (Hrsg.), *Wilde Erdbeeren auf Wolke Neun*,
DOI 10.1007/978-3-662-50488-8_29, © Springer-Verlag GmbH Deutschland 2017

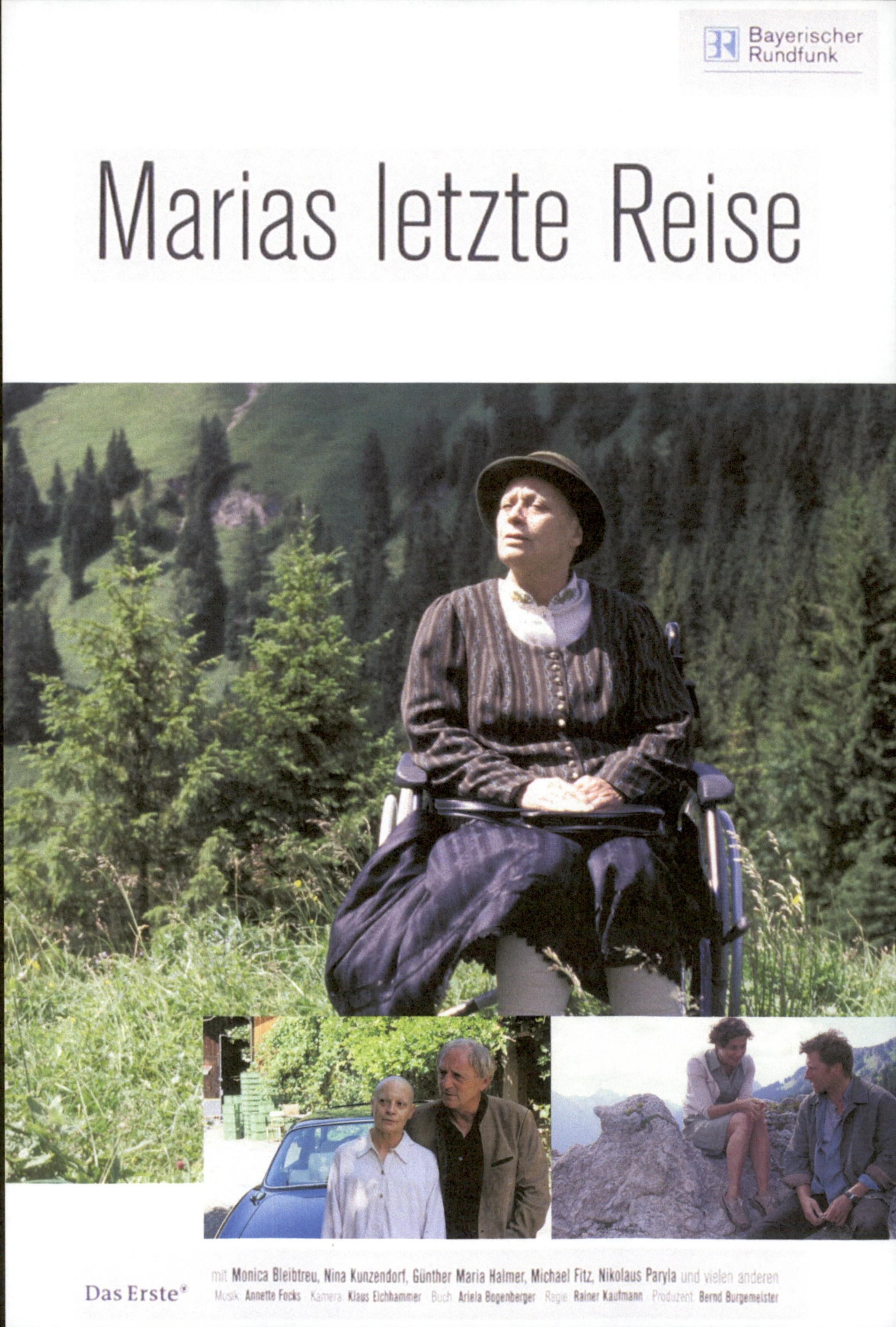

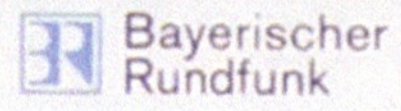



# Marias letzte Reise



Filmplakat *Marias letzte Reise.*
(Filmbild Fundus/© Bayerischer Rundfunk)

# Marias letzte Reise

»O Herr, gib jedem seinen eigenen Tod«
(Rainer Maria Rilke 1903)

## Hintergrund: »Der Tod ist der Ernstfall des Lebens«

Nach allem, was wir *wissen,* endet das Altern, das mit unserer Geburt – oder schon vorher – beginnt, mit dem Sterben und im Tod des Körpers. Das Sterben stellt so die letzte große Herausforderung in unserem Leben dar. In Abwandlung eines Buchtitels des Religionsphilosophen Bernhard Welte (1980) könnte man formulieren: »Der Tod ist der Ernstfall des Lebens« (◘ Abb. 29.1).

»Die Unverfügbarkeit der (Lebens)Zeit ist eines der bestimmenden Charakteristika menschlichen Lebens« (Auchter 1978, S. 52). Trotz unseres Bewusstseins vom Sterbenmüssen wehrt sich jedoch unser Vorbewusstes dagegen und unser Unbewusstes ist von seiner Unsterblichkeit überzeugt (Freud 1915b). Aus dieser Perspektive bleibt der Tod das Skandalon des Lebens überhaupt.

Sterben und Tod werden in der modernen Gesellschaft mental und tatsächlich einerseits weiterhin häufig an den Rand gedrängt[2]. Altenheime und Hospize werden oft noch so platziert, dass sie außerhalb des Blickes der Öffentlichkeit sind. Gestorben wird, zumindest in den Städten, viel anonym, unsichtbar im Verborgenen. Bisweilen bleiben Tote tagelang oder gar monatelang unentdeckt. Gleichzeitig werden wir mit »virtuellen« Toten im Fernsehen überschüttet, mit fiktiven, ›irrealen‹ in Kriminalfilmen und ›realen‹ in den Nachrichtensendungen. Dagegen lockt der tatsächliche Tod auf der Straße massenhaft Schaulustige, sodass sich die Landesregierung von Nordrhein-Westfalen im Frühjahr 2015 veranlasst sah, mobile Stellwände zu beschaffen, um dem Gaffertum bei Autobahnunfällen Einhalt zu gebieten.

Schließlich wächst aber andererseits die Literatur zum Thema Sterben und Tod in jüngster Zeit stark an und viele öffentliche Veranstaltungen befassen sich mit der Thematik, es entstehen ›Trauerclubs‹ und ›Trauercafés‹. Das Sterben und der Verlust von nahen Angehörigen haben in der Literatur zu allen Zeiten immer wieder ihren Niederschlag gefunden (vgl. Auchter 2003).

Der amerikanische Chirurg Atul Gawande (2015) stellt in seinem Buch *Sterblich sein* der zunehmenden Technisierung und Medikalisierung des Alterns und Sterbens das Bedürfnis des Menschen nach möglichst langer und weitgehender Selbstbestimmung, Sinnhaftigkeit und Würde in seinen letzten Tagen und Stunden gegenüber. Unser Verhältnis zum Sterben und zum Tod, und die Beschäftigung damit, bleibt allerdings in hohem Maße *ambivalent.*

Die Rede vom ›guten Sterben‹ oder ›guten Tod‹ (›Eu-Thanasie‹) ist durch die missbräuchliche Verwendung des Begriffs von Seiten der Nationalsozialisten im Dritten Reich in Deutschland in Misskredit geraten. In den Niederlanden zum Beispiel kann darüber viel unbefangener gesprochen werden. Die ›ars moriendi‹, die Kunst zu sterben, scheint längst ausgestorben (vgl. Condrau 1980, 87).

Der 2005 erschienene deutsche Fernsehfilm *Marias letzte Reise* richtet den grellen Scheinwerfer und den Blick des Betrachters auf den Sterbeprozess und den Umgang damit. Aber dies auf eine Weise, die nahe gehen und zutiefst berühren und erschüttern kann. Der Film ist ein starkes und überzeugendes Plädoyer für die Würde selbstbestimmten Sterbens. Und dies besonders in Zeiten, in denen öffentlich über Sterbehilfe diskutiert wird, am 5. November 2015 im Deutschen Bundestag ein neues Hospiz- und

---

2    Kritisch zur Generalisierung dieser Aussage schon: Fuchs (1973).

Palliativgesetz (HPG) verhandelt und verabschiedet wird und am 6. November 2015 vom Bundestag die »geschäftsmäßige Förderung der Selbsttötung« unter Strafe gestellt wird.

Das Drehbuch für den Film stammt von Ariela Bogenberger, die als gelernte Altenpflegerin persönliche Erfahrungen in der Sterbebegleitung einbringt. Die Regie führt Rainer Kaufmann.

*Marias letzte Reise* erhielt zahlreiche Filmpreise, darunter vier Auszeichnungen beim Deutschen Fernsehpreis 2005, zwei Auszeichnungen beim Bayrischen Fernsehpreis 2005 und den Adolf Grimme Preis 2006.

Vier Jahre nach der Fertigstellung des Films stirbt die Hauptdarstellerin Monica Bleibtreu am 13. Mai 2009 nach zweieinhalbjähriger Krankheit an Lungenkrebs; so als ob sie in äußerst beeindruckender Weise ihr persönliches Schicksal vorausgespielt hat.

Der Titel *Marias letzte Reise* bezieht sich auf drei Geschehnisse. Zum einen ist er eine Chiffre für den Sterbeprozess insgesamt, dann deutet er auf Marias letzten Ausflug in ihre geliebten Berge hin und schließlich beginnt ihre persönliche letzte Reise, von der niemand wissen kann, wohin sie führt, mit ihrem biologischen Tod.

## Handlung

Die Bäuerin Maria Stadler, 71 Jahre alt, ist unheilbar an Krebs erkrankt und hat nicht mehr lange zu leben. Sie verlässt gegen den Willen des mit ihr befreundeten Oberarztes Dr. Fritz Osterhahn die Klinik und verweigert nach zwei erfolglosen die dritte Chemotherapie. Die vorherigen haben nur dazu geführt, dass Maria alle Haare verloren hat und mit kahlem Schädel dasteht. Sie wünscht sich, die letzten Tage ihres Lebens zu Hause auf ihrem geliebten Bauernhof am Staffelsee in Oberbayern verbringen zu können.

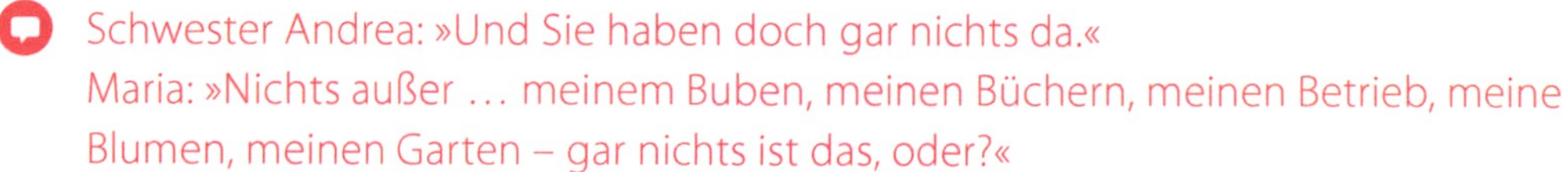


Ihr unverheirateter Sohn Simon, der den Hof bewirtschaftet, fühlt sich mit dieser Situation zunächst völlig überfordert. Dr. Osterhahn schickt Maria seine beste Schwester Andrea Braun, die zugleich seine heimliche Geliebte ist, nach. Sie soll Maria betreuen, sie vor allem aber motivieren, wieder ins Krankenhaus zurückzukehren.

Doch Maria weigert sich zunächst »stur wie ein Panzer«, so ihr Sohn, gegen jede Hilfe. So wie sie ihr Leben lang ihren eigenen Kopf durchgesetzt hat, möchte sie auch ihre letzte Strecke ganz nach ihren individuellen Vorstellungen gestalten. Maria verbittet sich ziemlich rabiat jegliche Einmischung in ihr Leben und jede Reglementierung. Ihre hilflose Wut über ihre zunehmende Hinfälligkeit lässt sie an allen aus, die ihr begegnen.

Andrea erkennt rasch, dass sie mit ihrer aus dem Krankenhaus vertrauten Pflegeroutine hier nicht weiterkommt. Zunächst skeptisch und widerwillig akzeptiert Andrea den in Chinesischer Medizin erfahrenen Heilpraktiker Dr. Xaver Wurmbichler, einen alten Vertrauten Marias, der auf seine Art versucht, der Todkranken zu helfen:



Über die vielen Auseinandersetzungen kommen sich Andrea und Maria langsam näher. »Sie sind meiner Mutter nicht unähnlich«, bemerkt Simon und meint damit Andreas Bestimmtheit und Beharr-

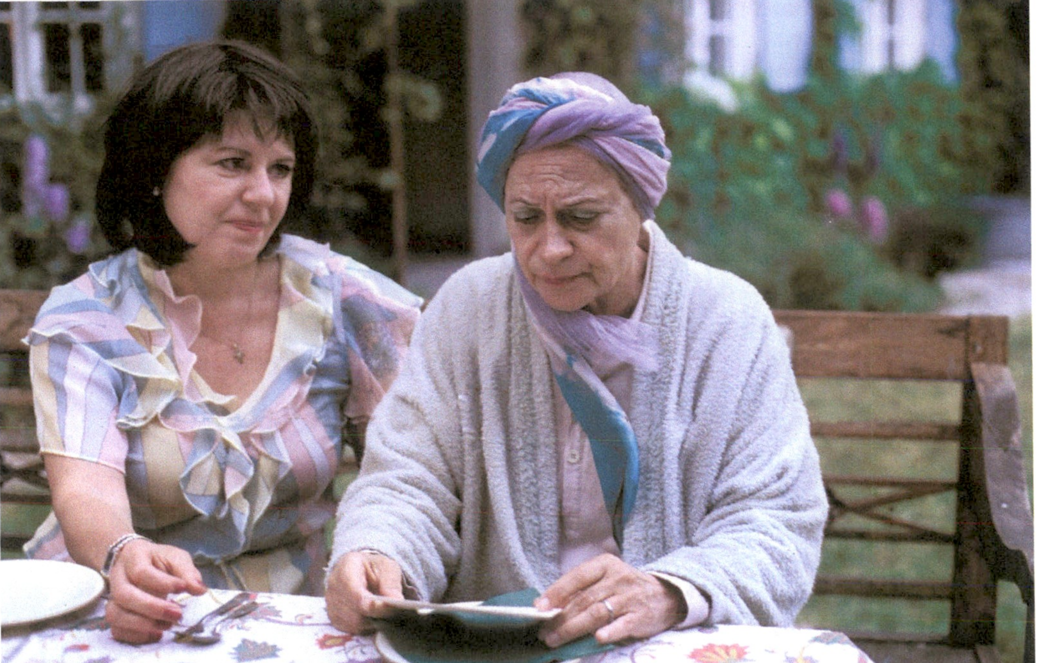



lichkeit. Mehr und mehr beginnen die Frauen einander zu respektieren. Selbstkritisch vermerkt Maria nach einiger Zeit, dabei leise lächelnd, gegenüber Andrea: »Ich bin anstrengend, gell?«

Dr. Wurmbichler stellt ruhig fest: »Die Maria hat noch einiges zu erledigen, bevor sie geht«. Andrea regt Maria und Simon an, den seit 10 Jahren in Australien lebenden Sohn Hans über ihren Zustand zu benachrichtigen. Außerdem entdeckt sie ein signiertes Notenblatt von Marias Jugendfreund, dem Musiker Edwin. Sie forscht nach und ermutigt ihn, Maria aufzusuchen.

An den verschiedenen Menschen, die in diesen ihren letzten Tagen zu Maria kommen, wird der unterschiedliche Umgang mit der Todkranken sichtbar gemacht.

Marias Schwester Rosa, laut hereinstolpernd – das klingt wie ›laut singen im Wald‹ –, versucht zunächst mit ihrem großen Schminkkasten den unübersehbaren Tod zu übertünchen und ihm ein freundliches Gesicht aufzumalen. Den kahlen Schädel von Maria möchte Rosa unter ihrer eigenen Perücke verbergen. Letztlich lässt Maria sich von Rosa einen Turban aus einem Tuch um ihr kahles Haupt winden (■ Abb. 29.2).

Schnell geraten die beiden Schwestern in ihre alte Geschwisterrivalität: »Du warst schon immer gescheit und ich war blöd«, schreit Rosa und stürmt aus dem Raum. Als sie wiederkommt wird deutlich, dass sie versucht hat, mit ihrer heftigen Aggression ihre tiefe Angst und Trauer zu verbergen; solange bis diese Abwehr zusammenbricht und sie in Tränen ausbricht. Maria nimmt sie tröstend in den Arm.

Von ihrer Schwester erhält Maria als Geschenk eine Behandlung bei einem Münchner Society-Wunderheiler geschenkt: »Der hat schon einige Krebse geheilt« »Und den Krebsen geht es jetzt besser?«, fragt Maria spöttisch. Die ›Unberührbare‹ (»Fassen Sie mich nicht an!«) wird im Laufe der Zeit immer weicher und kann schließlich offen zugestehen, wie sehr sie die Körperberührung, das Handauflegen, durch den Münchener ›Wunderheiler‹ genossen hat. Ansonsten bemüht sich Maria, ihre Schmerzen so gut es geht auszuhalten und vor anderen zu verbergen.

Auf der Reise nach München trägt Maria ein keckes traditionelles bayrisches Hütchen auf ihrem ansonsten im gesamten Film zumeist kahlen Schädel. Auf dem Rückweg von dort machen Maria, Simon und Andrea auf Marias Wunsch spontan einen Ausflug auf eine Alm, in der Nähe ihres Heimatortes. Diese ›letzte Reise‹ gewährt Maria einen wunderschönen Blick in die Täler und sie genießt sichtbar die letzten Sonnenstrahlen.

Vom anderen Ende der Welt, aus Australien, kommt auf Anregung von Andrea Marias Sohn Hans, der immer Mutters Liebling war. Hans hatte einst seinem Bruder Simon die Freundin Sandra ausgespannt und sie geheiratet. Er bringt auch seine neunjährige Tochter Julia mit, die ihrer Großmutter nun zum ersten und zum letzten Mal begegnet.

Als Hans anreist, bricht unmittelbar der alte Streit zwischen den Brüdern wieder aus. Er ähnelt in gewisser Weise dem Geschwisterkonflikt zwischen Maria und Rosa. Simon stellt fest: »Du warst immer sowas wie ein Supermann und ich...«. Maria reagiert auf den Bruderzwist mit einem Kreislaufkollaps und wird wieder ins Krankenhaus eingeliefert. Während Maria im Krankenhaus ist, sucht Andrea das Hospiz auf, in dessen Palliativteam Dr. Wurmbichler mitarbeitet, und lässt sich von der Palliativärztin Dr. Lenz bezüglich der schmerzstillenden Medikation beraten. Diese betont darüber hinaus: »Ein echter Begleiter zu sein, kann einem viel geben«.

Eine andere Schwester beklagt sich darüber, dass Maria sich nicht der Ordnung des Krankenhauses unterwerfen wolle: »Ums Verrecken will sie sich nicht einfügen«. Andrea fragt zurück: »Ist das das Wichtigste, dass man sich einfügt?« Andrea besorgt ein Entlassungsformular, in dem Maria die volle Verantwortung für das eigenmächtige Verlassen der Klinik übernimmt. Andrea packt eigenhändig Marias Sachen zusammen und bringt sie wieder nach Hause.

Dr. Osterhahn zitiert Andrea zu sich und beklagt deren »emotionale Verwicklung« mit ihrer Patientin. Er schmollt über genau das, was ihm selbst fehlt, nämlich angemessene Empathie. So sagt Maria ihm schon ziemlich am Anfang des Films: »Wenn der Tod schon am Bett sitzt, sagst Du dann auch noch, das wird schon wieder?« Und Dr. Osterhahn rationalisiert sein Handeln: »Gerade in unserem Beruf hat man eine besondere Verantwortung und da muss man manchmal Positionen beziehen, die dem Patienten nicht gefallen«. Andrea kontert: »Du hast doch auch Angst und du weißt in Wirklichkeit gar nicht, was richtig ist«. Maria schaut ihrem Ende dagegen relativ realistisch entgegen: »Dass es so schwer ist, hätt' ich mir nit gedenkt«.

Frau Dr. Lenz untersucht Maria, wieder zu Hause, und stellt die schmerzlindernden Medikamente ein. Simon und Hans arbeiten – wie früher – gemeinsam auf dem Feld.

An drei Stellen im Film wird die »Scham« von Maria spürbar gemacht. Damit ihre Söhne nicht sehen, wie sie ihre Unterwäsche beschmutzt hat, stopft sie sie einfach in den Schrank. Da Edwin sie nicht so sehen soll, »wie eine Vogelscheuche«, lässt sie sich von Andrea kunstvoll ein Tuch um ihren kahlen Schädel drapieren. Schließlich lässt sie sich von Andrea zusichern, dass diese sie nach ihrem Tod wäscht: »Ich mag nicht, dass die Buben mich so sehen«.

Zwischen Simon und Andrea bahnt sich eine Liebesbeziehung an. Als wohl unbewusster Vertrauensbeweis führt Simon Andrea zu dem Ort, an dem Jahre zuvor seine Schwester Antonia bei einem Autounfall ihr Leben verlor, und zeigt ihr die überwachsene Erinnerungstafel.

Maria beginnt, selbst ihre Beerdigung zu planen. Sie wünscht sich das Lied ihres Jugendschwarms Edwin und ihr Sohn Simon, der auch Bilder malt, soll ihren Sarg bemalen.

Auf Einladung von Andrea fährt Edwin mit seinem Motorrad auf den Hof. Als zur gleichen Zeit der Sarg geliefert wird, den Simon verschönern soll, verlässt Edwin alle Courage. Um seine Angst vor einer Begegnung mit der Sterbenden zu vermindern, trinkt er so viel Schnaps , bis er betrunken auf dem Boden liegt.

Maria wünscht sich, noch einmal frische Luft auf ihrer Haut zu spüren und zu riechen. Als sie das erste Mal aus dem Krankenhaus zurückkommt, atmet sie als Erstes den Duft der Kräuter in ihrem Garten ein. In einer späteren Szene vergräbt sie ihr Gesicht im blühenden und duftenden Schopflavendel.

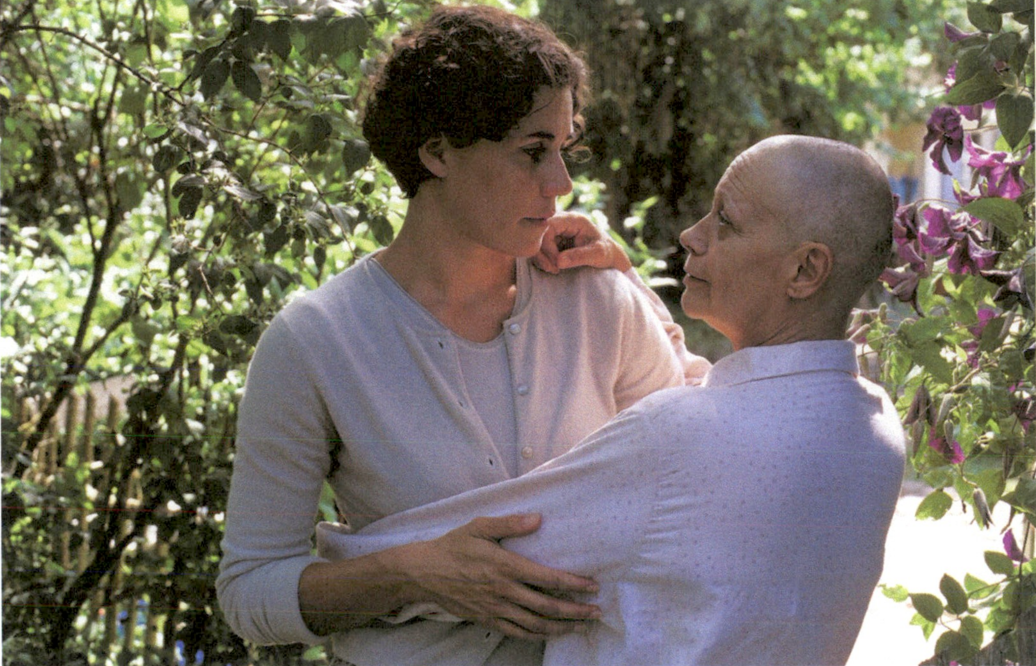

**Abb. 29.3** Andrea, die »wichtigste Person im Haus«. (© arte_Br_Kerstin_Stelte/obs/picture-alliance)

Ihr Bett wird in den Garten geschoben. Ein Lagerfeuer brennt. Edwin ist wieder nüchtern und findet nun endlich den Mut, an Marias Bett zu treten. Maria ist glücklich und verrät ihm: »Ich habe immer darauf gewartet, dass Du wiederkommst«. »Aber Du hast mich doch weggeschickt«. »Das hab ich doch nur so gesagt. Man ist halt blääd als Mensch!« Edwin spielt Maria *ihr* Lied. Die idyllische Szene wird durch ein heftiges Gewitter jäh unterbrochen.

Andrea erweist sich immer mehr als Vermittlerin zwischen allen Beteiligten, Maria erklärt sie zur »wichtigsten Person im Haus« (**·** Abb. 29.3).

Als ihre 9-jährige Enkelin Julia das Zimmer betritt, die sie zum ersten Mal in ihrem Leben sieht, verwechselt Maria sie für einen kurzen Moment mit ihrer verstorbenen Tochter: »Wie Toni schaut sie aus«. Maria belehrt Julia: »Manchmal muss man stark sein im Leben wie Löwenzahn. Er wächst sogar durchs Betonpflaster durch«. Und sie gibt Julia mit: »Wenn Du einen Löwenzahn siehst, dann denk an mich«.

Sie erzählt ihrer Enkelin, dass sie wegen des tödlichen Autounfalls ihrer Tochter nicht mehr sagen konnte, wie lieb sie sie hatte. Auch Sandra, Simons ehemalige Verlobte und heute Hans' Frau, kommt und wird von Maria in den Arm genommen. Sie versöhnen sich wieder; ebenso wie auf Andreas Anregung Maria ihren Sohn Simon an ihr Bett ruft und sich nach all den schwierigen Jahren mit ihm aussöhnt: »Du bist ein Geschenk«. Ihre letzte Botschaft an Andrea lautet: »Lebe nicht in einem Schneckenhaus, du bist zu schade dafür«. Maria spricht hier aus eigener schmerzlicher Erfahrung.

Am letzten Abend bemerkt Dr. Wurmbichler:

»Bald fliegt sie los, schau'n Sie, dass sie nicht mehr zu sehr gestört wird. Es sei denn, sie will es selber«.

Seinen Rat, dass jetzt immer jemand bei ihr sein soll, realisiert die Familie, indem sie im Nebenraum alle zusammen auf einem Sofa einschlafen.

Als Maria sich am frühen Morgen zu ihrer letzten Reise aufmacht, dreht Andrea das Bett zum Fenster. Die ersten Strahlen der Morgensonne fallen auf Marias Gesicht. Andrea öffnet das Fenster mit den Worten: »Gute Reise Maria!«.

## Verdrängung des Todes

Im Gegensatz zu der bewussten Auseinandersetzung Marias mit ihrem Tod, wird das Sterben in der Gesellschaft allgemein eher nicht thematisiert, sondern verschwiegen – was dazu führt, dass wir so wenig darauf vorbereitet sind.

Der Tod ist der Schlusspunkt eines Entwicklungsprozesses des Menschen, der unter anderem durch fortschreitende Verluste und partiellem Tod, geprägt ist; oder, wie der französische Philosoph Paul Ricoeur (1965, 281) es knapp und trefflich formuliert: »Der Weg der Realität ist mit verlorenen Objekten gesäumt«.

Karl Marx soll nach dem Tod seines achtjährigen Sohnes mit Epikur gesagt haben: »Der Tod ist kein Unglück für den, der stirbt, sondern für den, der überlebt«. Der griechische Philosoph hatte in seinem Brief an Menoikeus formuliert: »So ist also das schauerlichste Übel, der Tod, für uns ein Nichts: Solange wir da sind, ist er nicht da, und wenn er da ist, sind wir nicht mehr.«

Viele Menschen haben Angst vor dem Sterben, weil damit so häufig Hinfälligkeit, Gebrechlichkeit, Leiden und Schmerz verbunden sind. Es bleibt die Frage, ob es menschenmöglich ist, überhaupt keine Furcht vor dem Sterben zu haben, oder ob das eine Selbsttäuschung darstellt, die auf Verdrängungen beruht. Wobei natürlich auch in dieser Situation jeder[3] das Recht auf Selbsttäuschung besitzt! »Weder der Sonne noch dem Tod kann man *unverwandt* ins Auge blicken«[4] (Rochefoucauld 1664). Der amerikanische Psychoanalytiker Irvin D. Yalom (2008, S. 262) ist allerdings der Auffassung: »Dem Tod ins Gesicht zu schauen, unter Anleitung, bändigt nicht nur die Angst, sondern macht das Leben ergreifender, kostbarer, vitaler«.

Das Thema *Abhauen, wenn es ernst wird*, bringt der Film auch in der Darstellung von Marias Sohn Hans und ihrem Jugendfreund Edwin zum Ausdruck. Hans verdrückt sich mit der seinem Bruder Simon ausgespannten Freundin Sandra nach Australien, ans andere Ende der Welt. Schon als Kind sei er immer verschwunden, »er ist feige«, meint seine Mutter. Nichtsdestotrotz blieb er immer ihr Lieblingssohn: »aber ein feiner Kerl«. Wie in der biblischen Geschichte vom verlorenen Sohn (Lukas 15, 11-32) wird der daheimgebliebene Simon zunächst schlechter behandelt. Marias Jugendschwarm Edwin verzieht sich erst einmal mit Schnaps, bevor er ihr zu begegnen vermag. Aber er kommt wieder und begleitet sie im weiteren Prozess mit seiner Musik.

Eine andere Form der Abwehr des Todes bietet Marias Schwester Rosa. Fröhlich lärmend erscheint sie auf dem Hof, will Maria schminken – bis ihre Abwehr zusammenbricht und ihr ungeschminktes Traurigsein durchbricht. Maria nimmt ihre Schwester tröstend in den Arm. Leben ohne Tod ist zwar vorstellbar, aber unrealistisch. »Demut gegenüber dem Leben, das ist für Regisseur Rainer Kaufmann die magische Formel« (Tittelbach 2005). Und das umfasst das Akzeptieren von Grenzen und des Lebensendes. Der Psychoanalytiker Roy Schafer (1970, S. 895f) bezeichnet das Annehmen des *Todesprinzips* im Leben als die »tragische Anschauung der Realität«.

Der Tod verschlägt uns häufig die Sprache. Es ist schwer, Worte zu finden angesichts von Sterben und Tod. Manchmal sagt ein einfühlsames Schweigen hier mehr als nichtssagendes Reden. Hilfreich

---

3   Wenn hier und im weiteren Text aus sprachökonomischen Gründen die männliche Form gewählt wird, so sind dabei immer die Frauen mitbedacht!

4   »Le soleil ni la mort ne peuvent se regarder fixement«.

beim Abschiednehmen empfinden wir oft *Rituale*. Mit dem Psychoanalytiker Donald W. Winnicott (1971) lassen sich die Rituale den Übergangsphänomenen zuordnen. Übergangsphänomene oder Übergangsobjekte werden für Menschen bedeutsam angesichts von Trennungen und Verlusten im Leben und helfen bei deren *Bewältigung*. Zu den Urformen der Übergangsphänomene zählen beispielsweise wiederholte, *ritualisierte* früheste Körpererfahrungen wie Streicheln, Saugen, Summen. Im späteren Leben können solche Übergangsphänomene und Übergangsobjekte zum Beispiel als Rituale oder in Form von Maskottchen, Talismanen oder Fetischen eine hilfreich erlebte Funktion erfüllen. Rituale der Erwachsenen (vgl. Erikson 1968), deren Grundprinzip ja in der Wiederholung besteht, dienen der Angstreduktion und der Bestätigung von Kontinuität angesichts des unaufhörlichen Zeitverlaufs und der dauernden Konfrontation mit Neuem. Im Film versammeln sich am Ende alle um den offenen Sarg, der Toten wird Löwenzahn in den Sarg gelegt, alle fassen sich an den Händen, formen ein Kreis um den Sarg und sind in der Trauer vereint. Der Film endet schließlich mit dem Beerdigungsritual.

## Heimat ist unser Ausgangspunkt und der Heimat streben wir zu

»Home is where we start from«[5] zitiert Donald W. Winnicott (1986) den Schriftsteller T.S. Eliot. Und ›heimgehen‹ oder für manche: ›in die ewige Heimat eingehen‹ sind sprachliche Bilder für das Sterben. Zwar heißen die Orte, in denen die meisten Menschen ihre letzten Tage verbringen oft Pfleg*eheime*, die erscheinen aber vielen wenig heimatlich. Nach Gawande (2015, S. 115, kursiv T.A.) ist »ein *Zuhause* der einzige Ort, wo die eigenen Prioritäten unbeschränkt Geltung haben«. »Und einen Ort zu haben, der sich wirklich wie ein Zuhause anfühlt, kann für einen Menschen so wichtig sein wie Wasser für einen Fisch« (Gawande 2015, S. 87). In Altenheimen ebenso wie in Krankenhäusern sind die Menschen allzuoft der Abhängigkeit von anonymen Strukturen, Abläufen und Personen ausgesetzt, sie werden »bemuttert und kontrolliert« (Gawande 2015, S. 90), mit anderen Worten entmündigt, ihrer Privatheit und Autonomie beraubt und einer äußeren Reglementierung unterworfen. Der Soziologe Erving Goffmann (1973) hat diese Erfahrungen in seinem Buch *Asyle* als: »totalen Institutionen« ausgesetzt sein, beschrieben. Genau das zeigt der Film in den Anfangssequenzen. Und Maria wehrt sich mit ihrem Wunsch, nach Hause zu gehen, gegen diese Unterwerfung unter die Institution. Sie möchte die Autorenschaft über ihr Leben bis zum Ende so weit wie möglich in eigenen Händen halten. Gawande (2015) bringt eine ganze Fülle von Beispielen, wie die Selbstbestimmung in der letzten Lebenszeit nicht nur zu einer Verlängerung der Lebenszeit, einer Verminderung des Medikamentenverbrauchs, einer Kostenreduktion, sondern auch zu einen Rückgang von Depressionen, aber vor allem zu einer enormen Verbesserung der Lebensqualität beitrug, dem Leben der todkranken Menschen wieder Sinn, Wert und Würde verlieh.

## Sterben im Krankenhaus

Obgleich sich die meisten Menschen wünschen, zu Hause in Gegenwart lieber und liebender Menschen zu sterben, enden die Leben von etwa 50 % in Krankenhäusern und von etwa 40 % in Pflegeheimen, viele von ihnen unter wenig würdevollen Umständen. Zwischen Wunsch und Wirklichkeit besteht noch eine riesige Kluft.

Die ersten Szenen des Filmes zeigen die routinierte Geschäftigkeit im Krankenhaus. Die Patienten haben sich den eingespielten Abläufen des Weckens, Waschens, Fieber- und Pulsmessens und Essens zu unterwerfen. Alles ist reguliert und reglementiert. »Haben *wir* heute Zeit zum Fiebermessen?«, vereinnahmt eine Schwester Maria im Krankenhaus. Für persönliche Wünsche und Privatheit ist weder Zeit noch Raum.

---

5    »Der Ausgangspunkt unseres Lebens liegt zu Hause« (oder: »in der Heimat«).

In der Geschäftigkeit der Klinikroutine hat auch der Tod scheinbar einen selbstverständlichen Platz. Eine Frau stirbt völlig unbeachtet. Als das zufällig bemerkt wird, werden einfach die Maschinen abgestellt. Der Todeszeitpunkt wird festgehalten. Der Toten wird eine Decke übergestreift. Zeitgleich wird die Morgenwäsche verrichtet, Temperatur gemessen und das Essen auf der Station serviert. Während der Vorbereitung der Verstorbenen für den Abtransport wird einer Schwester zum Geburtstag gratuliert, ein Geburtstagsgeschenk überreicht und über die nächste Urlaubsreise diskutiert. Aber die scheinbare emotionale Gleichgültigkeit, die soziale Kälte erweist sich als das Produkt seelischer Abwehr von Betroffenheit und des Mitleidens, um die ständige Konfrontation mit Sterben und Tod aushalten zu können. Noch deutlicher wird die Abwehr der Vergänglichkeit in der Person des Klinikchefs: »Das wird schon wieder«, egal wie aussichtslos der Fall ist.

Im Medizinbetrieb wird nach Auffassung von Gawande (2015, S. 236) weltweit viel Geld für unwirksame und sinnlose Behandlungen Todkranker verschwendet. Zeitgleich werden aber überall auf der Welt Hospize und Palliativzentren errichtet. Nach seiner Auffassung scheint sich hier ein fundamentaler Wandel im Umgang mit Sterbenden abzuzeichnen, sodass in den USA 2010 ungefähr 45 % der Menschen betreut vom palliativen Pflegedienst zu Hause oder in einem Hospiz sterben (Gawande 2015, S. 237). Vielleicht bildet sich hierin auch die vermutlich unaufhebbare Spannung ab, zwischen dem letztlich aussichtslosen Kämpfen gegen den Tod um jeden Preis einerseits und andererseits dem Akzeptieren der Sterblichkeit und damit dem endgültigen Loslassen-Können. Das Phänomen, dass manche Menschen gerade in dem Moment sterben, wenn kein Familienmitglied anwesend ist, lässt sich vielleicht so verstehen, dass das passiert, wenn die Angehörigen den Sterbenden nicht gehen lassen können oder der Sterbende meint, dadurch die Verwandten am wenigsten zu belasten.

## (K)Ein guter Arzt

Wahrscheinlich ist die Wahl des Namens ›Osterhahn‹ – er legt die Assoziation eines eitlen ›Gockels‹ ziemlich nahe – kein Zufall. Dr. Fritz Osterhahn repräsentiert eine bestimmte Vorstellung vom Beruf des Arztes. Er ist der Chef, scheucht seine Untergebenen, weiß ganz genau, was richtig ist und verschwindet, wenn es menschlich ernst wird. Vermutlich betrachtet er Krankheit, Siechtum und Tod als Phänomene, die es mit allen zur Verfügung stehenden technischen medizinischen Mitteln zu besiegen gilt. Wenn ein Patient stirbt, erlebt er das unbewusst als Niederlage, die er nicht ertragen kann. »Du bist so was von verlogen, Fritz«, sagt Maria zu ihm, »Wenn der Tod schon am Bett sitzt, sagst Du dann auch noch, ›das wird schon wieder‹ … Nur damit Du ein gutes Gefühl hast«.

Als (am Beginn des Films) eine Patientin gestorben ist, taucht er kurz auf, stellt nüchtern den Todeszeitpunkt fest, trägt ihn in die Akte ein, fordert dann die Schwester auf: »Benachrichtigen *Sie* die Angehörigen« und verschwindet. Ebenso emotionslos fragt er nach Marias Tod Andrea nach dem Todeszeitpunkt und trägt ihn wortlos auf dem Totenschein ein.

Seine mangelnde emotionale Resonanzfähigkeit zeigt sich ebenfalls, als er sich nach dem filmisch angedeuteten vollzogenen Geschlechtsakt mit Andrea beim Anziehen nach dem Katheterwechsel einer Patientin im Krankenhaus erkundigt.

Dr. Osterhahn wird dargestellt als ein Narzisst, wie er im Buche steht. Wenn es nicht nach seinen Vorstellungen geht, wird er entweder aggressiv oder »macht sich aus dem Staub«. Wie bei einem Telefonat mit Andrea, die er offenbar spontan privat treffen will und es nicht erträgt, dass sie ihm einen Korb gibt, weil sie sich um Maria kümmern muss. Er drückt sie am Telefon einfach weg. Seine Präsenz im Rotary-Club ist ihm im Übrigen »heilig«, wichtiger als ein Treffen mit seiner Geliebten. Als Dr. Osterhahn sie vor Marias Haus wegen ihres eigenmächtigen Handelns zur Rede stellen will, fasst Andrea markant zusammen: »Es geht jetzt ausnahmsweise nicht um Dich!«

Als einen – idealisierten – Gegenentwurf zu Dr. Osterhahn zeichnet der Film Dr. Xaver Wurmbichler. Während Dr. Osterhahn als kalter medizinischer *Techniker* dargestellt wird, taucht Dr. Wurm-

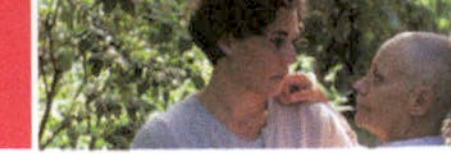

bichler als fühlender *Mensch* auf. Er nimmt Maria emotional authentisch in den Arm, ehrlich, ohne sie billig zu vertrösten. Er sorgt anfangs gegen den Widerstand von Andrea, später in voller Übereinstimmung mit ihr, für die Würde des Sterbens. »Wenn ein Mensch daheim sterben will, dann muss man ihn doch lassen. Man muss ihn unterstützen, wo es geht… Es kommt doch nicht darauf an, wer Recht hat oder nicht«.

In der Überzeichnung der Gegencharaktere wird aber das Entscheidende herausgearbeitet: Der sterbende Mensch sollte, soweit und solange nur eben möglich, seinen letzten Willen behalten dürfen und selbstbestimmt seinen letzten Gang gehen dürfen.

## Frauenschicksale

Die beiden zentralen Frauengestalten des Films, Maria und Andrea, machen im Verlauf des Films eine bedeutsame Entwicklung durch, Maria in den *Tod*, Andrea in ein selbstbestimmtes *Leben*.

Zunächst scheinen die beiden wie Feuer und Wasser, und es geht rau zwischen ihnen zu. Im Verlauf der Zeit gewinnen beide jedoch Respekt füreinander und Achtung voreinander. Das Vertrauen zwischen ihnen und die Zuneigung zueinander wachsen.

Die sture Eigensinnigkeit Marias und ihre Härte weichen im Verlauf des Prozesses auf und machen einem authentischen, ihr Selbst sichtbar machenden Verhalten Platz. Zunehmend kann sie auch ihre schwachen und bedürftigen Anteile, die sie lebenslang unterdrückt hatte, zum Ausdruck bringen. Empathisch kann sie zu Andrea sagen, dass sie wohl für andere anstrengend sei. Sie kann zugeben, wie sie das Handauflegen durch den Wunderheiler genießen konnte. Mehr und mehr kann sie sich helfen lassen. Ihrer Enkeltochter gegenüber kann sie bedauern, dass sie ihrer beim Autounfall ums Leben gekommenen Tochter in ihrer Verhärtung bei Lebzeiten nie sagen konnte, dass sie sie lieb hat. Und ihrem Sohn Simon gegenüber kann sie schließlich zum Ausdruck bringen, was der sich lebenslang gewünscht hatte: »Du bist ein Geschenk!«

Andrea ist einerseits die aktive, kompetente Krankenschwester, der Dr. Osterhahn sogar die Pflegedienstleitung anbietet, was sie aber ablehnt. Auch sie wird im Verlauf weicher und empathischer, kann sich mehr und mehr auf Maria und ihre Art der Lebens- beziehungsweise Sterbensgestaltung einstellen. Andererseits ist sie in unglücklicher Beziehung verstrickt mit ihrem Chef. Hier zeigt sie ihre schwache, abhängige Seite. Andrea kann sich durch die Begegnung mit der selbstbewussten Maria und ihrem selbstbestimmten Sterben schließlich aus ihrer Abhängigkeitsbeziehung zu Dr. Osterhahn befreien. Sie nimmt ihr Leben wieder selber in die Hand und wird offen für eine neue Beziehung. Zwischen ihr und Marias älterem Sohn bahnt sich eine Liebesbeziehung an. Bei der Beerdigung von Maria verabschiedet sich Andrea endgültig von Dr. Osterhahn und wendet sich offen Simon zu.

## Die Angst vor dem Tod und ihre Milderung

Dieser Film ist sicher für manche Betrachter eine starke emotionale Herausforderung. Er geht einem nahe, nicht nur, weil wir alle wissen, dass wir sterben müssen, sondern auch, weil alle Darsteller ihre Rollen absolut glaubwürdig verkörpern. Ganz besonders hervorzuheben ist die Leistung von Monica Bleibtreu, die die sterbenskranke Maria grandios authentisch und lebensecht darstellt. Der Film berührt und bewegt uns tief, sowohl in seinen traurigen Anteilen als auch in seiner Zuversicht, unseren letzten Weg mit Würde antreten zu können. Maria kann ein Vorbild sein, wie es gelingen kann, zu Hause im Kreise geliebter und liebender Menschen friedlich einzuschlafen. Der Film zeigt eindrucksvoll, wie wichtig die Familie beziehungsweise nahe stehende Menschen für Sterbende sein können. Er zeigt ebenso, wie wichtig Sterbende für die Familie sein können. Das Sterben von Maria führt die zerstrittene und durch Entfernungen getrennte Familie wieder zusammen. »Ein echter Begleiter zu sein, kann einem viel geben« (Dr. Lenz). Von Sterbenden können Familienangehörige und andere über das

Leben in eigener Autorenschaft lernen, wenn sie ihnen nicht ihre eigenen Gefühle und Gedanken zu oktroyieren versuchen – wie immer wieder Dr. Osterhahn –, sondern sie so zu akzeptieren vermögen, wie sie sind. Indem sie sich in sie einfühlen, ihnen zuhören, sie fragen und sich auf sie einlassen. Es wird auch gezeigt, wie in offenen Gesprächen Missverständnisse aufgedeckt und aufgelöst werden können.

Die Konfrontation mit dem Sterben eines Anderen kann schließlich auch zu einer Auseinandersetzung mit der eigenen Vergänglichkeit führen. Das umfasst nicht nur die Anerkennung der Endlichkeit des eigenen Lebens, sondern auch das Ringen mit dem womöglich zu erwartenden Schmerz und Leiden. »Der Spur der Schmerzen nachgehen, sage ich zu ihr, ungewappnet, das wäre der Mühe wert. Das wäre des Lebens wert«, vermerkt die Schriftstellerin Christa Wolf (2002, S. 184) in ihrem autobiographisch gefärbten Buch *Leibhaftig*. Der eigene Tod ist unvorstellbar, aber viele Menschen haben Angst vor dem Sterben. Aus eigener Erfahrung kann ich sagen, dass das bewusste Miterleben des Sterbeprozesses und des letzten Atemzuges eines nahestehenden Menschen, diese Angst nicht zum Verschwinden bringt, aber mildert.

Im Film wird vermieden, dass aus Marias letzter Reise ein tränenlastiges Rührstück wird, indem immer wieder in feiner Weise Humor zum Tragen kommt und das Drama durch Tragikomik leichter gemacht wird.

## Im Tod ist Versöhnung

Versöhnung findet nicht nur ›über Gräbern‹ statt, sondern bestenfalls schon ›im Angesicht des Todes‹. Auch in Marias Familie ist, wie in so vielen anderen, nicht alles in Ordnung. »Maria hat noch einige Dinge zu erledigen, bevor sie geht«, erklärt Dr. Wurmbichler.

Auf dem Hof kommen im Angesicht des Todes die zerstrittenen Familienmitglieder und ein alter Jugendfreund von Maria wieder zusammen. Der letzte Gang kann leichter angetreten werden, wenn die letzten Wünsche erfüllt, wenn die letzten Dinge einigermaßen geregelt sind.

Dazu zwei eigene Beispiele:

Ein hochbetagter Großvater wünschte sich sehnlich, dass die Namenslinie weitergeführt wird. Als sein Enkel und dessen Frau durch die Gynäkologin von ihrer Schwangerschaft mit einem Jungen erfahren, eilen sie noch am Abend des selben Tages zum Großvater, der im Krankenhaus liegt. »Dann ist es ja gut, dann kann ich gehen«. Am frühen Morgen des folgenden Tages tritt der Großvater seine letzte Reise an.

Bei Frau R. (41 J.), die nach einer erfolgreichen Tumoroperation am Auge in die Gruppentherapie kam, werden vier Jahre später, Anfang Dezember relativ plötzlich aufgetretene Metastasen auf der Haut, aber vor allem in der Leber festgestellt. Sie teilt mir das telefonisch mit und nimmt seitdem nicht mehr an den Gruppensitzungen teil. Ende Dezember und Anfang Januar führe ich noch ein Paargespräch mit Frau R. und ihrem Mann. In dem letzten Gespräch ist der Bauch von Frau R. durch den Tumor aufgebläht, als ob sie hochschwanger wäre. Sie hält ihre Hände zärtlich über ihren Bauch, als ob er ein Kind berge und sagt lächelnd: »Es sieht aus, als ob ich schwanger wäre«. In diesem Moment spüre ich, dass Frau R. sich mit ihrem Schicksal versöhnt hat. Drei Wochen später ist sie tot. Den Text von Margot Bickel (1998) für Ihre Todesanzeige hat sie selbst bestimmt:

> »Abschiednehmen/sich trennen/aufgeben einen Teil von sich selbst/etwas dem Wind überlassen/den Fluten/dem Wasser/das Sterben lernen/jeden Tag ein wenig/für das Neue/das folgt« (vgl. Auchter 2012).

Der Film lässt die Zuschauer teilhaben an den verschiedenen Stadien des Sterbeprozesses von Maria Stadler. Der Film berührt, bewegt, lässt uns mitleiden, vermittelt neben aller Wehmut aber auch Zuver-

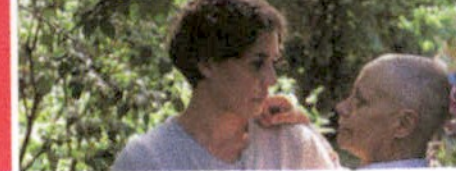



sicht, dass ein solcher Abschiedsprozess in Würde vonstatten gehen kann. Für eine Reihe von Menschen wird dieser Film einen Beitrag dazu leisten, dass das eigene Sterben etwas von seinem Schrecken verliert.

## Der Tod macht ehrlich – oder auch nicht!

An wenigen Stellen wird wahrscheinlich mehr gelogen als in Todesanzeigen, gemäß der alten römischen Weisheit: ›De mortuis nihil nisi bene‹[6]. Die biblische Weisheit: »Die Wahrheit wird Euch freimachen!« (Johannes 8, 32) scheint gerade an diesem Lebenszeitpunkt nicht im Bewusstsein vorhanden zu sein. Andererseits ist die Situation des Sterbens die letzte Möglichkeit, *wahrhaftig* mit dem Todkranken umzugehen. Maria ist ehrlich, sie spricht die Wahrheit ziemlich ungeschminkt aus, nimmt kein Blatt vor den Mund, schont weder sich noch andere.

Aber wieviel Ehrlichkeit kann ein Mensch aushalten? Es ist eine Kunst, den Diskurs mit einem Sterbenden so zu gestalten, dass möglichst wenig Verlogenheit oder falscher Trost das Reden bestimmt, aber alle Beteiligten auch nicht emotional überfordert werden. Auch an dieser Stelle spielt das situative Maß der Zumutbarkeit die entscheidende Rolle.

## Fazit

In Zeiten, in denen öffentlich über Sterbehilfe diskutiert wird, bezieht dieser Film Position für ein selbstbestimmtes und würdevolles Sterben. Wie in allen menschlichen Krisensituationen ist auch in dieser letzten Herausforderung des Lebens jeder Mensch auf eine resonante Umgebung, Mitmenschen, die einen auf diesem wahrscheinlich für die meisten schwersten Weg begleiten, angewiesen. Für alle Beteiligten ist diese Zeit eine letzte Chance, bislang Ungesagtes zur Sprache zu bringen, sich um Versöhnung mit sich selbst und anderen zu bemühen, um die letzte Reise mit leichterem Gepäck anzutreten zu können.

> »Die wichtigste Aussage des Films ist, dass es so etwas gibt wie ein lebenswertes Sterben – der Sterbende ist derjenige, bei dem man zu Besuch ist. Entscheidend ist, dass er in seinen letzten Stunden nicht nach der Pfeife von anderen Leuten zu tanzen hat, sondern, dass man sich auf ihn einstellt. Aber es geht auch darum, dass diese Begleitung des Sterbenden für diejenigen, die das miterleben, ein extrem intensiver Lebensabschnitt ist.« (Rainer Kaufmann zit. nach mediabiz 02.09.2004)

## Literatur

Auchter T (1978) Die Suche nach dem Vorgestern. Trauer und Kreativität. Psyche 32: 52–77

Auchter T (2003) Das Wüten der ganzen Welt. Aspekte des Trauerns im Werk des niederländischen Autors Maarten t'Hart. In: Mauser W u. Pfeiffer J (Hrsg.) (2003): Trauer. Jahrbuch für Literatur und Psychoanalyse Bd. 22, Königshausen & Neumann, Würzburg, S 273–294

Auchter T 2012 Die Gruppe und der Tod. Trauer und Kreativität am Ende einer Gruppentherapie. In: Psychoanalytische Arbeitsgemeinschaft Köln-Düsseldorf e.V. (Hrsg.): Psychoanalyse und ihre Anwendung Bd. 14, S 158–187

Bickel M (1998) Alles hat seine Zeit. Gedichte. Pattloch, Augsburg

Condrau G (1980) Sterben. In: Böckle F, Kaufmann F-X, Rahner K, Welte, B (Hrsg.) Christlicher Glaube in moderner Gesellschaft Bd. 10, Herder, Freiburg, S: 87–93

Erikson EH (1968) Die Ontogenese der Ritualisierung. Psyche 22: 481–502

---

6    »Über Tote soll man nichts sagen außer Gutes«.

**Freud** S (1915b) Zeitgemäßes über Krieg und Tod. GW 10: S 324–355

**Fuchs** W (1973) Todesbilder in der modernen Gesellschaft. Suhrkamp, Frankfurt

**Gawande** A (2015) Sterblich sein. Was am Ende wirklich zählt. Fischer, Frankfurt

**Goffmann** E (1973) Asyle. Über die soziale Situation psychiatrischer Patienten und anderer Insassen. Suhrkamp, Frankfurt

**Mediabiz** (2004) TV60 produziert Kaufmanns »Marias letzte Reise« www.mediabiz.de/film/news/tv60-produziert-marias-letzte-reise/161612

**Ricoeur** P ([1965] 1969) Die Interpretation. Ein Versuch über Freud. Suhrkamp, Frankfurt

**Rilke** RM (1903) Das Stundenbuch. Das Buch von der Armut und vom Tode. Insel, Frankfurt 1972

**Rochefoucauld** F La (1664) Maximes

**Schafer** R (1972) Die psychoanalytische Anschauung der Realität I. In: Psyche 26: 881–898

**Tittelbach** R (2005) Marias letzte Reise www.tittelbach.tv/programm/fernsehfilm/aritel-263.html

**Welte** B (1980) Der Tod als Ernstfall der Hoffnung. Herder, Freiburg

**Winnicott** DW (1971) Playing and Reality. Tavistock Publications, London. Deutsch: Vom Spiel zur Kreativität. Klett-Cotta, Stuttgart 1973

**Winnicott** DW (1986) Home is where we start from. Penguin Books, Harmondsworth. Deutsch: Der Anfang ist unsere Heimat. Klett-Cotta, Stuttgart 1990

**Wolf** C (2002) Leibhaftig. Luchterhand, Neuwied

**Yalom** ID (2008) In die Sonne schauen. Wie man die Angst vor dem Tod überwindet. btb Verlag, München

| Originaltitel | Marias letzte Reise |
| --- | --- |
| Premiere | 2005 |
| Deutscher Start | 2005 |
| Land | Deutschland |
| Drehbuch | Ariela Bogenberger |
| Regie | Rainer Kaufmann |
| Darsteller | Monica Bleibtreu, Nina Kunzendorf, Günther Maria Halmer, Michael Fitz, Nikolaus Paryla, Philipp Moog, Gundi Ellert, Hubert Mulzer, Philipp Sonntag, Stephan Bissmeier, Franziska Schlattner |
| Produktion | Bernd Burgemeister, Bettina Reitz, Bettina Ricklefs |
| Verfügbarkeit | DVD |

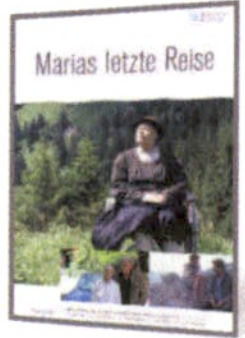

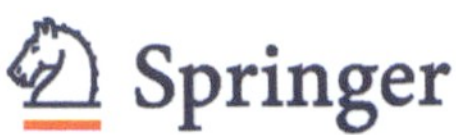